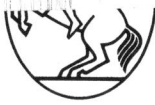

H. Freyler
Netzhautabhebung

Ein Leitfaden
zur Prophylaxe und Chirurgie

Springer-Verlag Wien New York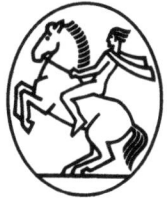

Prof. Dr. Heinrich Freyler
Vorstand der
I. Universitäts-Augenklinik, Wien, Österreich

Das Werk ist urheberrechtlich geschützt.
Die dadurch begründeten Rechte,
insbesondere die der Übersetzung, des Nachdruckes,
der Entnahme von Abbildungen, der Funksendung,
der Wiedergabe auf photomechanischem oder ähnlichem Wege
und der Speicherung in Datenverarbeitungsanlagen,
bleiben, auch bei nur auszugsweiser Verwertung, vorbehalten.

© 1982 by Springer-Verlag/Wien
Softcover reprint of the hardcover 1st edition 1982

Die Wiedergabe von Gebrauchsnamen, Handelsnamen, Warenbezeichnungen usw.
in diesem Buch berechtigt auch ohne besondere Kennzeichnung nicht zu der Annahme,
daß solche Namen im Sinne der Warenzeichen- und Markenschutz-Gesetzgebung
als frei zu betrachten wären und daher von jedermann benutzt werden dürften.

Mit 172 Abbildungen

CIP-Kurztitelaufnahme der Deutschen Bibliothek

Freyler, Heinrich:
Netzhautabhebung: e. Leitf. zur Prophylaxe u. Chirurgie /
H. Freyler. – Wien; New York: Springer, 1982.
ISBN-13:978-3-7091-8674-9

ISBN-13:978-3-7091-8674-9   e-ISBN-13:978-3-7091-8673-2
DOI: 10.1007/978-3-7091-8673-2

Vorwort

Edward Nortons kürzlich im Vorwort zu W. Bensons Monographie über Netzhautabhebung geäußerte Feststellung, daß es nach der atemberaubenden Entwicklung der vitreoretinalen Chirurgie während der letzten Jahrzehnte nun an der Zeit sei, einmal tief Atem zu holen, um sich über das Errungene einen Überblick zu verschaffen, spiegelt das Bedürfnis nach einer lehrbuchartigen Darstellung dieser Thematik wider. Der Entschluß, dieses Buch als eine Zusammenschau der vielfach divergierenden Literaturbeiträge unter dem Diktat der persönlichen Erfahrungen zu schreiben, wurzelt nicht zuletzt in dem Bedürfnis, die „Kunst der Amotiochirurgie" aus der Perspektive des Jahres 1982 als ein Sproß der traditionsreichen Wiener Ophthalmologenschule darzustellen, die an den Fortschritten in der Behandlung der Netzhautabhebung maßgeblich beteiligt war. Lindner, Safar, Guist und Hruby sind Meilensteine auf dem Weg zu einem etwa 90%igen Behandlungserfolg eines noch vor sechs Jahrzehnten unheilbaren Leidens. Jules Gonins geniale Entdeckung des Netzhautdefektes als Ursache der später „rhegmatogen" bezeichneten Netzhautabhebung hat diese Entwicklung eingeleitet. Grundmotiv aller Auseinandersetzung mit der Literatur mag Goethes Vorwort zu seiner Farbenlehre sein: „Man kann dasjenige, was man besitzt, nicht rein erkennen, bis man das, was andre vor uns besessen, zu erkennen weiß; man wird sich an den Vorzügen seiner Zeit nicht wahrhaft und redlich freuen, wenn man die Vorzüge der Vergangenheit nicht zu würdigen versteht."

Über den literarhistorischen Aspekt hinaus ist das Hauptanliegen dieses Buches, dem Leser einen eminent praktischen Ratgeber für alle denkbaren Situationen im Rahmen der Diagnostik, Prophylaxe und Chirurgie der Netzhautabhebung in die Hand zu geben. Wenn der angehende Amotiochirurg daraus Leitlinien für sein Planen und Vorgehen bei Netzhautabhebungen empfangen, der erfahrene Netzhautspezialist für das Meistern besonderer Probleme wertvolle Informationen beziehen kann, und der wissenschaftlich tätige Retinologe damit ein nahezu vollständiges Kompendium der einschlägigen Literatur gewinnt, ist der angestrebte Zweck dieses Buches erfüllt.

Mein Dank gilt dem Springer-Verlag Wien für die gediegene Förderung des Buches, insbesondere Herrn Frank Christian May. Die Illustrationen danke ich meiner Graphikerin, Frau Monika Breit, die Photographien Herrn Paul Breit. Bei der Literatursuche war mir meine Assistentin, Frau Dr. Ilse Scheimbauer, behilflich, wofür ihr herzlich zu danken ist. Nicht zuletzt gebührt meiner Frau Birgit Freyler für die mühevolle Herstellung des Manuskriptes besonderer Dank.

Wien, Juli 1982
H. Freyler

Inhaltsverzeichnis

Einleitung	1
Historischer Überblick	2
A. Vor-Gonin-Ära	2
B. Gonin-Ära	5
C. Nach-Gonin-Ära	12
D. Auf dem Weg zur Glaskörperchirurgie	19
E. Glaskörperchirurgie	20
Literatur	21
Ätiologie und Pathogenese der Netzhautabhebung aus heutiger Sicht	25
A. Definitionen	25
1. Netzhautabhebung	25
2. Netzhautdefekte	26
3. Subretinale Flüssigkeit	29
4. Netzhautdegenerationen	31
5. Glaskörperdegenerationen	33
B. Zur Pathomorphologie und Pathophysiologie des Glaskörpers bei Netzhautabhebung	34
1. Hintere Glaskörperabhebung mit Kollaps	34
2. Die Rolle des Glaskörpers bei posttraumatischer Netzhautabhebung	35
3. Glaskörperveränderungen bei proliferativen Retinopathien	38
4. Glaskörperveränderungen bei vitreoretinaler Heredodegeneration	39
C. Was hält die Netzhaut angelegt?	41
1. Chemische Adhäsion	42
2. Mechanische Adhäsion	42
3. Der hydrostatische Druck	42
D. Statistisch-epidemiologische Daten zur Netzhautabhebung	42
E. Die Pathophysiologie der Netzhautabhebung	44
Literatur	51
Vitreoretinale Pathologie und Prophylaxe der Netzhautabhebung	54
A. Subjektive Symptome der Glaskörperabhebung, der Netzhautrisse und der Netzhautabhebung	54
1. Hintere Glaskörperabhebung mit Kollaps mit und ohne Netzhautriß	54
2. Netzhautabhebung	55
B. Untersuchungsmethoden bei Netzhautabhebung	56
1. Dreispiegelkontaktglas nach Goldmann	58
2. Indirekte Ophthalmoskopie	63

C. Prophylaxe der Netzhautabhebung 71
   I. Pathologische Veränderungen der peripheren Netzhaut mit Prädisposition zur Defektbildung 71
      1. Gittrige Netzhautdegeneration oder Lattice-Degeneration oder Pallisadenzonen oder sklerotische Areale 71
      2. Schneckenspurdegeneration (État givré) 74
      3. Zonuloretinale Traktionsfalten 75
      4. Meridionale Komplexe 76
      5. Netzhautgruben und Netzhautverdünnungen 77
      6. Degenerative Retinoschisis 77
      7. Herdförmige Pigmentklumpen 79
      8. Chorioretinale Narben 80
  II. Pathologische Veränderungen der peripheren Netzhaut ohne Prädisposition zur Defektbildung 81
      1. Typische mikrozystische Degeneration mit äußerer Retinoschisis 81
      2. Retikuläre mikrozystische Degeneration mit innerer Retinoschisis 82
      3. Glitzerherde 83
      4. Senile retikuläre Hyperpigmentation und periphere Drusen 83
      5. Kongenitale Hypertrophie des Pigmentepithels und Atrophie der darüberliegenden Netzhaut 83
      6. Pflastersteindegeneration 83
      7. Eingeschlossene Orabuchten 84
      8. Perlen der Ora serrata 85
      9. Pars-plana-Zysten und zystische Exkavationen 86
     10. Netzhautausziehungen – granuläres Gewebe 86
     11. „Weiß mit und ohne Druck" 86
 III. Indikation zur Prophylaxe der Netzhautabhebung 87
      1. Netzhautdefekte 88
        a) Defekttyp als Leitsymptom 88
        b) Zusätzliche Defekteigenschaften als Leitsymptom 91
        c) Erschwerende Begleitumstände als Leitsymptom 93
      2. Degenerationszonen der peripheren Netzhaut als Präkursoren von amotioauslösenden Netzhautdefekten 98
 IV. Prophylaktische Maßnahmen bei drohender Netzhautabhebung 100
      a) Chorioretinale Narbe als Defektverschluß 100
      b) Bei welchen Defekten reicht der einfache koagulative Defektverschluß aus? 101
      c) Technik der Prophylaxe durch einfachen koagulativen Defektverschluß 101
      d) Wann sind zusätzlich zum koagulativen Defektverschluß eindellende Verfahren erforderlich? 104
      e) Operatives Vorgehen bei der Kombination des koagulativen Rißverschlusses mit eindellenden Verfahren 105
      f) Komplikationen der Prophylaxe 114
      g) Typische Fehler, die bei der Prophylaxe der Netzhautabhebung gemacht werden 120
Literatur 121

Die Chirurgie der Netzhautabhebung 125
A. Differentialdiagnose der Netzhautabhebung 125
   1. Traktionsamotio 125
   2. Exsudative Netzhautabhebung 126
   3. Fundusveränderungen, die Netzhautabhebungen vortäuschen 128

B. Präoperative Fahndung nach Netzhautdefekten 131
  C. Weitere Schritte nach der Diagnose der Netzhautabhebung und der Auffindung der verursachenden Netzhautdefekte 135
    1. Aussprache mit dem Patienten 135
    2. Sofortmaßnahmen 136

Die Standardoperation gegen Netzhautabhebung 138
  A. Anästhesie 138
  B. Eröffnung der Bindehaut 139
  C. Darstellung der geraden Augenmuskeln und Exposition der Sklera 140
  D. Defektlokalisation und koagulativer Defektverschluß 144
  E. Sklerale Eindellung 150
    1. Grundlagen der Entscheidung, welche Variationsform der Eindellung anzuwenden ist 150
    2. Operationstechniken der einzelnen die Bulbuswand eindellenden Verfahren .. 156
      a) Die radiäre Plombage 156
      b) Die segmentale, oraparallele Plombage 164
      c) Die zirkuläre Plombage = Cerclage 170
      d) Die Kombination von Cerclage und Plombage 174
      e) Sklerale Implantate 177
  F. Die Drainage der subretinalen Flüssigkeit 179
    1. Die Nichtdrainageoperation 179
    2. Die Drainageoperation 181

Intraoperative Komplikationen der Standardverfahren der Bulbuseindellung 190
  A. Komplikationen der Kryopexie 190
  B. Komplikationen beim Nahtlegen 191
  C. Komplikationen, die nach Zuziehen der Haltefäden der Explantate sichtbar werden 192
  D. Komplikationen bei subretinaler Drainage 200
  Literatur 203

Besondere Situationen bei rhegmatogenen Netzhautabhebungen 205
  A. Netzhautabhebungen unter besonderen Begleitumständen 206
    1. Netzhautabhebungen ohne sichtbaren Netzhautdefekt 206
    2. Netzhautabhebungen bei erschwertem Funduseinblick 207
    3. Rezidivablösung der Netzhaut 216
    4. Aphakieamotio – Pseudophakieamotio 222
    5. Netzhautabhebungen mit Retinoschisis und Netzhautzysten 224
  B. Netzhautabhebungen mit Makulaloch 225
  C. Netzhautabhebungen, die durch massive vitreoretinale Retraktion kompliziert sind 233
    1. Netzhautabhebungen mit Riesenrissen 233
    2. Netzhautabhebungen mit immobiler Netzhaut 238
      a) Aphakieamotio nach Glaskörperverlust 238
      b) Netzhautabhebungen nach perforierenden Bulbusverletzungen 240
      c) Netzhautabhebungen bei proliferativer (diabetischer) Retinopathie 242
    3. Massive periretinale Proliferation (MPP) 245
  Literatur 248

Postoperative Nachsorge 250
  A. Allgemeine Grundlagen der postoperativen Nachbehandlung 250
    Das Verhalten der Netzhaut während der postoperativen Phase 251

B. Postoperative Komplikationen 256
   1. Frühkomplikationen 257
   2. Spätkomplikationen 263
C. Prognostische Hinweise für die anatomische und funktionelle Heilung der Netzhautabhebung 270
   1. Anatomische Heilung der Netzhautabhebung 271
   2. Funktionelle Heilung der Netzhautabhebung 271
Literatur 272

Sachverzeichnis 275

Einleitung

Über alle differenzierten Vorstellungen, die wir heute von der Ätiopathogenese und der Wirksamkeit therapeutischer Methoden bei der Amotio retinae besitzen, hinaus hat das Goninsche Prinzip der sorgfältigen Aufdeckung aller vorhandenen Netzhautdefekte und des operativen Defektverschlusses als einzig erfolgreiche Behandlung nichts an Gültigkeit verloren. Die Befolgung dieser Richtschnur ermöglicht heute eine operative Erfolgsrate von etwa 85–90% aller rhegmatogenen Netzhautabhebungen. Die Entwicklung der Operationstechniken der letzten Jahrzehnte ist durch ein Ringen um eine Erhöhung der Heilungsrate zur utopischen 100%-Grenze hin gekennzeichnet. Das vorliegende Buch ist als ein Beitrag zur weiteren Verbesserung der Operationsresultate durch Analyse der Behandlungsversager als Angriffspunkt zur Modifikation und Änderung grundsätzlicher Operationsschritte unserer modernen Amotiochirurgie aufzufassen. Dieser Anspruch läßt sich nur im Rahmen einer systematischen Abhandlung der Ätiologie, Pathogenese, Untersuchungs- bzw. Behandlungstechniken und deren historischer Entwicklung, wenn auch in geraffter Form, verwirklichen. Erst die Beherrschung der prinzipiellen operativen Techniken bestimmter Grundsituationen versetzt den Behandler in die Lage, besondere Situationen mit besonderen Techniken zu meistern. In diesem Sinne hoffe ich, dem Ablatiooperateur durch die Darstellung spezieller Operationsschritte im Rahmen der Standardmethoden eine Anleitung zur Verfeinerung seiner Operationstechnik und zur Vergrößerung seines Operationsrepertoires und damit seines Operationserfolges in die Hand zu geben.

Historischer Überblick

Selten war in der Medizin die Aufklärung der Ätiopathogenese einer Erkrankung schlagartig auch schon mit der daraus abgeleiteten und in hohem Maße erfolgreichen Behandlung so eng verknüpft wie im Falle der Netzhautabhebung. Jules Gonins (1870–1935) revolutionäre Entdeckung, daß idiopathische Netzhautabhebungen stets mit Netzhautdefekten vergesellschaftet sind, und die geniale Schlußfolgerung daraus, durch Verschluß der Defekte die Netzhautabhebung heilen zu können, rechtfertigt eine Gliederung der „Geschichte der Netzhautabhebung" in eine „Vor-Gonin-Ära", eine „Gonin-Ära" und eine „Nach-Gonin-Ära".

A. Vor-Gonin-Ära

Theorien zur Ätiologie der Netzhautabhebung: Die Geschichte der Kenntnis von der Netzhautabhebung ist lange. Sie beginnt bei der Beobachtung von Netzhautabhebungen bei Tieren durch Maître-Jan (1722) und Morgagni (1740). Erste pathologische Beschreibungen stammen von James Ware (1805), James Wardrop (1818) und Bartolomeo Panizza (1826). Erste klinische Feststellungen total abgehobener Netzhäute wurden von Beer 1817 an Hand vaskularisierter weißlicher retrolentaler Membranen unter dem Syndrom des amaurotischen Katzenauges beschrieben.

Untersuchungsmethoden: Mit der Einführung des von Helmholtz 1851 entdeckten Augenspiegels nahm die Frequenz der klinischen Diagnose von Netzhautabhebungen rasant zu. Die Verbesserung der Untersuchungsinstrumente ging mit einer Verbesserung der Diagnostik Hand in Hand. 1852 führte Ruete das monokulare indirekte Ophthalmoskop ein. 1861 gab Giraud-Teulon ein binokulares indirektes Ophthalmoskop an. 1900 bediente sich Trantas erstmals der Technik der Skleraeindellung durch den Daumen, um mit dem direkten Ophthalmoskop auch die vorderen Netzhautabschnitte beobachten zu können. 1911 demonstrierte Gullstrand in Heidelberg erstmals ein Spaltlampengerät. Valois und Lemoine waren 1923 die Entdecker einer präkornealen Linse zur Beobachtung des Fundus an der Spaltlampe, nachdem Koeppe 1921 bereits eine korneale Kontaktlinse zum selben Zweck angegeben hatte. Noch waren diese ersten Methoden einer Biomikroskopie des hinteren Augenabschnittes nicht geeignet, zur Aufklärung der Ätiopathogenese der Netzhautabhebung beizutragen. Die Hypothesen zur Entstehung der Netzhautabhebung in der Vor-Gonin-Ära stützten sich deshalb ausschließlich auf ophthalmoskopische und histologische Befunde.

Der *Distensionstheorie* von Graefes (1857) lag die Annahme zugrunde, daß die Netzhautabhebung wegen ihrer geringen Dehnungsfähigkeit einer Ausdehnung der äußeren Augenhäute nicht folgen könne und sich bei einer Vergrößerung des Bulbusdurchmessers – wie dies bei anlagebedingter Myopie der Fall ist – von ihrer Unterlage abheben müsse.

Stellwag (1861) leitete demgegenüber die *Theorie der Hypotonie* von der klinischen Beobachtung der Hypotonisierung von Augen mit Netzhautabhebungen ab, derzufolge der Fortfall des inneren, ,,hydrostatischen", Drucks des Glaskörpers auf die Netzhaut und damit des inneren Tamponadeeffekts des Glaskörpers zur Netzhautabhebung führe. Die Ursache der Hypotonie sahen Lauber (1908) und Kümmel (1921) in einer milden Uveitis, gleichfalls einem klinischen Begleitsymptom länger bestehender Netzhautabhebungen.

Die *Theorie der Exsudation* erwies sich später für eine spezielle Gruppe nichtrhegmatogener Netzhautabhebungen als richtig: von Arlt (1853) und von Graefe (1854) meinten mit ihr die Ursache der Netzhautabhebung in nichtmyopen Augen als Folge seröser Chorioiditiden oder chorioidaler Blutungen gefunden zu haben. Noch 1932 verfochten Deutschmann und Stein die Ansicht, daß Durchblutungsstörungen der Aderhaut der entscheidende Faktor bei der Entstehung der Netzhautabhebung seien.

Auch die *Traktionstheorie,* die von Heinrich Müller 1858 erstmals zur Diskussion gestellt wurde, behielt für eine spezielle Gruppe von Netzhautabhebungen ihre Gültigkeit. Leber postulierte 1881 Glaskörpertraktion als den primären ätiologischen Faktor der Netzhautabhebung: Der ,,Kollaps" des Glaskörpers erzeuge an Stellen von Glaskörper-Netzhaut-Adhärenzen Netzhautrisse, und verflüssigter Glaskörper gelange durch diese Öffnung unter die Netzhaut. 1908 widerlegte Leber seine zutreffende Theorie nach Durchsicht histologischer Schnitte offensichtlicher Fälle von massiver periretinaler Proliferation, also von Spätfällen rhegmatogener Netzhautabhebungen mit Netzhaut- bzw. Glaskörperschrumpfung. Nunmehr erschien Leber ein vom Pigmentepithel auswanderndes kontraktiles epiretinales Proliferationsgewebe als ätiologischer ,,Faktor Nummer eins", der durch Überspannung der Netzhaut von Netzhautrissen und sekundärer Glaskörperdestruktion gefolgt ist. Auch De Wecker (1870) besaß schon vorübergehend eine richtige ätiologische Vorstellung über die rißbedingte Netzhautabhebung, die er jedoch bereits 1879 wieder verließ. Außer bei Nordenson (1887) und Deutschmann (1895–1899) fand diese Theorie wenig Anklang.

Behandlung der Netzhautabhebung: Unter den Behandlungsmethoden der ,,Vor-Gonin-Ära" fanden sich rein symptomatische Methoden und scheinbar kausale Verfahren, die auf falschen ätiologischen Vorstellungen aufbauten.

1. Symptomatische Operationsverfahren. Von Graefe empfahl 1863 die einfache subretinale Drainage bei myopen Augen und die Perforation der Netzhaut bei exsudativer Abhebung, um der subretinalen Flüssigkeit eine Abflußmöglichkeit in den Glaskörperraum zu schaffen. Sourdille (1923) schloß sich diesem Vorgehen bei retrahierter abgehobener Netzhaut an, um dieser durch Entlastungsschnitte die Anlegung zu ermöglichen. Als weitere Palliativmaßnahme bei exsudativer Netzhautabhebung wurde die parabulbäre Injektion von 30%iger NaCl-Lösung als Osmotherapie empfohlen. De Wecker (1882) versuchte die

Netzhautabhebung durch diffuse, nicht auf den Defektbereich beschränkte Narbenbildung zwischen Netzhaut und Pigmentepithel zu heilen. Die Thermo- und Galvanokauterisation richtete sich also nicht auf die Netzhautrisse, sondern auf das gesamte abgehobene Gebiet. Galezowski (1883) nähte gar die abgehobene Netzhaut an die Sklera an.

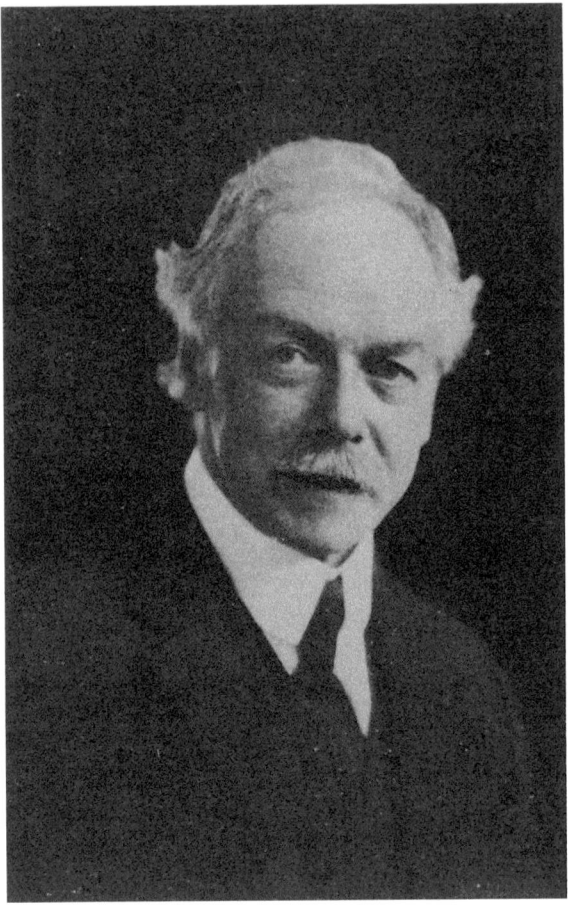

Abb. 1. Jules Gonin (1870–1935)

2. Scheinbar kausale Operationsverfahren. Deutschmann (1895) folgte der Traktionstheorie Müllers, wenn er zur Sektion vitrealer Bänder mittels eines Messers riet. Iatrogene Netzhautrisse wurden dabei nicht als Komplikation empfunden, ermöglichten sie doch einen intravitrealen Abfluß der subretinalen Flüssigkeit. Der Distensionstheorie von Graefes folgend, entwickelte L. Müller 1903 das Verfahren der Bulbusverkürzung mittels der zirkulären perforierenden Skleralresektion.

B. Gonin-Ära

Coccius (1853) fand wohl als erster Netzhautrisse mit Hilfe des Ophthalmoskops, brachte diese aber so wie von Graefe (1863) und Liebreich (1863) nicht in ursächlichen Zusammenhang mit der „idiopathischen" Netzhautabhebung. Birch-Hirschfeld (1911) und Lister (1924) beobachteten wohl eine Korrelation zwischen dem Vorhandensein von Netzhautrissen und der Möglichkeit einer Spontanheilung der Abhebung. Die Risse wurden allerdings als Sekundärphänomene bei Netzhautabhebung angesehen, die auf mechanischem (Elschnig, 1914) oder autolytischem Wege zustande kommen (Elschnig, 1914). So war Jules Gonin (Abb. 1) (1918–1925) tatsächlich unbestritten der erste, der ganz eindeutig und unbeirrbar den Netzhautdefekt als die primäre Ursache der spontanen „idiopathischen" Netzhautabhebung erkannte und der die Richtigkeit dieser Annahme mit dem Erfolg des operativen Defektverschlusses als des einzigen

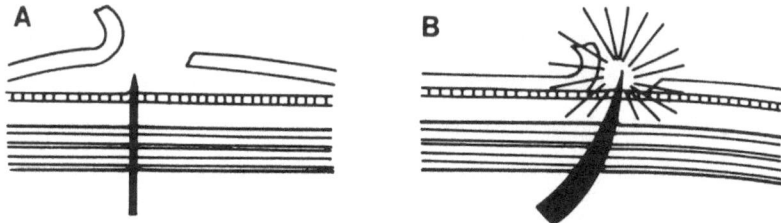

Abb. 2. Ignipunktur nach Gonin. **A** Sklero- und Chorioidotomie mit dem Graefe-Messer zur Drainage der Subretinalflüssigkeit. **B** Defektkoagulation mit dem Paquelin-Kauter

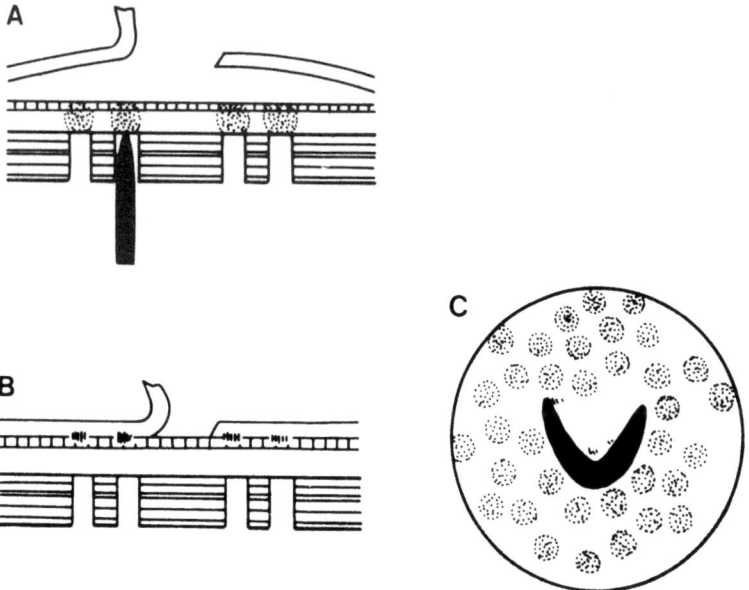

Abb. 3. Chemische Kauterisation nach Guist. **A** Kaustik mit dem Kaliumhydroxydstäbchen innerhalb der multiplen Trepanationsöffnungen der Sklera. **B** Nach subretinaler Drainage entsteht eine adhäsive Chorioretinitis. **C** Koagulationsnarben um den Defekt nach Guistscher Kauterisation (nach Benson, 1980)

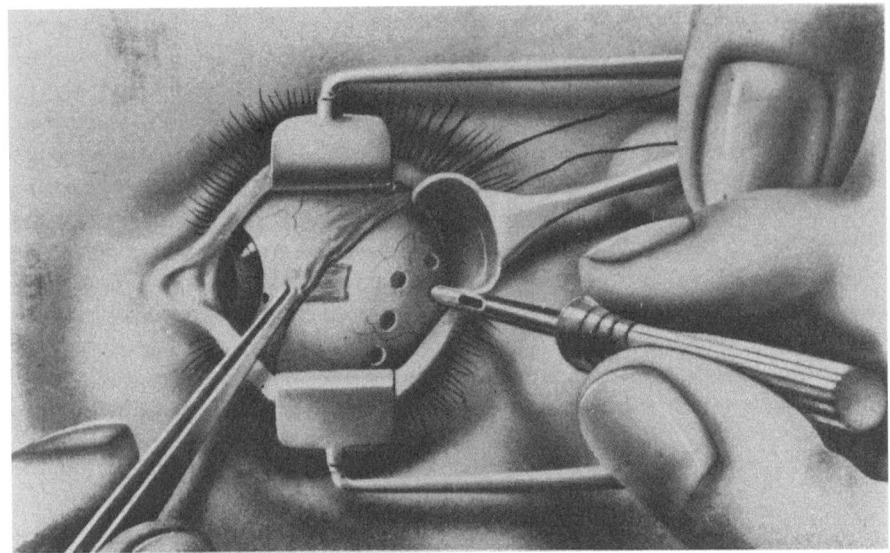

Abb. 4. Operationsbild der Skleratrepanation (aus Arruga: Die Netzhautablösung. 1936)

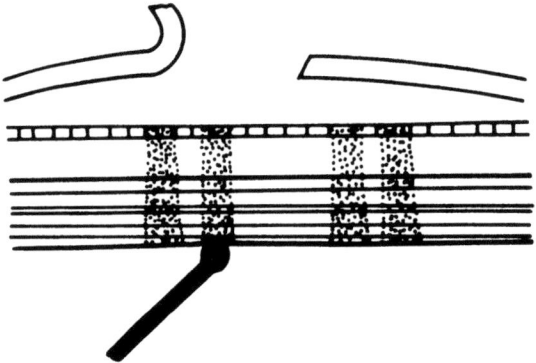

Abb. 5. Transsklerale Diathermiekoagulation nach Larsson

wirksamen Behandlungsprinzips bewies. Als Gonin 1920 seine ersten Behandlungserfolge vor der Französischen Ophthalmologischen Gesellschaft vorstellte, glaubte ihm keiner der anwesenden Ophthalmologen. Die Operation der *Goninschen Ignipunktur* war ein grobes Verfahren, bestand sie doch in einer radiären Inzision der Sklera und der Aderhaut über dem Rißgebiet, das zuvor ophthalmoskopisch lokalisiert werden mußte, mit dem Graefe-Messer und der 2–3 mm tiefen Einführung des Paquelinschen Glühkauters in die Sklerawunde für 2–3 s (Abb. 2). Diese traumatisierende Prozedur an einem so delikaten Gewebe wie der Netzhaut wurde von der ophthalmologischen Kollegenschaft als „Kanonenschießen auf Spatzen" bezeichnet. Erst beim Internationalen Ophthalmologischen Kongreß in Amsterdam 1929 konnte Gonin, unterstützt von Erfolgsberichten seiner Schüler Amsler, Arruga und Veil die Fachwelt überzeugen. Gonin erzielte mit seiner Methode eine Heilungsquote von 40–50%. Diese *Erfolge* ließen sich nur gewinnen, **wenn zwei Prinzipien gefolgt wird:** 1. alle vorhandenen Netzhautdefekte müssen aufgefunden werden, 2. alle gefundenen Netzhautdefekte müssen exakt lokalisiert und jeder für sich so behandelt werden, daß ein sicherer Defektverschluß resultiert.

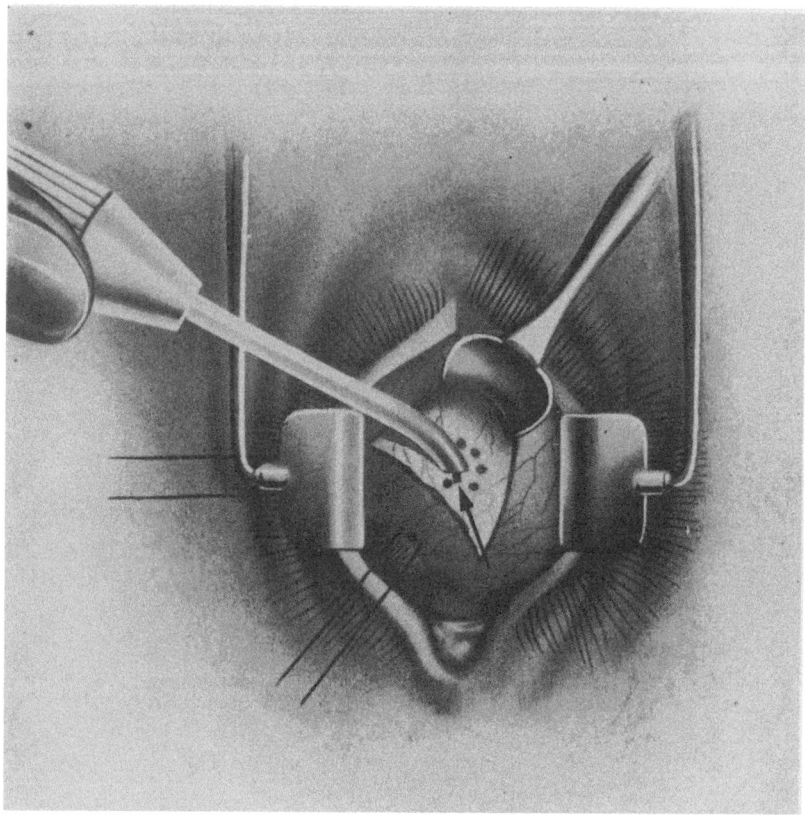

Abb. 6. Penetrierende Diathermiekoagulation nach Weve. Der Pfeil zeigt auf die Mikropunktionsöffnung zur Drainage der Subretinalflüssigkeit (aus Arruga: Die Netzhautablösung. 1936)

Gonin war aber auch kritisch genug, die *Ursachen der Mißerfolge* seines Verfahrens zu analysieren: das waren nicht ausreichend verschlossene Netzhautdefekte, übersehene Netzhautdefekte und Komplikationen der Operationsmethode selbst, wie intraokulare Blutungen und Glaskörperverlust mit Inkarzeration von Netzhaut in der Sklerawunde. Blieben nach Drainage der subretinalen Flüssigkeit Netzhautfalten im Rißbereich bestehen, so war ein Rißverschluß unmöglich. Andere Grenzen waren der Operationsmethode der Ignipunktur dadurch gesetzt, daß sofort nach Entfernen des Glühkauters aus dem Auge eine massive Hypotonie auftrat. Daraus ergaben sich wiederum zwei Möglichkeiten für einen Operationsmißerfolg: 1. ein unvollständig oder durch fehlerhafte Lokalisation

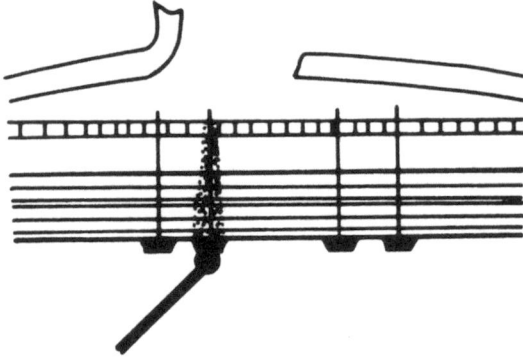

Abb. 7. Transsklerale Diathermiekoagulation nach Safar mittels Konduktionsplättchen

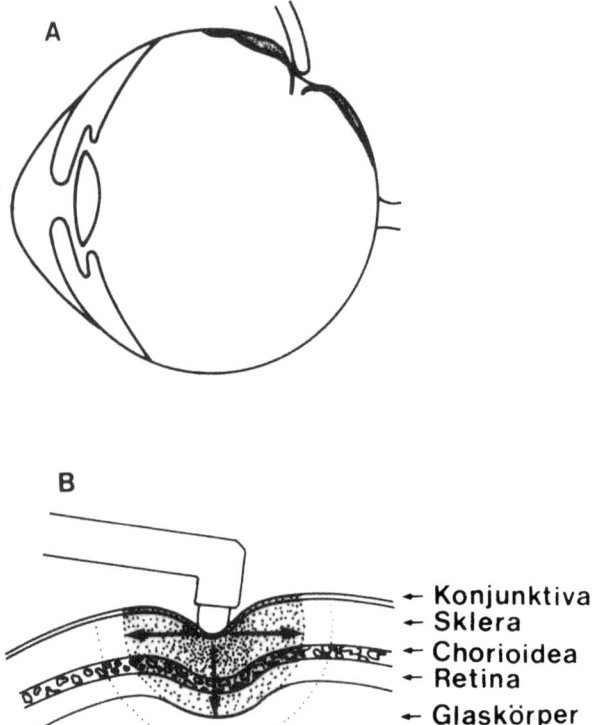

Abb. 8. Kryopexie. **A** Schnittbild mit eindellender episkleraler Kryode über dem Rißgebiet. **B** Transskleraler Eisball um die Kryodenspitze

gar nicht verschlossener Defekt mußte in einer zweiten Operation von neuem behandelt werden, und 2. in einer Sitzung konnte jeweils nur ein Defekt kauterisiert werden. An diesen schwachen Stellen der Ignipunktur setzten denn auch die Verbesserungen der Amotiochirurgie während des folgenden Jahrzehnts also bereits zu Lebzeiten von Gonin an.

1. Die *chemische Kauterisation durch Guist* (1931) (Abb. 3) mit Hilfe der Kaustik eines Kaliumhydroxydstäbchens. Der Netzhautdefekt wurde von multiplen Trepanationsöffnungen (Abb. 4) umgeben, durch welche die Aderhaut mit Ätzkali kauterisiert werden konnte. Nach Ablassen der subretinalen Flüssigkeit kam die Netzhaut im Bereich des Defektrandes mit der kauterisierten Aderhaut in festen Kontakt. Lindner modifizierte die Chemokaustik in Form einer unterminierenden Methode, bei der die Aderhaut durch eine Skleraeinzision mit Hilfe eines Spatels von der Sklera separiert und eine 6%ige KOH-Lösung instilliert wurde. Diese Methode sollte sich vorwiegend für Defekte im Bereich des hinteren Augenpols eignen.

2. *Diathermiekoagulation:* Larsson (1930) gab die Oberflächendiathermiemethode an, bei der die gesamte darüberliegende Sklera mitkoaguliert werden mußte, um einen thermischen Effekt auf der Netzhaut bzw. Aderhaut zu erzielen (Abb. 5). Nach der Oberflächendiathermie wurde die subretinale Flüssigkeit entfernt. Weve (1932) führte die Technik der penetrierenden Diathermie ein: der Netzhautdefekt wurde unter Sichtkontrolle mittels einer feinen Nadelelektrode, die durch Perforation der Sklera die Aderhaut erreichte, koaguliert, wobei durch die Mikropunktion gleichzeitig auch subretinale Flüssigkeit drainiert wurde (Abb. 6). Der Vorteil dieser Methode gegenüber der Ignipunktur war das Ausbleiben einer massiven Hypotonie, sodaß Fehllokalisationen korrigiert und mehrere Netzhautdefekte in einer Sitzung behandelt werden konnten. *Komplikationsmöglichkeiten* waren gelegentlich Glaskörperverlust und Inkarzeration von Netzhaut sowie iatrogene Netzhautrisse. Safar (1933) begegnete dieser Komplikation durch Insertion zahlreicher skleraperforierender Nadeln um den Netzhautdefekt (Abb. 7). Nunmehr wurden die Konduktionsplättchen der einzelnen Nadeln an der Skleraaußenfläche dem Diathermiestrom ausgesetzt. Die Nadeln

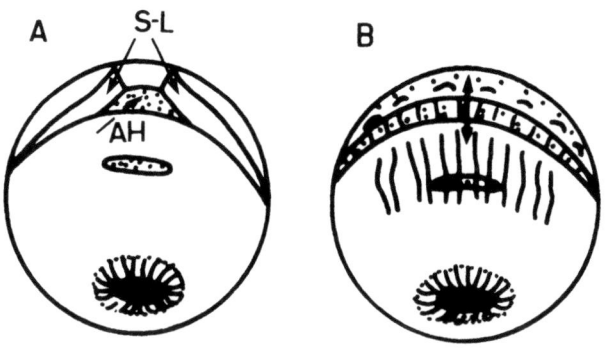

Abb. 9 A und B

Abb. 9. Perforierende Skleralresektion nach Lindner. **A** Präparation der perforierenden Skleralamelle *(S-L)* mit darunter frei liegender Aderhaut *(AH)*. **B** Nach Ausschneiden der Skleralamelle werden die U-Nähte in Pfeilrichtung zugezogen. C und D Operationsbild der Lindnerschen Skleralresektion. C Beginn der Exzision eines 3 mm breiten äquatorialen Sklerastreifens (Pfeil). D Knapp vor Beendigung der Exzision. E und F Fundusbild vor und nach perforierender Skleralresektion. E Proliferative diabetische Retinopathie im Stadium der massiven periretinalen Proliferation mit starrer faltiger Abhebung der Netzhaut. F Nach Skleralresektion Entfaltung, Glättung und Abflachung der Netzhautabhebung (* bezeichnet korrespondierende Stellen in den beiden Bildern E und F)

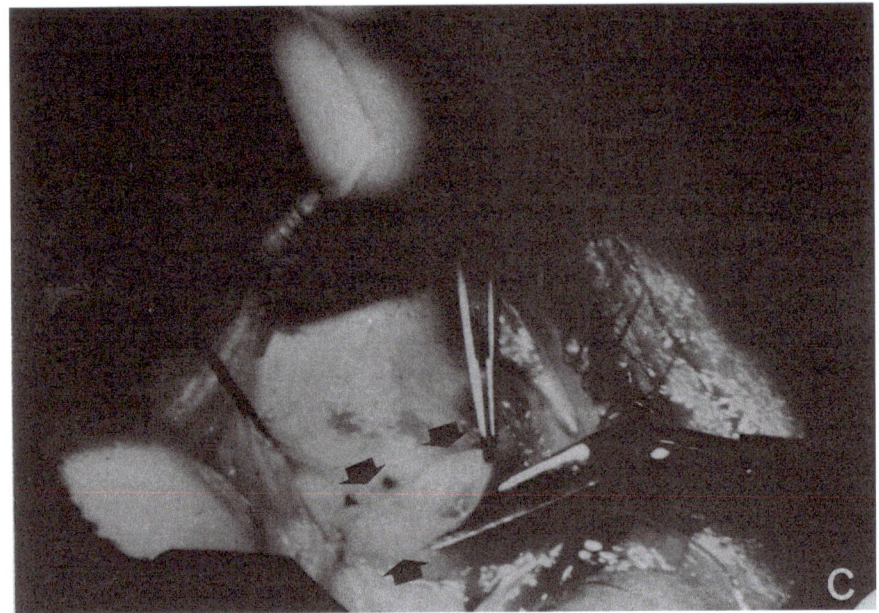

Abb. 9C

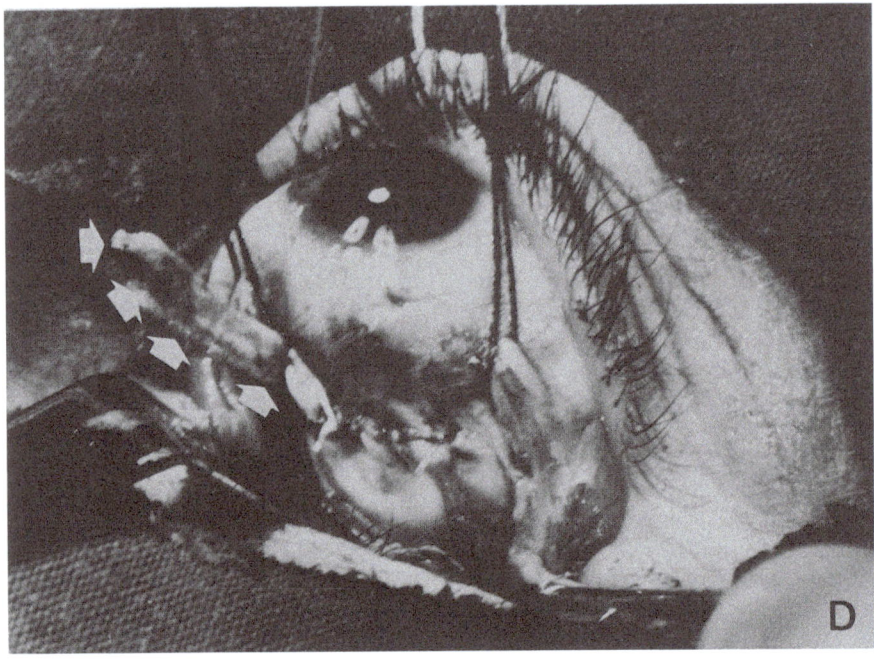

Abb. 9D

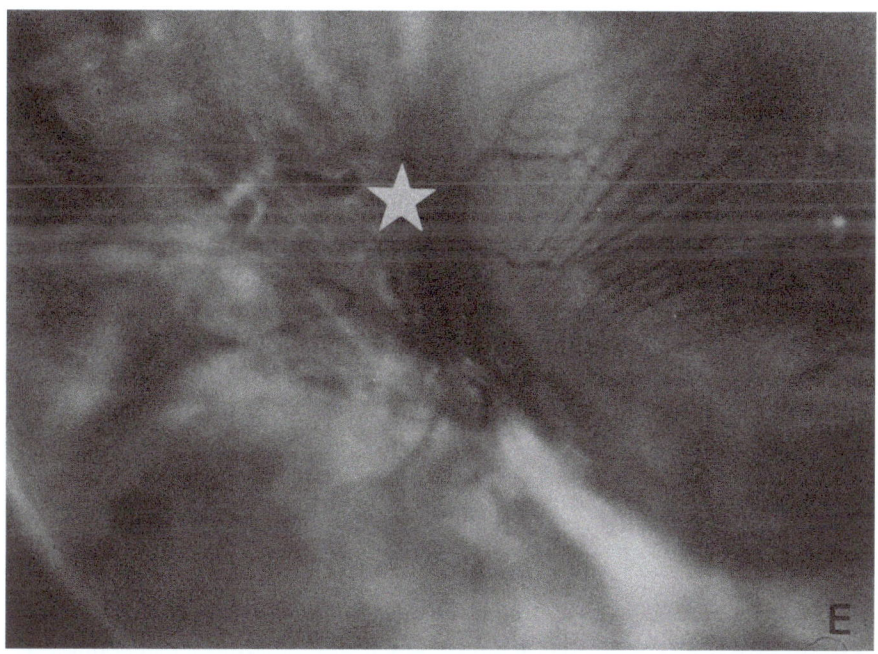

Abb. 9E

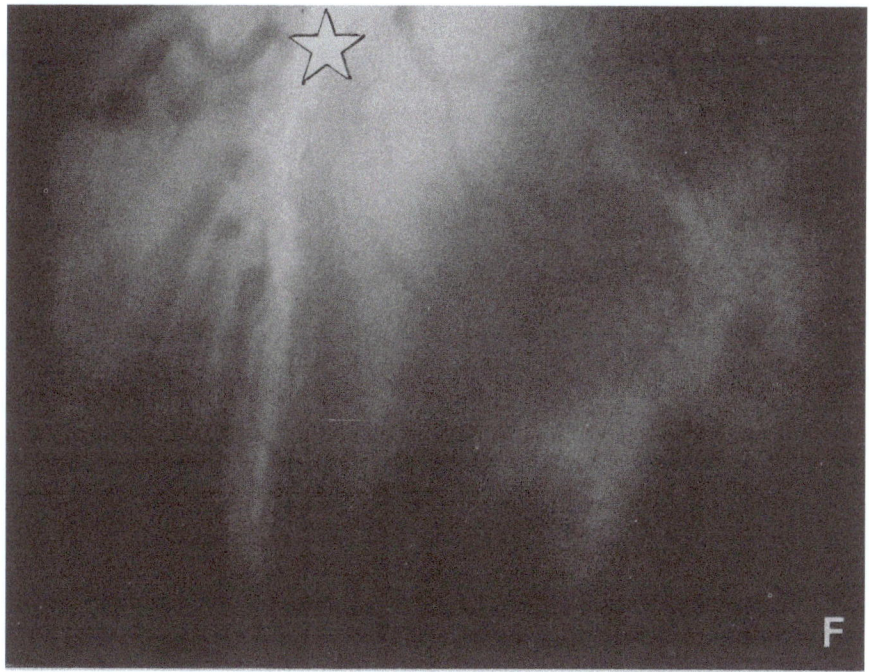

Abb. 9F

wurden entfernt, sobald die Koagulation abgeschlossen war, was mit einer allmählichen Drainage der subretinalen Flüssigkeit verbunden war.

3. *Kryokoagulation:* Deutschmann (1933) erzeugte eine umschriebene Chorioretinitis im Defektbereich durch festen CO_2-Schnee mit Azeton. Mit dieser Technik wurde zum ersten Mal eine Traumatisierung der Sklera bei der koagulativen Behandlung des Defektgebietes verhindert (Abb. 8).

4. *Perforierende Skleralresektion:* Lindner (1931) ließ Müllers Methode der perforierenden Skleralresektion wieder aufleben, indem er einen Sklerastreifen in voller Dicke ausschnitt, die darunterliegende Aderhaut mit Kalilauge koagulierte und die Sklerawunde mit Nähten verschloß (Abb. 9). Mit dieser Methode wurde einerseits das Bulbusvolumen vermindert, sodaß sich die abgehobene Netzhaut eher ihrer Unterlage nähern konnte, andererseits ließen sich damit mehrere Defekte gleichzeitig behandeln. Komplikationen dieser Methode waren Vorfall und Perforation von Aderhaut und eventuell auch Vitreusverlust. Die lamelläre Skleralresektion, eine weniger gefährliche und einfachere Variante dieses heroischen Eingriffs, lehnte Lindner zeitlebens als ineffektiv ab.

C. Nach-Gonin-Ära
Auf dem Weg zur modernen Periode der Netzhautchirurgie

Der Weg zur Anhebung der Erfolgsrate bei der operativen Behandlung der Netzhautabhebung war nur über eine immer bessere Erfüllung der beiden Goninschen Postulate der Entdeckung aller tatsächlich vorhandenen Netzhautdefekte und der optimalen Behandlung der Netzhautdefekte im Sinne eines Defektverschlusses mit dem geringsten Operationstrauma möglich. Das verlangte nicht nur eine Verbesserung der Operationsmethodik, sondern auch eine Verfeinerung der Untersuchungstechnik vor und während der Operation.

Untersuchungsmethoden

Während der dreißiger und vierziger Jahre geriet die indirekte Ophthalmoskopie besonders wegen dreier Nachteile gegenüber den *elektrischen Handophthalmoskopen* mit Beobachtung im aufrechten Bild immer mehr in den Hintergrund: 1. umständliche und aufwendige Handhabung durch eine vom zentraldurchbohrten Hohlspiegel getrennte Lichtquelle, 2. Lichtschwäche des umgekehrten Fundusbildes, 3. die Bildvergrößerung erreichte knapp das 5fache gegenüber einer etwa 15fachen Vergrößerung des direkten Ophthalmoskops, das sich für den Detailbefund eher als für den Überblick eignete. Ende der vierziger Jahre erinnerte sich Schepens (1947) wieder der *indirekten Ophthalmoskopie* und konstruierte ein *binokulares hochintensitätselektrisch beleuchtetes indirektes Ophthalmoskop,* das mit einem Kopfband fest vor den Augen des Untersuchers fixiert wird. Eine Hand bleibt dabei immer für operative Manipulationen frei. Die Verbesserung der mit der anderen Hand gehaltenen Sammellinsen verschiedener Brennweiten ermöglicht ein scharfes stereoskopisches, gut ausgeleuchtetes umgekehrtes Bild, das alle Übergangsstufen vom Überblick über einen ganzen Fundusquadranten bis zum kleinen Detailausschnitt bietet. Medientrübungen beeinflussen die Bildqualität nur geringfügig. Durch Skleralimpression können darüber hinaus die periphere Netzhaut und die Pars plana des Ziliarkörpers beobachtet werden.

Die zweite revolutionäre Leistung auf dem Sektor der Untersuchung des hinteren Augenabschnittes war die *von Hruby 1941 angegebene Vorsatzlinse* zum binokularen Mikroskop der Spaltlampe, ein Glas von −55 Dptr. Brechkraft, das in kurzem Abstand vom Auge entfernt ohne Berührung der Hornhaut verwendet werden konnte. Mit der Hruby-Linse können bei entsprechenden Blickwendungen horizontale Fundusabschnitte bis zu einer Ausdehnung von 60 Grad und vertikale Fundusausschnitte bis 30 Grad biomikroskopisch untersucht werden. Insbesondere eignet sich dieses Glas zur raschen Beurteilung der axialen Glaskörperabschnitte und des hinteren Augenpols, nicht aber der peripheren Netzhaut und der Gegend der Glaskörperbasis.

Diese für die meisten Formen der Netzhautabhebung bedeutenden Fundusareale lassen sich mit einem dritten Untersuchungssystem, das die Untersuchungstechnik im Rahmen der Netzhautabhebung revolutionär verbesserte, mit dem *Dreispiegelglas nach Goldmann* (1949) optimal beurteilen. Weitere Vorteile des Goldmann-Glases gegenüber der Ophthalmoskopie sind: große Lichtintensität, Untersuchung im Spaltlicht mit der Möglichkeit der Drehung der Spaltachse um 360 Grad und der Schwenkung des Einfallswinkels des Lichtspaltes, extreme Vergrößerungsmöglichkeit zur Untersuchung von Einzelheiten im stereoskopischen Bild der Netzhaut. Drei schräggestellte Spiegel im Winkel von 73, 67 und 59 Grad ermöglichen die Durchmusterung des Fundus vom Zentrum bis zur äußersten Peripherie. Durch Eindellung vermag der Untersucher sogar die Ora serrata und den Ziliarkörper bis zur Corona ciliaris hin zu beurteilen. Eindellende Kontaktgläser wurden von Goldmann und Schmidt 1965, Slezak 1966, Fankhauser und Lotmar 1969, das Goldmann-Glas überziehende Trichter mit Indentator von Eisner 1967 und Slezak 1968 angegeben.

Das vierte Untersuchungssystem, das zur Diagnose bzw. zur Abrundung des Gesamtbildes der Netzhautabhebung wichtige Detailaspekte beizusteuern vermag, ist keine optische, sondern eine akustische Untersuchungsmethode, die *okulare Ultraschallechographie*. Ihr Einsatzbereich ist vor allem die Netzhautabhebung bei trüben Medien. Sie vermag wohl keine Netzhautrisse darzustellen, liefert aber einwandfrei die Diagnose abgehobener Netzhaut bei fehlendem Funduseinblick, die exakte Information der Höhe der Abhebung, die Feststellung von Aderhautabhebungen unter abgehobener Netzhaut bzw. der Beziehung von Glaskörpermembranen zur Netzhaut und noch eine Reihe weiterer Faktoren, die bei Medientrübungen der optischen Beurteilung mehr oder weniger entgehen. Die Ultraschallechographie kann damit vor, während und nach Ablatiooperationen gewinnbringend angewandt werden, gegebenenfalls postoperativ auch durch das geschlossene Lid.

Operationsmethoden

Während der Goninschen Periode – Gonin starb 1935 – setzte sich die Welle der fortlaufenden Verbesserungen und Verfeinerungen der Methode des Defektverschlusses fort. Der *Defektverschluß* wurde durch narbige Reparationsprozesse im Gebiet einer nekrotisierenden exsudativen Chorioretinitis erzielt.

Thermische und chemische Traumen lösten die chorioretinalen Adhäsionsvorgänge aus. Der chorioretinale Kontakt als Voraussetzung permanenter chorioretinaler Adhäsion wurde nur durch die vollständige Drainage der subretinalen Flüssigkeit, zumindest im Defektbereich, ermöglicht. Mit dieser Methode konnten allerdings 50% der Netzhautabhebungen nicht geheilt werden. Ursachen des Versagens waren: 1. Unmöglichkeit der Drainage im hypotonen Auge wegen Aderhautödems, 2. Unmöglichkeit der Drainage wegen einer durch die Diathermie erzeugten Aderhautblutung, 3. Unvollständigkeit der Drainage, der Defekt oder die Defekte kommen nicht oder nur in unvollkommenen Kontakt mit dem Pigmentepithel, 4. Netzhautfalten ohne Traktionsphänomene verhindern das

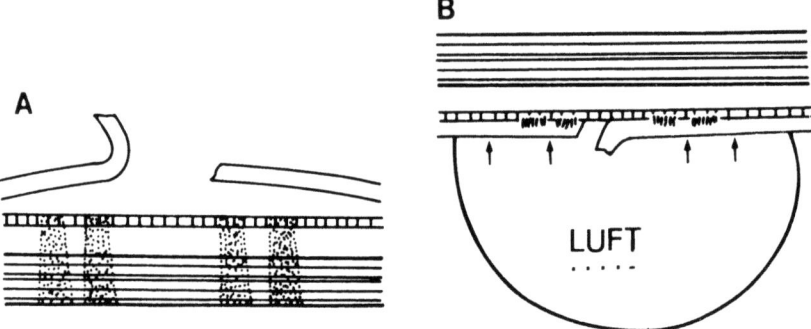

Abb. 10. Intravitreale Lufttamponade nach Rosengren. **A** Zustand nach transskleraler Diathermiekoagulation. **B** Zustand nach Drainage der Subretinalflüssigkeit und intravitrealer Rißtamponade durch eine Luftblase (der Riß liegt an der höchsten Stelle des Bulbus!)

Anlegen der Defekträder an die Unterlage, 5. Glaskörpertraktion hält Netzhautdefekte offen, 6. ähnlich wirken sich epiretinale Traktionsphänomene, 7. unentdeckte Defekte bei totaler Netzhautabhebung und schließlich 8. zirkulär angeordnete Netzhautrisse auf den Operationserfolg aus. Die Lindnersche Skleralresektion als bulbusverkürzendes Verfahren hob den Prozentsatz der durch diese komplizierende Situation gekennzeichneten Netzhautabhebungen auf 65% (Hruby, 1978) an. Sie trug aber dem Goninschen Prinzip nur indirekt Rechnung, da sie sich nicht primär an die Defektzone wandte, sondern nur dem Netzhautgebiet im Bereich der Defekte in dem verkürzten Bulbus eher die Möglichkeit gab, sich ihrer Unterlage so weit zu nähern, daß sie mit ihr in innigen Kontakt kommen konnte. Das Problem, die Netzhaut streng lokalisiert im Defektbereich möglichst intensiv dem Pigmentepithel im Sinne eines zunächst einmal rein mechanisch herzustellenden Defektverschlusses als Voraussetzung eines adhäsiv-chorioretinitischen Narbenverschlusses anzupressen, wurde in der Nach-Gonin-Ära durch die *Tamponade des Risses* versucht:

Als *innere Tamponade* wurde durch Gase oder hochvisköse Flüssigkeiten vom Glaskörperraum aus ein Druck auf die Netzhaut ausgeübt, der die Netzhaut dem Pigmentepithel anpreßt.

Als *äußere Tamponade* wurde durch Faltung der Sklera in voller oder halber Dicke (lamelläre Skleralresektion) bzw. durch Anbringung von eindellenden Plomben in (Implantate) oder auf der Sklera (Explantate) die äußere Bulbuswand mit dem Pigmentepithel der Netzhaut entgegengepreßt.

1. Intravitreale Luftinjektion

Rosengren gab diese Methode 1938 an, bei der nach Diathermiekoagulation der Defekte und Drainage der subretinalen Flüssigkeit eine Luftblase das Rißgebiet gegen die Bulbuswand preßte (Abb. 10). Da die Luftblase die höchste Stelle im Glaskörperraum einzunehmen bestrebt ist, mußte der Kopf der Patienten so

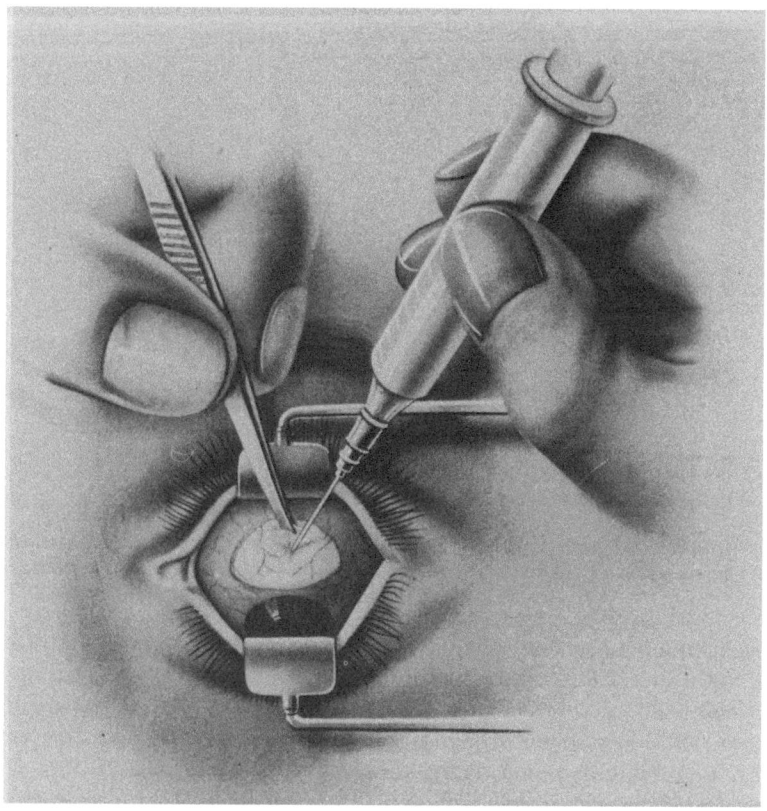

Abb. 11. Intravitreale Injektion von steriler Luft über die Pars plana des Ziliarkörpers (aus Arruga: Die Netzhautablösung. 1936)

gelagert werden, daß das Rißgebiet an die höchste Stelle des Bulbus zu liegen kam. Rosengren konnte mit dieser Methode die Erfolgsrate der Netzhautabhebungen auf 76% anheben. Die Injektion von Luft wurde bereits 1912 von Rohmer empfohlen und seit 1935 von Arruga häufig am Ende der Operation ausgeführt (Abb. 11).

2. Lamelläre Skleralresektion

Dieses Verfahren wurde von Shapland 1948 zunächst als bulbusverkürzende Methode in Anlehnung an die Lindnersche penetrierende Skleralresektion angegeben. Eine halbmondförmige partielle Ausschneidung der Sklera brachte die abgehobene Netzhaut in näheren Kontakt mit der Augenwand (Abb. 12). Wurde die Skleralresektion über dem Defektgebiet durchgeführt, so erzeugte der resultierende Buckel je nach Ausmaß der Resektion der äußeren Skleralamelle eine mehr oder weniger hohe Eindellung der Bulbuswand mit mechanischem Defektverschluß von außen (Clark, 1958). Die Diathermiekoagulate konnten nun zwischen den sich eng berührenden inneren Augenhäuten eine feste Narbenbildung auslösen. Shapland hielt diese Methode für Fälle geeignet, deren Prognose für die Diathermiekoagulation allein von vornherein als ungünstig anzusehen waren, wie etwa die Amotio bei Aphakie, Netzhautabhebungen

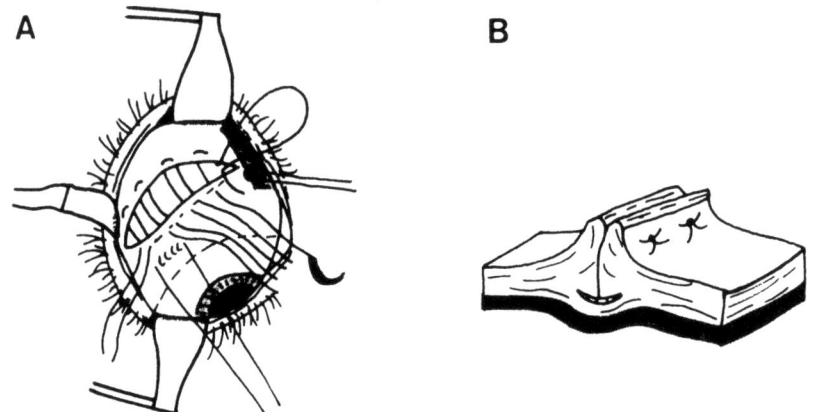

Abb. 12. Lamelläre Skleralresektion nach Shapland. **A** Resektion der äußeren Skleralamelle und Vorlegen der skleralen U-Nähte. **B** Schnittbild durch das Operationsgebiet nach Zuziehen der U-Nähte

mit ausgedehnten peripheren Netzhautdegenerationen und Netzhautabhebungen mit multiplen Netzhautdefekten, die posttraumatischen Amotiones mit Strangbildung, sowie Fälle, die mit anderen Methoden bereits vergeblich behandelt worden waren. 1951 berichtete Shapland von 78 einschlägigen Fällen, bei denen er eine 42,2%ige Heilung erzielt hatte, das entspricht einer etwa 75- bis 80%igen Heilung eines unausgewählten Krankengutes, das auch einen Großteil „einfacher Amotiones" mit einschließt.

3. Skleraleindellung durch Explantate, Implantate und Cerclage

a) Fast zur gleichen Zeit, als Shapland seine Methode der lamellären Skleralresektion entwickelte, versuchte Custodis an der Augenklinik in Düsseldorf auf einem anderen Weg die Sklera effektiver, d. h. höher und gezielter, d. h. tatsächlich über dem Netzhautdefekt, einzudellen. Custodis hatte schon lange beobachtet, daß bei der Lokalisation des Netzhautdefektes während der Operation der Defekt durch den verwendeten Kompressor temporär gleichsam „wie ein Ventil verschlossen" wurde. Die vorübergehende durch eine bleibende Eindellung zu ersetzen, war die geniale Tat von Custodis (1953). Dieses Ziel wurde von Custodis durch das Aufnähen einer Polyviolplombe auf die Sklera über dem Defektgebiet erreicht. Mit der Bezeichnung Plombe sollte dabei zum Ausdruck gebracht werden, daß „in einen Defekt der Netzhaut, wie bei einer Zahnkaries,

etwas hineingeschoben und dadurch der Defekt geschlossen wird" (Custodis, 1970). Gelang es durch die Eindellung schon während der Operation, den Riß zu verschließen, so konnte erstmals auf die Drainage der subretinalen Flüssigkeit verzichtet werden (Abb. 13). Das Ablassen der subretinalen Flüssigkeit, ein – wie später auszuführen sein wird – nicht ungefährlicher Operationsschritt, ist nach der Lehre Gonins auch wirklich kein unbedingtes Erfordernis oder gar eine Voraussetzung zur Wiederanlegung abgehobener Netzhaut. Custodis konnte mit seiner Operationsmethode bereits 84% der Netzhautabhebungen heilen.
b) Die durch die Diathermie erzeugte Schädigung der Sklera veranlaßte zusammen mit dem Druck der Plombe häufig Drucknekrosen der Sklera. Meyer-Schwickerath (1954) begegnete dieser Hauptkomplikation der Custo-

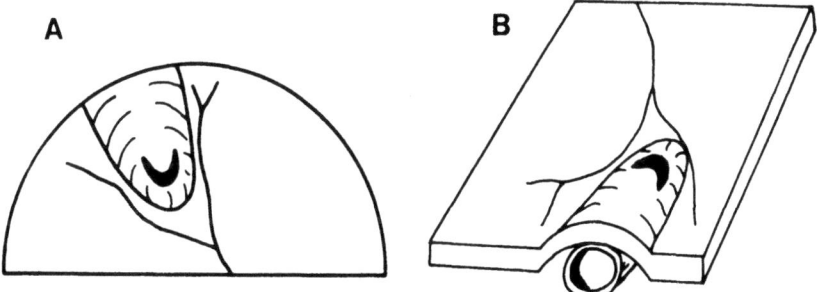

Abb. 13. Episklerale Polyviolplombe nach Custodis. **A** Fundus mit Plombenwulst im Rißgebiet. **B** Schnittbild durch das Operationsgebiet

dis-Technik durch die Lichtkoagulation, die entweder unmittelbar nach der Plombenaufnähung oder ein bis zwei Tage später durchgeführt wurde. Da die Lichtkoagulation mit Xenonlicht einer parabulbären Lokalanästhesie bedarf, wurde daraus für den Patienten ein zweiter Eingriff, der trotz Anästhesie als schmerzhaft empfunden wird. Oft läßt sich nach Plombenoperation auch die Pupille kaum erweitern, was die nachfolgende Lichtkoagulation erschwert oder unmöglich macht. Auch die heute weitverbreitete Argonlaserkoagulation, die am nicht voroperierten Auge nur einer Oberflächenanästhesie bedarf, ist für den Patienten nach einer Amotiooperation sehr schmerzhaft. Deshalb konnte sich die Lichtkoagulation im Rahmen der Ablatiochirurgie ganz im Gegensatz zu ihrem Einsatz in der Prophylaxe der Netzhautabhebung, wo sie das dominierende Behandlungsverfahren geworden ist, bis auf wenige Ausnahmeindikationen nicht durchsetzen.

c) Der nächste große Schritt zur Verbesserung der Erfolgsraten der Ablatiooperation durch eine Minimierung des Operationstraumas wurde von Lincoff 1964 getan. Lincoff ersetzte die Diathermiekoagulation durch die Kryotherapie der Netzhautrisse, die eine Skleralnekrose vermied. Reoperationen konnten damit in gesundem Skleragewebe vorgenommen werden. An Stelle der Polyviolplombe verwendete Lincoff Siliconschwamm, der sich durch bessere elastische Eigenschaften und eine bessere Verträglichkeit auszeichnet. Zur Erleichterung der episkleralen Verankerung der Plomben wurde das Nahtmaterial mit Spatelnadeln armiert (Lincoff, McLean und Nano, 1964).

d) Schepens (1957) fand wiederum einen Ausweg, die Diathermie doch anwenden zu können und dabei eine penetrierende Skleranekrose dennoch zu vermeiden. Zu diesem Zweck wurde über dem Rißgebiet durch Lamellierung eine Sklerotasche gebildet, nach der Diathermiekoagulation wurde die Sklerotasche durch Nähte verschlossen und damit in den äußeren Schichten normales Skleragewebe erhalten. Clark publizierte diese Variante der Diathermiekoagulation 1958. Schepens wurde zum Pionier der Implantatchirurgie, als er 1957 erstmals mit Polyäthylenröhrchen die Sklerotaschen füllte und so einen Eindellungseffekt über dem diathermisierten Rißgebiet erzielte. Paufique (1961) verwendete lyophilisierte Sklera als Füllmaterial der intraskleralen Taschen. Das Polyäthylenröhrchen wurde von Schepens an das zentrale Ende des weitest hinten gelegenen Defektes geschoben und sollte so als „Deich" gegen eine nach hinten gerichtete Undichte weiter vorne gelegener Defekte wirken. 1960 ersetzte Schepens das Polyäthylenmaterial durch solides Silikon.

e) Im selben Jahr (1957) führte Schepens die äquatoriale Bulbusumschnürung für Fälle von totaler Netzhautabhebung mit vitreoretinaler Retraktion ein. Das von ihm ursprünglich verwendete Polyäthylen-Cerclage-Element wurde wegen der gar nicht selten beobachteten Ulzeration der Sklera und wegen der Infektionsgefahr 1960 durch ein solides Silikonband ersetzt. Nicht exakt auf dem im zirkumferentiellen Cerclagewulst gelegene Defekte konnten zusätzlich durch am Cerclageelement befestigte Silikonplomben erfaßt werden. Die Schepenssche Cerclage wurde 1956 durch Gringnolo und 1957 durch Arruga vereinfacht. Arruga verwendete einen Supramidfaden, der allerdings sehr häufig die Sklera durchschnitt und dann zum ophthalmoskopischen Bild des „Wäscheleinenphänomens" führte. Um Skleraerosionen zu vermeiden, wurde die Operationstechnik der Cerclage von zahlreichen Autoren durch Anwendung autogenen oder heterogenen Materials modifiziert. Die von Klöti (1964) angegebene Verwendung von körpereigener Fascia lata als Implantat und Cerclagematerial verdient als besonders wenig irritierende Methode hervorgehoben zu werden.

f) Zur Eindellung der Sklera im Gebiet des hinteren Augenpols bei Makulalöchern bewährt sich heute noch Klötis (1964) Verfahren einer Silberklemme. Das fast ausschließliche Vorkommen von Netzhautabhebungen durch Makulalöcher bei hochgradig Myopen (Hruby, 1953, fand 87% aller Makulalöcher bei Myopen) bringt zu der selbst im emmetropen Auge bereits technisch sehr schwierigen epi- oder intraskleralen Fixierung (als Taschenoperation) von Plomben über dem hinteren Augenpol noch Faktoren, die dieses Vorgehen gänzlich unmöglich machen: extreme Bulbuslänge, eventuell mit Staphyloma posticum kombiniert, und eine ganz im Gegensatz zum emmetropen Auge außerordentliche Verdünnung der Sklera gegen den hinteren Augenpol zu. Die äquatoriale Fixierung der Silberspange, an der im rechten Winkel dazu eine fingerartig gebogene Knopfsonde oder Spatelfläche zur Bulbuseindellung der epimakulären Sklera befestigt ist, dispensiert von Manipulationen direkt am hinteren Augenpol. Liesenhoff empfahl zur Eindellung im Makulabereich 1970 eine vertikale Halbcerclage mit einem Silikongummiband. Dieses Verfahren hat in der Vielzahl seiner Modifikationen den Vorzug, daß es mit anderen Operationsmethoden kombiniert werden kann.

D. Auf dem Weg zur Glaskörperchirurgie

Rosengrens Methode der Luftinjektion in den Glaskörperraum als innerer Tamponade erfreute sich in den vierziger und fünfziger Jahren weiter Verbreitung. Die kurze intravitreale Verweildauer der Luft von einigen Tagen reichte hingegen oft nicht aus, um eine feste chorioretinale Adhäsion zu garantieren. Die adäquate Lagerung des Patienten zur Kompression des Netzhautdefektes durch die intravitreale Luftblase war in vielen Fällen, wenn überhaupt, so meist doch nicht permanent durchführbar, und schließlich ließ sich oft genug auch selbst durch eine komplette Drainage der subretinalen Flüssigkeit nicht genügend Volumen für eine hinlänglich große Gasblase gewinnen, die für die vollständige Tamponade eines größeren Risses ausreichte. Daraus ergab sich die Schlußfolgerung, daß eine flüssige innere Tamponade diese Probleme beseitigen könnte. Grafton und Guyton (1948) verwendeten dafür physiologische NaCl-Lösung, Wood hatte 1920 bereits subretinale Flüssigkeit für diesen Zweck angegeben, Cutler (1946) frischen menschlichen Glaskörper, Fritz (1947) Liquor cerebrospinalis sowie 1949 sterilen Glaskörper von Leichenaugen, ein Verfahren, das Shafer nochmals 1957 publizierte. 1962 postulierte Shafer folgende *fundamentale Eigenschaften für Stoffe, die sich zum Glaskörperersatz eignen:* absolute Sterilität, gute Verträglichkeit im Augeninneren, genügend lange Verweildauer im Glaskörperraum, Ausbleiben einer Beeinträchtigung des Stoffwechsels der Netzhaut, Verfügbarkeit des Präparates und schließlich die Möglichkeit, es zu transportieren und vorrätig zu halten. Keine der bis dahin entwickelten Methoden eines Glaskörperersatzes wurde diesen Forderungen gerecht. Die Menge physiologischer NaCl-Lösung sinkt ähnlich wie die von Luft innerhalb eines Tages auf weniger als 10% ihrer ursprünglichen Menge (Widder, 1962). Auch die intravitreale Injektion von Glaskörper aus Leichenaugen bietet gegenüber NaCl-Lösung nur geringe Vorteile an höherer Viskosität wegen eines etwa 30%igen Viskositätsverlustes innerhalb der ersten postoperativen Woche (Edwards und Locke, 1961), außerdem war die Infektionsrate nicht unbeträchtlich (Hruby, 1961). Toxische Nebenwirkungen, Glaskörpertrübungen und Infektionsgefahr sind auch die möglichen Komplikationen anderer Methoden des Glaskörperersatzes, die deren Vorteil, nämlich den einer inneren Tamponade, zumindest in Frage stellen: lyophilisierter Glaskörper (Moreau, 1964), Hämaccelinfusionslösung (Osterhuis, 1966), Polyvinylpyrolidon (Hayano und Yoshimo, 1959), Natriumalginat und eine Lösung von Aminosäuren (Mori, 1967), Polyacrylamid (Müller-Jensen und Köhler, 1967), Glyceril-Methacrylat-Hydrogel (Daniele und Mitarbeiter, 1968). Hruby (1970) resümierte in einer ausführlichen Gegenüberstellung aller Versuche des Glaskörperersatzes, daß die von ihm 1963 eingeführte Hyaluronsäurelösung am ehesten den Shaferschen Forderungen gerecht werde. Hruby bestätigt in dieser Arbeit (1970) Shafers (1957) Beobachtung, daß die Methode des Glaskörperersatzes erst in der Kombination mit skleroplastischen Verfahren bessere Ergebnisse bietet als der einfache koagulative Defektverschluß allein. Deshalb wurde der Glaskörperersatz auch nur in ,,prognostisch ungünstigen Fällen" (Hruby, 1970) angewendet. Unter diesem Sammelbegriff müssen, so darf schlußgefolgert werden, wohl mehr oder weniger vorgeschrittene Stadien der periretinalen Proliferation subsumiert werden. Daß für die Heilung der meisten dieser Fälle der einfache Volumsersatz von Glaskörper unzureichend ist, wurde von Cibis (1962) erkannt. Durch den Druck des hochviskösen Silikonöls konnten erstmals epi- und präretinale Membranen von der abgehobenen Netzhaut gelöst oder gesprengt und die Netzhaut permanent glatt gegen die Bulbuswand gedrückt werden. Gelang die vitreo-retinale Separation mittels Silikonöls nicht, so mußte die Durchtrennung von Glaskörpersträngen und adhäsiven Membranen durch eine von Cibis konstruierte Schere oder durch ein Messer der Silikonölinjektion vorangehen (Cibis, 1965). In den letzten Jahren wurde vermutet, daß eine scheinbar emulgierbare Silikonlösung, die Cibis zur Verfügung stand, die Hauptursache der so häufigen deletären Spätkomplikationen dieses Verfahrens, wie Katarakt, Sekundärglaukom, Keratopathie und schließlich eine schmerzhafte Phthisis bulbi sein könnte. Spektralanalytische Studien aus letzter Zeit zeigten jedoch, daß das von Cibis verwendete Silikonöl mit dem heute in vielen Fällen so erfolgreich angewandten Silikonöl völlig identisch ist (Laqua, 1981). Das Unterlassen der Vitrektomie und Membranektomie zur Zeit Cibis' scheint somit hauptsächlich für den ungünstigen Endausgang der Silikonölimplantation der frühen sechziger Jahre verantwortlich zu sein. Diese widrigen Faktoren und der frühe Tod, der Cibis aus seiner Arbeit an der Verbesserung dieser Methode riß, bewirkten eine geschlossene Front der Ablehnung gegenüber der Silikonölchirurgie, ehe sich Scott dieses Verfahrens wiederum mit großem Erfolg annahm (1974).

E. Glaskörperchirurgie

Die Anfänge der Glaskörperchirurgie reichen in das vorige Jahrhundert zurück, als von Graefe 1863 über „A) operative Eingriffe in die tieferen Gebilde des Auges und B) Perforation von abgelösten Netzhäuten und Glaskörpermembranen" berichtete. Die Publikationen über glaskörperchirurgische Maßnahmen in den darauffolgenden 100 Jahren sind spärlich. 1968 berichteten Kasner und Mitarbeiter über die vollständige Entfernung des Glaskörpers bei primärer Amyloidose. Kasner wandte die sogenannte „Open-sky-Technik" über den Zugang durch den vorderen Bulbusabschnitt an. Die „Open-sky-Technik" wurde später von Schepens (1974) noch einmal ausführlich dargestellt. Ihre Anwendung beschränkt sich heute auf wenige Ausnahmefälle, bei denen der vordere Bulbusabschnitt (Hornhaut + Linse) durch ein schweres Trauma zerstört ist, oder auf Vitrektomien, die aus anderen Gründen mit Lensektomie bzw. mit Keratoplastik und mit Kataraktoperationen verknüpft werden. Denn es stellte sich bald heraus, daß die „Open-sky-Technik" mit zahlreichen Risiken für das Auge verbunden ist: großer Kornealschnitt mit folgendem hohen Hornhautastigmatismus und eventuell mit Keratopathien bzw. obligater Entfernung der Linse mit daraus resultierender Aphakie, Iritis und mit vorderen Synechien. Während der Operation kollabierte naturgemäß der Bulbus, und der hintere Abschnitt war optisch nicht mehr darstellbar. Machemer (1971) und Mitarbeiter umgingen diese Komplikationen durch die Wahl des Zugangs zur Vitrektomie über die Pars plana des Ziliarkörpers. Machemers geniale Tat bestand in der Erfüllung dreier Forderungen zur Realisation dieses Verfahrens: Miniaturisierung des verwendeten Instrumentariums, Konstanterhaltung des Volumens des Glaskörperraums durch Ersatz der zerschnittenen und abgesaugten Glaskörperstrukturen durch Ringer-Lösung und optimale optische Kontrolle der intravitrealen Manipulationen durch die Pupille unter Stereopsis, hoher Vergrößerung und ausreichender Helligkeit mit Hilfe des Operationsmikroskops. Damit war die Grundlage für Operationserfolge bei Netzhautabhebung mit massiver periretinaler Proliferation gelegt, weiters auch für Riesenrisse und für bestimmte Aphakieamotiones, die mit extraokulären Maßnahmen oder dem einfachen Glaskörperersatz durch Gase oder Flüssigkeiten nicht wirksam behandelt werden konnten. Die weitere Geschichte der Vitrektomie ist durch eine fortlaufende Verfeinerung der Operationstechnik und des Instrumentariums gekennzeichnet.

Literatur

von Arlt, F.: Die Krankheiten des Auges. Prague 2, 158 (1853).
Arruga, H.: Die Netzhautablösung. Barcelona: Eigenverlag. 1936.
Arruga, H.: Modalidades tecnicas recientes de las operaciones de desprendimiento de la retina. Arch. Soc. Oftalm. hisp.-amer. 18, 55 (1958).
Beer, G. J.: Lehre von den Augenkrankheiten. Wien 2, 495 (1817).
Birch-Hirschfeld, A.: Experimentell-histologische Untersuchungen über Netzhautablösung und die Wirkung operativer Therapie. A. v. Graefes Arch. Ophthalmol. 79, 210 (1911).
Cibis, P. A., Becker, B., Okun, E., Canaan, S.: The use of silicone oil in retinal detachment surgery. Arch. Ophthalmol. 68, 590 (1962).
Cibis, P. A.: Vitreoretinal pathology and surgery in retinal detachment. St. Louis: Mosby. 1965.
Clark, G.: The importance and emplyment of diathermy in retinal detachment surgery of today. Arch. Ophthalmol. 60, 251 (1958).
Coccius, E. A.: Über die Anwendung des Augenspiegels nebst Angabe eines neuen Instruments, S. 125. Leipzig: 1833.
Custodis, E.: Bedeutet die Plombenaufnähung auf die Sklera einen Fortschritt in der operativen Behandlung der Netzhautablösung? Ber. Dtsch. Ophthalmol. Ges. 58, 102 (1953).
Custodis, E.: Über die Entwicklung und Anwendbarkeit von bulbusverkürzenden und eindellenden Operationen insbesondere der Plombenaufnähung. Bücherei d. Augenarztes 53, 1 (1970).
Cutler, N. L.: Transplantation of human vitreous. Arch. Ophthalmol. 35, 615 (1946).
Daniele, S., Jacklin, H. N., Schepens, Ch. L., Freeman, H. M.: Glyceril methacrylate hydrogel as a vitreous implant. Arch. Ophthalmol. 80, 120 (1968).
Deutschmann, R.: Über ein neues Heilverfahren bei Netzhautablösung. Beitr. Augenheilk. 2, 850 (1895).
Deutschmann, R.: Weitere Mitteilungen über mein Heilverfahren bei Netzhautablösung. Beitr. Augenheilk. 4, 658 (1899).
Deutschmann, R.: Über das Problem der genuinen Netzhautablösung. Klin. Mbl. Augenheilk. 88, 441 (1932).
Deutschmann, R.: Über 2 Verfahren bei Behandlung der Netzhautablösung (eines davon der Diathermie scheinbar entgegengesetzt). Klin. Mbl. Augenheilk. 91, 450 (1933).
Edwards, G. K., Locke, J. C.: Viscosity studies of aspirated human vitreous. Amer. J. Ophthalmol. 52, 374 (1961).
Eisner, G.: Attachment for Goldmann Three-mirror contact glass for examination of the ora serrata and pars plana. Amer. J. Ophthalmol. 64, 467 (1967).
Eisner, G.: Die Untersuchung des Glaskörpers – ihre Bedeutung für die Prognosestellung bei intraokularen Erkrankungen. In: Aktuelle ophthalmologische Probleme (Remky, H., Hrsg.). Bücherei d. Augenarztes 65, 1 (1974).
Elschnig, A.: Über die operative Behandlung der Netzhautablösung. Arch. Augenheilk. 77, 252 (1914).
Fankhauser, F., Lotmar, W.: A contact glass with adjustable indentor. Docum. Ophthal. (Den Haag) 26, 295 (1969).
Fritz, M. H.: Operative technique of vitreous replacement. Amer. J. Ophthalmol. 30, 979 (1947).

Fritz, M. H.: The use of sterile refrigerated pooled human vitreous in living eyes. Amer. J. Ophthalmol. *32*, 45 (1949).
Galezowski, X.: De différentes variétés des décollements de la rétine et de leur traitement. Recueil Ophthalmol. *4*, 669, 694 (1883).
Giraud-Teulon, F.: Ann. Ocul. (Paris) *96*, 246 (1861). Zit. bei Rohr, M. v.: Die binokularen Instrumente, 2. Aufl. Berlin: 1920.
Goldmann, H.: Slit-lamp examination of the vitreous and the fundus. Brit. J. Ophthalmol. *33*, 242 (1949).
Goldmann, H., Schmidt, Th.: Ein Kontaktglas zur Biomikroskopie der Ora serrata und Pars plana. Ophthalmologica (Basel) *149*, 481 (1965).
Gonin, J.: Le traitement du décollement rétinien. Bull. Soc. Franç. Ophthalmol. *33*, 1 (1920).
Gonin, J.: Aussprache zu Fiore: Chirurgische Behandlung in Fällen von Netzhautablösung. Klin. Mbl. Augenheilk. *83*, 667 (1929).
von Graefe, A.: Notiz über die Ablösung der Netzhaut von der Chorioidea. A. v. Graefes Arch. klin. exp. Ophthalmol. *1*, 362 (1854).
von Graefe, A.: A. v. Graefes Arch. klin. exp. Ophthalmol. *3*, 391 (1857).
von Graefe, A.: Über die Entstehung von Netzhautablösung nach perforierenden Sklerawunden. *A:* Über operative Eingriffe in die tieferen Gebilde des Auges. *B:* Perforation von abgelösten Netzhäuten und Glaskörpermembranen. v. Graefes Arch. klin. exp. Ophthalmol. *9*, 85 (1863).
von Graefe, A.: Klinischer Vortrag. Klin. Mbl. Augenheilk. *1*, 49 (1863).
Grafton, E., Guyton, J.: The value of injecting saline into the vitreous as an adjunct to diathermy operations for retinal detachment. Amer. J. Ophthalmol. *31*, 299 (1948).
Grignolo, A.: Contributo alla tecnica delle introflessione sclerocoroideale nell'intervento per distacco retinico. Bull. Oculist *35*, 1057 (1956).
Guist, G.: Eine neue Ablatiooperation. Ztschr. Augenheilk. *74*, 232 (1931).
Gullstrand, A.: Die reflexlose Ophthalmoskopie. Knapp Arch. Augenheilk. *68*, 101 (1911).
Hayano, S., Yoshimo, T.: J. Clin. Ophthal. *13*, 449 (1959).
Helmholtz, H.: Beschreibung eines Augenspiegels. Berlin: 1851. A. v. Graefes Arch. Ophthalmol. *1/II*, Klin. Mbl. Augenheilk. 12, 408.
Hruby, K.: Über eine wesentliche Vereinfachung der Untersuchungstechnik des hinteren Augenabschnittes im Lichtbüschel der Spaltlampe. A. v. Graefes Arch. Ophthalmol. *143*, 224 (1941).
Hruby, K.: Zur Entstehung, Verteilung und Prognose der Netzhautdefekte. A. v. Graefes Arch. Ophthalmol. *154*, 283 (1953).
Hruby, K.: Hyaluronsäure als Glaskörperersatz bei Netzhautablösung. Klin. Mbl. Augenheilk. *138*, 484 (1961).
Hruby, K.: Glaskörperersatz bei Amotio retinae. Klin. Mbl. Augenheilk., Beiheft *53*, 42 (1970).
Hruby, K.: 40 Jahre erlebte Amotiochirurgie. Klin. Mbl. Augenheilk. *172*, 3 (1978).
Kasner, D.: Vitrectomy: A new approach to the management of vitreous. Highlights Ophthalmol. *11*, 304 (1968).
Kasner, D., Miller, G. F., Sever, R., Norton, E. W. D.: Surgical treatment of amyloidosis of the vitreous. Trans. Amer. Acad. Ophthal. Otolaryngol. *72*, 410 (1968).
Klöti, R.: Eine Operationsmethode für makulalochbedingte Netzhautablösungen. Ophthalmologica (Basel) *148*, 42 (1964).
Klöti, R.: Fascia lata in der Netzhautchirurgie. Vier Operationsmethoden. Ophthalmologica (Basel) *148*, 271 (1964).
Koeppe, L.: Die Mikroskopie des lebenden Augenhintergrundes. A. v. Graefes Arch. klin. exp. Ophthalmol. *95*, 282 (1918).
Kümmel, R.: Zur Entstehung der Netzhautablösung. Klin. Mbl. Augenheilk. *67*, 180 (1921).
Laqua, H., Herwig, M., Wessing, A., Meyer-Schwickerath, G.: Silikon-Öl-Injektionen zur Behandlung komplizierter Netzhautablösungen. Ber. Dtsch. Ophthalmol. Ges., Heidelberg, 1981. (In Druck.)
Larsson, S.: Operative Behandlung von Netzhautablösung mit Elektroendothermie und Trepanation. Acta Ophthal. *8*, 172 (1930).
Lauber, H.: Über Netzhautablösung. Ztschr. Augenheilk. *20*, 118, 208 (1908).
Leber, Th.: Über die Wirkung von Fremdkörpern im Inneren des Auges. VII. Int. med. Cong. (London) *3*, 15 (1881).

Leber, Th.: Über die Entstehung der Netzhautablösung. Ber. Dtsch. Ophthalmol. Ges. *35*, 120 (1908).

Liebreich, R.: Atlas der Ophthalmoskopie, S. 17. Berlin: 1863.

Liesenhoff, H.: Die vertikale Halbcerclage, eine neue Methode zur Operation desperater Netzhautablösungen mit Makulaforamen. Bücherei d. Augenarztes *53*, 50 (1970).

Lincoff, H., McLean, I., Nano, H.: Cryosurgical treatment of retinal detachment. Trans. Amer. Acad. Ophthal. Otolaryngol. *68*, 412 (1964).

Lindner, K.: Ein Beitrag zur Entstehung und Behandlung der idiopathischen und der traumatischen Netzhautabhebung. A. v. Graefes Arch. klin. exp. Ophthalmol. *127*, 177 (1931).

Lister, W.: Holes in the retina and their clinical significance. Brit. J. Ophthalmol. *8*, 1 (1924).

Machemer, R., Buettner, H., Norton, E. W. D., Parcel, J. M.: Vitrectomy. A Pars plana approach. Trans Amer. Acad. Ophthal. Otolaryngol. *75*, 813 (1971).

Maître-Jan, A.: Traité des maladies de l'oeil. Troyes (1722) 241.

Meyer-Schwickerath, G.: Light-coagulation: a new method for the treatment and prevention of retinal detachment. XVII. Concilium Ophthal. *1*, 404 (1954).

Moreau, P. G.: Premiers essais d'injections de silicones liquides intra oculaires dans le décollement de la retine. Trans Ophthalmol. Soc. U.K. *84*, 167 (1964).

Morgagni, J. B.: Epistolae anatomicae. XIII. Leyden 138 (1740).

Mori, S.: Acta Soc. Ophthalmol. Jap. *71*, 22 (1967).

Müller, H.: Anatomische Beiträge zur Ophthalmologie. A. v. Graefes Arch. klin. exp. Ophthalmol. *4*, 363 (1858).

Müller, L.: Eine neue operative Behandlung der Netzhautablösung. Klin. Mbl. Augenheilk. *41*, 459 (1903).

Müller-Jensen, K., Köhler, H.: Versuch eines Glaskörperersatzes durch Polyacrylamid. Bericht 68. Zus. d. Dtsch. Ophthal. Ges. Heidelberg (1967).

Nordenson, E.: Die Netzhautablösung. Wiesbaden: 1887.

Osterhuis, J. A.: Polygeline as a vitreous substitute. Arch. Ophthalmol. *76*, 374 (1966).

Panizza, B.: Sul fungo midollare del occhio. Pavia: 1826.

Paufique, L.: Address to the Jules Gonin Club. Lausanne: 1961.

Rohmer, J.: Effets des injections d'air stérilisé dans le vitre contre décollement de la retine. Arch. Ophthalmol. *32*, 257 (1912).

Rosengren, B.: Über die Behandlung der Netzhautablösung mittels Diathermie und Luftinjektion in den Glaskörper. Acta Ophthal. (Kbh.) *16*, 3 (1938).

Ruete, Th.: Der Augenspiegel und das Optometer. Göttingen: 1852.

Safar, K.: Behandlung der Netzhautabhebung mit multipler diathermischer Stichelung. Berlin: Karger. 1933.

Schepens, C. L.: A new ophthalmoscope demonstration. Trans. Amer. Acad. Ophthal. Otolaryngol. *51*, 298 (1947).

Schepens, C. L., Okamura, I. D., Brockhurst, R. J.: The scleral buckling procedures. 1. Surgical techniques and management. Arch. Ophthalmol. *58*, 797 (1957).

Schepens, C. D., Okomura, I. D., Brockhurst, R. I., Regan, C. D. J.: Scleral buckling procedures. IV. Synthetic sutures and silicone implants. Arch. Ophthalmol. *64*, 868 (1960).

Schepens, C. L.: Vitreous surgery. II. Tissue removal. In: Retina congress (Pruett, R. C., Regan, C. D. J., Hrsg.), S. 677. New York: Appleton-Century-Crofts. 1947.

Scott, J. D.: Macular holes and retinal detachment. Trans. Ophthalmol. Soc. U.K. *94*, 319 (1974).

Shafer, D. M.: Intraocular injections as adjuncts to other retinal detachment procedures. Controversial aspects of the management of retinal detachment. In: Conference of the retina foundation, 1962 (Schepens, C. L., Regan, C. D., Hrsg.), S. 186. Boston: Little, Brown & Co. 1965.

Shafer, D. M.: The treatment of retinal detachment by vitreous implant. Trans. Amer. Acad. Ophthal. Otolaryngol. *61*, 194 (1957).

Shapland, C. D.: Prognosis in detachment of the retina. Trans. Ophthalmol. Soc. U.K. *68*, 115 (1948).

Shapland, C. D.: A discussion on the modern treatment of detachment of the retina. Trans. Ophthalmol. Soc. U.K. *71*, 651 (1951).

Slezak, H.: Ein Kontaktglas zur binokularen Untersuchung der nasalen und temporalen Fundusperipherie an der Spaltlampe (Äquatorimpressionsglas). A. v. Graefes Arch. klin. exp. Ophthalmol. *171*, 169 (1966).

Slezak, H.: Der Äquatorimpressionstrichter und seine Anwendung bei der Biomikroskopie der Fundusperipherie. Klin. Mbl. Augenheilk. *152*, 533 (1968).

Sourdille, G.: Une méthode de traitement de décollement de la retine. Arch. Ophthalmol. *40*, 419 (1923).

Stellwag, K.: Lhb. d. prakt. Augenheilk. (Wien) *1861*.

Trantas, A.: Moyens d'explorer par l'ophthalmoscope – et par translucidité – la partie antérieure du fond oculaire, le cercle ciliaire y compris. Arch. d'Ophthalmol. *20*, 314 (1900).

Valois, G., Lemoine, P.: Ophthalmoscopic microscopique du fonde d'oeil vivant (sans verre de contact). Bull. Soc. Franç. Ophthalmol. *36*, 366 (1923).

Wardrop, J.: Essays on the morbid anatomy of the human eye. (Edinburgh) 2, 64 (1818).

Ware, J.: Chirurgical observations relative to the eye, 2. Aufl., S. 510. London: 1805.

de Wecker, L., de Jaeger, H.: Traité des maladies du fond de l'oeil, S. 151. Paris: 1870.

de Wecker, L., Masselon, D.: Emploi de la galvano-caustique (galvano-puncture) en chirurgie oculaire. Ann. Ocul. (Paris) *87*, 39 (1882).

Weve, H.: Zur Behandlung der Netzhautablösung mittels Diathermie. (Abhandlungen aus der Augenheilkunde, Heft 14.) Berlin: Karger. 1932.

Widder, W.: Tierversuche über die Verweildauer verschiedener Glaskörperimplantate. A. v. Graefes Arch. klin. exp. Ophthalmol. *164*, 550 (1962).

Wood, D. J.: Detached retina. Brit. J. Ophthalmol. *4*, 413 (1920).

Ätiologie und Pathogenese der Netzhautabhebung aus heutiger Sicht
A. Definitionen
1. Netzhautabhebung

Unter Netzhautabhebung versteht man eine Ansammlung von seröser Flüssigkeit zwischen der inneren Neuroretina oder sensorischen Netzhaut und dem äußeren retinalen Pigmentepithel. Die Flüssigkeit sammelt sich in dem Spaltraum, der durch den Invaginationsprozeß der Augenblase während der Embryonalentwicklung präformiert worden ist (Abb. 14). Als *primäre, spontane,*

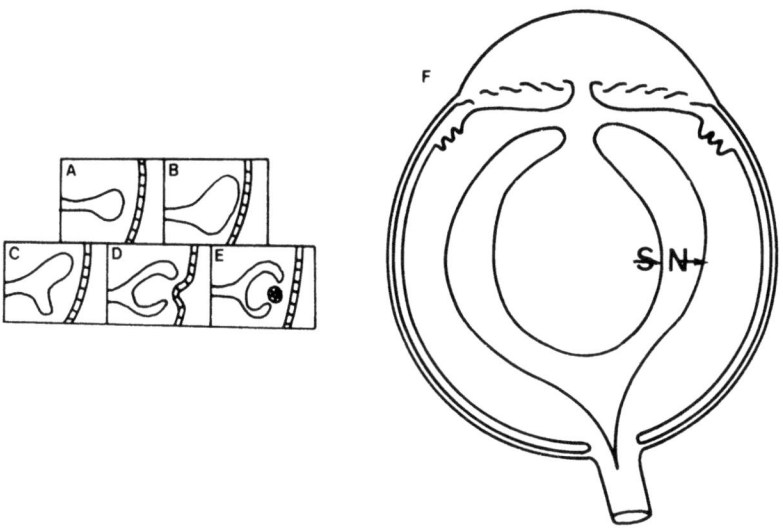

Abb. 14. Embryonalentwicklung der Netzhaut. **A** Aus der Sehgrube entsteht die Augenblase. **B** und **C** Augenblase. **D** bis **F** Augenbecher. **F** Durch den Invaginationsprozeß der Augenblase entsteht der physiologische Spaltraum zwischen Pigmentepithel *(N)* und sensorischer Netzhaut *(S)* (nach Fine und Yanoff, 1972)

idiopathische oder rhegmatogene Netzhautabhebung wird eine Netzhautabhebung bezeichnet, deren primärer ätiologischer Faktor ein Defekt in der Netzhaut ist. Aus klinischen und experimentellen Beobachtungen kann der Schluß abgeleitet werden, daß ein Netzhautdefekt allein *nicht* zur Entstehung der

Netzhautabhebung ausreicht. Zusätzliche ätiologische Faktoren sind: degenerative Veränderungen von Netzhaut und Glaskörper im weitesten Sinne.

2. Netzhautdefekte

Defekte in der Netzhaut können lamellär oder penetrierend sein. Nur aus penetrierenden Netzhautdefekten, im anglo-amerikanischen Schrifttum als Netzhautbruch („Break") bezeichnet, entwickelt sich die rhegmatogene Netzhautabhebung. Penetrierende Netzhautdefekte werden im Hinblick auf ihre Ätiopathogenese, Prognose und auf die Art des therapeutischen Vorgehens in Netzhautrisse, Rundlöcher und Dialysen oder Desinsertionen gegliedert (Abb. 15 und Tab. 1 und 2).

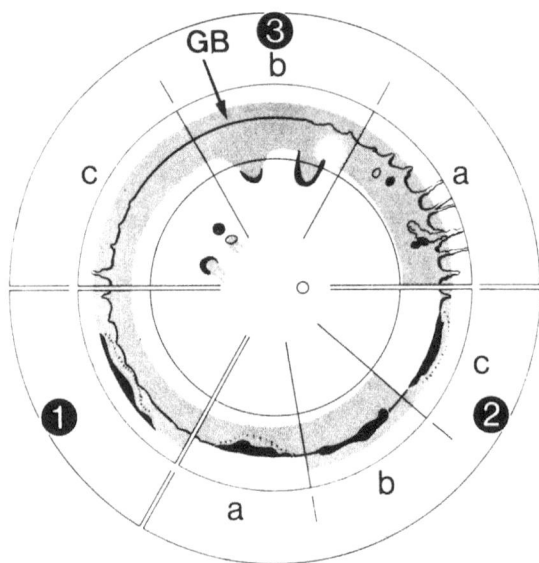

Abb. 15. Beziehung der Netzhautdefekte zur Glaskörperbasis *(GB)* nach Eisner, 1974. Die Erklärung der Skizze geht aus Tab. 1 und 2 hervor

Tabelle 1. *Einteilung von Netzhautdefekten auf Grund ihrer topographischen Beziehung zur Glaskörperbasis (nach G. Eisner)*

Lage in Beziehung zur		Beziehung der Rißränder zu Strukturen des Glaskörpers
Ora serrata	Glaskörperbasis	
1. Präoral: Ziliarepithelriß	präbasal	vordere Glaskörpergrenzschicht
2. Oral: Orariß	a) präbasal	vordere Glaskörpergrenzschicht
	b) intrabasal	intravitreale Strukturen
	c) retrobasal	hintere Glaskörpergrenzschicht
3. Retrooral: Netzhautriß	a) intrabasal	intravitreale Strukturen
	b) juxtabasal	hintere Glaskörpergrenzschicht
	c) extrabasal	eventuell hintere Glaskörpergrenzschicht

Tabelle 2. *Die klinische Bedeutung von retrooralen Netzhautdefekten (nach G. Eisner)*

Defekttyp	Art der Traktion	Aspekt der Defekte	Klinische Bedeutung
a) intrabasaler Netzhautriß	*Traktion der adhärierenden intravitrealen Strukturen* nur in der Entstehungsphase. Später ist eine Traktion eher unwahrscheinlich	*Pseudorisse:* partielle oder vollständige Ausrisse von Entwicklungsanomalien mit Verbindung zum Tractus praeretinalis oder zu ektopischen Zonulafasern	Im allgemeinen keine. Vielleicht verantwortlich für gewisse Formen der *Aphakieamotio*.
b) juxtabasaler Netzhautriß	*Hintere Glaskörpergrenzschicht*	*Hufeisenrisse vollständig:* die Schenkel erreichen die Hintergrenze der Glaskörperbasis *unvollständig:* die Schenkel enden noch hinter der Basisgrenze	Hauptursache der *rhegmatogenen* Netzhautabhebung
c) extrabasaler Netzhautriß	Keine	*Rundlöcher* mit schwebendem Deckel	Keine
	Umschriebene Traktion der hinteren Grenzschicht	*Hufeisenrisse* mit *atypischer* Lage	Ursachen rhegmatogener Netzhautabhebungen mit *weit hinten liegenden Rissen*

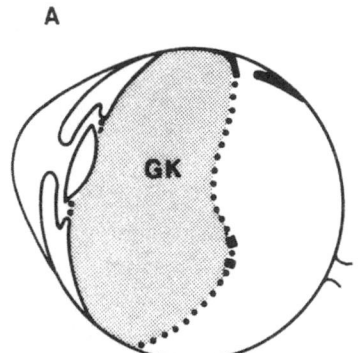 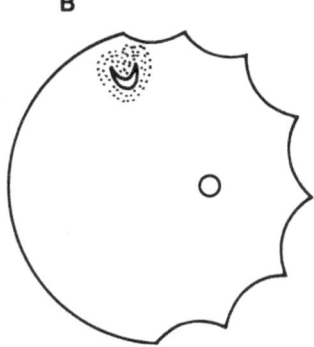

Abb. 16. „Hufeisenriß". **A** Schnittbild durch den Bulbus mit Darstellung der Beziehung des Rißlappens zur hinteren Glaskörpergrenzschicht. *GK* Glaskörper. **B** Fundusaspekt (nach Sigelman, 1980)

a) *Netzhautrisse* sind Netzhautdefekte, die durch Glaskörperzug entstanden sind. Wenn der Glaskörper nach vorne und unten kollabiert (siehe Glaskörperdegeneration), kommt es an Stellen vitreoretinaler Adhäsion durch Traktion zum Einriß der Netzhaut. Prädilektionsstellen vitreoretinaler Adhärenzen sind die Glaskörperbasis, perivaskuläre Zonen, umschriebene Ausbreitungen der Glaskörperbasis nach hinten zu („extraterritoriale" Anteile der Glaskörperbasis hinter ihrer 2–4 mm breiten oralen Anhaftungszone sind schmal zungenförmig oder in Form von Inseln ausgebildet), vitreoretinale Bündel oder Ausziehungen (im anglo-amerikanischen Schrifttum „Tufts"), Pigmentflecken, meridionale Komplexe, eingeschlossene Orabuchten und Areale gittriger Netzhautdegeneration. Der adhärente Glaskörper zerrt an der Netzhaut nach vorne, deshalb reißt der hintere Rand der Adhäsion ein und verleiht dem Riß die charakteristische hufeisenförmige Konfiguration (Abb. 16). Der hintere Rißrand wird Rißspitze oder Rißscheitel (im anglo-amerikanischen Schrifttum „Apex") des Risses bezeichnet, der vom Glaskörper abgezogene Rißteil Rißlappen und die periphere Verbindung des Lappens mit der Rißnachbarschaft Basis des Risses genannt. Die von der Rißbasis zur Rißspitze laufenden Defektlinien sind die Rißhörner. Reißt auch die Rißbasis ein, so entsteht ein Netzhautriß durch Ausriß. Vor dem Netzhautdefekt ist dann der ausgerissene Netzhautteil, der Rißdeckel oder das Operkulum, vor dem operkulierten Riß oder „Ausriß mit Rißdeckel" sichtbar (Abb. 17).

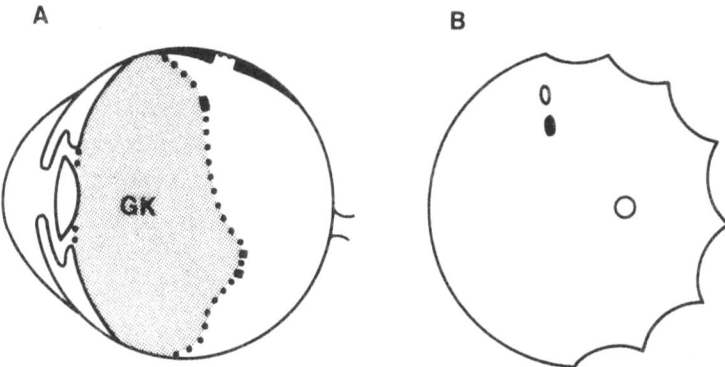

Abb. 17. „Ausriß mit Rißdeckel". **A** Schnittbild durch den Bulbus mit Darstellung der Beziehung des Rißdeckels zur hinteren Glaskörpergrenzschicht. *GK* Glaskörper. **B** Fundusaspekt (nach Sigelman, 1980)

b) *Rundlöcher:* Herdförmige Degeneration der Netzhaut kann zu penetrierenden Netzhautdefekten führen. Rundlöcher entstehen entweder durch maximale atrophische Verdünnung der Netzhaut wie innerhalb von Zonen mit gittriger Netzhautdegeneration bzw. in Schneckenspuren oder sekundär durch Einriß der Zystenwände bei mikrozystischer Degeneration der peripheren Netzhaut in bereits abgehobener Netzhaut, einer Netzhautablösung, die durch andere Netzhautdefekte entstand. Die Wahrscheinlichkeit, daß aus Rundlöchern eine Netzhautabhebung entsteht, ist bedeutend geringer als aus Netzhautrissen (Abb. 18).

c) *Dialysen oder Desinsertionen* sind Trennungen der sensorischen Netzhaut vom nichtpigmentierten Epithel der Pars plana des Ziliarkörpers. Dialysen können spontan und durch ein stumpfes Trauma entstehen. Ihre Hauptlokalisation sind der äußere untere, seltener der äußere obere Quadrant. Die Disposition zu Dialysen ist genetisch determiniert (Verdaquer und Mitarbeiter, 1975) (Abb. 19). Per definitionem sind Dialysen keine Netzhautrisse. Sie führen dennoch zur Netzhautabhebung, weil sie den subretinalen Spaltraum gegen den Glaskörperraum zu öffnen und das Eindringen von Glaskörper, sei er verflüssigt oder auch fest, hinter die Netzhaut ermöglichen.

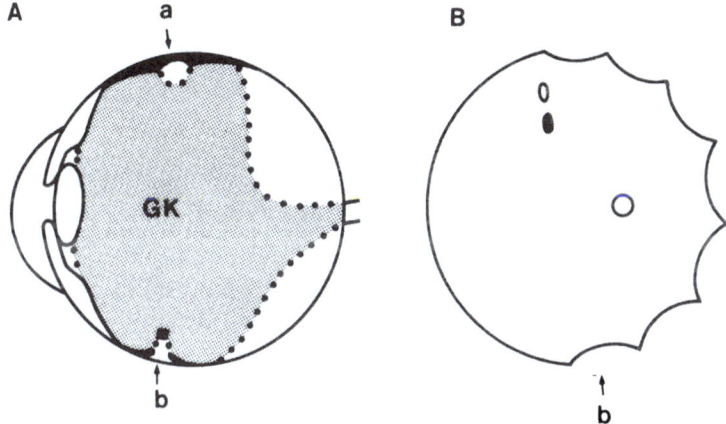

Abb. 18. Intrabasale Netzhautdefekte. **A** Schnittbild durch den Bulbus mit Darstellung der Beziehung der Defekte *a* bzw. des Lochdeckels *b* zur hinteren Glaskörpergrenzschicht. *GK* Glaskörper, *a* Rundloch durch degenerative Verdünnung der Netzhaut, *b* Rundloch mit intrabasalem Lochdeckel. **B** Fundusaspekt

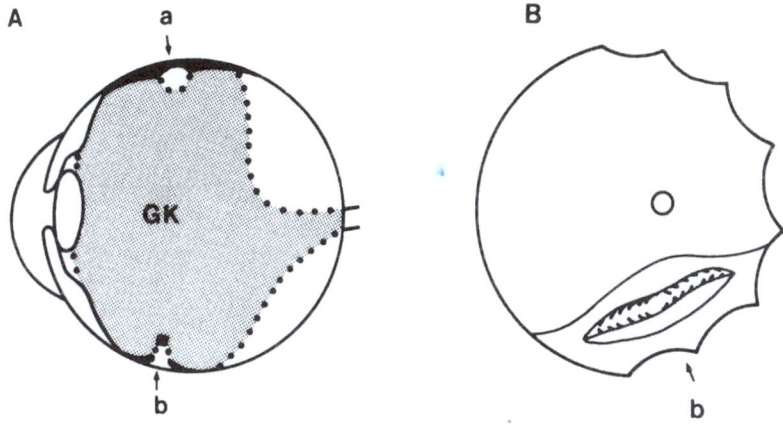

Abb. 19. Oradesinsertion (nach Sigelman, 1980). **A** Schnittbild durch den Bulbus mit Darstellung der Beziehung der hinteren Glaskörpergrenzschicht zum hinteren Defektrand. *GK* Glaskörper, *a* Eversion des hinteren Rißrandes im Schnittbild. **B** Fundusaspekt. *b* Eversion des hinteren Rißrandes in der Aufsicht

d) *Riesenrisse* sind oraparallele Netzhautrisse mit einer Mindestausdehnung von 90 Grad und einer maximalen Ausdehnung von 360 Grad. Echte Riesenrisse besitzen einen schmalen oraparallelen Streifen intakten Netzhautgewebes (Abb. 20). Riesendialysen hingegen sind Desinsertionen der peripheren Netzhaut vom nichtpigmentierten Epithel der Pars plana des Ziliarkörpers, deren Ausdehnung 90 Grad übersteigt.

3. Subretinale Flüssigkeit

Die Enzymanalyse der subretinalen Flüssigkeit zeigt, daß diese Flüssigkeit bei rhegmatogener Netzhautabhebung anfänglich ausschließlich aus dem verflüs-

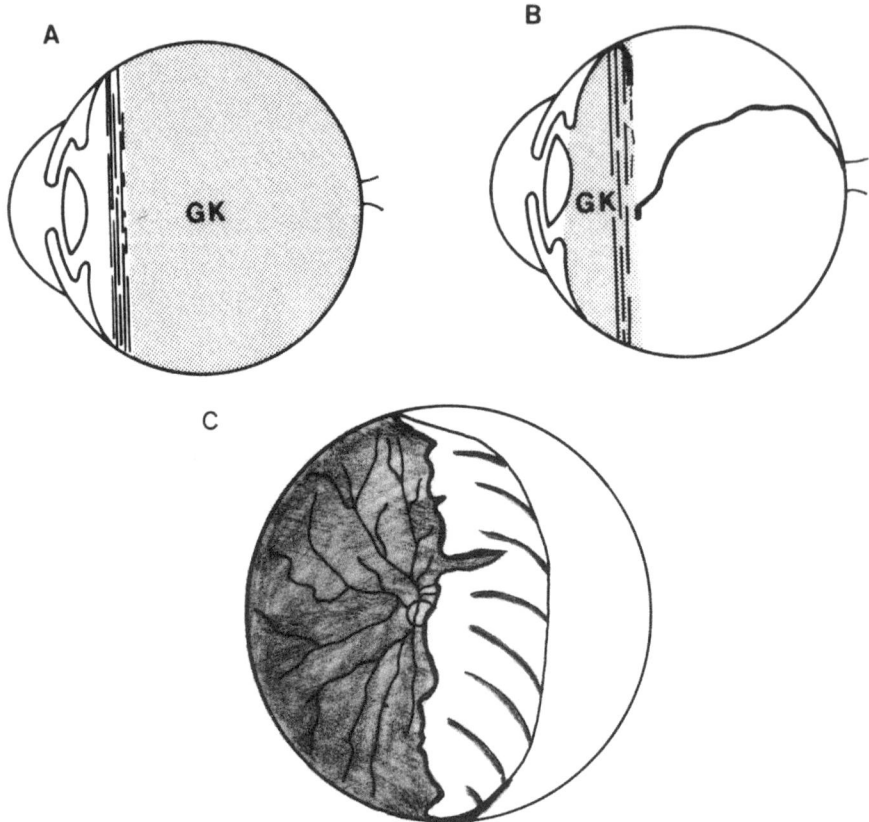

Abb. 20. Vitreoretinale Pathologie bei Riesenriß. **A** Schnittbild durch den Bulbus mit Darstellung der transvitrealen Glaskörperkondensate im Niveau der Glaskörperbasis vor Einriß der Netzhaut. **B** Schnittbild durch den Bulbus desselben Auges nach Einriß der Netzhaut. *GK* Glaskörper. **C** Fundusaspekt

sigten Glaskörper stammt. Azetylcholinesterase ist wohl in den Geweben des Auges, aber nicht im Blutplasma nachweisbar. Andererseits ist Butyrylcholinesterase wohl im Blutplasma, aber nur in minimalem Ausmaß in den Augengeweben vorhanden (Kaufman und Podos, 1973; Rahi und Chignell, 1975). Zunächst finden sich während der ersten Wochen einer rhegmatogenen Netzhautabhebung nur okuläre Enzyme in der subretinalen Flüssigkeit, während der nächsten Wochen nimmt der Gehalt der subretinalen Flüssigkeit an Plasmaenzymen laufend zu. Die Immunelektrophorese unterstützt diese Befunde. Die größeren Moleküle, wie IgG und IgA, erscheinen im allgemeinen erst in vier Wochen alten Netzhautabhebungen und zeigen so den Zusammenbruch der retinalen Pigmentepithelschranke an: Plasma aus der Choriokapillaris diffundiert in den Subretinalraum. Die noch größeren Moleküle des IgM sind nicht einmal in lang bestehenden rhegmatogenen Netzhautabhebungen zu finden, wohl aber in exsudativen Netzhautabhebungen. In Übereinstimmung mit der Enzymanalyse und der Immunelektrophorese läßt sich im Initialstadium der Netzhautabhebung in der subretinalen Flüssigkeit gegenüber dem Plasma ein bedeutend niedrigerer Eiweißgehalt feststellen. Im Laufe einiger Wochen nimmt der Plasmagehalt in der Subretinalflüssigkeit jedoch nach und nach zu (Sweeney und Mitarbeiter, 1965). Klinisch wird dieser Sachverhalt an einer höheren Viskosität und einem bernsteinartigen Farbton der subretinalen Flüssigkeit älterer Netzhautabhebungen offensichtlich. Darüber hinaus enthält die subretinale Flüssigkeit Hyaluronsäure, einen Bestandteil des Glaskörpers, der nicht im Blutplasma vorkommt. All diese Fakten erhärten die Richtigkeit der Goninschen Theorie, daß sich die subretinale Flüssigkeit anfänglich nur aus Bestandteilen verflüssigten Glaskörpers zusammensetzt, der durch die Eintrittspforte des Netzhautdefektes in den Subretinalraum gelangt. Je länger die Netzhautabhebung besteht, desto mehr Plasmakomponenten mengen sich der Subretinalflüssigkeit bei. Das Plasma findet erst dann Möglichkeiten des Zugangs zur subretinalen Flüssigkeit, sobald die Blut-Retina-Schranke an zwei Stellen zusammenbricht: einerseits im Bereich der retinalen Gefäße (hier ist das Endothel das anatomische Substrat der Blut-Retina-Schranke) und andererseits im Bereich des retinalen Pigmentepithels. Zuletzt stützt noch eine wichtige klinische Beobachtung das Konzept der Herkunft der subretinalen Flüssigkeit initial aus dem Glaskörper und den späteren Zuwachs aus Blutplasma: die glasklare, der Wasserkonsistenz gleichende subretinale Flüssigkeit frischer Netzhautabhebungen resorbiert sich nach dem Verschluß der Netzhautdefekte sehr rasch, die viskose, gelbliche subretinale Flüssigkeit alter Netzhautabhebungen benötigt eine lange Resorptionsphase. Allerdings ist bis heute nicht klar, ob mehr die Viskosität und Hyperosmolarität oder eher die Degeneration des Pigmentepithels und der Choriokapillaris für die verzögerte Resorption der subretinalen Flüssigkeit alter Netzhautabhebungen anzuschuldigen ist.

4. Netzhautdegenerationen

Netzhautdegenerationen sind atrophische Veränderungen der peripheren Netzhaut, die sich im Rahmen oder als Folge seniler, entzündlicher, vaskulärer, trophischer, toxischer oder traumatischer Prozesse entwickeln. Im Rahmen einer Abhandlung der rhegmatogenen Netzhautabhebung ist eine Unterteilung in Degenerationen, die zu Netzhautrissen und damit potentiell zur Netzhautabhebung führen können, und solche, die keine Netzhautabhebung zur Folge haben, nämlich in diesem Zusammenhang harmlose Netzhautdegenerationen, zulässig. Aus zwei Gründen ist die Netzhautperipherie, d. h. das Gebiet zwischen äquatorialer Netzhaut und Ora serrata, zur Rißbildung prädisponiert: 1. In der Äquatorgegend ist die Netzhaut am dünnsten. Erreicht hier ihre Dicke weniger als 100 μ, so ist sie im Makulabereich etwa 500 μ und im Orabereich 110 μ dick. Während im Gebiet der Pars plana des Ziliarkörpers eine feste Bindung zwischen nichtpigmentiertem und pigmentiertem Pigmentepithel besteht, existiert unmittelbar hinter der Ora serrata zwischen sensorischer Netzhaut und Pigmentepithel der sogenannte Oraspalt (Spitznas, 1974); 2. der normale Glaskörper haftet nur an zwei Stellen fest an der Bulbuswand: am Papillenrand und im Bereich der Glaskörperbasis. Die kollagenen Fibrillen der Glaskörperrinde bleiben während des ganzen Lebens in dieser 2–4 mm breiten Zone mit dem nichtpigmentierten Epithel der Pars plana des Ziliarkörpers und mit der Mem-

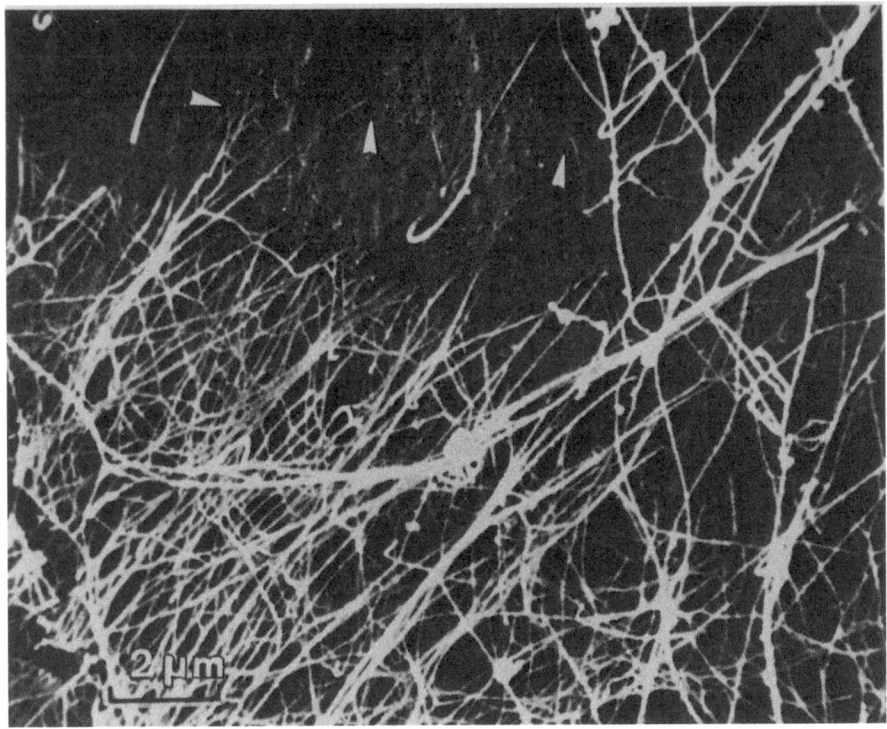

Abb. 21. Rasterelektronenmikroskopisches Bild des Fasersystems des Glaskörpers mit Einstrahlung der Fasern in die Membrana limitans interna der Netzhaut (aus Theopold, 1979)

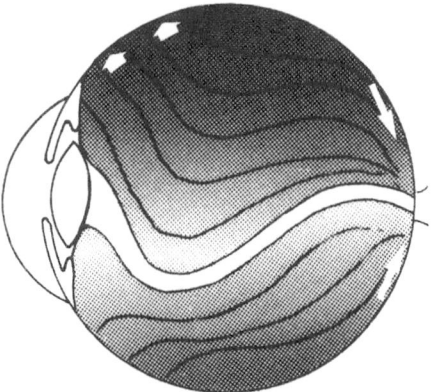

Abb. 22. Skizze eines Bulbusquerschnitts mit Darstellung des Faserverlaufs der Glaskörpertraktus: senkrechte Einstrahlung der Fasern im Bereich der Glaskörperbasis, nahezu bulbuswandparallele Verlaufsrichtung der Fasern im hinteren Augenabschnitt

brana limitans interna der oralen Netzhaut verbunden (Daicker, 1977) (Abb. 21). Im Bereich der Glaskörperbasis strahlen die Rindenfibrillen senkrecht auf die Limitans interna ein, wo sie mittels Anheftungsplatten mit den Müllerschen Stützzellen verbunden sind (Abb. 22). Im Bereich der hinteren Netzhaut laufen die Rindenfibrillen des Glaskörpers parallel zur Limitans interna. Bei der Listung der degenerativen Veränderungen der peripheren Netzhaut folgen wir im wesentlichen dem von Naumann (1980) modifizierten Schema von Goldbaum:

I. Harmlose Veränderungen, die *nicht* zu Netzhautrissen führen:
1. Sensorische Netzhaut
a) mikrozystische Degeneration mit äußerer Retinoschisis,
b) retikuläre mikrozystische Degeneration mit innerer Retinoschisis,
c) Glitzerherde;
2. retinales Pigmentepithel
a) senile retikuläre Hyperpigmentation und periphere Drusen,
b) Hyperplasie mit Atrophie der darüberliegenden Netzhaut;
3. Netzhaut und Aderhaut
a) Pflastersteindegeneration,
b) chorioretinale Narben;
4. Ora serrata
a) eingeschlossene Orabuchten,
b) Perlen,
c) meridionale Falten;
5. Pars-plana-Zysten und zystische Exkavationen
6. Glaskörper und Netzhaut: Netzhautbüschel, die in den Glaskörper ausgezogen werden (= granuläres Gewebe)
7. Netzhaut und Pigmentepithel: „Weiß mit Druck und Weiß ohne Druck" (atrophische Verdünnung von Netzhaut und Pigmentepithel im Zusammenhang mit vitreoretinaler Adhäsion)

II. *Zu Netzhautrissen prädisponierende Degenerationen:*
1. Netzhaut und Glaskörper
a) gittrige Netzhautdegeneration – Lattice-Degeneration,
b) Schneckenspurdegeneration,
c) zonulo-retinale Traktionsfalten,
d) meridionale Komplexe;
2. Netzhaut
a) Netzhautgruben und Netzhautverdünnungen,
b) degenerative Retinoschisis;
3. Pigmentepithel: herdförmige Pigmentklumpen
4. Netzhaut und Aderhaut: atrophische chorioretinale Narben mit Hyperplasie. Eine ausführliche Darstellung der zu Netzhautrissen prädisponierenden Faktoren erfolgt im Kapitel Prophylaxe der Netzhautabhebung.

5. Glaskörperdegenerationen

Bei intaktem Glaskörper läßt sich experimentell durch einen Netzhautdefekt allein keine Netzhautabhebung erzeugen (Machemer und Norton, 1968). Diese

Entdeckung deckt sich weitgehend mit den klinischen Erfahrungen. Als zur Netzhautabhebung prädisponierende Degenerationsformen des Glaskörpers gelten:

a) die hintere Glaskörperabhebung mit Kollaps im Senium, bei Myopie und bei Aphakie,

b) posttraumatische Glaskörperdegenerationen bei stumpfen und durchbohrenden Verletzungen des Auges,

c) Glaskörperveränderungen bei proliferativen Retinopathien: bei der diabetischen, postthrombotischen und Sichelzellretinopathie bzw. bei der Ealesschen Erkrankung und bei retrolentaler Fibroplasie,

d) Glaskörperveränderungen bei vitreoretinalen Heredodegenerationen: beim Wagner-Syndrom, beim Ehlers-Danlos-Syndrom, bei der kongenitalen Retinoschisis und beim Marfan-Syndrom.

B. Zur Pathomorphologie und Pathophysiologie des Glaskörpers bei Netzhautabhebung

1. Hintere Glaskörperabhebung mit Kollaps

Hintere Glaskörperabhebung bedeutet eine Separation der fibrillären Komplexe der Glaskörperrinde von der Membrana limitans interna der Netzhaut hinter der Glaskörperbasis. Eine solche hintere Glaskörperabhebung mit Kollaps oder rhegmatische Glaskörperabhebung (Eisner, 1974) entsteht immer dann, wenn sich halbflüssiger destruierter Glaskörper aus einer zentralen intravitrealen Höhle nach hinten in den potentiellen Spaltraum zwischen Glaskörperrinde und Netzhautinnenfläche, den sub- oder retrovitrealen Raum, ergießt (Abb. 23). Das nach vorne und unten gerichtete Zusammensacken des festen Glaskörpers wird als Kollaps bezeichnet. Der Kollaps kann partiell oder total ausfallen. Der kollabierende Glaskörper reißt von seiner hinteren Anheftungslinie am Papillenrand einen ringförmigen Gliastreifen der Martegianischen peripapillären Zone aus, der biomikroskopisch als Fuchsscher Ring in der frei in der Mitte des Glaskörperraumes flottierenden hinteren Glaskörpergrenzschicht imponiert. Der halbleere „Glaskörpersack" wird nur mehr an der Glaskörperbasis festgehalten. Dieses akute Ereignis des Glaskörperkollapses geht mit einer Reihe für das Auge bedrohlich empfundener subjektiver Symptome einher. In den unter dem Kapitel Definitionen angeführten peripheren Netzhautdegenerationen, die zur Rißbildung prädisponieren, finden sich fast ausschließlich retinale Alterationen mit vitreoretinaler Adhäsion. Im Bereich vitreoretinaler Adhäsionen reißt der kollabierende Glaskörper häufig die Netzhaut entweder auf oder nimmt ausgerissene Netzhautstücke nach vorne mit. Verklebungen zwischen Glaskörperrinde und Limitans interna retinae können aber auch nach Kollaps bestehenbleiben, wenn die umgebende Netzhaut dem nach vorne und unten wirkenden Zug widersteht. Adhärenzzonen finden sich bevorzugt an Netzhautgefäßen. Diese Prädilektionsstellen ergeben sich vermutlich aus Relikten von embryonal präformierten vitreoretinalen Gefäßen (Gärtner, 1964) oder aus erworbenen Adhärenzen, die auf lokalisierte Gefäßwandveränderungen zurückgehen. Das Einreißen von Netzhautgefäßen führt zu Einblutungen in den Glaskörperraum. *Li-*

nienförmige oder punktuelle vitreoretinale Adhärenzen über gittriger Netzhautdegeneration, meridionalen Komplexen, herdförmigen Pigmentklumpen und chorioretinalen Narben neigen in einem weit höheren Ausmaß zum Einreißen als *flächige vitreoretinale Adhärenzen* wie bei Schneckenspurzonen. Aus mikrozystischen Degenerationen mit Bildung von Rundlöchern nach Platzen der Zystenwand entwickelt sich nur dann eine Netzhautabhebung, wenn die Degeneration über einem großen Gebiet verflüssigten Glaskörpers liegt, der Subretinalraum also dem Subvitrealraum offensteht.

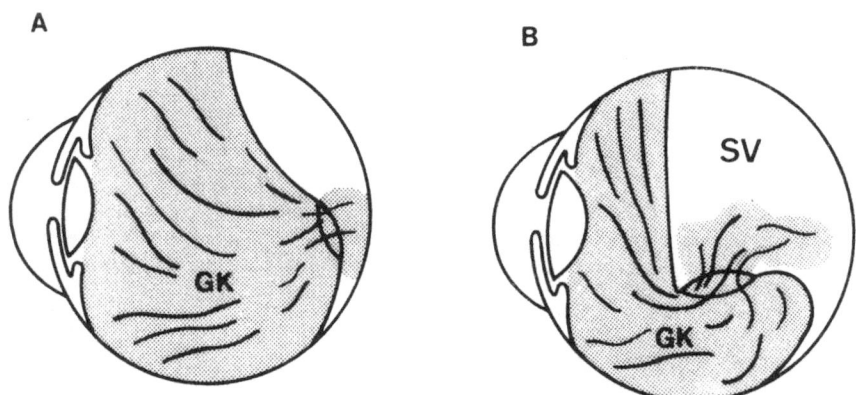

Abb. 23. Schematisierte Darstellung der hinteren Glaskörperabhebung mit Kollaps. **A** Ausriß der Glaskörperanheftung am Papillenrand. **B** Nach vorne und unten kollabierter Glaskörper mit Entstehung eines großen subvitralen Raums *(SV)*. GK Glaskörper

2. Die Rolle des Glaskörpers bei posttraumatischer Netzhautabhebung

a) *Stumpfes Trauma:* Netzhautrisse können unmittelbar während der Gewalteinwirkung auf das Auge eintreten. Die akute Stauchung des Auges in anterior-posteriorer Richtung führt dabei zum Ausriß von Teilen oder der gesamten Glaskörperbasis mit der fest haftenden Netzhaut vom Pigmentepithel (= partielle oder totale Avulsion der Glaskörperbasis bzw. des peripapillären Anheftungsringes des hinteren Glaskörpers), da der Glaskörper der akuten Streckung des Bulbus nicht durch plötzliche Dehnung folgen kann (Cox und Mitarbeiter, 1966) (Abb. 24). Die häufigste Rißform bei Kontusionstraumen sind lineare Netzhautrisse entlang des hinteren Randes der Glaskörperbasis oder eine Separation der Neuroretina vom nichtpigmentierten Epithel des Ziliarkörpers, die Oradialyse. Die häufigste Lokalisation dieser beiden Rißformen ist superotemporal (Cox und Mitarbeiter, 1966) oder inferotemporal (Hagler und North, 1968). Die daraus resultierenden Netzhautabhebungen entwickeln sich langsam und beschränken sich auf die unmittelbare Rißumgebung, da eine Verflüssigung des Glaskörpers in großem Ausmaß in den gesunden Augen junger Männer (78%, Cox und Mitarbeiter, 1966) fehlt. Häufig finden sich Demarkationslinien (siehe später) und intraretinale Zysten in der zentral angrenzenden Netzhaut (Hagler und North, 1968). Die Diagnosestellung erfolgt meist spät, da eine Makulabeteiligung selten vorkommt. 50% dieser Patienten kommen später als acht

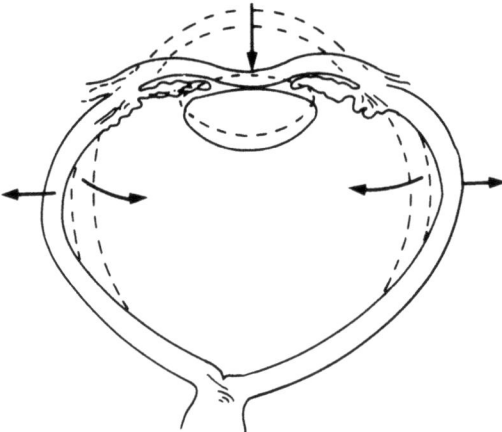

Abb. 24. Schematisierte Darstellung der Deformation des Bulbus durch ein massives stumpfes Trauma: starke Verkürzung des axialen und ebenso starke Vergrößerung des äquatorialen Bulbusdurchmessers (äußere Pfeile) mit Ausriß der Glaskörperbasis (innere Pfeile)

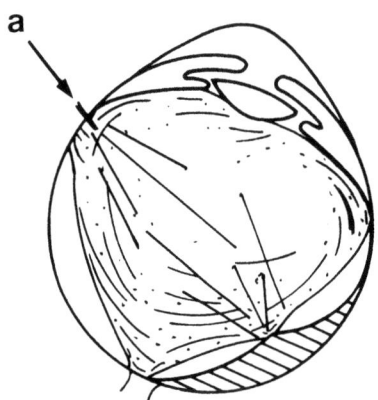

Abb. 25 a. Traktionsamotio nach perforierender Bulbusverletzung durch diagonale Glaskörperstränge an der der Perforationsstelle (Pfeil) gegenüberliegenden vitreoretinalen Adhärenz

Monate nach Entstehung der Netzhautabhebung zum Augenarzt. Die operative Prognose ist ausgezeichnet, solange sich aus den bestehenden Rissen keine Riesendesinsertion entwickelt. Eine zweite Form der Glaskörperbeteiligung bei Entstehung von Netzhautrissen nach stumpfem Trauma ist dann gegeben, wenn vorher im hinteren Netzhautabschnitt vitreoretinale Adhärenzen bestehen. Der überdehnte Glaskörper reißt dann die Netzhaut an diesen Stellen ein oder aus. Zwei weitere Formen der Netzhautdefekte nach stumpfem Trauma entstehen ohne Beteiligung des Glaskörpers:

1. Makulalöcher durch die axiale Schockwelle als Contracoup, wenn das Trauma das Auge direkt von vorne trifft, und

2. gezackte unregelmäßig geformte periphere (oft oranahe) Defekte nach peripherer Netzhautnekrose.

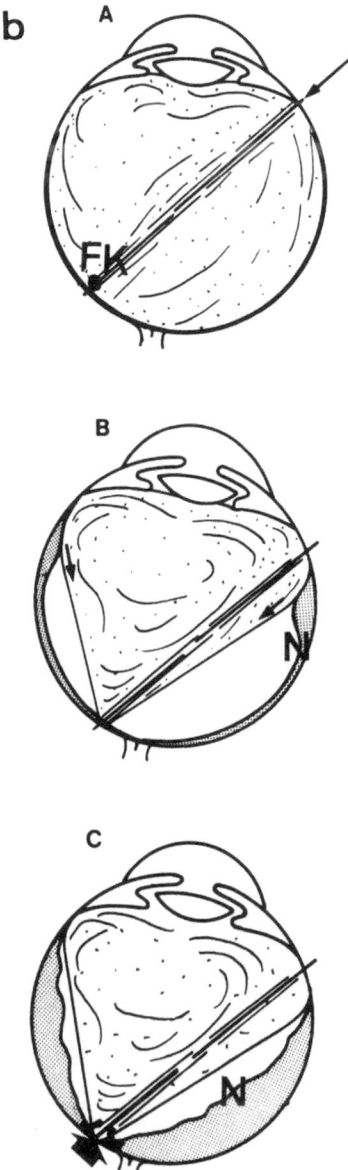

Abb. 25 b. **A** Perforierende Bulbusverletzung mit intraokularem Fremdkörper *(FK)*. **B** Nach Extraktion des Fremdkörpers: Transvitrealer Glaskörperstrang mit Retraktion des Glaskörpers und umschriebener Traktionsamotio *(N)* im Gebiet der Glaskörperbasis. **C** Nach Einriß im Gebiet der vitreoretinalen Adhärenz (Pfeil) entsteht eine rhegmatogene Netzhautabhebung *(N)*

Die glaskörperbedingten Netzhautrisse entstehen während des Traumas selbst, die drucknekrotischen Netzhautdefekte ein bis zwei Wochen nach Einwirken der stumpfen Gewalt. Periphere Risse finden sich in 4–18% der Augen nach schwerem stumpfem Trauma, hintere Defekttypen in maximal 4% (Sellors und Moony, 1973; Tasman, 1972). Ein schweres Kopftrauma, das nicht die Augen trifft, führt nicht einmal in zu Netzhautrissen disponierenden Augen tatsächlich zu einem Netzhautriß (Doden und Stark, 1974).

b) *Perforierende Augenverletzungen:* In 20% aller perforierenden Verletzungen des hinteren Augensegments entsteht eine Netzhautabhebung. In 40% perforierender Verletzungen des hinteren Bulbusabschnitts mit Glaskörpereinblutung droht eine Netzhautabhebung im Vergleich zu 4% hinterer perforierender Verletzungen ohne Glaskörpereinblutung (Percival, 1972). Netzhautrisse entstehen fast immer erst einige Wochen nach dem perforierenden Trauma durch Traktion in der unmittelbaren Umgebung des retinalen Ansatzpunktes fibrovaskulärer Stränge (Abb. 25). Diese Stränge formieren sich im „Schußkanal" der intraokulären Fremdkörper. Der Rißverschluß muß stets mit der Vitrektomie und Membranektomie kombiniert werden. Die Prognose ist bei weitem nicht so gut wie die einer einfachen rhegmatogenen Netzhautabhebung.

3. Glaskörperveränderungen bei proliferativen Retinopathien

Bei allen proliferativen Retinopathien ist der Stimulus zur Gefäßneubildung in einer generalisierten Ischämie der Netzhaut zu suchen. Die Gefäßneubildungen entwickeln sich vornehmlich an der Oberfläche der Netzhaut und der Papille des Sehnervs und breiten sich von dort aus an der hinteren Glaskörpergrenzschicht aus. Um die Neovaskularisationen entsteht ein fibröses Begleitgewebe. Diese fibrovaskulären Strukturen werden zu Traktionssträngen, sobald sich die hintere Glaskörpergrenzschicht von der Netzhaut ablöst. Solche Traktionsstränge entstehen je nach der retinalen Wurzel der Gefäßneubildungen entweder an der Papille des Sehnervs (= trichterförmige Glaskörperabhebung) oder im Bereich der temporalen Gefäßarkade der Netzhaut (= straffe Glaskörperabhebung) (Abb. 26). Durch Retraktion des Glaskörpers werden die Traktionsbänder gestrafft, und die Gefäße können durch Überstreckung einreißen und zu subvitrealen Blutungen führen.

Meist entwickelt sich das Bild einer reinen *Traktionsamotio:* die Netzhaut besitzt dann eine glatte Oberfläche und ist immobil. Die Netzhautabhebung ist nach vorne zu konkav konfiguriert, ihr Ausbreitungsgebiet ist entweder umschrieben in der Umgebung der Traktion (mit oder ohne Makulabeteiligung) oder subtotal, wobei die Netzhautperipherie zwischen Äquator und Ora serrata so gut wie immer anliegt (Abb. 27).

In seltenen Fällen entsteht aus der Traktionsamotio eine rhegmatogene Netzhautabhebung bzw. kombiniert sich eine *rhegmatogene Netzhautabhebung* unabhängig von den Traktionsvorgängen mit der Traktionsamotio. Die Netzhautrisse sind dann gewöhnlich oval und weit hinten gelegen, meist in der unmittelbaren Nachbarschaft der Traktion. Die Netzhautabhebung verliert ihre glatte Oberfläche und ihre Immobilität und bietet ein welliges Bild, eine nach vorne zu konvexe Konfiguration und zeigt Nachbewegungen nach Bulbusbewe-

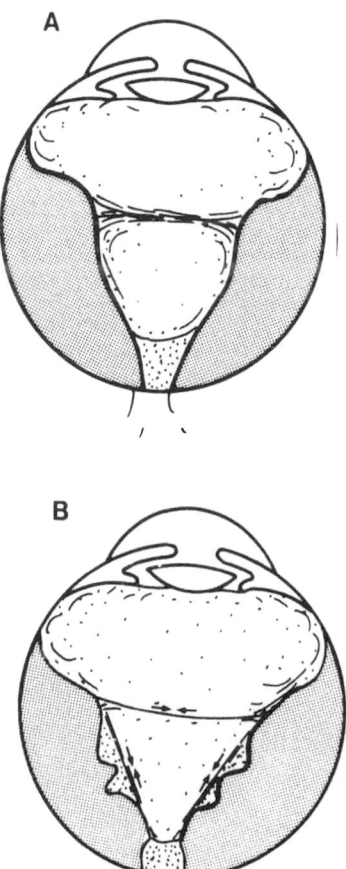

Abb. 26. Traktionsamotio bei proliferativen Retinopathien durch transvitreale (A) und epiretinale (B) Membranen

gungen. Die Netzhautabhebung nimmt rasch an Höhe und Ausdehnung zu und erstreckt sich dann bis zur Ora serrata. Ihre Behandlung besteht immer in einer Kombination von Vitrektomie mit den Verfahren des Rißverschlusses. Die Prognose ist sehr ungünstig.

4. Glaskörperveränderungen bei vitreoretinaler Heredodegeneration

a) Wagner-Syndrom (Wagner, 1938; Ricci, 1960): Kennzeichen dieses Syndroms ist ein optisch leerer Glaskörperraum mit verflüssigtem Glaskörper, der flottierende Filamente kondensierten Glaskörpers enthält und von Bändern bzw. gefensterten avaskulären grauweißen transparenten Membranen traversiert wird. Die Membranen erstrecken sich nicht selten über 360 Grad. Häufig finden sich zusätzlich: hintere kortikale Katarakte, Optikusatrophie, Myopie (84%) zusammen mit einem hohen Astigmatismus, Atrophie von Aderhaut und Pigmentepithel, radiäre und oraparallele gittrige Netzhautdegenerationen, periphere Retinoschisis, Netzhautabhebung, Heterotopie der Makula und Glaukom (Hagler

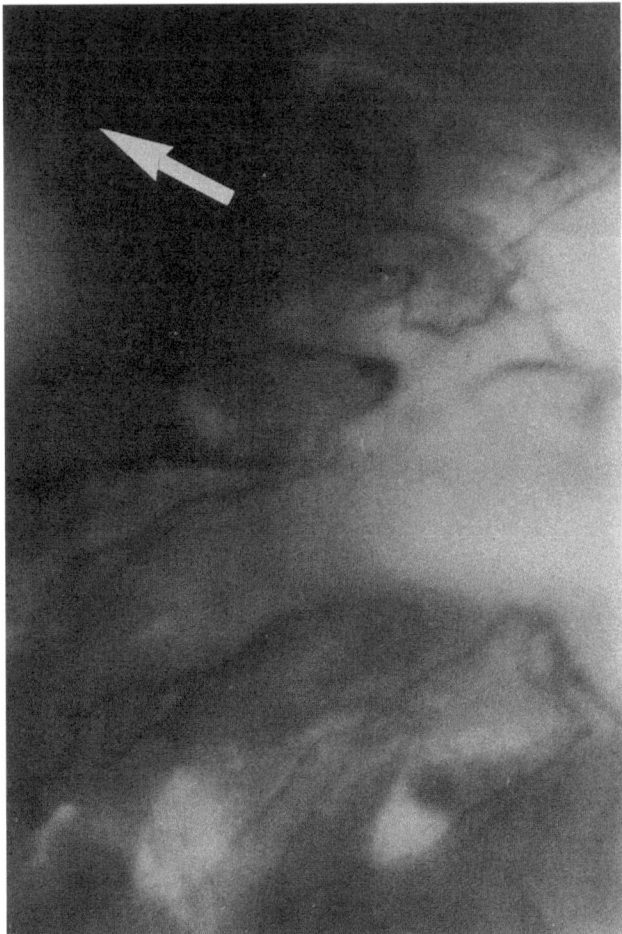

Abb. 27. Faltenbildung durch epiretinale Membranen (weißliche flächige Bildteile), anliegende Netzhaut in der Fundusperipherie (weißer Pfeil im dunklen Bildteil)

und North, 1968; Knobloch und Layer, 1972). Das ERG zeigt subnormale a- und b-Wellen. Gelegentlich sind diese Befunde mit einer Gaumenspalte und progressiven Gelenksveränderungen kombiniert (Stickler und Mitarbeiter, 1965). Das Syndrom ist autosomal vererblich. Die gittrige Netzhautdegeneration, die Retinoschisis und vor allem die Glaskörpermembranen disponieren zur rhegmatogenen Netzhautabhebung in 75% vom Wagner-Syndrom. Die Netzhautrisse entstehen durch Traktionen oder durch mikro- und makrozystische degenerative Veränderungen der Netzhaut. Die Glaskörpermembranen erschweren den Anlegungsprozeß der Netzhaut und erfordern eine maximale Eindellung der Bulbuswand, gelegentlich muß man die Vitrektomie bzw. Membranektomie zu Hilfe nehmen. Erschwerend wirkt die meist große Anzahl von Netzhautrissen, die verschiedenste Größen aufweisen und unregelmäßig lokalisiert sind (Hirose, Lee und Schepens, 1973). Die operative Erfolgsrate der bei weitem größten Serie des Wagner-Syndroms erreichte 68%.

b) Kongenitale Retinoschisis: ist ein geschlechtsgebundenes rezessiv vererbtes Leiden junger Männer, bei dem die Nervenfaserschicht von den tieferen Netzhautschichten gespalten wird. Die Makula bietet so gut wie in allen Fällen das Bild eines radspeichenförmig imponierenden zystoiden Ödems der zentral gespaltenen Netzhaut mit Falten der Limitans interna (Deutmann, 1975). In 50% der Fälle ist dies das einzige Symptom der juvenilen Retinoschisis. Sehr häufig finden sich ausgedehnte Defekte des abgespaltenen inneren Netzhautblattes (= Nervenfaserschicht) der peripheren Netzhaut, vor allem temporal unten, die von den großen Netzhautgefäßen überbrückt werden und der Schisis das Bild vaskulärer Segel verleihen. Netzhautabhebung entsteht nur dann, wenn zusätzlich Defekte im äußeren Netzhautblatt auftreten. Das ERG bietet eine selektive Reduktion der b-Welle.

c) Goldman-Favre-Syndrom: Das Syndrom ist gekennzeichnet durch: einen verflüssigten Glaskörper mit mikrofibrillären Bändern, durch periphere (inferotemporale), seltener zentrale Retinoschisis und Pigmentveränderungen, die als „atypische" periphere Pigmentretinopathie bezeichnet werden. Das Fluoreszenzangiogramm zeigt massive Farbstoffaustritte der Netzhautgefäße, die bei Befall des perimakulären Kapillarnetzes zu einem zystoiden Ödem der Makula führen. ERG und EOG lassen eine schwere Depression aller Komponenten erkennen. Subjektiv besteht Nachtblindheit. Die Vererbung ist autosomal rezessiv. Die Frequenz der Netzhautabhebung beim Goldman-Favre-Syndrom ist geringer als beim Wagner-Syndrom. Glaskörpertraktion und degenerative Verdünnung der Netzhaut sind auch hier die Ursachen von Netzhautrissen.

d) Ehlers-Danlos-Syndrom, Homocystinurie, Marfan-Syndrom: Kennzeichen sind „Schneeflockendegeneration" der peripheren Netzhaut im Sinne von „Weiß mit Druck", Einscheidung der Netzhautgefäße, zunehmende abnorme Pigmentierung der Netzhaut sowie eine progressive wirbelförmige fibrilläre Degeneration des verflüssigten Glaskörpers. Der Vererbungsmodus ist autosomal dominant. Die Fragilität des Bindegewebes macht die intrasklerale Verankerung von Fäden zur Fixation episkleraler Plomben schwierig, da die Fäden meist ausreißen. Bei der Drainage der subretinalen Flüssigkeit kommt es aus den ebenso fragilen chorioidalen Gefäßen nicht selten zu Blutungen (Pemperton, 1966). Beim Marfan-Syndrom und bei der Homocystinurie finden sich zusätzlich gittrige Netzhautdegeneration, Myopie und Ektopie der Linse. Die Extraktion der luxierten Linse ist immer mit Glaskörperverlust verbunden. Das Risiko der Entstehung einer Netzhautabhebung vergrößert sich dadurch nicht unbeträchtlich. Pars-plana-Vitrektomie und Lensektomie mindern das Operationsrisiko.

C. Was hält die Netzhaut angelegt?

Zwei Voraussetzungen müssen erfüllt sein, damit Netzhautabhebungen entstehen können: penetrierende Defekte der Netzhaut und verflüssigter Glaskörper, der durch diese Defekte hinter die Netzhaut gelangen kann, nämlich in den embryologisch präformierten Spaltraum zwischen sensorischer Netzhaut und Pigmentepithel, dem Subretinalraum. Penetrierende Netzhautdefekte allein lassen keine Netzhautabhebung entstehen. Aber auch bei der Mehrzahl der Personen mit Netzhautdefekten und gleichzeitiger Glaskörperdegeneration entwickelt sich keine Netzhautabhebung. Die eigentliche Ursache dafür ist letztlich unbekannt. Drei Hypothesen könnten als plausible Erklärungen für diese Zusammenhänge gelten:

1. Chemische Adhäsion

Saure Mukopolysaccharide finden sich zwischen sensorischer Netzhaut und Pigmentepithel als „biologischer Kitt" dieser beiden Strukturen. Möglicherweise hindert dieses viskose Polymer den verflüssigten Glaskörper daran, sich in diesem potentiellen Spaltraum ausbreiten zu können (Zimmerman und Eastham, 1959).

2. Mechanische Adhäsion

Die Einscheidung der Sinnesepithelzellen in den Pigmentepithelzellen stellt eine mechanische Verankerung der sensorischen Netzhaut im retinalen Pigmentepithel dar. Bei Zug an der Netzhaut strecken und deformieren sich die pigmentepithelialen Scheiden und erschweren so den Separationsvorgang dieser beiden Strukturen. Zaubermann und de Guillebon (1972) konnten zeigen, daß die experimentelle Ablösung der Netzhaut vom Pigmentepithel post mortem leichter erfolgt als am lebenden Auge des Kaninchens. Elektronenmikroskopische Untersuchungen von Hogan und Mitarbeitern (1971) sowie Spitznas und Hogan (1970) beweisen eine dichte Apposition der pigmentepithelialen Scheiden an den Außensegmenten. Darüber hinaus üben die pigmentepithelialen Scheiden eine kontraktive Kraft auf die Außensegmente aus, mit deren Hilfe nicht funktionstüchtige Außensegmente zum Zweck der Phagozytose in die Pigmentepithelzelle gezogen werden (Spitznas und Hogan, 1970). Als mögliches anatomisches Substrat dafür wurden von Burnside und Laties (1976) Aktinfilamente in den periapikalen Scheiden des Pigmentepithels gefunden.

3. Der hydrostatische Druck

Aus den Erfolgen der Amotiooperation nach der Custodis-Lincoff-Technik ohne subretinale Drainage haben wir gelernt, daß sich die subretinale Flüssigkeit spontan resorbiert, sobald durch den Rißverschluß die Kommunikation zwischen dem subvitrealen und subretinalen Flüssigkeitsraum unterbrochen wird. Der vom Glaskörper auf die wasserundurchlässige Netzhaut ausgeübte Druck preßt die subretinale Flüssigkeit durch die wasserdurchlässigen äußeren Häute aus (Scott, 1970) (Abb. 28) oder unterstützt die einem osmotischen Gefälle gehorchende Absorption dieser Flüssigkeit von seiten der eiweißreichen Aderhaut (Bill, 1975; Fatt und Shantinath, 1971). Kritik an dieser Theorie sollte die fehlende Resorption der subretinalen und subpigmentepithelialen Ergüsse bei entzündlichen und degenerativen Pigmentepitheliopathien sein.

D. Statistisch-epidemiologische Daten zur Netzhautabhebung

Idiopathische Netzhautabhebungen treten bei 5–10 Personen einer Population von 100.000 pro Jahr auf (Böhringer, 1956; Haut und Massin, 1975; Paufique, 1959; Stein und Mitarbeiter, 1972). Bezieht man die posttraumatischen

Netzhautabhebungen mit ein, so erhöht sich diese Zahl nicht unbeträchtlich. Männer erkranken häufiger an Netzhautabhebung als Frauen: 61 zu 39% (Ashrafzadeh und Mitarbeiter, 1973). Neger zeigen eine geringere Amotiomorbidität als Kaukasier (Brown und Thomas, 1965; Weiss und Tasman, 1978), Japaner eine höhere als Europäer.

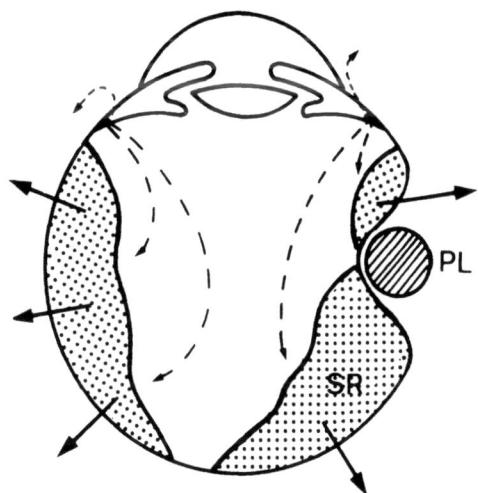

Abb. 28. Erklärungsversuch des Mechanismus der Abflachung der Netzhautabhebung durch Plombenverschluß *(PL)* des Netzhautdefektes ohne Drainage der subretinalen Flüssigkeit *(SR)* durch hydrostatische Kräfte des Glaskörpers auf die wasserundurchlässige Netzhaut

Beidseitige Netzhautabhebungen kommen mit einer Frequenz von 20–25% vor (Funder, 1956; Rintelen, 1962; Schepens und Marden, 1966). Die Zahlen liegen deshalb so hoch, weil es sich dabei um Statistiken von Amotiozentren handelt, denen vermehrt Amotiones am Partnerauge zur Operation zugewiesen werden (Benson, 1980). Der Prozentsatz der Bilateralität dürfte tatsächlich etwa bei 10 liegen (Davis, 1974; Delaney und Oates, 1978; Merin und Mitarbeiter, 1971; Törnquist, 1963).

Klöti (1973) gibt folgende Zahlen zur *Prädisposition zur Netzhautabhebung:*

- Gesamtbevölkerung 0,1%,
- gesicherte periphere vitreoretinale Degeneration 1%,
- Aphakie 2%,
- perforierende Verletzung des hinteren Bulbussegments ohne intraokularen Fremdkörper 3%,
- behandlungsbedürftige Kontusionen 5% und
- perforierende Verletzungen mit intravitrealem Fremdkörper 10%.

Klöti interpretiert diese Zahlen mehr als Hinweis auf die Größenordnung des Amotiorisikos, weniger als statistisch exakt ermittelte Zusammenhänge. Zum Zusammenhang von Myopie und Netzhautabhebung liefert Gernet (1967) eine achtmal häufigere Amotiomorbidität des Myopen als des Emmetropen oder Hypermetropen. Je höher der Grad der Myopie ist, desto höher ist auch das Risiko einer Netzhautabhebung (Kaufman, 1969). Unter den Kontusionsverletzungen, die zur Netzhautabhebung führen, rangieren heute Boxen und Squash an erster Stelle, wobei bei letzterem Racket und Ball Hauptursache des Kontusionstraumas sind (Ingram und Lewkonia, 1973).

Zur Frage des Zusammenhanges zwischen Netzhautabhebung, Aphakie und Trauma ermittelte eine großangelegte epidemiologische Studie von Haimann und Mitarbeitern (1982) folgende Daten: jährliches Auftreten der Netzhautabhebung bei den folgenden vier Typen der Netzhautabhebung, bezogen auf 100.000 Einwohner des Staates Iowa: nichttraumatische phake Netzhautabhebung 6,1, traumatische phake Netzhautabhebung 1,0, nichttraumatische aphake Netzhautabhebung 4,9 und traumatische aphake Netzhautabhebung 0,4.

Die folgenden *epidemiologischen Daten zur Netzhautabhebung* sind einer Aufstellung von Goldbaum (1980) entnommen: Penetrierende Netzhautdefekte finden sich bei 5,8% aller Augenpatienten (Byer, 1967). Das bevorzugte Alter für das Auftreten penetrierender Netzhautdefekte ist das 40. bis 49. Lebensjahr. Bei 30% der Netzhautrisse (Hufeisenrisse) entwickelt sich eine Netzhautabhebung (Davis, 1974). Bei operkulierten Netzhautrissen durch Ausriß und bei Rundlöchern ohne Rißdeckel ist die Progression zur Netzhautabhebung sehr unwahrscheinlich. Atrophische Rundlöcher ohne Operkulum mit Glaskörperadhärenzen am Rißrand sind in 7% Ursache einer Netzhautabhebung (Davis, 1974). Symptomatische Netzhautrisse sind immer durch Traktion hervorgerufen und in 30–45% von einer Netzhautabhebung gefolgt (Davis, 1974; Byer, 1974). Multiple Risse haben kein höheres Amotiorisiko als solitäre Risse. Multiple atrophe Rundlöcher erhöhen aber das Amotiorisiko eines solitären Netzhautrisses. Das Vorhandensein von subretinaler Flüssigkeit in einem Umkreis einer 1-Uhr-Zeigerstellung um Netzhautrisse *und* atrophische Rundlöcher erhöht das Risiko zur Entstehung einer ausgedehnten Netzhautabhebung beträchtlich. Netzhautrisse mit einer Ausdehnung von über eine Uhrzeigerstellung (= 30%) werden gewöhnlich zusammen mit einer bereits eingetretenen Netzhautabhebung beobachtet. Bei Riesenrissen (= Risse über mehr als 3-Uhr-Zeigerstellungen oder > 90 Grad – nicht zu verwechseln mit Oradesinsertionen!) ohne Netzhautabhebung erreicht die Wahrscheinlichkeit zur Vergrößerung des Risses und zur Entstehung einer Netzhautabhebung über 80%.

E. Die Pathophysiologie der Netzhautabhebung

Die Netzhaut wird durch Flüssigkeit abgehoben, die durch penetrierende Netzhautdefekte aus dem Subvitreal- in den Subretinalraum gelangt. Voraussetzung ist deshalb eine zumindest teilweise Verflüssigung des im gesunden Zustand gelatinösen Glaskörpers. Sind die Defekträder einmal abgehoben, so kommt es zum sukzessiven Aufbruch der ohnedies schwachen chemischen und mechanischen Adhäsionsmechanismen in der Umgebung des Netzhautdefektes. Die rhegmatogene Netzhautabhebung ist also ein progressives Leiden, die Möglichkeit einer Spontanheilung ist praktisch nicht vorhanden. Sobald mehr und

---

Abb. 29. **A** Frische Netzhautabhebung mit feiner Fältelung und grauer Trübung. **B** Histologisches Substrat: intraretinales Ödem *(Ö)* der inneren Netzhautschichten

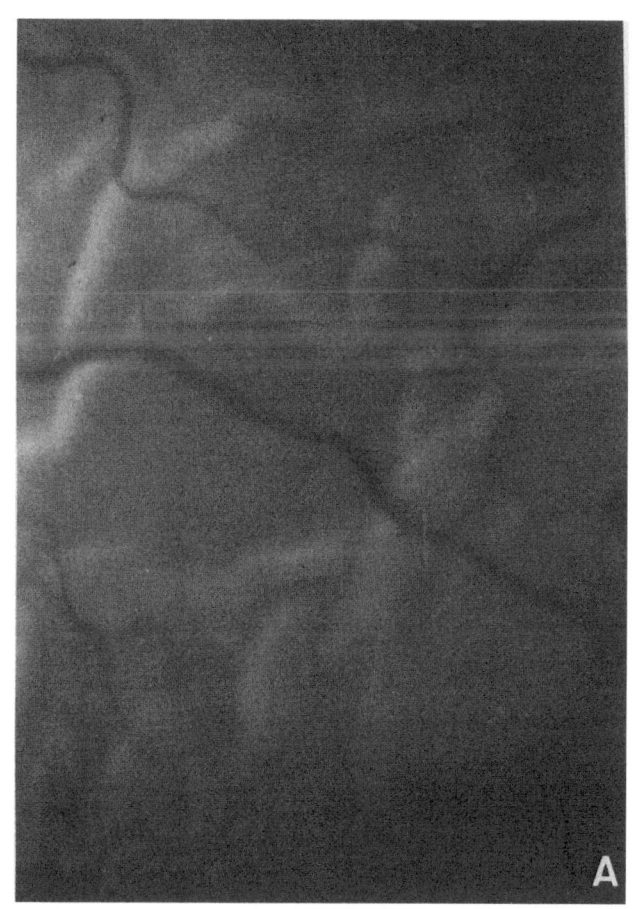

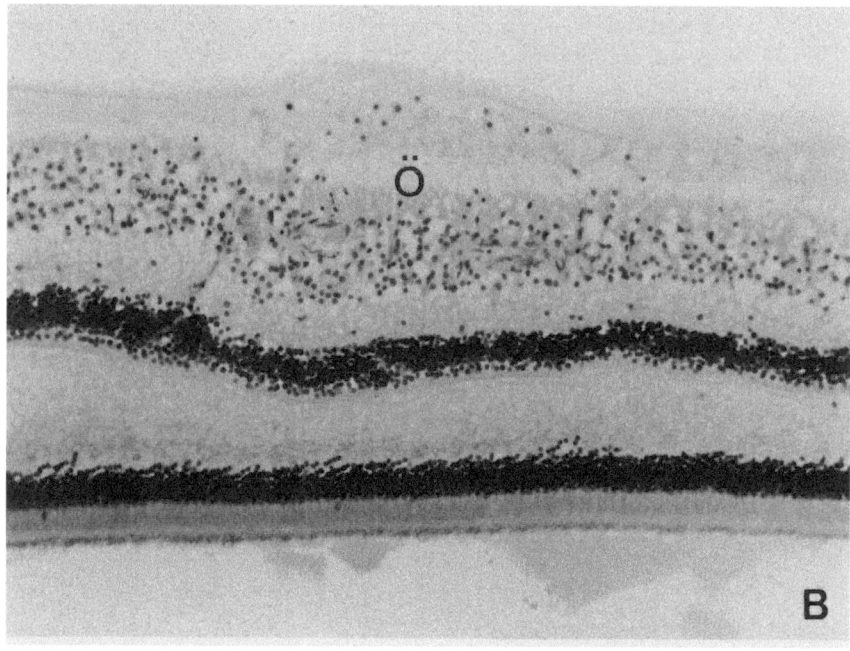

mehr Flüssigkeit unter die sensorische Netzhaut gerät, vermindert sich zunehmend der hydrostatische Druck von seiten des Glaskörpers. Der intraokulare Druck sinkt allerdings als Folge einer Reduktion der Kammerwasserproduktion. Die Netzhaut verliert innerhalb der ersten Tage nach ihrer Abhebung zwei ihrer wichtigsten grobphysikalischen Eigenschaften: die Transparenz und die Glätte (Abb. 29). Verursacht werden diese Veränderungen durch ein intraretinales Ödem vorwiegend in der inneren Körnerschicht. Bei älteren Netzhautabhebungen wird die Netzhaut infolge einer Atrophie der äußeren Anteile wieder transparent und glatt (Abb. 30). Die Flüssigkeit im Subretinalraum gehorcht den physikalischen Gesetzen der Hydrostatik: sie verlagert sich je nach der Lage des Bulbus bzw. indirekt je nach Kopf und Köperlage. Risse in der oberen Hälfte führen innerhalb von einigen Tagen zu einer bullösen Netzhautabhebung.

a) Frühe Netzhautabhebung

Histologie: Vom histologischen Aspekt aus betrachtet, spielen sich degenerative und proliferative Prozesse in der abgehobenen Netzhaut ab. Die Eiweißsynthese in den Photorezeptoren sistiert (Machemer und Buettner, 1972), und es entwickelt sich ein mikrozystisches Ödem (Machemer, 1968; Machemer und Norton, 1968) (Abb. 29). Konfluieren die Zysten, so entwickeln sich eine sekundäre Retinoschisis bzw. intraretinale Zysten (Zimmerman und Naumann, 1968). Gleichzeitig schreitet eine zunehmende Atrophie der Netzhaut von außen nach innen fort, die Nervenfaserschicht bleibt am längsten histologisch intakt (Abb. 30). Während der ersten Wochen nach Beginn der Netzhautabhebung *proliferiert das Pigmentepithel,* die Zellen lösen sich von der Bruchschen Membran los und flottieren frei in der subretinalen Flüssigkeit. An der Netzhautaußenfläche angelagerte und proliferierende Pigmentepithelzellen imponieren klinisch als subretinale Präzipitate oder Drusen in Form von weißen Flecken. Der weiße Farbton kommt durch die Atrophie dieser Zellen zustande. In älteren Netzhautabhebungen tritt nicht selten eine fibröse Metaplasie des Pigmentepithels auf, klinisch als weiße retroretinale Linien sichtbar (Abb. 31). Dieses subretinale Bindegewebe hindert manchmal die Netzhaut an ihrer glatten Anlegung, auch wenn operativ die gesamte subretinale Flüssigkeit drainiert wurde. Die Proliferation des Pigmentepithels am Rande der Netzhautabhebung führt ab der sechsten Woche, meist erst ab dem vierten Monat, der Abhebung zu den klinisch als dunkle Linien wahrnehmbaren Demarkations- oder ,,Hochwasserlinien" (Abb. 32). Sie stellen den in 77% der Hochwasserlinien aufweisenden Netzhautabhebungen (Benson, 1980) frustranen Versuch einer narbigen Abriegelung der Netzhautabhebung dar. In 23% solcher Netzhautabhebungen ist die retino-pigmentepitheliale Adhäsion stark genug, ein Fortschreiten der Netzhautabhebung zu verhindern.

b) Lang bestehende Netzhautabhebungen ohne massive periretinale Proliferation

Bei mehreren Wochen bestehenden Netzhautabhebungen wird die Netzhaut wieder glatt und durchsichtig, erscheint aber maximal verdünnt (Abb. 30) und ist noch immer (wie im Stadium a) mobil-flottierend. Ursache dieses klinischen

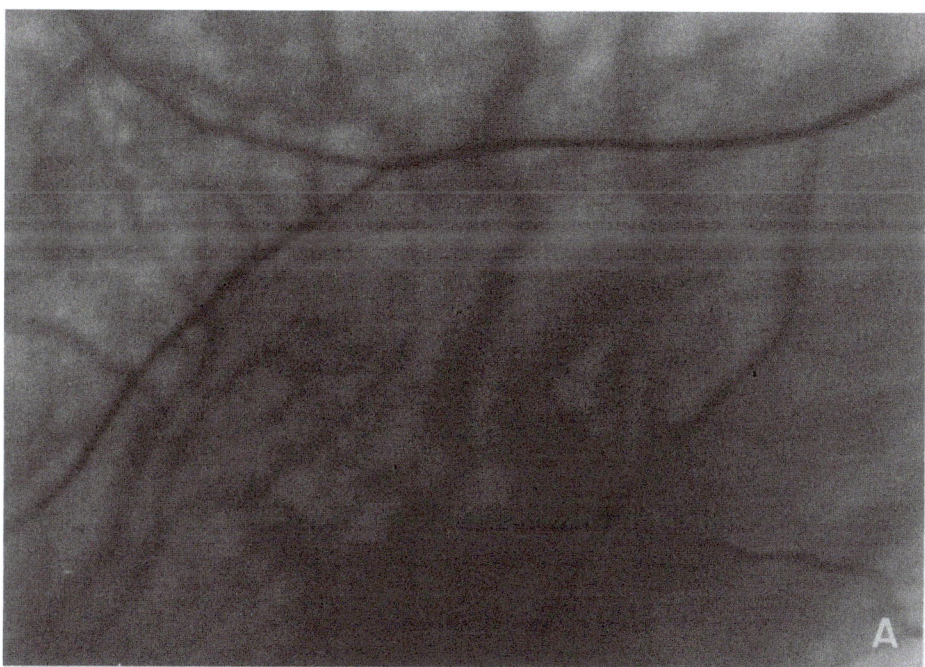

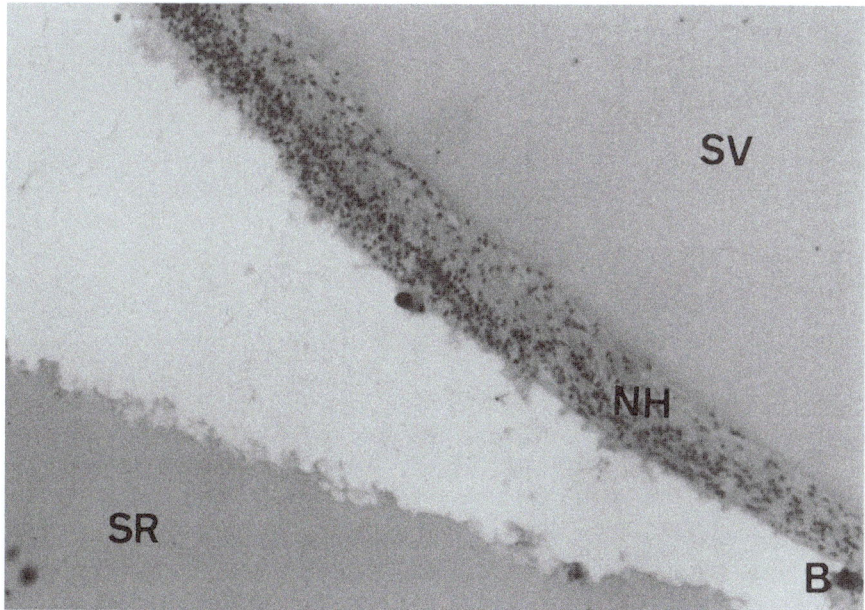

Abb. 30. **A** Ältere Netzhautabhebung mit atrophischer Verdünnung der nun wieder transparent gewordenen Netzhaut. **B** Histologisches Substrat: massiv verdünnte Netzhaut *(NH)* mit Aufhebung der normalen histologischen Struktur. *SR* Subretinalraum, *SV* Subvitrealraum

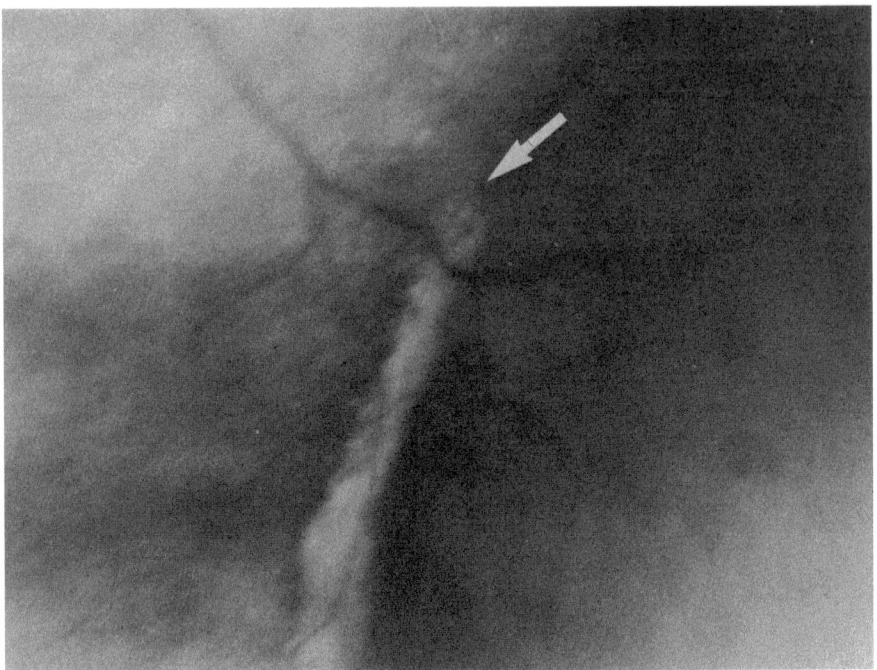

Abb. 31. Retroretinaler weißlicher Strang (Pfeil)

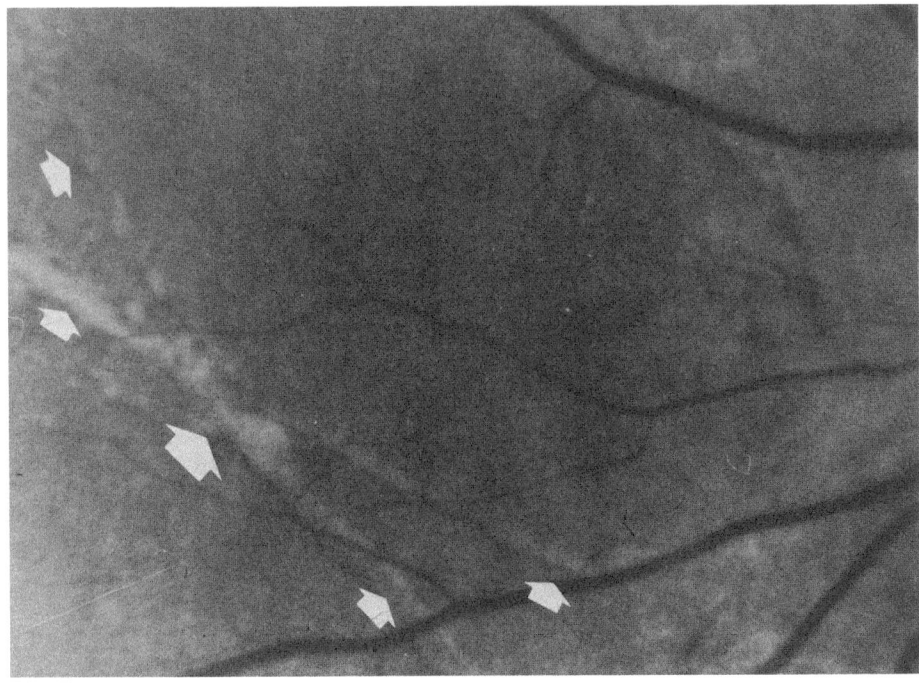

Abb. 32. System von Hochwasserlinien (Pfeile)

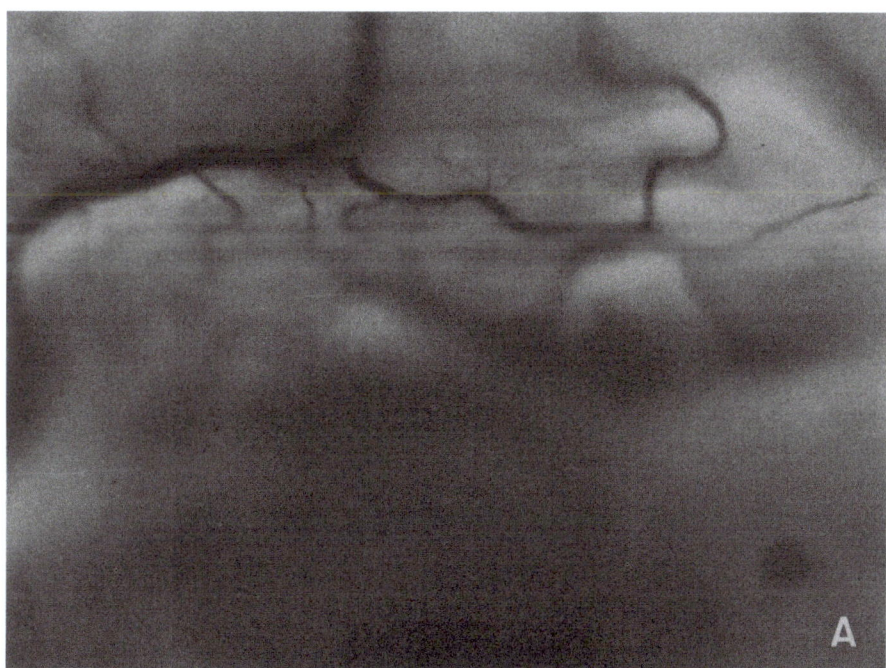

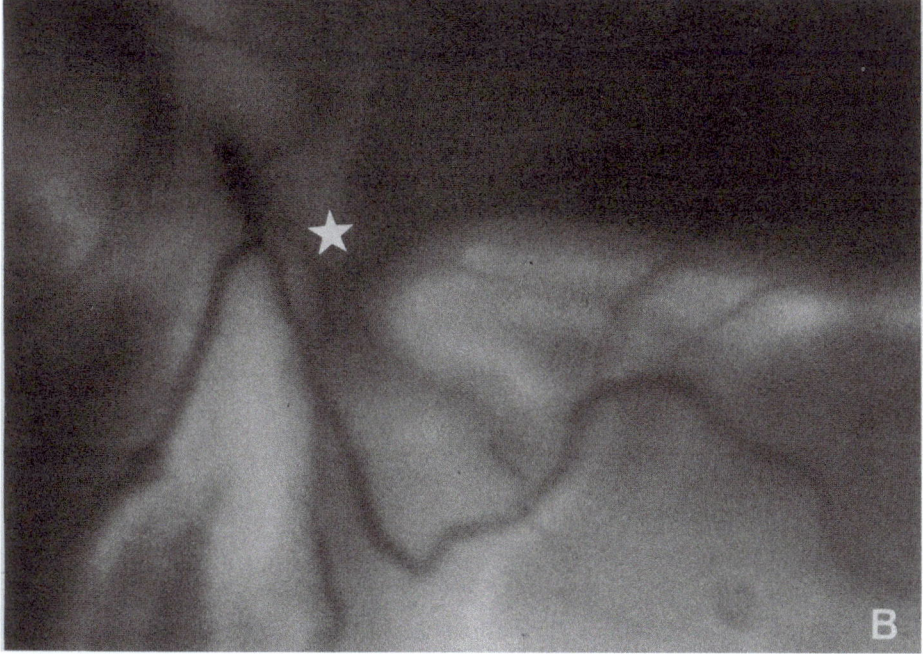

Abb. 33. **A** Fältelung der Netzhaut mit Verlust der Transparenz durch grauweißliche epiretinale Membranen. **B** Sternfaltenbildung (Stern im Zentrum des Faltenherdes)

Befundes ist die zunehmende Atrophie der äußeren Netzhautschichten, die dem Netzhautödem zunehmend den anatomischen Boden entzieht. Durch Nekrose und Atrophie können in diesem Stadium zusätzliche penetrierende Netzhautdefekte (Löcher) in der bereits abgehobenen Netzhaut entstehen. In diesem Stadium entwickelt sich ein zellophanartiger feinfasriger Überzug der vitrealen Netzhautseite, vorwiegend der zentralen Netzhautzone, eine sogenannte „Fibrose" der Netzhaut. Diese epiretinale Membran setzt sich zunächst aus proliferierten Müllerschen Stützzellen und Astrozyten zusammen (Naumann, 1980). Sodann – und in wesentlich stärkerem Ausmaß – sind an der Fibrosierung metaplastische Pigmentepithelzellen beteiligt, die als fibroplastisches Gewebe Kollagenfasern produzieren (Gloor und Werner, 1967; Laqua und Machemer, 1975).

c) Lang bestehende Netzhautabhebungen mit massiver periretinaler Proliferation (MPP)

Die dünne transparente Netzhaut unterliegt klinisch einer Verdickung und Semitransparenz bei zunehmend grober Faltung und starker Straffung der Netzhaut. Im Defektbereich der Netzhaut breiten sich emigrierte metaplastische Pigmentepithelzellen prä- und subretinal aus. Schließlich bilden sich flächige epi- und subretinale Membranen, die nahezu die gesamte Netzhaut einscheiden. Die Netzhaut verliert ihre Mobilität, aus der flottierenden Netzhautabhebung wird eine fixierte Netzhautabhebung, aus den bei Abflachung der Netzhaut im Frühstadium der Abhebung glättbaren Netzhautfalten werden fixierte Falten (Abb. 33). Die in den Glaskörperraum ausgeschwemmten Pigmentepithelzellen führen durch fibröse Metaplasie zu straffen Glaskörpermembranen, die Glaskörperabhebung mit Kollaps wandelt sich in die straffe Glaskörperabhebung mit Retraktion des soliden Glaskörpers. Der Endzustand ist eine dicke straffe transvitreale Membran von Äquator zu Äquator. Fixierte Falten, zirkumäquatoriale Traktion und straffe plattenförmige Konsistenz der nichtgefalteten Netzhaut machen eine totale Drainage der subretinalen Flüssigkeit ebenso unmöglich wie eine Anlegung der Netzhaut bei maximaler Eindellung der Bulbuswand. 10% aller Netzhautabhebungen weisen Zeichen einer beginnenden MPP auf: geringe Mobilität der Netzhaut, umschriebene fixierte Falten, partielle äquatoriale Traktion, Einrollung der hinteren Rißränder von Lappenrissen mit Verschmälerung des Rißdurchmessers und beträchtlicher Verlängerung der radiären Rißachse bei gleichzeitiger Schrumpfung des Rißdeckels (Havener, 1973; Morse, 1974). 25% dieser Fälle schreiten trotz operativer Therapie in das Endstadium der MPP vor: windenblütenförmige Netzhautabhebung mit Verklebung des zentralen Trichters durch fibrovaskuläres Gewebe im Sinne einer Vitreo-Retinopathia proliferans, kombiniert mit zyklitischen Membranen und Rubeosis iridis (S. 245). Das Endstadium der MPP kann dann schließlich durch ein Sekundärglaukom oder durch das Hypotoniesyndrom kompliziert sein (Naumann, 1980).

In seltenen Fällen tritt auch schon in früheren Stadien der Netzhautabhebung (a) und (b) eine Erhöhung des intraokulären Drucks trotz Reduktion der Kammerwasserproduktion auf. In diesen Fällen ist der Kammerwasserabfluß durch pigmentierte Zellen gestört, die das trabekuläre Maschenwerk verlegen. Nach operativer Heilung der Netzhautabhebung normalisiert sich der intraokuläre Druck stets wieder (Linner, 1966; Schwartz, 1973).

Literatur

Ashrafzadeh, M. T., Schepens, C. L., Elzeneiny, I. T., Moura, R., Morse, P., Kraushar, M. F.: Aphakic and phakic retinal detachment. Arch. Ophthalmol. *89*, 476 (1973).

Benson, W. E.: Retinal detachment. Diagnosis and management. New York: Harper & Row. 1980.

Bill, A.: Blood circulation and fluid dynamics in the eye. Physiol. Rev. *55*, 383 (1975).

Böhringer, H. R.: Statistisches zur Häufigkeit und Risiko der Netzhautablösung. Ophthalmologica *131*, 331 (1956).

Brown, P. R., Thomas, R. D.: The incidence of primary retinal detachment in the negro. Amer. J. Ophthalmol. *60*, 109 (1965).

Burnside, B., Laties, A.: Actin filaments in apical projections of the primate pigmented epithelial cell. Invest. Ophthalmol. *15*, 570 (1976).

Byer, N. E.: Clinical study of retinal breaks. Trans. Amer. Acad. Ophthal. Otolaryngol. *71*, 461 (1967).

Byer, N.: Changes in and prognosis of lattice degeneration of the retina. Trans. Amer. Acad. Ophthal. Otolaryngol. *78*, 114 (1974).

Cox, M. S., Schepens, C. L., Freeman, H. M.: Retinal detachment due to ocular contusion. Arch. Ophthalmol. *76*, 678 (1966).

Daicker, B., Guggenheim, R., Gywat, L.: Rasterelektronenmikroskopische Befunde an Netzhautinnenflächen. III. Epivasculäre Gliabüschel. A. v. Graefes Arch. klin. exp. Ophthalmol. *204*, 31 (1977).

Davis, M. D.: Natural history of retinal breaks. Arch. Ophthalmol. *92*, 183 (1974).

Delaney jr., W. V., Oates, R. P.: Retinal detachment in the second eye. Arch. Ophthalmol. *96*, 629 (1978).

Deutmann, A. F.: Genetics and retinal detachment. Mod. Probl. Ophthalmol. *15*, 22 (1975).

Doden, W., Stark, N.: Netzhaut- und Glaskörperbefunde nach schweren indirekten Traumen. Klin. Mbl. Augenheilk. *164*, 32 (1974).

Eisner, G.: Die Untersuchung des Glaskörpers – ihre Bedeutung für die Prognosestellung bei intraokularen Erkrankungen. In: Aktuelle ophthalmologische Probleme (Remky, H., Hrsg.). Bücherei des Augenarztes *65*, 1 (1974).

Fatt, I., Shantinath, K.: Flow conductivity of retina and its role in retinal adhesion. Exp. Eye Res. *12*, 218 (1971).

Funder, W.: Das Schicksal der einseitig an Netzhautablösung Erblindeten. Klin. Mbl. Augenheilk. *129*, 330 (1956).

Gärtner, J.: Über persistierende netzhautadhärente Glaskörperstränge und vitreoretinale Gefäßanastomosen. A. v. Graefes Arch. klin. exp. Ophthalmol. *167*, 103 (1964).

Gernet, H.: About relative and absolute frequency of retinal detachments on myopes. Ophthalmologica *154*, 151 (1967).

Gloor, B., Werner, H.: Postkoagulative und spontan auftretende internoretinale Fibroplasie mit Makuladegeneration. Klin. Mbl. Augenheilk. *151*, 822 (1967).

Goldbaum, M. H.: Principles and practice of ophthalmology, Vol. II. Philadelphia: Saunders. 1980.

Hagler, W. S., North, A. W.: Retinal dialysis and retinal detachment. Arch. Ophthalmol. *79*, 376 (1968).

Haimann, M. H., Burton, T. C., Brown, C. K.: Epidemiology of retinal detachment. Arch. Ophthalmol. *100*, 289 (1982).

Haut, J., Massin, M.: Fréquence des décollements de rétine dans la population française. Pourcentage des décollements bilatéraux. Arch. Ophthalmol. *35*, 533 (1975).

Havener, W. H.: Massive vitreous retraction. Ophthalmol. Surg. *4*, 22 (1973).

Hirose, T., Lee, K. Y., Schepens, C. L.: Wagner's hereditary vitreoretinal degeneration and retinal detachment. Arch. Ophthalmol. *89*, 176 (1973).

Hogan, M. J., Alvarado, J. A., Weddell, J. E.: Histology of the human eye, S. 405. Philadelphia: Saunders. 1971.

Ingram, D. V., Lewkonia, I.: Ocular hazards of playing squash raquets. Brit. J. Ophthalmol. *57*, 434 (1973).

Kaufman, T.: Myopia and retinal detachment, a statistical analysis of 800 cases. Ophthalmologica *157*, 249 (1969).

Kaufman, P. L., Podos, S. M.: Subretinal fluid–butyrylcholinesterase. Amer. J. Ophthalmol. *75*, 627 (1973).

Klöti, R.: Netzhautablösung. Almanach für die Augenheilkunde *1973*, 77.
Knobloch, W. A., Layer, J. M.: Clefting syndromes associated with retinal detachment. Amer. J. Ophthalmol. *73*, 517 (1972).
Laqua, H., Machemer, R.: Clinico-pathological correlation in massive periretinal proliferation. Amer. J. Ophthalmol. *80*, 913 (1975).
Linner, E.: Intraocular pressure in retinal detachment. Arch. Ophthalmol. Suppl. *84*, 101 (1966).
Machemer, R.: Experimental retinal detachment in the owl monkey. Amer. J. Ophthalmol. *66*, 396, 1075 (1968).
Machemer, R., Norton, E. W. D.: Experimental retinal detachment in the owl monkey. 1. Methods of production and clinical picture. Amer. J. Ophthalmol. *66*, 388 (1968).
Machemer, R., Norton, E. W. D.: Experimental retinal detachment and reattachment: I. Methods, clinical picture and histology. Club Jules Gonin, Symposium Cambridge, 1968.
Machemer, R., Buettner, H.: Experimental retinal detachment in the owl monkey. 9. Radioautographic study of protein metabolism. Amer. J. Ophthalmol. *73*, 337 (1972).
Merin, S., Feiler, V., Hyams, M., Ivry, M., Krakowski, D., Landau, L., Maythar, B., Michaelson, I. C., Scharf, J., Schul, A., Ser, I.: The fate of the fellow eye in retinal detachment. Amer. J. Ophthalmol. *71*, 477 (1971).
Morse, P. H.: Fixed retinal star folds in retinal detachment. Amer. J. Ophthalmol. *77*, 760 (1974).
Naumann, G. O. H.: Pathologie des Auges, S. 594. Berlin-Heidelberg-New York: Springer. 1980.
Paufique, L.: The present status of the treatment of retinal detachment. Trans. Ophthalmol. Soc. U.K. *69*, 221 (1959).
Pemberton, J. W., Freeman, H. M., Schepens, C. I.: Familial retinal detachment and the Ehlers-Danlos-Syndrome. Arch. Ophthalmol. *76*, 817 (1966).
Percival, S. P. B.: Late complications from posterior segment intraocular foreign bodies. Brit. J. Ophthalmol. *56*, 462 (1972).
Rahi, A. H. S., Chignell, A. H.: Immunoelectrophoretic significance. Trans. Ophthalmol. Soc. U.K. *95*, 180 (1975).
Ricci, P. A.: Clinique et transmission génétique des différents formes de dégénérescence vitréo-rétinienne. Ophthalmologica *139*, 338 (1960).
Rintelen, F.: Zur Frage der Häufigkeit der Netzhautablösung und zum Phänomen kompensatorisch-gerontologischer Prozesse. Ophthalmologica *143*, 291 (1962).
Schepens, C. L., Marden, S.: Data on the natural history of retinal detachment. Amer. J. Ophthalmol. *61*, 213 (1966).
Schwartz, A.: Chronic open-angle glaucoma secondary to rhegmatogenous retinal detachment. Amer. J. Ophthalmol. *75*, 205 (1973).
Scott, J. D.: Retinal detachment surgery without drainage. Trans. Ophthalmol. Soc. U.K. *90*, 57 (1970).
Sellors, P. J., Moony, D.: Fundus changes after traumatic hyphaema. Brit. J. Ophthalmol. *57*, 600 (1973).
Spitznas, M., Hogan, M. J.: Outer segments of photoreceptor and the retinal pigment epithelium. Inter-relationship in the human eye. Arch. Ophthalmol. *84*, 810 (1970).
Spitznas, M.: The fine structure of chorioretinal border tissue of the adult human eye. Advanc. Ophthal. *28*, 78 (1974).
Stein, R., Feller-Ofry, V., Romano, A.: The effect of treatment in the prevention of retinal detachment. In: Causes and prevention of blindness (Michaelson, I. C., Berman, E. R., Hrsg.), S. 409. New York: Academic Press. 1972.
Stickler, G. B., Belan, P. G., Farrel, F. J., Jones, J. D., Pnau, D. G., Steinberg, A. G., Ward, L. E.: Hereditary progressive arthro-ophthalmopathy. Mayo Clin. Proc. *40*, 433 (1965).
Sweeny, D. B., Karlin, D. B., Balazs, E.: In: Controversial aspects of the management of retinal detachment (Schepens, C. L., Regan, C. D. J., Hrsg.), S. 316. Boston: Little, Brown & Co. 1965.
Tasman, W.: Peripheral retinal changes following blunt trauma. Ophthalmol. Soc. *70*, 190 (1972).
Törnquist, R.: Bilateral retinal detachment. Acta Ophthalmol. *41*, 126 (1963).
Verdaquer, T. J., Rojas, B., Lechuda, M.: Genetic studies in non-traumatic retinal dialyses. Mod. Probl. Ophthalmol. *15*, 34 (1975).
Wagner, H.: Ein bisher unbekanntes Erbleiden des Auges (degenerativ hyaloideo-retinalis hereditaria), beobachtet im Kanton Zürich. Klin. Mbl. Augenheilk. *100*, 84 (1938).

Weiss, H., Tasman, W. S.: Rhegmatogenous retinal detachments in blacks. Ann. Ophthalmol. *10*, 799 (1978).

Zaubermann, H., de Guillebon, H.: Retinal traction in vivo and post mortem. Arch. Ophthalmol. *87*, 549 (1972).

Zimmerman, L. E., Eastham, A. B.: Acid mucopolysaccharide in the retinal pigment epithelial and visual cell layer of the developing mouse eye. Amer. J. Ophthalmol. *47*, 488 (1959).

Zimmerman, L. E., Naumann, G. O. H.: Pathology of retinoschisis. In: New and controversial aspects of retinal detachment (McPherson, Hrsg.), S. 400. New York: Hoeber Medical Division of Harper & Row. 1968.

Vitreoretinale Pathologie und Prophylaxe der Netzhautabhebung

A. Subjektive Symptome der Glaskörperabhebung, der Netzhautrisse und der Netzhautabhebung

1. Hintere Glaskörperabhebung mit Kollaps mit und ohne Netzhautriß

Der akute Einsatz und rasche Ablauf dieses Ereignisses ist für den betroffenen Patienten mit dramatischen entoptischen Symptomen verbunden, die als Bedrohung der Sehfunktion empfunden werden: den entoptischen Trübungen und den Phosphänen.

Die *entoptischen Trübungen* werden als ein flottierendes Gewebe oder als bizarre dunkle Gebilde, nicht selten als zunächst extraokular projizierte Insekten beschrieben. Das morphologische Substrat ist die abgehobene hintere Glaskörpergrenzschicht mit den anheftenden gliösen Gewebsteilen. Begleitet werden die größeren zentralen dunklen Gebilde von einem Staub oder Regen von „Ruß", der sich während der ersten drei Tage langsam zu heben beginnt. Gelegentlich nimmt die Rußwolke einen roten Farbton an. Diese Trübungen sind Ausdruck einer intra- oder subvitrealen Blutung, die die Glaskörperabhebung in 13–19% begleitet (Jaffe, 1969; Lindner, 1977; Tasman, 1968).

Begleitende Photopsien werden als Begleitsymptom von 30% der Patienten mit akuter hinterer Glaskörperabhebung wahrgenommen. Meist besitzen die Lichterscheinungen den Charakter von Blitzen, seltener von blitzenden Farblichtern. Die Phosphäne werden in der Dämmerung und im Dunkeln deutlicher wahrgenommen als am hellen Tag. Die Patienten fürchten oft das Hereinbrechen der Dunkelheit mit dem Auftreten der unheimlichen Lichterscheinungen. Frauen klagen häufiger über Photopsien als Männer (Benson, 1980). Die exakte Untersuchung der zentralen und peripheren Netzhaut bei Angabe dieser Symptome ist aus drei Gründen indispensabel: 1. In 11–15% dieser Fälle (Jaffe, 1969; Lindner, 1977; Tasman, 1968) finden sich Netzhautrisse. Umgekehrt bieten 80% aller Augen, in denen sich Netzhautrisse ereignet haben, diese dramatische Symptomatik der hinteren Glaskörperabhebung (Tolentino und Mitarbeiter, 1976). Deshalb werden diese Risse symptomatische Netzhautrisse genannt. Dementsprechend sind nur 20% aller Netzhautrisse asymptomatisch. 50% der hinteren Glaskörperabhebungen mit dramatischer subjektiver Symptomatik weisen multiple Netzhautrisse auf (Morse und Scheie, 1974). Patienten mit Lichtblitzen haben keine höhere Rißrate als Patienten ohne Lichtblitze (Lindner, 1977). Lichtblitze sind ein Symptom der Netzhauttraktion, gleichgültig ob es sich um intakte oder eingerissene Netzhaut handelt. Gleichzeitige Glaskörpereinblutung oder -unterblutung erhöht jedoch die Wahrscheinlichkeit, daß doch zusätzlich zur Glaskörperabhebung auch ein Netzhautriß vorliegt, auf 70%. 2. Vitreale und subvitreale Blutungen ohne Netzhautrisse werden bei akuter hinterer Glaskörperabhebung nur in 5% der Fälle beobachtet (Goldbaum, 1980). Pigmentierte Zellen im Glaskörper von Patienten, die keiner vitreoretinalen Operation unterzogen worden sind, sind für eine Netzhautabhebung oder zumindest für einen Netzhautriß pathognomonisch (Hamilton und Taylor, 1972). Punktförmige periphere intraretinale Blutungen sind Ausdruck einer umschriebenen Glaskörpertraktion und deuten auf die mögliche Gefahr eines später dort auftretenden Netzhautrisses hin (Tasman, 1968; Lindner, 1977). 3. Vitreoretinale Traktion am hinteren Augenpol findet sich in 1–2% der Fälle mit hinterer Glaskörperabhebung. Diese Traktion ist für eine unbedeutend kleine Gruppe von Fällen mit zystoidem Ödem der Makula bzw. mit Makulazysten und Makulalöchern verantwortlich.

2. Netzhautabhebung

Fast alle Patienten mit Netzhautabhebung haben eine hintere Glaskörperabhebung. 50% aller Patienten mit Netzhautabhebung entbehren jeder Symptomatik der vitreoretinalen Traktion und klagen ausschließlich über die Symptome der bereits eingetretenen Netzhautabhebung (Delaney und Oates, 1978; Morse und Mitarbeiter, 1974): Gesichtsfeldverlust und Abfall der zentralen Sehschärfe. Meist wird ein dunkler Vorhang oder Schatten wahrgenommen, der sich in zentripetaler Richtung ausbreitet, bis der Verlust des zentralen Visus vom Patienten als plötzliche Erblindung empfunden wird. Auch die dichte intra- und/oder subvitreale Blutung wird als plötzliche Erblindung angegeben.

Gesichtsfeldausfälle werden erst dann wahrgenommen, wenn sich die Netzhautabhebung über den Bulbusäquator nach hinten zu ausbreitet. Die Angabe des Ausgangspunktes des Skotoms durch den Patienten kann ein Hinweis für die Auffindung des Netzhautrisses sein. Initiale Skotome in der oberen Hälfte des Gesichtsfeldes als Ausdruck einer Netzhautabhebung in der unteren Fundushälfte sind von geringerer Bedeutung für die Lokalisation des ursächlichen Netzhautrisses als Initialskotome in der unteren Gesichtsfeldhälfte. Netzhautabhebungen in der unteren Hälfte können sowohl durch Risse in der oberen als auch in der unteren Fundushälfte hervorgerufen worden sein. Die subretinale Flüssigkeit diffundiert von der oberen Hälfte gelegentlich in die untere Fundushälfte, ohne in der oberen Hälfte eine Netzhautabhebung hervorzurufen. In der unteren Hälfte entsteht aber durch Akkumulation nachströmender Subretinalflüssigkeit unter Umständen eine hohe Netzhautabhebung. Netzhautabhebungen in der oberen Fundushälfte (= Skotome in der unteren Gesichtsfeldhälfte) können *nur* durch Risse in der oberen Hälfte erzeugt werden. Allerdings können solche Netzhautdefekte auch am unteren Rand einer Netzhautabhebung der oberen Hälfte lokalisiert sein, sie müssen keinesfalls am obersten Punkt der Netzhautabhebung situiert sein. Obere Skotome entwickeln sich meist langsam und werden fast immer später entdeckt als untere, meist erst dann, wenn sie der Makula nahekommen. Untere Skotome breiten sich meist rasch gegen das Zentrum zu aus, werden früh entdeckt und beginnen sich früh zu einem totalen Gesichtsfeldverlust auszubilden. Aus oberen Skotomen entsteht selten ein Totalskotom, da sich Netzhautabhebungen in der unteren Fundushälfte selten über die Horizontale nach oben ausbreiten, sofern sie auf einem Netzhautriß in der unteren Hälfte zurückgehen. Die Skotome zeigen nicht selten eine variable Ausdehnung, wenn sich durch Verlagerung des Bulbus subretinale Flüssigkeit aus dem Subretinalraum wieder in den Subvitrealraum hinauszubewegen vermag. Diese Situation tritt bei oberen Rissen und oberer Netzhautabhebung in den Nachtstunden im Liegen ein, wenn der Riß auf eine tiefe Bulbusstelle zu liegen kommt. Am Morgen kann ein solches unteres Skotom dann fast völlig verschwunden sein, wenn sich die subretinale Flüssigkeit während der Nacht resorbiert hat.

Reicht eine Netzhautabhebung an den Rand der Fovea centralis, so führt sie meist zur *Mikropsie* und *Metamorphopsie*. Schließt eine solche Netzhautabhebung die Fovea mit ein, dann entsteht ein Zentralskotom; verlagert sich die subretinale Flüssigkeit aus der Fovea centralis, ist plötzlich wieder eine zentrale Sehschärfe vorhanden. Die Patienten sind oft nicht in der Lage, die Fluktuation dieser Symptomatik in Worte zu fassen, woraus sich bei Unterlassung der Pupillenerweiterung Fehldiagnosen ergeben können.

Manchmal werden asymptomatische Netzhautabhebungen nur *routinemäßig* entdeckt. Es handelt sich dabei entweder um amblyope Augen, aphake Augen mit gutem Visus am phaken Partnerauge, Augen mit anderen Netzhauterkrankungen, wie diabetische Retinopathien, bzw. Augen mit einseitiger hoher Myopie oder um Netzhautabhebungen, die sich zwischen Ora serrata und Bulbusäquator erstrecken. Häufig handelt es sich bei der letzten Gruppe um Partneraugen von Augen mit Netzhautabhebung.

B. Untersuchungsmethoden bei Netzhautabhebung

Der Amotiooperation gehen ein bis einige Tage minutiöser Voruntersuchungen des Fundus voraus. Dem ersten Prinzip Gonins folgend, müssen ja *alle* Netzhautrisse einmal aufgefunden werden. Die Konfiguration und Ausdehnung der Netzhautabhebung werden dann zusammen mit den aufgefundenen Netzhautdefekten auf einen schematisierten Vordruck des Fundus eingetragen. Für jeden Riß gibt es Leitstrukturen, die seine Auffindung während der Operation erleichtern (Abb. 34). Arruga (1958) bezeichnete flüchtige und ungenaue Voruntersuchungen treffend als „Ophthalmoskopierfaulheit". Sie kann die erste Ursache eines Operationsmißerfolgs sein. Wir stimmen mit Havener und Gloeckner (1967) bzw. mit Hovland und Mitarbeitern (1969) überein, daß das binokulare indirekte Ophthalmoskop nach dem Prinzip von Schepens (1947) das bestgeeignete Instrument zur Auffindung der Netzhautrisse während der Operation ist. Bei der Voruntersuchung gehen wir, wie das später noch ausgeführt werden soll, so vor, daß zunächst mit dem indirekten Ophthalmoskop nach der Ausdehnung der Netzhautabhebung und nach allen feststellbaren Netzhautdefekten gefahndet wird. Ergänzend wird dann der Fundus aus zwei Gründen mit dem Dreispiegelkontaktglas nach Goldmann studiert: 1. um die Glaskörperverhältnisse, insbesondere vitreoretinale Beziehungen, besser erkennen zu können, als dies mit dem indirekten Ophthalmoskop möglich ist, und 2. um eventuelle kleinste

Netzhautdefekte zu entdecken, die mit der indirekten Ophthalmoskopie nicht sicher (= „rißverdächtige Stelle") oder überhaupt nicht ausgemacht werden können. Die Synopsis des mit dem Dreispiegelkontaktglas von Goldmann gewonnenen Funduseindruckes mit dem Befund einer zweiten, die Voruntersuchungen abschließenden indirekten Ophthalomoskopie läßt die Wahrscheinlichkeit, Netzhautdefekte oder vitreoretinale Adhärenzen übersehen zu haben, auf

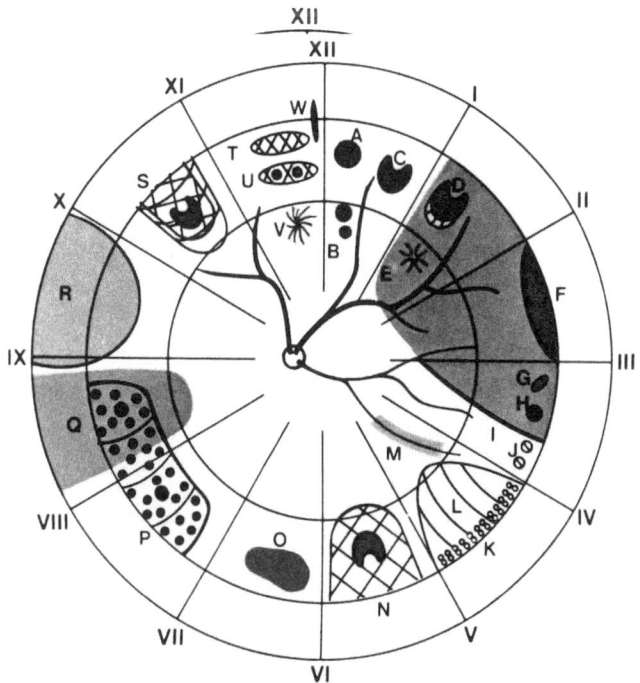

Abb. 34. Schematische Darstellung des Fundusbefundes im Rahmen der Netzhautabhebung (nach Benson, 1980). *A* Rundlöcher. *B* Operkuliertes Rundloch. *C* Lappenriß. *D* Lappenriß mit Einrollung des hinteren Rißrandes. *E* Sternfaltenherde. *F* Oradesinsertion. *G* Netzhautblutung. *H* Netzhautpigmentation. *I* Hochwasserlinie. *J* Pflastersteine. *K* Zystoide Degeneration. *L* Senile Retinoschisis. *M* Zirkumvasales Exsudat. *N* Kryokoagulationsnarben um einen Netzhautriß. *O* Glaskörpertrübungen. *P* Rundlöcher auf einem oraparallelen Buckel. *Q* Abhebung des nichtpigmentierten Epithels der Pars plana. *R* Aderhautabhebung. *S* Lappenriß mit Kryonarben und radiärem Sklerabuckel. *T* Gittrige Degeneration, *U* mit atrophen Rundlöchern. *V* Ampulle der Vortexvene. *W* Meridionale Falte

Null sinken. Bevor nach dem zweiten Weltkrieg die binokulare indirekte Ophthalmoskopie populär wurde, mühten sich die Ophthalmologen in den U.S.A. mit der direkten und in Europa mit der monokularen indirekten Ophthalmoskopie ab. In Europa erreichte die direkte Ophthalmoskopie in den fünfziger und beginnenden sechziger Jahren noch eine zweite Blüte. Der schmale Fundusausschnitt und die Schwierigkeit, den Bulbusäquator und prääquatoriale Fundusabschnitte sichtbar zu machen, läßt das direkte Ophthalmoskop als für die Amotiochirurgie ungeeignetes Instrumentarium erscheinen.

1. Dreispiegelkontaktglas nach Goldmann

a) *Einsetzen des Goldmann-Glases.* Voraussetzung der Untersuchung ist die maximale Mydriasis und eine gute Oberflächenanästhesie. Als Ankoppelungsflüssigkeit wird der konkave Kontaktteil des Glases mit einem bis zwei Tropfen einer 2%igen Lösung von Methylzellulose gefüllt. Unter Spreizung der Lider mit Daumen und Zeigefinger der linken Hand wird das leicht nach oben gekippte Glas auf das starr geradeaus gerichtete Auge aufgesetzt (Abb. 35). Nach

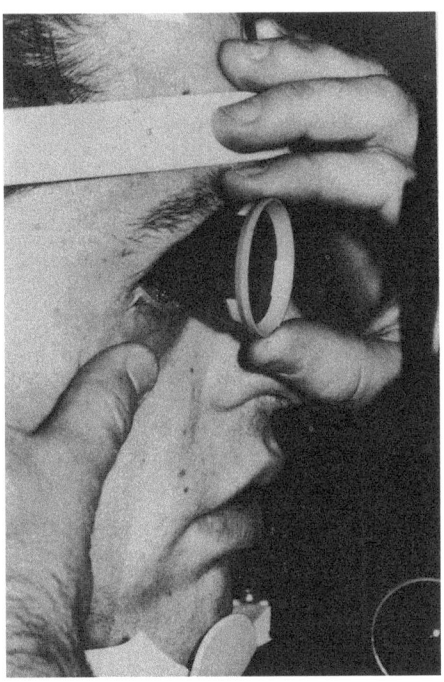

Abb. 35. Einsetzen des Goldmannschen Dreispiegelkontaktglases

leichtem Druck durch den Daumen der rechten Hand saugt sich das Glas durch kapillare Adhäsion am Bulbus fest. Das Glas läßt sich dann beliebig am Bulbus verschieben, ohne daß eine Luftblase eindringt. Diese Komplikation entsteht erst, wenn das Glas so stark gekippt wird, daß der kapillare Flüssigkeitsfilm aufreißt. Eine Wiederholung des für den Patienten nicht sehr angenehmen Einsetzvorgangs läßt sich meist auch selbst dann noch vermeiden, wenn man die Luftblase durch neuerlichen Druck des Daumens der rechten Hand wieder auspreßt. Am günstigsten hält man das Glas während der Untersuchung des rechten Auges mit der linken und des linken Auges mit der rechten Hand. Der Ellbogen des untersuchenden Armes stützt sich dabei auf eine konkav geformte hölzerne Stütze, die auf dem Untersuchungstisch der Spaltlampe liegt. Ihre Höhe soll mit der Armlänge des Untersuchers korrelieren. Diese Haltung des Untersuchers

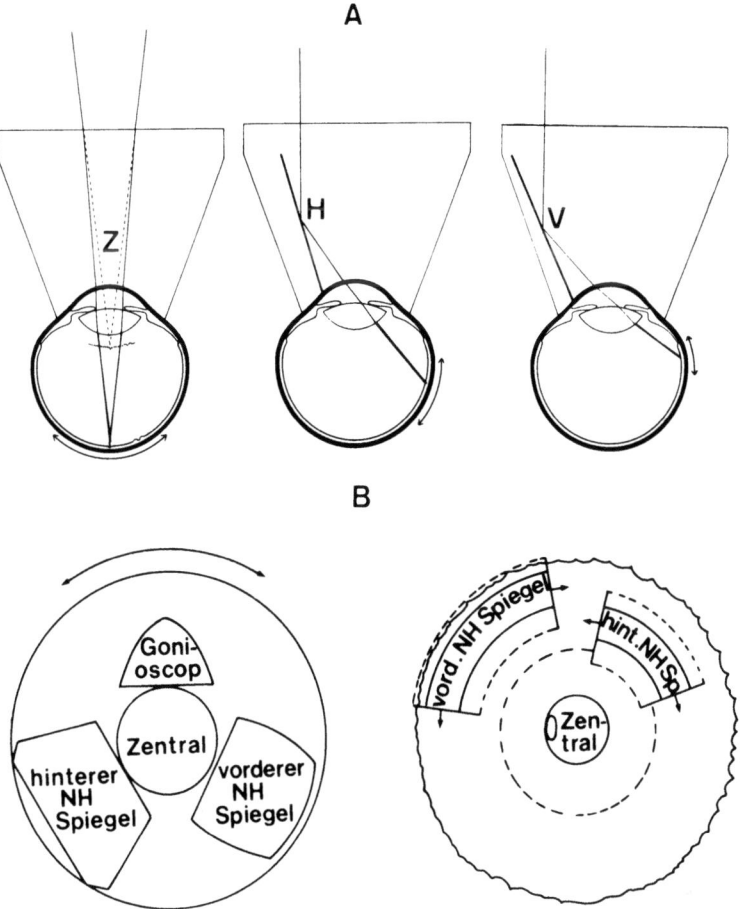

Abb. 36. **A** Strahlengang im Goldmannschen Dreispiegelkontaktglas bei axialer Untersuchung des Fundus *(Z)*, bei Untersuchung durch den hinteren *(H)* bzw. den vorderen *(V)* Spiegel des Goldmann-Glases. **B** Links: Aufsicht auf die Anordnung der drei Spiegel. Rechts: die mit den Spiegeln dargestellten Funduszonen

garantiert den Ausschluß einer raschen Ermüdung. Die Dauer der Untersuchung erstreckt sich doch meist über 10–30 min. Günstig erweist es sich, zu zweit zu untersuchen, um ein Übersehen von Defekten zu vermeiden und bei ,,rißverdächtigen" Fundusarealen Für und Wider zur Annahme eines tatsächlichen Risses diskutieren zu können. Hruby pflegte die Untersuchung am Dreispiegelkontaktglas nach Übergabe des Glases an den Assistenten stets mit der Feststellung abzuschließen, wer noch einen Netzhautdefekt fände, erhielte einen Dukaten als Belohnung. Bevor man das Dreispiegelkontaktglas einsetzt, muß man sich der bequemen Sitzhaltung des Patienten versichern. Diese Haltung besteht in einer leichten Krümmung des Rückens und einem flachen Aufliegen der Unterarme in verschränkter Haltung auf einem Auflagebalken der Spaltlampe. Für die Desinsertion des Dreispiegelkontaktglases gibt es zwei Methoden: 1. man läßt den Patienten die Lider zupressen, 2. man indentiert die Sklera unmittelbar neben der Linse und bricht so den kapillaren Kontakt auf.

b) Die *Untersuchung* beginnt mit der Durchmusterung des axialen Glaskörpers und des hinteren Augenpols durch den zentralen Teil des Dreispiegelkontaktglases. Damit kann ein 30gradiges Fundusgebiet um die Fovea centralis beurteilt werden, wenn man den Patienten Augenbewegungen in alle Blickrichtungen auferlegt. Ohne die Ausnützung von Bulbusbewegungen erreicht der axiale Fundusausschnitt nur 15–20 Grad. Durch Bewegung des Patientenauges oder

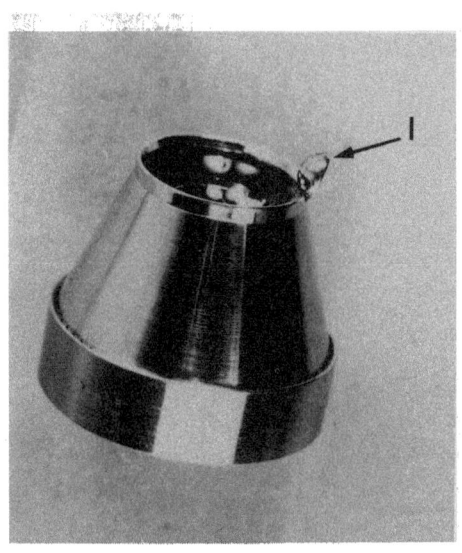

Abb. 37. Dreispiegelkontaktglas mit Indentator *(I)* zur Untersuchung der Orazone

Kippen des Kontaktglases kann über die drei Spiegel auch die Ora serrata dargestellt werden. Es folgt die Untersuchung mit dem breiten rhomboiden Spiegel für die postäquatoriale und äquatoriale Funduszone und schließt mit dem schmalen Spiegel für die periphere Netzhaut zwischen Äquator und einem postoralen Gebiet ab (Abb. 36). Mit eindellenden Dreispiegelkontaktgläsern läßt sich mittels des schmalen Spiegels die Ora serrata und Pars plana des Ziliarkörpers darstellen (Abb. 37). Depressoren können am Dreispiegelkontaktglas oder auf einer Hülle des Glases montiert sein (Eisner, Slezak) oder frei bewegt werden, indem das Lid gegenüber dem untersuchenden Spiegel eingedellt wird (Wilder). Die von Vogt (1921) angegebenen Möglichkeiten der Spaltlampenuntersuchung lassen sich dabei auf die Biomikroskopie des Fundus übertragen:

1. die direkte fokale seitliche Belichtung,
2. die indirekte Belichtung oder Durchleuchtung mit der Möglichkeit der Untersuchung im regredienten Licht,
(3. die direkte Belichtung spiegelnder Grenzflächen),
(4. die indirekte seitliche Belichtung).

Insbesondere kleinste degenerative Rundlöcher leuchten im regredienten Licht rötlich auf (Abb. 38). Vitreoretinale Beziehungen lassen sich am besten in

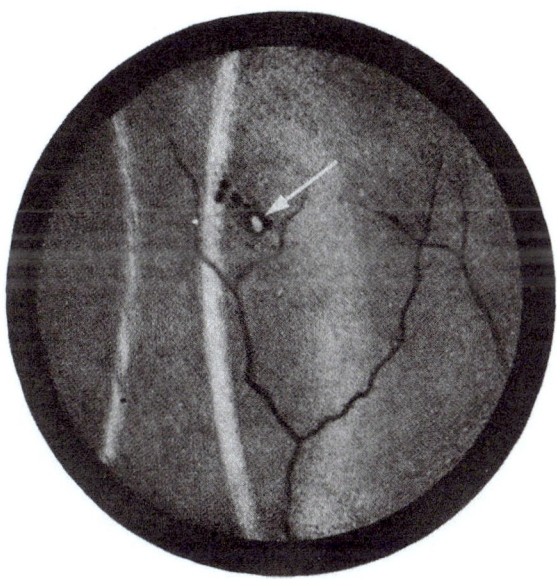

Abb. 38. Helles Aufleuchten des degenerativen Rundloches (Pfeil) bei Untersuchung im regredienten Licht (aus Hruby: Slitlamp examination of the vitreous and retina. 1967)

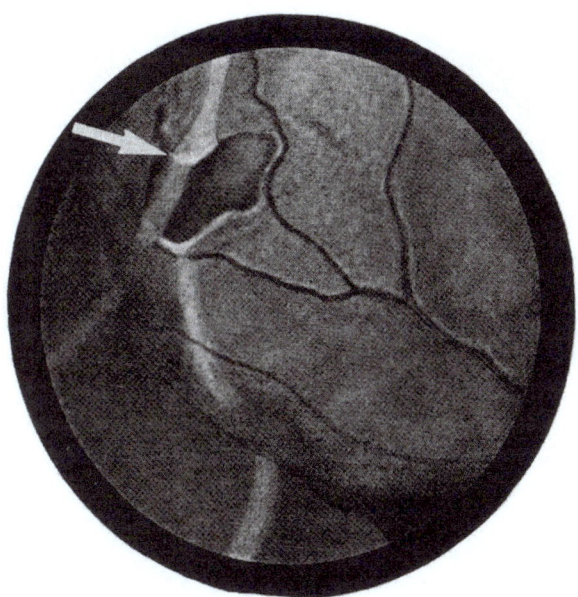

Abb. 39. Im Lichtspalt wird die breite Adhärenz von Rißlappen und abgehobener hinterer Glaskörpergrenzschicht bei seitlicher fokaler Untersuchung sichtbar (aus Hruby: Slitlamp examination of the vitreous and retina. 1967)

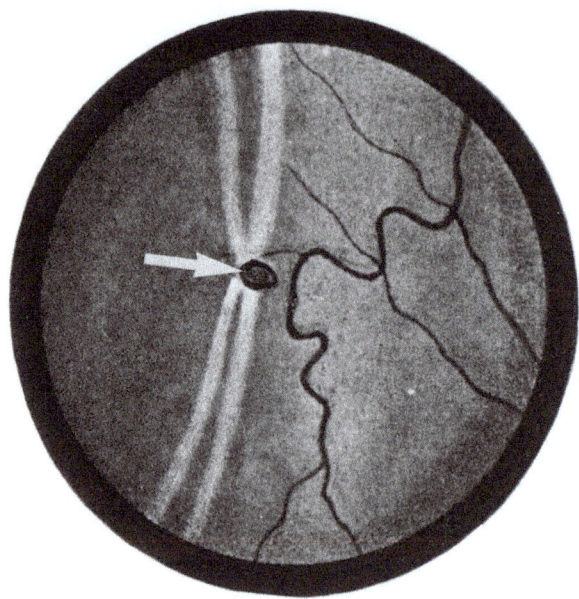

Abb. 40. Im Lichtspalt werden die Glaskörperadhärenzen am Rand eines Rundlochs bei seitlicher fokaler Untersuchung sichtbar (aus Hruby: Slitlamp examination of the vitreous and retina. 1967)

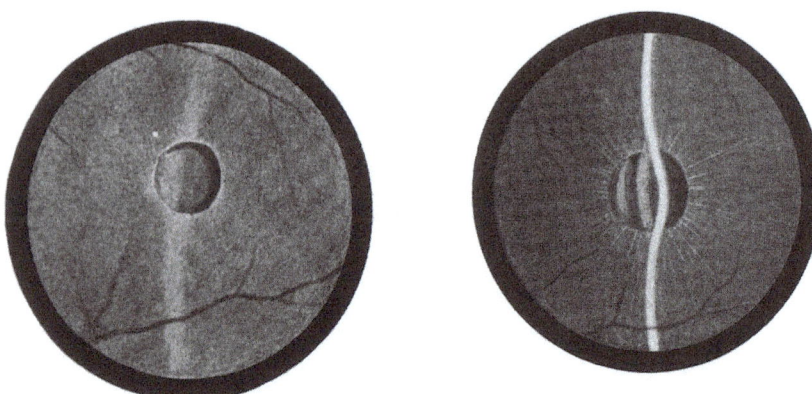

Abb. 41. Links: Lochbildung im Bereich der Makula. Rechts: Makulazyste bei seitlicher fokaler Untersuchung mit dem Goldmann-Glas (aus Hruby: Slitlamp examination of the vitreous and retina. 1967)

der direkten seitlichen Beobachtung bei extrem großem Einfallswinkel des Lichtspalts, extremer Lichtintensität und extrem schmalem Lichtspalt darstellen (Abb. 39). Besonders wichtig ist die Feststellung von Glaskörperadhärenzen an degenerativen Rundlöchern, da solche Situationen bei anliegender Netzhaut amotioerzeugend sein können (Abb. 40). Präretinale Trübungen werfen nicht selten einen rötlichen Schatten auf die Netzhaut, der dann als Netzhautdefekt fehlinterpretiert wird. Netzhautzystchen im Makulabereich und in der Peripherie leuchten oft matt rötlich auf. Läßt man den schmalsten Lichtspalt mit maximaler Helligkeit und kleinem Einfallswinkel über solche rißverdächtige Zonen streichen, so findet man im Falle von Zysten einen Lichtreflex auf der inneren Zystenwand und im Falle von Netzhautlöchern eine Diskontinuität des Lichtspalts durch eine optisch leere Zone im Bereich des Netzhautdefektes (Abb. 41). Defekte in präretinalen Glaskörpermembranen bieten oft Gelegenheit zur Fehldeutung als Netzhautdefekt. Das Abtasten der Membranen mit dem Lichtspalt, vor allem in den Randzonen zu eindeutig als Netzhaut erkennbaren Strukturen, zeigt die wahre Natur solcher Membranen auf. Kleinste Rißdeckel führen oft zu den dazugehörigen Netzhautrissen. Rötliche Schatten von Pseudoopercula auf der Netzhaut täuschen oft Netzhautdefekte vor. Die Fokussierung des Lichtspalts auf die Netzhaut und die Abtastung des in Frage kommenden Netzhautareals mit dem Lichtspalt hilft Pseudoopercula und Pseudodefekte von echten Opercula und echten Netzhautdefekten zu unterscheiden. Bulbusbewegungen zeigen an, ob Glaskörper der Netzhaut nur angelagert oder ob er tatsächlich adhärent ist, ob der Glaskörper mobil oder fixiert ist. Bewegt sich weder Glaskörper noch Netzhaut nach, so droht der Übergang in eine MPP. Mit jedem Spiegel wird bei der Untersuchung eine Rotation des Glases um 360 Grad durchgeführt. Der Lichtspalt wird dabei entweder stets vertikal oder jeweils in der Achse des Spiegels und in der Richtung des untersuchten Meridians orientiert.

2. Indirekte Ophthalmoskopie

Auf einem in seinem Durchmesser verstellbaren Kopfband ist der Kopfteil des indirekten Ophthalmoskops angebracht. Durch ein System von Spiegeln wird der Pupillarabstand des Untersuchers von 55–75 mm auf 15 mm gebracht (Abb. 42). Das Licht der Ophthalmoskoplichtquelle (= Beleuchtungsstrahl), die über der Interpupillarachse befestigt ist, wird durch einen Spiegel so abgelenkt, daß es mit den durch die Ablenkprismen betrachtenden Augen des Untersuchers (= Betrachtungsstrahl) ein Dreieck bildet. Sowohl die Augen des Untersuchers als auch die Lichtquelle müssen sich, durch eine Kondenslinse betrachtet, auf der Pupillarebene des untersuchten Auges abbilden (Abb. 43).

Kleine Brennweiten starker Kondenslinsen (28–33 Dptr.) erzeugen ein kleines Bild der Untersucheraugen und der Lichtquelle in der Pupillarebene und erfordern keine große Pupillenweite bei der Untersuchung der Netzhaut des hinteren Pols (Minimum 2 mm). Die Bildvergrößerung einer Linse von 30 Dptr. ist zweifach. Die Untersuchung der Netzhautperipherie ist problemlos. Die Stereopsis ist halb so gut wie die eines gesunden Augenpaares, der beobachtete Fundusausschnitt umfaßt maximal etwa 1 Quadranten (Abb. 44).

Mittelstarke Kondenslinsen von etwa 20 Dptr. erzeugen ein größeres Bild des Dreiecks Lichtquelle–Untersucheraugen und erfordern zur Untersuchung der Netzhaut des hinteren Pols eine minimale Pupillenweite von 3 mm. Die Untersuchung der Netzhautperipherie ist schwieriger als mit einer 30-Dioptrien-Linse, weil wegen der Enge der oval verformten Pupille alle Komponenten des Dreiecks Beobachteraugen + Lichtquelle bei Betrachtung der Netzhautperipherie nur mehr schwer gleichzeitig in der Pupillarebene abgebildet werden können.

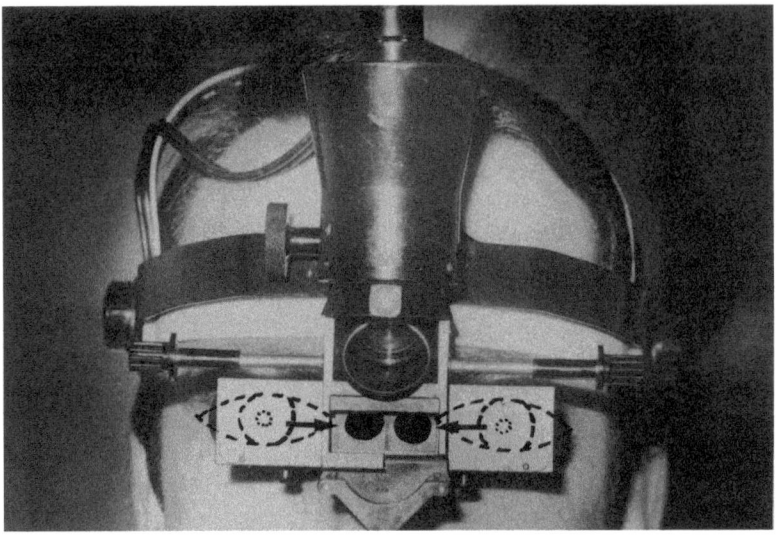

Abb. 42. Kopfteil des indirekten Binokularophthalmoskops der Fa. Keeler (die hinter den Umlenkprismen verborgenen Augen des Untersuchers sind strichliert eingezeichnet)

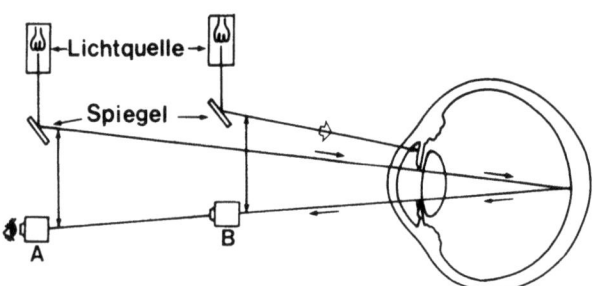

Abb. 43. Schematisierter Strahlengang bei der indirekten Ophthalmoskopie: bei der zu nahe gewählten Untersuchungsdistanz *(B)* vermag der Lichtstrahl nicht in den Augenhintergrund zu gelangen. Korrekte Untersuchungsdistanz *(A)*

Die Bildvergrößerung ist dreifach. Die Stereopsis erreicht drei Viertel des Normalen. Der Bildausschnitt ist etwa ein halber Quadrant. Für die Untersuchung der Fundusperipherie ist eine maximale Dilatation der Pupille unerläßlich.

Schwache Kondenslinsen mit einer Brechkraft von 14–15 Dptr. erzeugen ein großes Bild des Dreiecks Untersucheraugen–Lichtquelle in der Pupillarebene. Sogar für die Untersuchung des hinteren Augenpols ist eine maximale Dilatation der Pupille notwendig. Die Netzhautperipherie ist nur bis zum Äquator sichtbar, da in der ovalär verkürzten Pupille bei Beobachtung der Peripherie eine simultane Abbildung aller Komponenten des Dreiecksbildes Untersucheraugen + Lichtquelle in der Pupillarebene nicht mehr möglich ist. Bei maximaler Pupillenerweiterung kann in aphaken Augen die Netzhautperipherie manchmal dennoch gesehen werden. Die Bildvergrößerung ist vierfach, es besteht volle

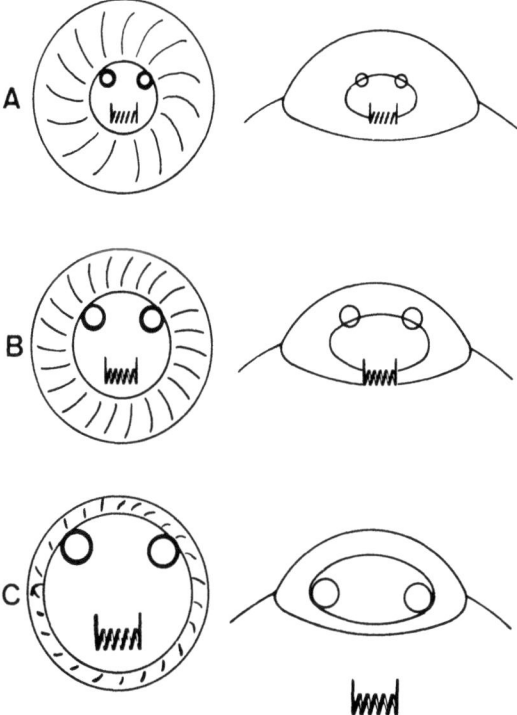

Abb. 44. Schematisierte Darstellung der Projektion der Lichtquelle und der Augen des Untersuchers in die Pupille des untersuchten Auges bei Verwendung einer Kondenslinse mit 30 Dptr. (**A**), 20 Dptr. (**B**) und 14 Dptr. (**C**) (nach Goldbaum und Mitarbeitern, 1980). Links: Untersuchung des zentralen Fundus. Rechts: Untersuchung der Fundusperipherie

Stereopsis, der beobachtete Bildausschnitt ist minimal. Diese Untersuchungstechnik sollte der Beurteilung von Veränderungen im Bereich des hinteren Augenpols vorbehalten bleiben.

Praktischer Untersuchungsgang bei der indirekten Ophthalmoskopie

Die Untersuchung mit dem indirekten Ophthalmoskop umfaßt folgende Schritte: 1. maximale Dilatation der Pupille und Lagerung des Patienten in Liegeposition mit flach aufliegendem Hinterkopf, 2. der Beobachtungsteil des indirekten Ophthalmoskops wird durch Verstellung eines zirkumzephalen und eines biparietalen soliden Plastikbandes der Kopfform des Untersuchers angepaßt, und die Pupillardistanz von Untersuchungseinheit und Untersucher werden zur Deckung gebracht. Der Neigungswinkel des Spiegels der Beleuchtungsvorrichtung wird justiert: zu diesem Zweck wird die linke Hand des Untersuchers in einem Drittel Meter Entfernung vom Auge nach oben ausgestreckt und die Spiegelstellung so gewählt, daß das obere Drittel des Gesichtsfeldes (= der Hand) ausgeleuchtet wird. Dadurch vermeidet man störende Hornhautreflexe. Bei enger Pupille muß das Licht zu diesem Zweck noch höher dirigiert werden, d. h. den obersten Rand des Gesichtsfeldes gerade noch anleuchten (= Fingerspitzen) (Abb. 45). 3. Die Kondenslinse muß in die entsprechende Brennweite, leicht gekippt, vor das Auge des Patienten gehalten werden. Die leichte Kippung ver-

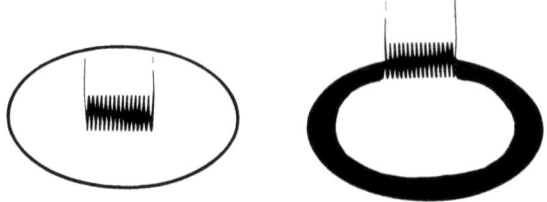

Abb. 45. Bei weiter Pupille links: sollte die obere Hälfte des Beobachtungsfeldes des Untersuchers ausgeleuchtet sein. Rechts: bei enger Pupille muß das Licht auf die äußerste Grenze des Beobachtungsfeldes des Untersuchers dirigiert werden

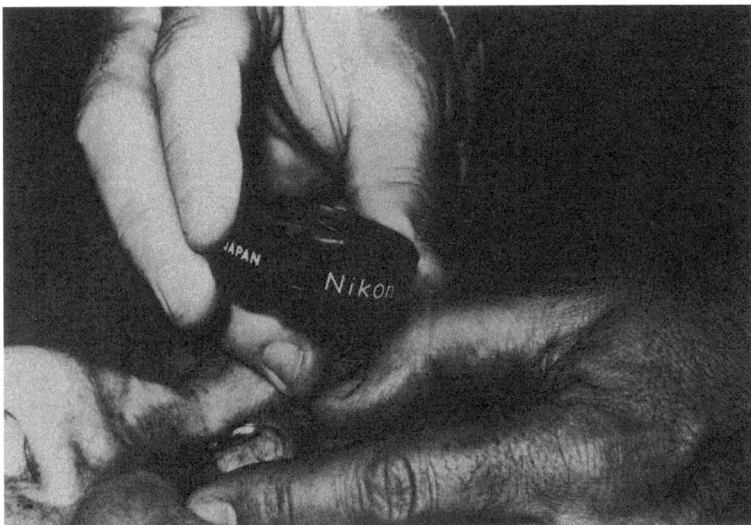

Abb. 46. Die rechte Hand hält die Kondenslinse, vierter und fünfter Finger sind auf dem Gesicht des Untersuchten abgestützt, die linke Hand öffnet die Lidspalte

mag die beiden Reflexbilder von der Vorder- und Hinterfläche der Linse aus der Beobachtungsachse des Untersuchers zu entfernen. Zu beachten ist, daß die mehr konvex gekrümmte Fläche der Linse dem Beobachter zugewandt ist. Die Brennweite einer 30-Dioptrien-Linse = 3,3 cm, einer 20-Dioptrien-Linse = 5 cm. Die Brennweite einer 14-Dioptrien-Linse ist mit 7 cm für die Hände der meisten Untersucher bereits zu groß, um mit der Auflage des vierten und fünften Fingers des Untersuchers auf dem Gesicht des Patienten die Position der Linse für eine ruhige längere Betrachtung des Fundus zu fixieren (Abb. 46). Die persönlichen Erfahrungen des Autors lassen die Kombination einer 28-Dioptrien-Linse für ein Übersichtsbild mit einer 20-Dioptrien-Linse für ein Detailbild als ideale Lösung erscheinen. 4. Die Untersuchung am Patienten sollte mit der oberen Peripherie beginnen, weil die Photophobie beim Blick nach oben am geringsten ist und weil generell die Lichtempfindlichkeit der Peripherie geringer ist als die des hinteren Augenpols. Zu Beginn der Untersuchung sollte der

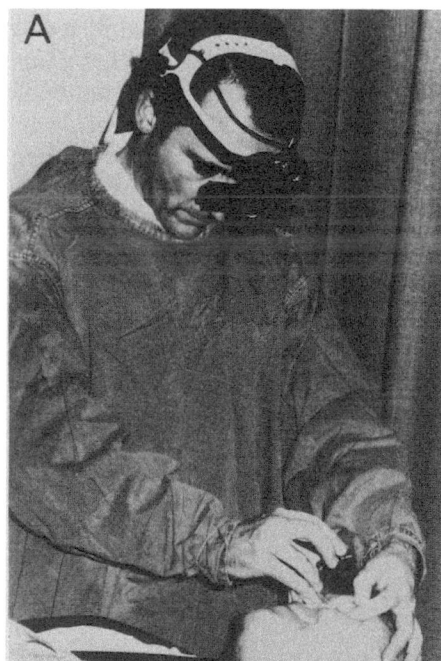
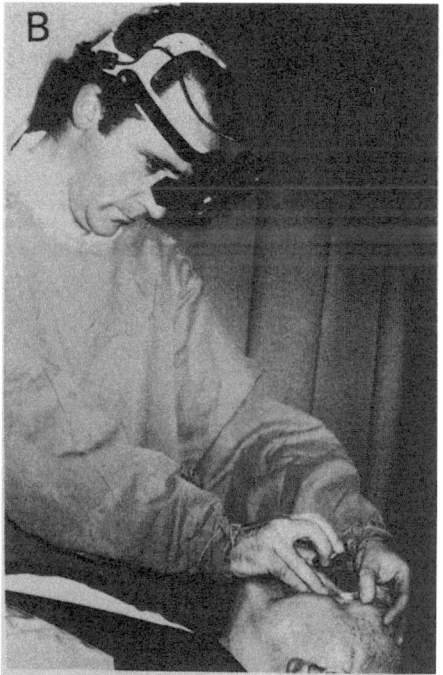
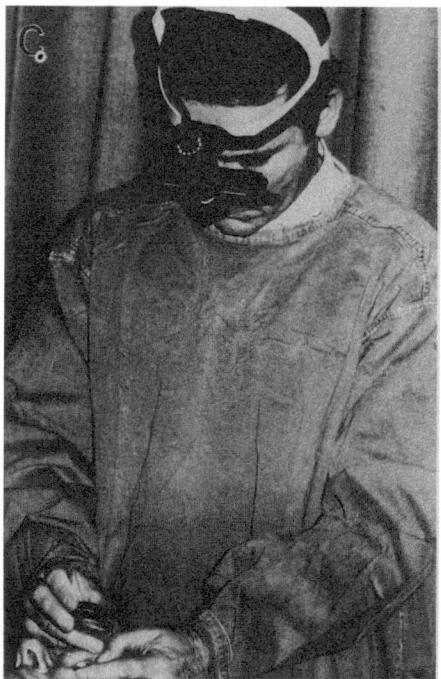

Abb. 47. Untersuchung mit dem indirekten Binokularophthalmoskop der temporalen (**A**), oberen (**B**) und unteren (**C**) Fundushälfte

Transformator-Rheostat auf Niedervoltage geschaltet sein. Sobald sich der Patient an das Licht gewöhnt hat, kann übervoltet werden. Patienten mit totaler Netzhautabhebung tolerieren allerdings von Beginn an die volle Voltage. Günstig ist beidseitige Mydriasis und Oberflächenanästhesie, um die Photophobie gering zu halten und die Kooperation zu optimieren. Beide Augen müssen während der Untersuchung geöffnet bleiben. 5. Der Patient blickt mit dem untersuchten Auge stets in die Gegenrichtung der Position des Untersuchers. Der

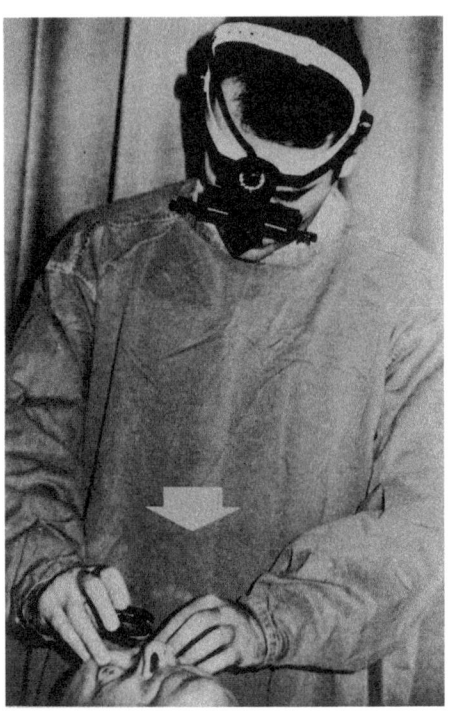

Abb. 48. Bei der Untersuchung des hinteren Augenpols wird der Tisch abgesenkt

Untersucher hält seinen Kopf so, daß er gerade in den Quadranten blickt, den er untersuchen möchte, d. h. bei Untersuchung der unteren Peripherie steht der Untersucher am Kopfende des Patienten, bei Untersuchung der oberen Peripherie links oder rechts vom Oberschenkel des Patienten usw. (Abb. 47). Der Untersucher sollte eine Distanz vom untersuchten Auge einhalten, die er bei nahezu gestrecktem Arm erreicht, keinesfalls zu nahe stehen. Die temporale Fundushälfte kann ohne Störung der Nase des Patienten am besten untersucht werden, wenn der Patient seinen Kopf um eine vertikale Achse dem Untersucher zudreht. Je peripherere Areale untersucht werden, umso höher muß der Kopf und Körper des Patienten durch Elevation des Untersuchungstisches verlagert werden. Ist dies nicht möglich, so muß sich der Untersucher zum selben Zweck bücken oder setzen. Bei der Untersuchung des hinteren Augenpols am liegenden Patienten muß der Untersuchungstisch maximal gesenkt werden (Abb. 48). Je peripherer die untersuchten Fundusareale lokalisiert sind, umso mehr wird die

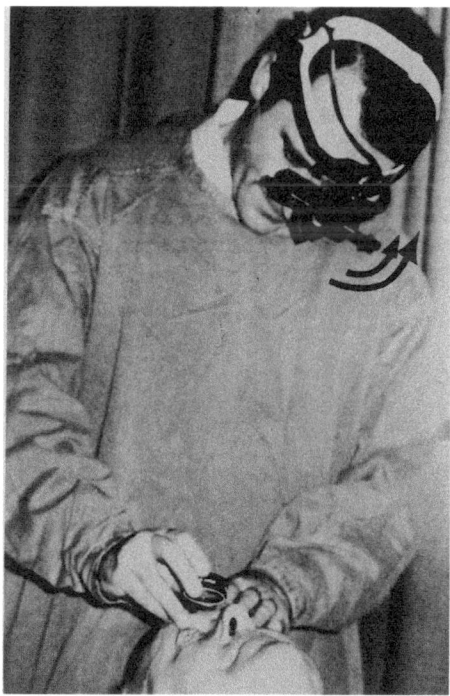

Abb. 49. Bei elliptisch verformter Pupille im Rahmen der Untersuchung der äußeren Fundusperipherie wird der Kopf schräg gehalten, um zumindest ein monokulares Bild zu erhalten

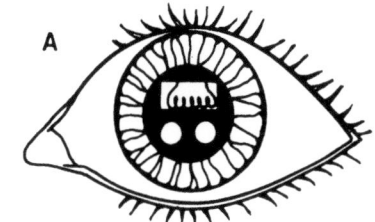

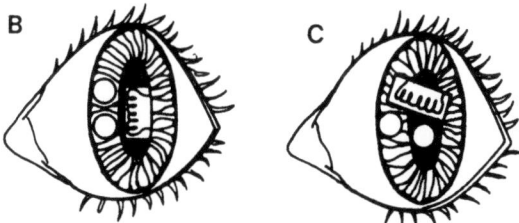

Abb. 50. Projektion von Lichtquelle und Augen des Untersuchers in die Pupille des Untersuchten bei axialer Ophthalmoskopie (**A**) und peripherer Ophthalmoskopie (**B, C**), wenn der Kopf des Untersuchers nicht schräg gehalten wird (**B**) (nur die Lichtquelle projiziert sich in die Pupille) und wenn er schräg gehalten wird (**C**) (die Lichtquelle und ein Auge des Untersuchers projizieren sich in die Pupille des Untersuchten)

Pupille oval elliptisch. Das erschwert die stereoskopische Beobachtung peripherer Fundusareale und vermindert zunehmend den Anteil des Lichts, der in das Auge eindringen kann (Abb. 49). Begegnen kann der Untersucher dieser Schwierigkeit durch eine Neigung des Kopfes zu einer Schulter, die dem Beleuchtungslicht einen möglichst großen Eintritt und wenigstens einem Beobachtungsstrahl einen Ausgang zu einem Auge des Untersuchers verschafft (Abb. 50). Damit erreicht man zwar nur eine monokulare Beobachtung, aber

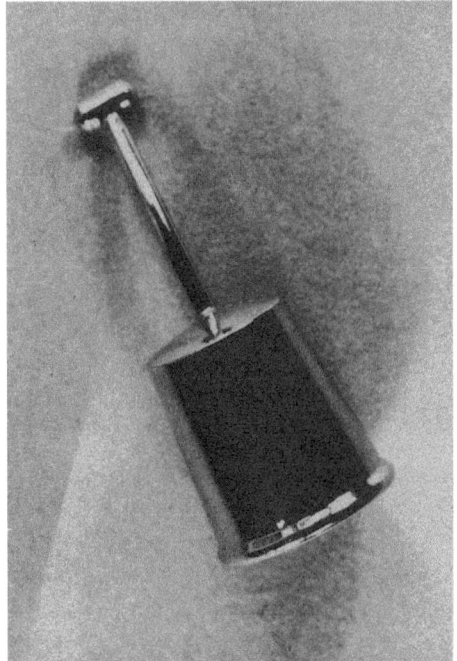

Abb. 51. Skleradepressor mit Fingerhut

ein optimal helles Bild. Eine Möglichkeit, die Peripherie stereoskopisch zu sehen, gibt es nur über die Verwendung stark brechender Kondenslinsen bei aufrechter Kopfhaltung. 6. Nachdem der Augenhintergrund in der beschriebenen Art gewissenhaft durchmustert wurde, sollte die Untersuchung der Peripherie noch mit dem Indentator vorgenommen werden. Dieser zweite Untersuchungsgang bezweckt die Darstellung der Ora serrata und Pars plana des Ziliarkörpers. Die Eindellung ermöglicht die Untersuchung der Netzhaut unter unterschiedlichem Blickwinkel. Das bewirkt eine bessere Beurteilung eventueller vitreoretinaler Traktionen und die Entdeckung kleiner Defekte in der Nähe der Ora serrata (Abb. 51). Zur Eindellung eignet sich am besten der Fingerhutdepressor nach Schepens mit ,,T"-förmigem Indentator. Im Notfall erfüllt auch ein Wattestieltupfer die Funktion eines Depressors. Die Eindellung erfolgt vorzugsweise durch das Lid. Es genügt meist ein geringer Druck; das garantiert durch die geringe Irritation eine gute Kooperation des Patienten. Bewegungen des Indentators werden im Untersuchungsgebiet in meridionaler und zirkumferenzieller Richtung durchgeführt. Mit dieser Methode lassen sich kleine Lappenrisse durch Aufstellen ihres Lappens und somit durch Aufklappen des Risses gut von präretinalen zungenförmigen Verdichtungen der Glaskörperbasis unterscheiden.

C. Prophylaxe der Netzhautabhebung

Eine Reihe von pathologischen Veränderungen der peripheren Netzhaut prädisponiert zur Entstehung penetrierender Netzhautdefekte. Die in diesem Sinne gefährlichen Veränderungen müssen von harmlosen differenziert werden, die erfahrungsgemäß niemals Netzhautdefekte hervorrufen. Deshalb umfaßt das Kapitel Prophylaxe der Netzhautabhebung beide Gruppen peripherer Netzhautalterationen. Jeder prophylaktische Eingriff ist eine kleine Amotiooperation mit ihrem Operationstrauma und Operationsrisiko durch vorherzusehende und unvorherzusehende Komplikationen. Augen mit harmlosen Veränderungen sollten diesem Risiko nicht unnötig ausgesetzt werden.

I. Pathologische Veränderungen der peripheren Netzhaut mit Prädisposition zur Defektbildung

1. Gittrige Netzhautdegeneration oder Lattice-Degeneration oder Pallisadenzonen oder sklerotische Areale

Die gittrige Netzhautdegeneration ist ein meist oraparalleles (bei äquatorialer Lokalisation), seltener ein schräg bis meridional ausgerichtetes (bei retroäquatorialer Lokalisation) bandförmiges grauweißes Areal von verdünnter Netzhaut mit Hyperpigmentation des Pigmentepithels im Bereich des Bulbusäquators oder knapp davor. Die Weite des Bandes bewegt sich zwischen 0,5 und 2 mm, die Länge zwischen 1,5 mm und einem Quadranten. Daicker (1972) hält diese Veränderung für eine lokale Reifungsstörung. Slezak (1979) spricht ihr eine Progredienz der Ausdehnung ab. Straatsma und Mitarbeiter (1974) vermuten eine Rarefikation des retinalen Kapillarbettes als Ursache. Dementsprechend zeigt die Fluoreszenzangiographie fehlende Perfusion der Netzhautgefäße innerhalb der Degenerationszone, vor allem dann, wenn die Gefäße ihren weißen Farbton angenommen haben (Goldbaum, 1980). Beim Kollaps des Glaskörpers wird der Rand dieser Zonen häufig durch Traktion eingerissen, d. h. am Rand, meist am hinteren oder seitlichen Rand der Degenerationszone, entstehen im Gegensatz zum Inneren der Degeneration Lappenrisse (Abb. 52). Gelegentlich wird ein Teil oder die gesamte Degenerationszone ein- oder ausgerissen. Nicht selten füllt den gesamten Lappen eines großen Lappenrisses eine gittrige Degenerationszone häufig mit degenerativen Rundlöchern im Lappen aus. In einem frühen Stadium ist eine gelblich-weiße Stippung sichtbar, die diese Zone wie von Frostreif überzogen erscheinen läßt. Später entsteht durch die Sklerose der Gefäße das charakteristische weiße Muster eines gekreuzten Gartenzauns; in diesem Stadium gesellen sich die groben Pigmentklumpen im Pigmentepithel dazu. Die extreme Verdünnung der Netzhaut führt zur Ausbildung degenerativer Rundlöcher im Inneren der Degenerationszone (Abb. 53). Im Bereich der gittri-

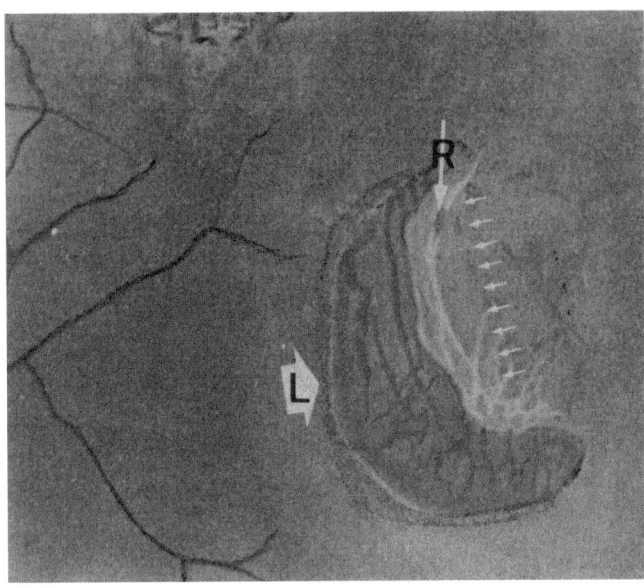

Abb. 52. Großer Lappenriß *(L)* am gesamten hinteren Rand einer gittrigen Degenerationszone (Pfeile), innerhalb der sich ein Rundloch *(R)* befindet (aus Vogt: Die operative Therapie und die Pathogenese der Netzhautablösung. 1936)

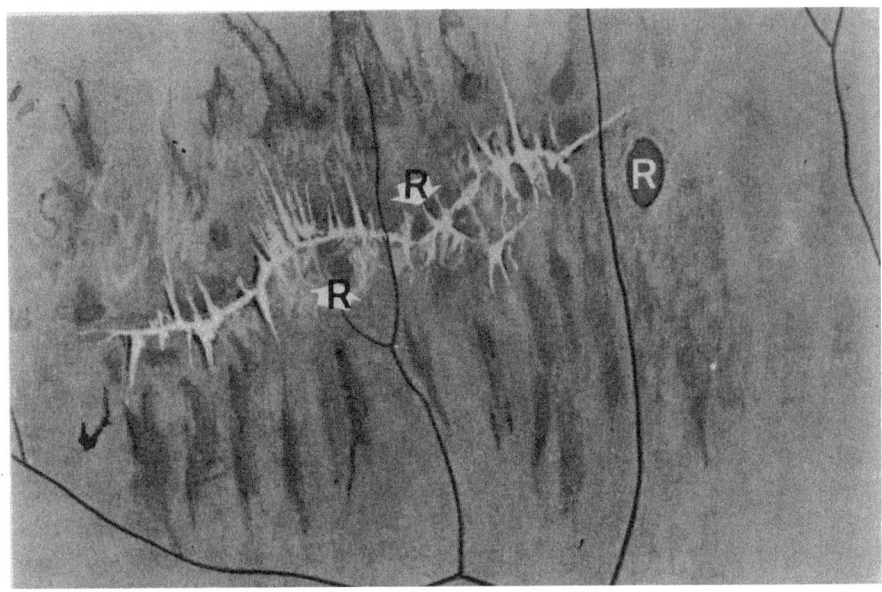

Abb. 53. Multiple Rundlöcher *(R)* in einer gittrigen Degenerationszone (aus Vogt: Die operative Therapie und die Pathogenese der Netzhautablösung. 1936)

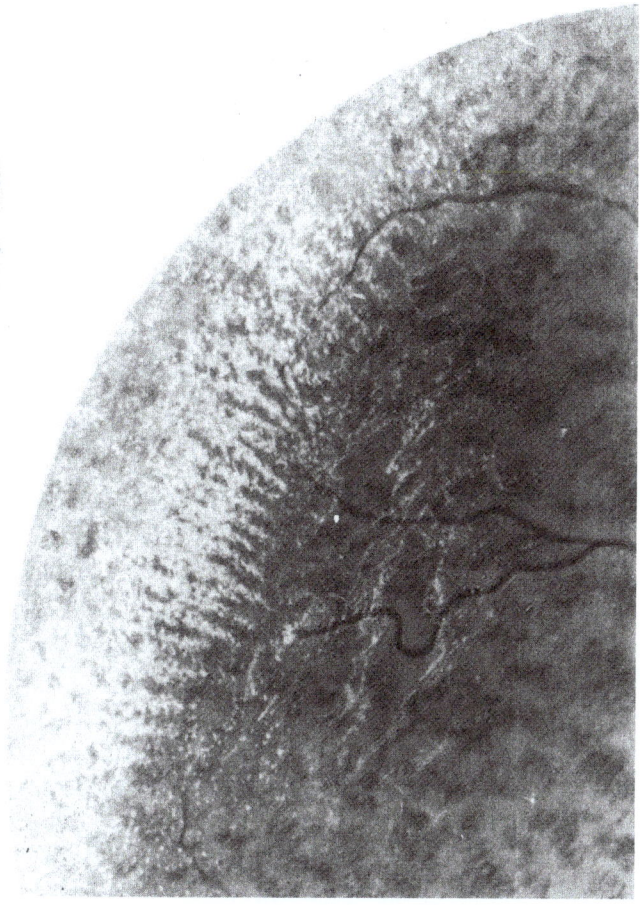

Abb. 54. Periphere Schneckenspurdegeneration (aus Heinzen: Die prophylaktische Behandlung der Netzhautablösung. 1960)

gen Degenerationszone bestehen umschriebene Glaskörperadhärenzen. Die Glaskörperadhärenz beschränkt sich meist auf die Ränder der Degenerationszone, die einen „See" verflüssigten Glaskörpers unmittelbar über dem Degenerationsareal einschließen. Histopathologisch sind hyalinisierte Gefäße, eine verdünnte Netzhaut und ein Fehlen der Membrana limitans interna sichtbar (Streeten und Bert, 1972). Glaskörpermembranen adhärieren am Degenerationsrand, und häufig wächst Gliagewebe über diese Membranen und täuscht Netzhautrisse vor.

Die gittrige Netzhautdegeneration gehört zu den gefährlichsten Veränderungen der peripheren Netzhaut. 6–8% der Bevölkerung sind damit behaftet (Rutnin und Schepens, 1967). 20–30% aller Augen, die Amotiooperationen zugeführt werden, weisen gittrige Netzhautdegenerationen auf. Die Veränderungen treten schon in frühen Lebensabschnitten auf, zumindest in der zweiten Dekade sind sie schon voll ausgeprägt, nach dem 20. Lebensjahr werden nur mehr 5%

neu hinzugekommene gittrige Netzhautdegenerationen beobachtet (Byer, 1974). In Partneraugen von Augen mit Netzhautabhebung, in myopen Augen und in aphaken Augen ist die Wahrscheinlichkeit, daß sich aus der gittrigen Netzhautdegeneration eine rhegmatogene Netzhautabhebung entwickelt, besonders groß: nämlich etwa 50% gegenüber einem 1,5%igen Amotiorisiko emmetroper Augen (Lund, 1978).

2. Schneckenspurdegeneration (État givré)

Die Schneckenspurdegeneration (der Name stammt von Gonin) besteht aus teils gruppierten, teils diffus verstreuten gelblich-weißen, matt rauhreifartig schimmernden Pünktchen in den innersten Netzhautschichten zwischen Bulbusäquator und Ora serrata (Abb. 54). Das histopathologische Substrat sind Fett-

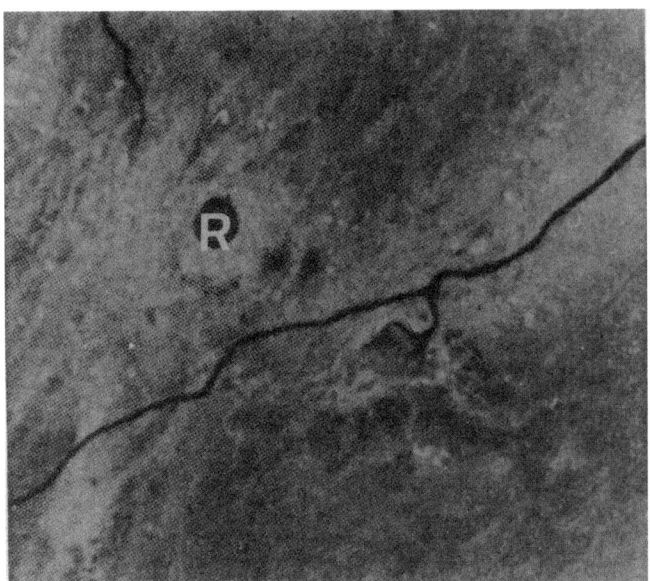

Abb. 55. Rundlöcher *(R)* innerhalb einer Schneckenspurdegeneration (aus Vogt: Die operative Therapie und die Pathogenese der Netzhautablösung. 1936)

körnchenzellen in ödematöser Netzhaut (Daicker, 1972). Schneckenspuren treten entweder selbständig auf oder begleiten die gittrige Netzhautdegeneration. Die Glaskörperadhärenz ist bei den Schneckenspuren mehr flächig und nicht linienförmig am Rand der Zone, wie bei der gittrigen Netzhautdegeneration. Dementsprechend wirkt sich die Traktion weit weniger als rißbildender Faktor zur Entstehung von Lappenrissen aus als bei der gittrigen Netzhautdegeneration. Umschriebene Netzhautnekrosen können allerdings zu Rundlöchern – meist am Rand der Schneckenspuren – führen (Abb. 55). Fest steht, daß beide Arten von penetrierenden Netzhautdefekten in Zusammenhang mit Schneckenspuren vorkommen können. In der Monographie von Heinzen (1960) über die prophylaktische Behandlung der Netzhautablösung finden sich dafür einige eindrucksvolle Beispiele. Insgesamt läßt sich die isolierte Schneckenspur ohne gittrige Netzhautdegeneration als harmlose Veränderung der Netzhautperipherie einstufen, die nur in Ausnahmefällen zu rhegmatogenen Netzhautabhebungen führt.

3. Zonuloretinale Traktionsfalten

Es handelt sich dabei um umschriebene büschelförmige Traktionsfalten oder Ausziehungen der peripheren Netzhaut, die durch Traktion von pathologischerweise hinter der Ora serrata inserierenden Zonulafasern zustande kommen (Abb. 56). Die Ausziehung ist dementsprechend nach vorne, also ziliarkörper-

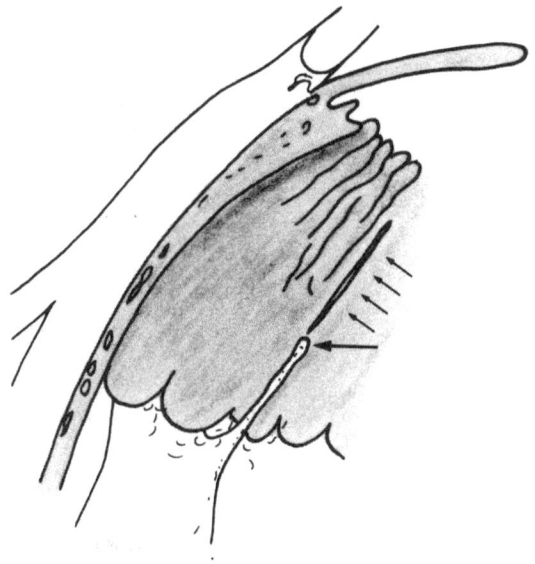

Abb. 56. Zonuloretinale Traktionsfalte (großer Pfeil), Zonulafaser (kleine Pfeile)

wärts, orientiert, im Gegensatz zu Glaskörpertraktionen, die stets nach dem Zentrum des Auges ziehen. Die Veränderungen kommen in 9–10% der Autopsieaugen vor (Foos, 1969). Klinisch werden sie extrem selten beobachtet. Bevorzugte Lokalisation ist die untere und nasale Hälfte. Die Ausziehung selbst bietet meist das Bild einer zystischen Degeneration der Netzhaut, die umgebende anliegende Netzhaut ist dahinter meist dünn oder eingerissen. Um diese Veränderungen bildet das Pigmentepithel grobe Pigmentklumpen. Die Diagnose und die Aufdeckung von koordinierten Rissen gelingt am besten durch Indentation der Ora serrata sowohl mit dem Dreispiegelkontaktglas als auch mit dem indirekten Ophthalmoskop. Die Risse können lamellär oder penetrierend sein, sie können die Konfiguration von kleinsten Lappenrissen oder Ausrissen aufweisen. Die Kataraktoperation mit dem ihr innewohnenden Vorwärtszug am Zonulaapparat mag zum Ein- oder Ausriß der Netzhaut im Bereich zonuloretinaler Traktionen führen. Vielleicht ist diese Veränderung überhaupt der Schlüssel zum Verständnis der eigentlichen Aphakieamotio (Goldbaum, 1980).

4. Meridionale Komplexe

Meridionale Komplexe sind weißliche, dünne oder zystische lineare Netzhautfalten, die Orabuchten in meridionaler Richtung durchziehen oder häufiger in einem Processus dentatus lokalisiert sind (Abb. 57). Ob es sich dabei um Überschußfalten der Netzhaut oder um eine reine Glaskörpertraktion handelt,

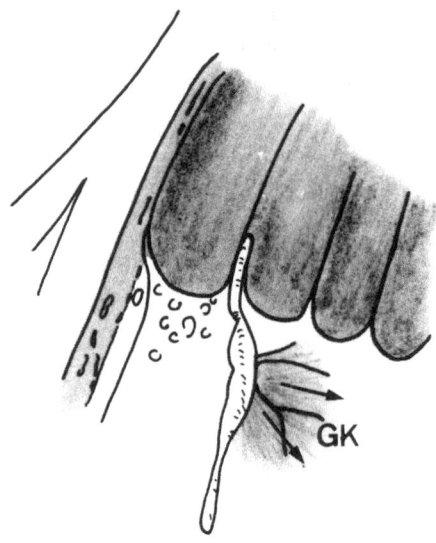

Abb. 57. Meridionale Falte mit adhärenten Glaskörperfasern *(GK)*

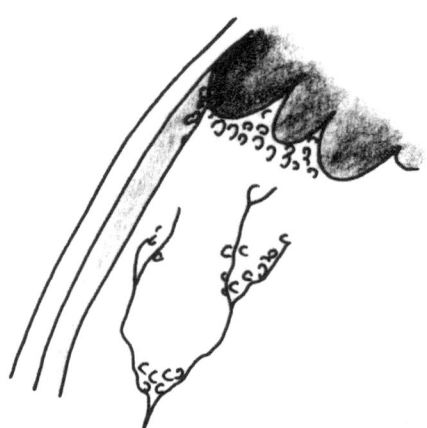

Abb. 58. Netzhautgruben

läßt sich nicht entscheiden. Falten in Processus dentati sind länger als solche in Orabuchten. Manchmal finden sich Oraperlen und Inseln von Ziliarepithel innerhalb dieser Falten. An der Falte inserieren häufig einzelne Glaskörperfasern oder sogar Zonulafasern. Am hinteren Rand der Falten ist die Netzhaut meist zystisch verändert, die dahinterliegende anliegende Netzhaut ist verdünnt, gelegentlich zeigen sich dort lamelläre oder penetrierende Defekte (Spencer, Foos, Straatsma, 1970).

5. Netzhautgruben und Netzhautverdünnungen

Diese Befunde entstammen Autopsieaugen und bieten eine Erklärung für Netzhautdefekte in klinisch normal erscheinender Netzhaut (Meyer und Kurz, 1963; Spencer und Foos, 1970). Es handelt sich dabei um multiple herdförmige Rarefikationen und Verdünnungen der Netzhaut, die meist in Gruppen und vorwiegend in der Nachbarschaft peripherer Netzhautgefäße angeordnet sind (Abb. 58). Im Bereich dieser Herde besteht Glaskörpertraktion, die nach Kollaps des Glaskörpers zu Netzhautrissen und rhegmatogenen Netzhautabhebungen führen kann.

6. Degenerative Retinoschisis

Die degenerative Retinoschisis ist eine Spaltung der peripheren Netzhaut mit bullöser Elevation des inneren Netzhautblattes, das die Gefäße führt. Straatsma und Foos (1973) unterscheiden eine *typische und* eine *retikuläre Form.* Retinoschisis kommt in hypermetropen Augen bedeutend häufiger vor als in myopen Augen. Sie wird in 7% aller Menschen jenseits des 40. Lebensjahres beobachtet (Falls und Mitarbeiter, 1966). Retinoschisis kommt zu 60–90% in beiden Augen vor und ist dann meist symmetrisch angeordnet. Die Retinoschisis ist so gut wie immer asymptomatisch und daher ein Zufallsbefund. Die Prädilektionsstelle ist temporal unten. Das innere Netzhautblatt ist ballonartig aufgetrieben, glatt und maximal verdünnt, nicht selten fast transparent, sodaß die Netzhautgefäße in den Glaskörperraum vorgewölbt zu sein scheinen. Am Rand der Schisis finden sich häufig weiße oder glitzernde Pünktchen. Gegen die Ora serrata zu ist das innere Netzhautblatt oft zystisch degeneriert. Das äußere Netzhautblatt ist meist nur mit Hilfe der Indentation sichtbar. Es erscheint dann bei tangentialer Betrachtung weißlich (Abb. 59).

Die *typische Retinoschisis* erstreckt sich nur ausnahmsweise bis hinter den Bulbusäquator. Die Netzhautdefekte im inneren Blatt sind kleine Rundlöcher, die im äußeren Blatt der Netzhaut große Löcher mit eingerollten weißlichen Rändern (Abb. 60). Die Kombination von Netzhautdefekten in beiden Blättern birgt die Gefahr der Schisisamotio in sich. Die Schisis spaltet die Rezeptorenschicht von der übrigen Netzhaut und erzeugt ein absolutes Skotom im Gesichtsfeld. Die Kontrolle der *Ausdehnung* des Spaltungsareals gelingt deshalb am besten mit Hilfe der Perimetrie. Die Zunahme der *Höhe* der Retinoschisis läßt sich am günstigsten echographisch erfassen. Bei der typischen Retinoschisis erfolgt die Spaltbildung in der äußeren plexiformen Schicht, bei der retikulären Schisis in der Nervenfaserschicht. Die Schisis ist als ein Fortschreiten des zystoiden Degenerationsprozesses der peripheren Netzhaut durch Konfluenz der Zysten zu Spalträumen aufzufassen. Häufig dehnt sich die Retinoschisis auch in den temporal oberen Quadranten aus, wo sie dann meist flacher ist als unten. Zwischen der Schisis oben und unten findet sich temporal in der Horizontalen häufig normale Netzhaut. Eine Ausdehnung der Schisis in Richtung Makula ist

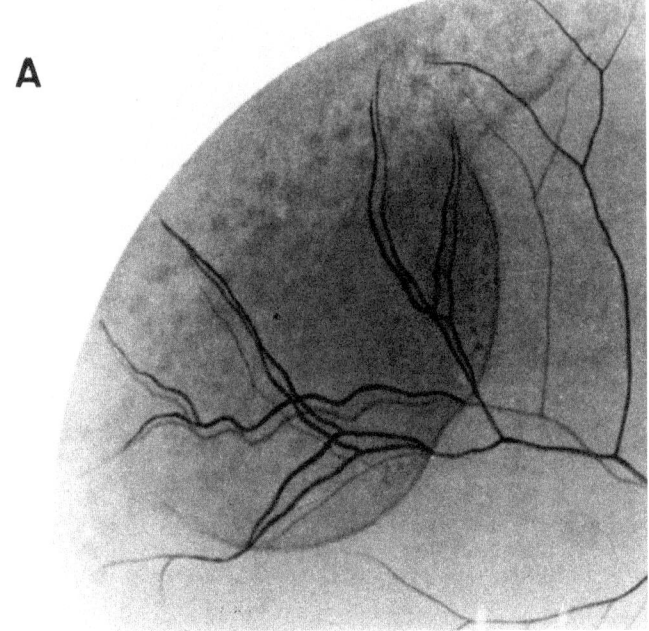
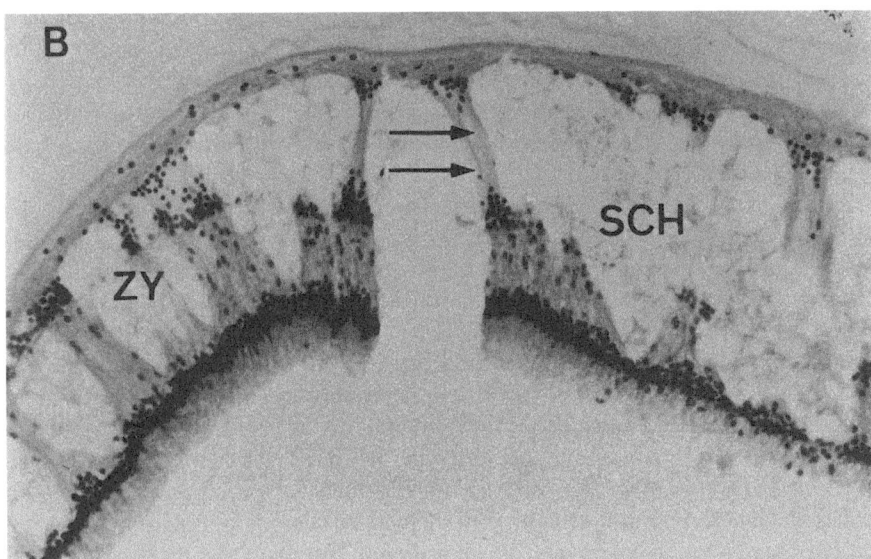

Abb. 59. Typische senile Retinoschisis. **A** Fundusaspekt. **B** Histologisches Bild aus der Randzone eines zystischen Degenerationsareals *(ZY)* mit Übergang in die Spaltungszone *(SCH)*

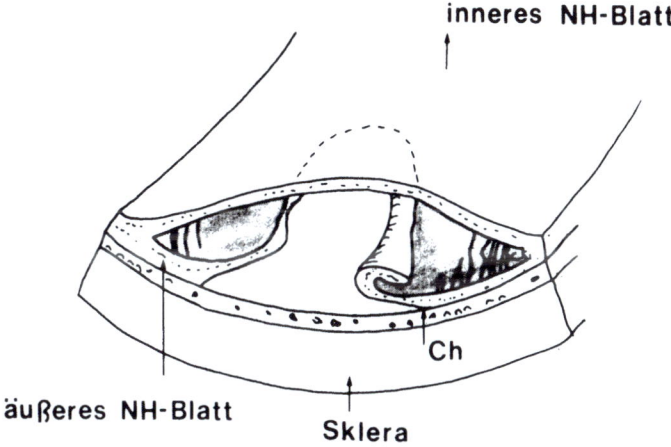

Abb. 60. Defekt im äußeren Netzhautblatt bei typischer degenerativer Retinoschisis. *Ch* Chorioidea. (Schnittbild)

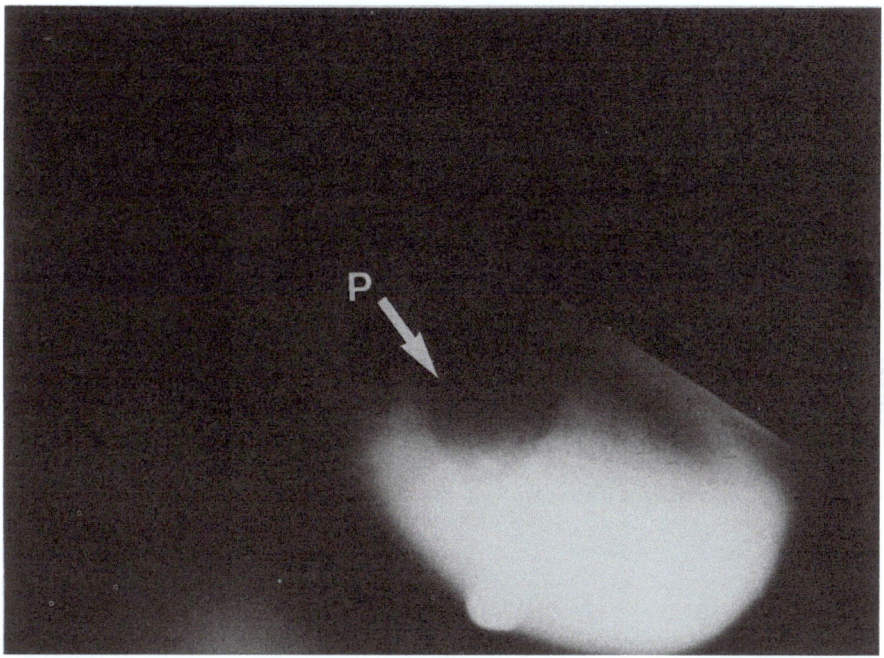

Abb. 61. Herdförmige Pigmentaggregation *(P)* in der Fundusperipherie, durch das Dreispiegelkontaktglas beobachtet

extrem selten. Die größte Gefahr, die der Schisis innewohnt, ist die Entstehung der Schisisamotio.

7. Herdförmige Pigmentklumpen

Um Netzhautrisse finden sich häufig proliferative Veränderungen des Pigmentepithels mit Migration von Pigmentklumpen in die sensorische Netzhaut.

Es handelt sich dabei um die frustrane Form einer spontanen Abriegelung von Netzhautdefekten. In Augen mit solchen Pigmentriegeln oder in deren Partneraugen sind nicht selten retinale Pigmentklumpen ohne Defektbildung sichtbar (Abb. 61). Vermutlich sind das Zonen vitreoretinaler Traktion. Die Proliferation des Pigmentepithels bzw. die Pigmentmigration ist dann als Ausdruck einer chronischen Irritation durch Traktion aufzufassen. Diese pigmentierten Areale können bis zu 1 PD groß sein. Die Gefährlichkeit solcher Pigmentklumpen kann nur dann erwiesen werden, wenn sich tatsächlich eine vitreoretinale Adhärenz verifizieren läßt.

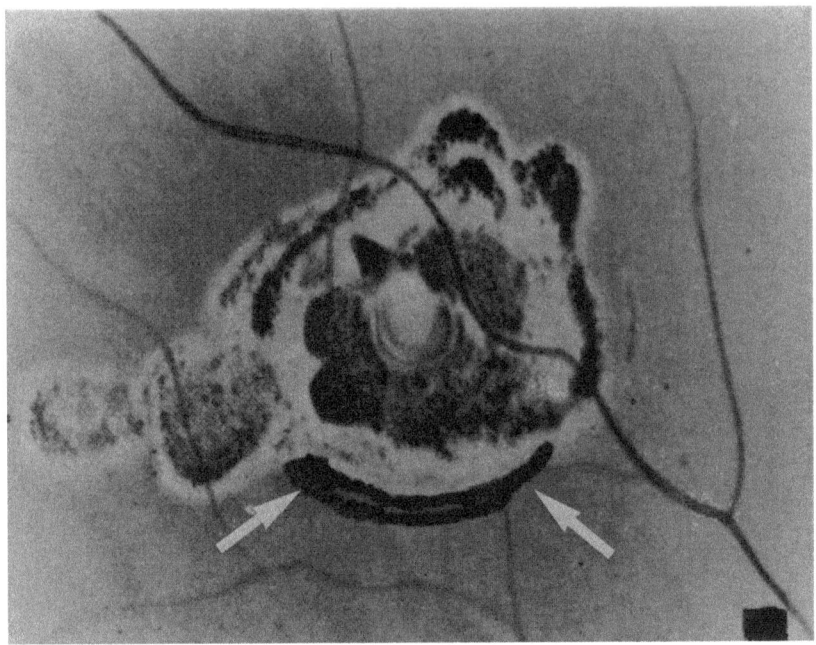

Abb. 62. Einriß der Netzhaut (Pfeile) am Rand einer Photopexienarbe bei Lappenriß der Netzhaut (nach Heinzen, 1960)

8. Chorioretinale Narben

Die stark verdünnte Netzhaut im Zentrum dieser Narben ist nicht rißgefährdet, weil im gesamten Narbenareal eine feste retinopigmentepitheliale Adhäsion besteht. Die Gefahr droht von seiten des adhärenten Glaskörpers am Rand dieser Narben. Der kollabierende Glaskörper reißt die Netzhaut am Rand der retinopigmentepithelialen Adhäsion auf oder aus. Solche Ausrisse entstehen auch an chorioretinalen Narben, die auf Lichtkoagulationen zurückgehen. In diesen seltenen Fällen, wo durch massive Photopexie (meist mittels Xenonlichts) eine extreme atrophische Verdünnung der Netzhaut erzeugt wurde, ist dann die Prophylaxe zum auslösenden Faktor einer Verschlimmerung der Ausgangssituation geworden (Abb. 62).

II. Pathologische Veränderungen der peripheren Netzhaut ohne Prädisposition zur Defektbildung

Diese harmlosen Veränderungen sollen deshalb im Rahmen einer Darstellung des Problemkreises Netzhautabhebung nur gestreift werden, weil sie keinen Bezug zur Entstehung der Netzhautabhebung durch Defektbildung besitzen. Sie bedürfen keiner Prophylaxe, in Anbetracht der möglichen Risiken einer Prophylaxe ist eine Behandlung sogar kontraindiziert. In diesem Sinne ist ihre Diagnose nicht weniger wichtig als die der gefährlichen Netzhautdegenerationen.

1. Typische mikrozystische Degeneration mit äußerer Retinoschisis

Die mikrozystische Degeneration der Netzhaut ist eine schaumartig, zart weißlich imponierende Verdickung der Netzhaut an oder knapp hinter der Ora serrata (Abb. 63). Diese Veränderungen treten bei fast allen Menschen auf, meist

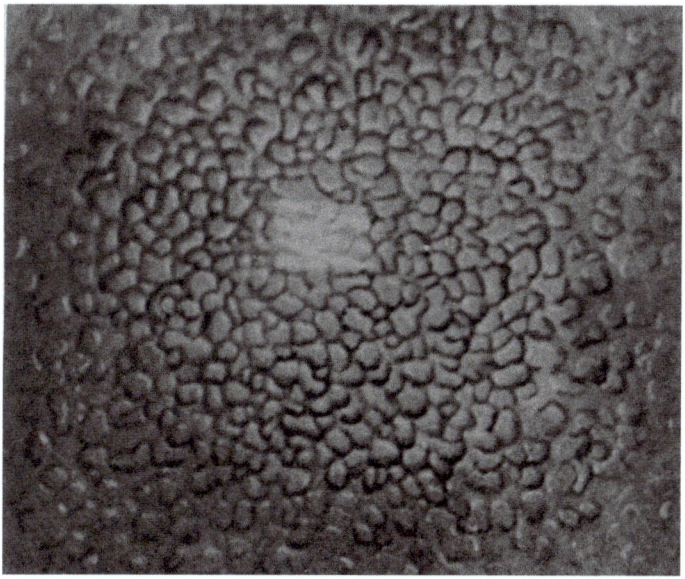

Abb. 63. Typische mikrozystische Degeneration bei äußerer Retinoschisis unter Beobachtung im regredienten Licht (aus Vogt: Die operative Therapie und die Pathogenese der Netzhautablösung. 1936)

schon zum Zeitpunkt der Geburt oder knapp danach. Die temporale Hälfte ist davon mehr betroffen als die nasale. Die Ursache der zystoiden Degeneration ist unbekannt. Die durch die Akkomodation bedingten Vor- und Rückwärtsbewegungen der Ora serrata werden als ätiologischer Faktor diskutiert (Teng und Katzen, 1953). Die typische Retinoschisis ist – wie bereits erwähnt – durch Zystenbildung in der äußeren plexiformen Schicht gekennzeichnet. Die zystischen Hohlräume sind von einer viskösen, hyaluronsäurereichen Flüssigkeit erfüllt und von den Säulen der Müllerschen Stützzellen begrenzt. Bei anliegender

Netzhaut sind die Zysten harmlos, schlimmstenfalls konfluieren sie zu größeren Spalträumen im Sinne einer typischen Retinoschisis. Bei abgehobener Netzhaut, vor allem im aphaken Auge, können sekundär durch Platzen der Zystchen zusätzliche Netzhautlöcher zu den Defekten entstehen, die die Netzhautabhebung primär hervorgerufen haben. Es erweist sich dann als unabdingbar, diese sekundären Defekte mitzubehandeln. Die Unterscheidung der Zystchen von Rundlöchern ist in anliegender Netzhaut oft schwierig, weil die Aderhaut durch die verdünnte Netzhaut der Zystenwand wie bei penetrierenden Defekten rötlich durchschimmert. Die Untersuchung an der Spaltlampe und die Eindellung mit dem Indentator des Dreispiegelkontaktglases unter Verwendung eines sehr schmalen und kurzen Spalts und extremer Helligkeit sowie eines spitzen Einfallswinkels erleichtern die Diagnose. Die Untersuchung im regredienten Licht ist hingegen irreführend.

2. Retikuläre mikrozystische Degeneration mit innerer Retinoschisis

Klinisch unterscheidet sich die retikuläre Variante der mikrozystischen Degeneration durch eine abweichende Lokalisation von der typischen Form: Neben der Oraregion ist auch der Fundusabschnitt bis knapp an den Äquator heran

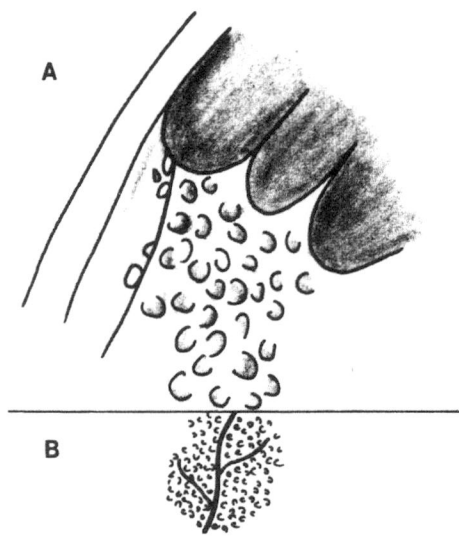

Abb. 64. **A** Typische periphere zystoide Degeneration. **B** Retikuläre mikrozystische Degeneration der Netzhaut

befallen, die Umgebung von Netzhautgefäßen ist dabei bevorzugt. Die Netzhautgefäße sind in diesen Zonen besser sichtbar und verleihen dem betroffenen Fundusabschnitt ein netzförmiges Aussehen, womit die Namensgebung erklärt ist (Straatsma und Foos, 1973; Feman und Foos, 1969; Foos und Feman, 1970) (Abb. 64). Histopathologisches Substrat der retikulären mikrozystischen Netzhautdegeneration ist eine Zystenbildung in der Nervenfaserschicht. Durch Konfluenz der Zysten entsteht die retikuläre Retinoschisis. Typische und retikuläre mikrozystische Netzhautdegenerationen sind häufig vergesellschaftet. Für die eventuelle Lochbildung auf Basis der Zystchen gilt dasselbe wie für die typische Variante dieser Degenerationsform der peripheren Netzhaut.

3. Glitzerherde

Diese Veränderung kommt stets in Kombination mit anderen Degenerationsformen der Netzhaut vor: Schneckenspuren, frühes Stadium der gittrigen Netzhautdegeneration, periphere mikrozystische Degeneration und Retinoschisis. Es handelt sich dabei um gelblich-weiße Fleckchen mit glitzerndem Aufleuchten bei direkter Illumination. Im regredienten Licht erscheinen sie dunkel. Histopathologisch entsprechen diesen Herdchen lipoproteinhaltige Makrophagen, die sich von Mikrogliazellen ableiten. Diese Herde sind für sich allein niemals mit Netzhautdefekten verbunden.

4. Senile retikuläre Hyperpigmentation und periphere Drusen

Diese netzförmige Pigmentation mit feinen Drusen breitet sich meist um die gesamte Zirkumferenz des Äquators älterer Menschen aus und verleiht dem peripheren Fundus ein Aussehen, als ob er mit „Pfeffer und Salz" bestreut wäre (Rutnin und Schepens, 1967).

5. Kongenitale Hypertrophie des Pigmentepithels mit Atrophie der darüberliegenden Netzhaut

Meist kommen diese dunkelbraunen, flachen, scharf begrenzten, bis zu 1 PD großen Pigmentflecken in Gruppen vor und werden deshalb als gruppierte Pigmentationen oder als Bärentatzendegeneration bezeichnet. Die Ränder zeigen meist, das Zentrum selten Hypopigmentationen in Form von weißen Reifen bzw. Punkten. Die gruppierten Pigmentationen sind vorwiegend zwischen hinterem Pol und Bulbusäquator lokalisiert und erreichen nur ausnahmsweise die Peripherie (Shields und Tso, 1975; Purcell und Shields, 1975).

6. Pflastersteindegeneration

Die Pflastersteindegeneration ist eine umschriebene chorioretinale Atrophie, die sich klinisch als rundlicher, weißer, scharf begrenzter Herd mit einem dunklen Pigmentsaum präsentiert (Abb. 65). 10% aller Menschen unterhalb des 20. Lebensjahres und 30% der über 70jährigen zeigen diesen Degenerationstyp. Die Hauptlokalisation ist zwischen Ora serrata und Bulbusäquator mit Bevorzugung der oranahen Zone. Die Rundherde erreichen einen Durchmesser von 0,1–1,5 mm. Sie kommen einzeln und in Gruppen vor, meist in beiden Augen, häufiger temporal unten als anderswo. Histopathologisches Substrat der Pflastersteine ist eine zirkumskripte Atrophie des Pigmentepithels, die wahrscheinlich durch herdförmige Ischämie entstanden ist: nämlich durch Verschluß des zentralen arteriellen Zuflusses eines chorioidalen Kapillarlobulus (O'Malley und Mitarbeiter, 1965). Das Pigmentepithel und die äußeren Netzhautschichten sind im Bereich dieser Herde völlig zugrunde gegangen, die inneren Netzhautschichten liegen direkt der Bruchschen Membran fest adhärent auf. Die Adhärenzen sind fester als die schwache physiologische Verbindung zwischen sensorischer Netzhaut und Pigmentepithel. Im Bereich dieser Herde selbst kann sich deshalb kein Netzhautriß entwickeln. Eine anderswo ausgehende Netzhautabhebung kann aber, wenn auch extrem selten, zum Ausriß der Ränder des Pflastersteins führen und damit zusätzlich zu den primären, die Netzhautablösung auslösenden Defekten einen sekundären Netzhautriß in der abgehobenen Netzhaut erzeugen. Die zusätzliche Behandlung solcher Defekte ist ebenso ratsam wie die der durch mikrozystische Degeneration entstandenen sekundären Netzhautlöcher.

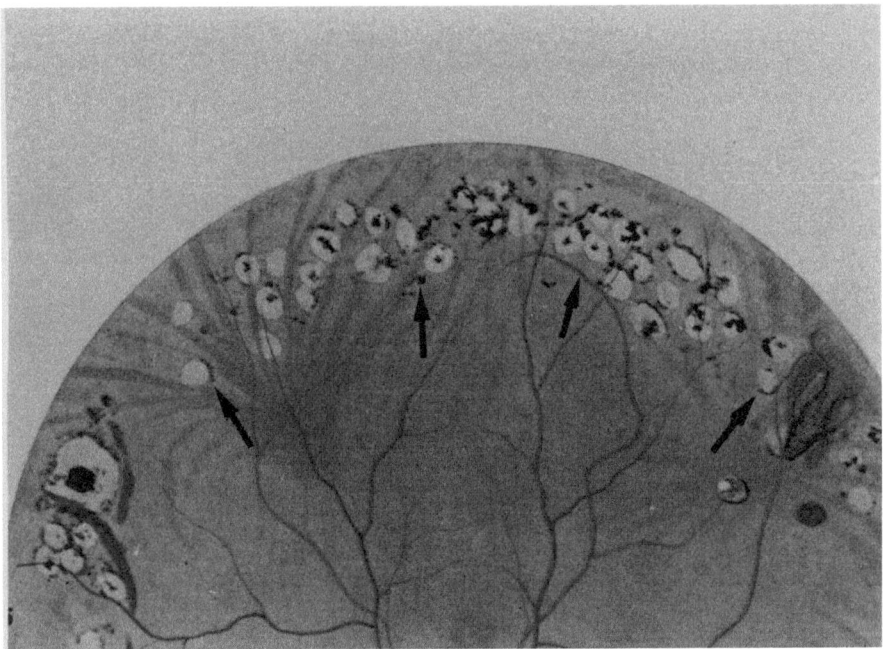

Abb. 65. Pflastersteindegeneration (Pfeile) (aus Heinzen: Die prophylaktische Behandlung der Netzhautablösung. 1960)

7. Eingeschlossene Orabuchten

Es handelt sich dabei um ektopische Inseln der Pars plana des Ziliarkörpers im Meer der peripheren Netzhaut hinter meridionalen Komplexen oder innerhalb einer Orabucht (Abb. 66). Diese Orabuchten finden sich in 5% aller Augen (Rutnin und Schepens, 1967; Spencer und Foos, 1970). Sie imponieren als rötlich-braune Depressionen innerhalb unveränderter Netzhaut und gleichen damit peripheren Netzhautlöchern. Mit eindellenden Untersuchungsverfahren (indirektes Ophthalmoskop und Spaltlampe) erweisen sie sich als mit der Pars plana identisch. Das beste Unterscheidungsmerkmal ist das Fehlen eines Operculums. Spencer und Foos (1970) geben an, daß in 17% dieser Degenerationen Netzhautdefekte am hinteren Rand der Pars-plana-Inseln entstehen können. Die In-

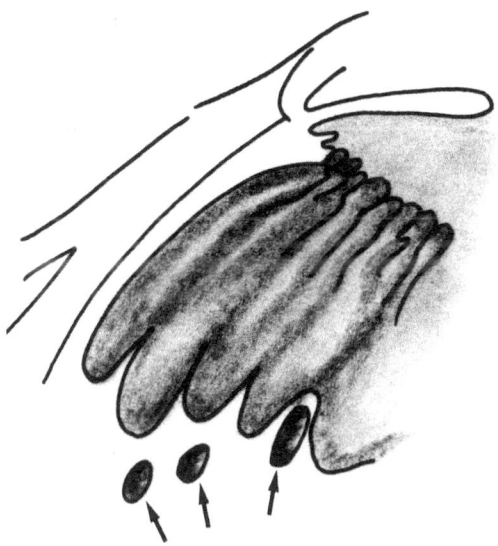

Abb. 66. Eingeschlossene Orabuchten (Pfeile)

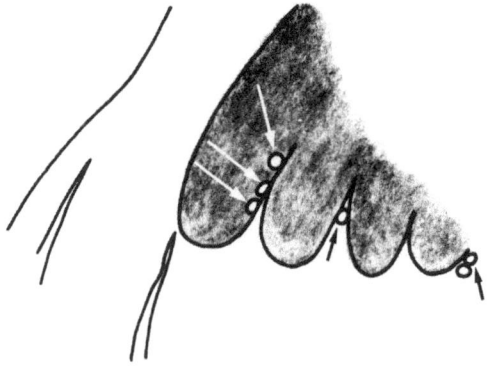

Abb. 67. Oraperlen (Pfeile)

seln selbst prädisponieren nicht zur Rißbildung und bedürfen keiner Prophylaxe.

8. Perlen der Ora serrata

Diese Degenerationsform ist durch hell glitzernde, weiße, perlenartige, oft kettenartig angeordnete Gebilde in den Processus dentati der Ora serrata gekennzeichnet (Abb. 67). Sie gehen aus drusenartigen Formationen zwischen Bruchscher Membran und Pigmentepithel hervor und erlangen ihr perlenartiges Aussehen, wenn die bedeckende Netzhaut zunehmend atrophiert und sich schließlich über der Elevation völlig zurückbildet. Trotzdem entsteht daraus niemals ein offenes Netzhautloch.

9. Pars-plana-Zysten und zystische Exkavationen

Es handelt sich klinisch um tropfenförmige oder halbkugelige, semitransparente graue Zysten im Bereich der Pars plana des Ziliarkörpers, die sich in 3–18% aller Menschen finden (Sanders und Podos, 1966). Höhere Altersgruppen sind bevorzugt. Histopathologisch liegt dieser Veränderung eine zystische Separation von pigmentiertem und nichtpigmentiertem Epithel der Pars plana zugrunde. Der Spaltraum ist ähnlich der Retinoschisis mit visköser hyaluronsäurereicher Flüssigkeit gefüllt. Durch Ausbreitung des Spaltungsprozesses oder Konfluenz mehrerer solcher Zysten entstehen oft recht ansehnliche Gebilde. Wahrscheinlicher ätiologischer Faktor ist die Traktion von Zonula oder Glaskörper. Hauptlokalisation ist der untere temporale Quadrant. Außer im aphaken Auge sind Pars-plana-Zysten nur durch eindellende Verfahren sichtbar zu machen. Defektbildungen des nichtpigmentierten inneren Pigmentepithels der Zystenwand führen zu Pars-plana-Exkavationen. Beide Veränderungen, Zysten und Exkavationen der Pars plana, erzeugen niemals Netzhautabhebungen.

10. Netzhautausziehungen – granuläres Gewebe

Diese Ausziehungen sind kleine, schmale, runde, ovale oder konische Einstülpungen der peripheren Netzhaut. Sie finden sich in mehr als der Hälfte aller Autopsieaugen (Spencer und Mitarbeiter, 1969; Spencer und Foos, 1970). Diese Ausziehungen sind am besten mit den Eindellungsverfahren sichtbar zu machen. Mit diesen Methoden ist auch ihre Unterscheidung von kleinsten Lappenrissen sicher zu treffen. Vor allem in abgehobener Netzhaut bieten sie den Aspekt eines Lappenrisses. Einmal einwandfrei diagnostiziert, bedürfen sie keiner Behandlung. Gegenüber zonuloretinalen Traktionsbüscheln (Abb. 56) lassen sie sich nur durch die Ausrichtung der Ausziehung in das Augeninnere und nicht nach vorne zu abgrenzen. Gelegentlich werden Verdünnung oder Einrisse der Netzhaut an der Basis der Ausziehungen beobachtet (Goldbaum, 1980). Das Pigmentepithel unterhalb der Ausziehung ist meist hyperpigmentiert. Wahrscheinlich stellen die Ausziehungen eher eine Entwicklungsmißbildung als eine Degeneration dar. Histopathologisch findet sich eine Anhäufung degenerierter Netzhautzellen und Gliagewebes mit zystischen Hohlräumen und Pigmentemigraten. Wenn das Erscheinungsbild der Ausziehungen keine Netzhautdefekte mitbegleitet, ist diese periphere Netzhautveränderung als harmlos anzusehen und bedarf keiner Behandlung.

11. „Weiß mit und ohne Druck"

„Weiß mit Druck" sind umschriebene Fundusareale, die bei Indentation, mit dem indirekten Ophthalmoskop betrachtet, iridisierend weiß erscheinen. Wenn solche Areale auch schon ohne Verwendung des Depressors sichtbar sind, wird von „Weiß ohne Druck" gesprochen. Schepens war 1952 der Erstbeschreiber dieser Gruppe peripherer Fundusveränderungen, denen einfach ein einigendes Beschreibungsmerkmal gemeinsam ist: nämlich der dominierende Sinneseindruck, der im Auge des Untersuchers bei der Betrachtung verschiedenster peripherer Veränderungen entsteht: entweder bei Indentation oder auch schon ohne Ausübung eines Druckes auf die Bulbuswand einen weißen Aspekt zu bieten.

Diese Gruppe von Veränderungen umfaßt flache Netzhautabhebungen, Retinoschisis, periphere mikrozystische Degeneration der Netzhaut, periphere präretinale Membranen und idiopathische Depigmentationen des peripheren Fundus. Um die Verwirrung zu erhöhen, wurde noch von einem „Pseudo-Weiß mit Druck" gesprochen, wenn der helle Abhang des eingedellten Areals eines völlig normal pigmentierten Fundus beschrieben wurde. Heute versteht man unter *„Weiß mit Druck"* helle, blasse, bei jüngeren Individuen goldglänzende, scharf begrenzte Areale, die beim Abtasten der Bulbusoberfläche mit dem Depressor sichtbar werden. Das histopathologische Substrat von „Weiß mit und ohne Druck" ist unbekannt, da korrelierende histologische Untersuchungen des klinischen Bildes extrem spärlich sind (Watzke, 1961). Es kann wohl vermutet, aber nicht bewiesen werden, daß der weiße Eindruck der betreffenden Fundusareale durch Veränderungen zwischen äußerer Netzhaut und Pigmentepithel zustande kommt. Die einzige histologische Studie eines „Weiß mit Druck"-Areals zeigt eine feste vitreoretinale Adhäsion, eine atrophisch verdünnte Netzhaut und einen Verlust des Pigmentepithels. Rißentstehung in „Weiß mit und ohne Druck"-Arealen wurde dennoch niemals beobachtet. Analog wurden auch *„Dunkel ohne Druck"*-Areale bei der indirekten Ophthalmoskopie beschrieben (Nagpal und Mitarbeiter, 1975). Diese dunklen Areale in hellen Fundi wandern und verändern ihre Form und Größe, ja verschwinden gelegentlich sogar für einige Monate. Die Fluoreszenzangiogramme dieser Areale sind unauffällig. Ein Prädilektionsalter gibt es nicht.

III. Indikation zur Prophylaxe der Netzhautabhebung

Bestimmte, aber nicht alle Formen penetrierender Netzhautdefekte sind Anlaß einer rhegmatogenen Netzhautabhebung. Weiters führen nur bestimmte, bei weitem nicht alle Degenerationsformen der peripheren Netzhaut über die Bildung potentieller Netzhautabhebungen erzeugender Defekte zur Netzhautabhebung. Es kann nicht oft genug erwähnt werden, daß eine zusätzliche Degeneration des Glaskörpers die zweite ebenso wichtige Voraussetzung zur Entstehung von Netzhautabhebungen darstellt. Maßnahmen des Defektverschlusses, wie die Erzeugung einer adhäsiven Chorioretinitis durch Diathermie, Kälte oder Xenonlicht bzw. Argonlaser, sowie eindellende Verfahren als Verschluß von außen bzw. als Entspannung des Glaskörperzuges an der Bulbuswand verhindern das Auftreten einer Netzhautabhebung im Ansatz. In diesem Zusammenhang ist die Beantwortung von drei Fragen bedeutungsvoll:

A. Welche Netzhautdefekte sind potentielle Ursachen einer Netzhautabhebung?

Defekttyp:
1. Netzhautrisse: im Sinne von Lappenrissen,
2. Riesenrisse,
3. Oradesinsertionen,
4. operkulierte Netzhautrisse: Rundlöcher mit Deckel,
5. Rundlöcher ohne Deckel, aber mit Glaskörpertraktion am Lochrand,

6. Rundlöcher in Arealen mit gittriger Netzhautdegeneration,
7. Rundlöcher in Arealen mit Schneckenspuren,
8. Rundlöcher ohne Deckel und ohne Traktion der Lochränder;

B. Zusätzliche Eigenschaften der Netzhautdefekte:
1. Größe,
2. Zahl,
3. Lokalisation,
4. subjektive Symptome;

C. Erschwerende Umstände, die die Entstehung einer Netzhautabhebung durch penetrierende Netzhautdefekte noch begünstigen:
1. Glaskörperzustand (Traktion, Beziehung der Defekte zur Glaskörperbasis, Destruktion, Verflüssigung),
2. Partnerauge eines Auges mit Netzhautabhebung,
3. Aphakie bzw. unmittelbar bevorstehende Kataraktoperation,
4. Partnerauge eines Auges mit Riesenriß,
5. Myopie,
6. Retinoschisis,
7. überbrückende Netzhautgefäße,
8. flache Netzhautabhebung der unmittelbaren Defektumgebung,
9. Kontrolle nicht gewährleistet,
10. Familienanamnese mit Netzhautabhebung;

D. Synopsis der Defekttypen, Defekteigenschaften und besonderen Umstände in Augen mit Netzhautdefekten:

4,8% (Okun, 1961) bis 10,6% der Bevölkerung zeigen Netzhautdefekte. Nur in 0,028% der Augen mit Netzhautdefekten entsteht tatsächlich eine Netzhautabhebung (Neumann und Hyams, 1972).

1. Netzhautdefekte

a) Defekttyp als Leitsymptom

1. *Symptomatische Netzhautrisse* sind bedeutend gefährlicher als asymptomatische. 25–90% der symptomatischen Netzhautdefekte erzeugen eine Netzhautabhebung (Colyear und Pischel, 1956; Davis, 1974; Neumann und Hyams, 1972). Die subjektive Symptomatik zeigt an, daß diese Netzhautrisse frisch entstanden sind und daß der Glaskörper „aktiv" ist. Mit prophylaktischen Maßnahmen wird das Risiko der Entstehung einer Netzhautabhebung auf 6% vermindert (Robertson und Norton, 1973). Ein symptomatischer Netzhautriß kann deshalb als absolute Indikation zur Prophylaxe gelten.

2. *Asymptomatische Netzhautrisse* sind gegenüber symptomatischen Netzhautrissen eher harmlos. In den meisten Fällen handelt es sich um alte Risse, der Glaskörper ist nicht mehr „aktiv" im Sinne von dauernder massiver Traktion. Dementsprechend ist das Risiko der Entstehung einer Netzhautabhebung bei asymptomatischen Rissen nur 5% (Davis, 1974); in derselben Studie erreichte

das Amotiorisiko symptomatischer Netzhautrisse hingegen 18%. Byer (1972) verfolgte 26 asymptomatische Netzhautrisse drei bis neun Jahre, und Hyams und Mitarbeiter (1974) kontrollierten asymptomatische Netzhautrisse ein bis sechs Jahre und fanden in keinem Fall eine Progredienz in eine Netzhautabhebung. Neumann und Hyams beobachteten bei 2% von asymptomatischen Netzhautrissen, die sie über ein bis sechs Jahre in Observanz hielten, daraus entstehende Netzhautabhebungen. Die Indikation zur Prophylaxe asymptomatischer Risse ist somit eine relative. Asymptomatische Netzhautrisse bedürfen nur dann einer *Prophylaxe*, a) wenn es sich um Risse handelt, die größer als 30 Grad sind, b) um multiple Risse, c) um Risse in der oberen Hälfte bzw. wenn folgende *erschwerende Begleitumstände* synchron vorliegen: a) Partneraugen von Augen mit Netzhautabhebung, b) Aphakie, c) Myopie, d) Partneraugen von Augen mit Riesenrissen, e) Risse mit überbrückenden Netzhautgefäßen, f) Risse mit umgebender flacher Netzhautabhebung, g) zusätzliche multiple Rundlöcher.

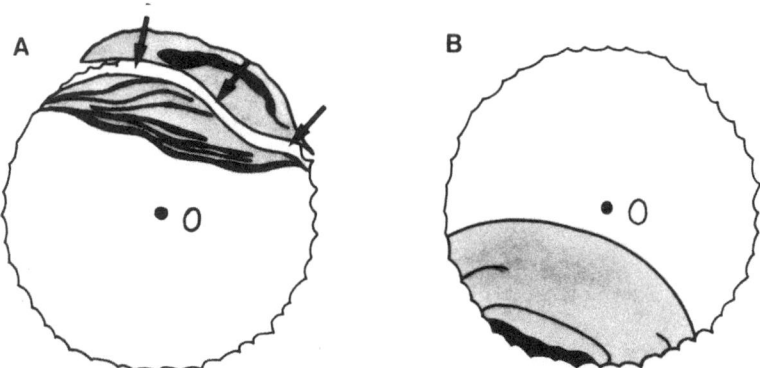

Abb. 68. Oradesinsertion. **A** Posttraumatische Oradialyse. Die Pfeile zeigen auf die ausgerissene Glaskörperbasis. **B** Spontane Oradialyse in der Kindheit (nach Goldbaum und Mitarbeitern, 1980)

Foos (1975, 1977) leitet die Prognose von Netzhautrissen von ihrer Beziehung zur Glaskörperbasis ab (siehe S. 26).

3. *Riesenrisse:* Das Risiko, daß sich ein Riesenriß vergrößert und daß daraus eine schwer zu behandelnde Netzhautabhebung entsteht, ist enorm hoch, obgleich in der Literatur keine Prozentsätze vorliegen. Die Prophylaxe ist jedenfalls absolut indiziert, gleichgültig ob es sich um das erste Auge oder um das Partnerauge von Augen mit einer Riesenrißamotio handelt, ob die Risse symptomatisch oder asymptomatisch sind.

4. *Oradesinsertionen:* Das Risiko, daß sich aus Oradesinsertionen nach stumpfen Traumen Netzhautabhebungen bilden, ist annähernd so hoch wie das von Riesenrissen. Da 50% der Oradesinsertionen mit bereits beginnender Netzhautabhebung über viele Monate hin asymptomatisch verlaufen, muß während der ersten sechs Wochen nach schwerem stumpfem Trauma in der Netzhautperipherie sehr sorgfältig nach dieser Verletzungsfolge gefahndet werden. Oradesinsertionen sind eine absolute Indikation zur Prophylaxe, ungeachtet ob sie symptomatisch oder asymptomatisch sind. Differentialdiagnostisch läßt sich die

viel häufigere posttraumatische gegenüber der seltenen spontanen Oradialyse mit Hilfe zweier markanter Symptome abgrenzen: dem Ausriß der Glaskörperbasis und der Abhebung der angrenzenden Pars plana des Ziliarkörpers (Abb. 68).

5. *Rundlöcher mit frei schwebendem Deckel (= operkulierte Netzhautdefekte):* Die Wahrscheinlichkeit, daß aus operkulierten Netzhautdefekten

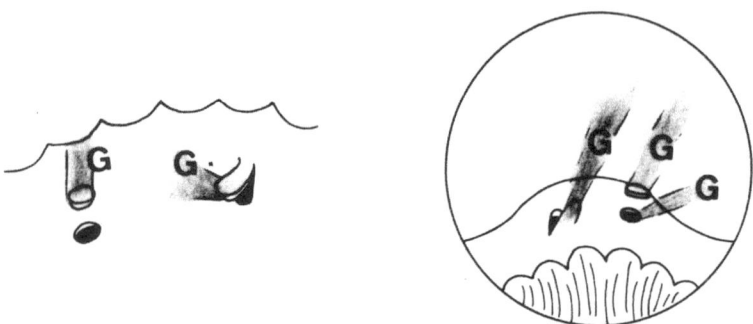

Abb. 69. Lappenrisse und operkulierte Rundlöcher im Bild der indirekten Binokularophthalmoskopie. Links ohne, rechts mit Bulbusindentation. Bei der Indentation wird eine Glaskörpertraktion *(G)* auch an den Rändern des Rundlochs sichtbar

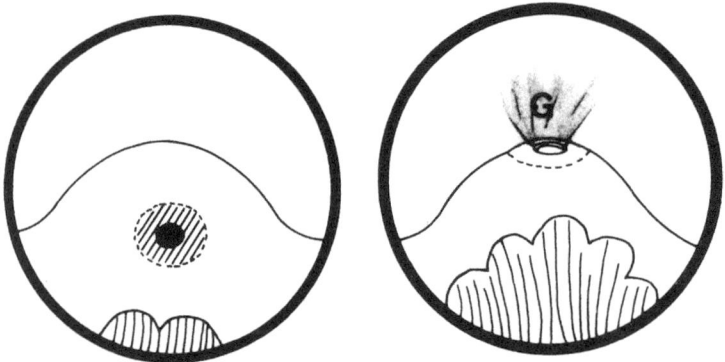

Abb. 70. Netzhautloch ohne sichtbares Operculum im Bild der indirekten Binokularophthalmoskopie (links). Bei massiver Indentation wird Glaskörpertraktion an den Lochrändern sichtbar (rechts)

Netzhautabhebungen hervorgehen, wird von Davis (1974) mit 7% beziffert. Operkulierte Defekte sind das Produkt eines Netzhautausrisses durch Glaskörpertraktion. Daraus mag geschlossen werden, daß sich mit dem vollendeten Ausriß die Wirksamkeit der Glaskörpertraktion erschöpft hätte und die Progredienz in das Abhebungsstadium nicht befürchtet werden muß. Die Realität zeigt aber, daß das nicht für alle operkulierten Defekte gilt. Diese *Ausnahmen* sind: a) symptomatische operkulierte Risse, die auf die frische Entstehung und eine fortgesetzte Glaskörpertraktion der Rißränder hinweisen; b) asymptomatische Risse mit biomikroskopisch oder ophthalmoskopisch nachgewiesener vitreoretinaler Restadhärenz an den Rißrändern (Abb. 69), c) flache Netzhautabhebung in der Rißumgebung, die eine größere Ausdehnung als 1 PD zeigt; d) Lokalisation in der oberen Fundushälfte, e) wenn die Defektgröße 30 Grad übersteigt.

Die Indikation zur Prophylaxe ist also relativ und beschränkt sich auf die angeführten Ausnahmesituationen sowie auf das Vorliegen aller *erschwerenden Begleitumstände*, die bei asymptomatischen Rissen (siehe S. 89) aufgeführt sind.

6. *Rundlöcher ohne Operculum mit Glaskörpertraktion am Rißrand:* Solche Netzhautdefekte sind mehr oder weniger harmlos (Abb. 70). Eine gewisse *Gefahr zur Progredienz* steckt in folgenden *Defekteigenschaften:* a) Lokalisation in der oberen Fundushälfte, b) Multiplizität, c) als Begleitlöcher von Netzhautrissen, seien sie symptomatisch oder asymptomatisch; d) Größe über fast eine Uhrzeigerstellung (extrem selten) bzw. in folgenden *erschwerenden Begleitumständen* (siehe S. 89). Die Indikation zur Prophylaxe ist relativ und beschränkt sich auf die angeführten Situationen.

7. *Rundlöcher in Arealen mit gittriger Netzhautdegeneration:* Tillery und Lucier (1976) fanden in 2,8% aller Netzhautabhebungen gittrige Netzhautdegenerationen mit Rundlöchern als Ursache. Die Entwicklung der Netzhautabhebung vollzog sich langsam, und die Netzhautabhebung blieb so lange asymptomatisch, als die Netzhaut in der Macula lutea noch anlag. Demgegenüber konnte Byer (1974) bei der Kontrolle einer Gruppe ähnlicher Fälle niemals den Übergang in die Netzhautabhebung feststellen. Die Prophylaxe von Rundlöchern mit gittriger Netzhautdegeneration ist deshalb nur relativ indiziert, und zwar ausschließlich dann, wenn folgende *zusätzliche Eigenschaften* vorliegen: a) zusätzliche Netzhautrisse, Defekt am Rand der Degenerationszone, b) bei subjektiver Symptomatik und den auf S. 89 angeführten *erschwerenden Begleitumständen*. Die allfällige Prophylaxe schließt dann stets neben der Lochbehandlung auch die Behandlung der Degenerationszone mit ein.

8. *Rundlöcher in Arealen mit Schneckenspuren:* Rundlöcher in Schneckenspurzonen zeigen große Bereitschaft, Netzhautabhebungen hervorzurufen (Aaberg und Stevens, 1972). Die Indikation zur Prophylaxe solcher Rundlöcher ist deshalb absolut. Die Prophylaxe beschränkt sich allerdings ausschließlich auf die Netzhautdefekte und soll nicht auf die Degenerationszone ausgedehnt werden.

9. *Rundlöcher ohne Traktion der Rißränder:* Solche Defekte gelten bis auf wenige Ausnahmen als gänzlich harmlos (Byer, 1974; Hyams und Mitarbeiter, 1974; Neumann und Hyams, 1972). Ausnahmen sind auf dem Sektor der *Rißeigenschaften:* die Multiplizität bei zusätzlichen asymptomatischen Netzhautrissen und auf dem Sektor der *erschwerenden Begleitumstände:* die Myopie, Partneraugen von Augen mit Riesenrissen und umgebende flache Netzhautabhebung, die eine Ausdehnung von 1 PD übersteigt. Nur bei Existenz dieser zusätzlichen Faktoren ist die Prophylaxe von Rundlöchern ohne Beziehung zum Glaskörper indiziert.

b) Zusätzliche Defekteigenschaften als Leitsymptom
1. Größe der Defekte

Die Größe spielt als zusätzlicher *amotioauslösender Faktor* für folgende Netzhautdefekte keine Rolle, d. h. der *Defekttyp* allein impliziert schon die Gefahr der daraus entstehenden Netzhautabhebung: symptomatische Netzhautrisse, Riesenrisse, Oradesinsertionen, symptomatische operkulierte Netzhautdefekte, Rundlöcher mit Glaskörpertraktion am Rißrand bei Lokalisation in der oberen Fundushälfte und Rundlöcher in Schneckenspuren.

Die Rißgröße ist nur für Rundlöcher ohne Traktion als amotioauslösender Faktor irrelevant; bei allen übrigen Defektformen kann die erhöhte Defektgröße aus einem harmlosen Defekttyp einen gefährlichen machen, der die Netzhaut ablöst.

2. Zahl der Netzhautdefekte

Die Multiplizität folgender Defekte beschwört bei im Singularfall harmlosen Defekten die Gefahr der Entstehung einer Netzhautabhebung herauf: asymptomatische kleine Risse, asymptomatische kleine operkulierte Netzhautdefekte, Rundlöcher ohne Deckel mit Glaskörpertraktion in der unteren Fundushälfte.

3. Lokalisation der Defekte

a) Die Lokalisation von Netzhautdefekten in der *unteren Fundushälfte* ist niemals eine einen an sich selten amotioauslösenden Netzhautdefekt gefährlicher machende Defekteigenschaft. Die *Defektlokalisation in der oberen Fundushälfte* kann folgende harmlose Defekttypen in ihrer Gefährlichkeit so steigern, daß sie eine Netzhautabhebung auszulösen vermögen: asymptomatische kleine singuläre operkulierte Netzhautdefekte, Rundlöcher ohne Operculum mit Glaskörpertraktion der Rißränder.

b) Eine besondere *Lokalisation des Defektes ist die Macula lutea* bei anliegender Netzhaut, die sogenannten Makulalöcher. Die Besonderheit liegt in der Schwierigkeit der Diagnose und der Problematik der Indikation zur Prophylaxe.

ad Diagnose: Zwei pathologische Veränderungen, die mit Sicherheit keiner Prophylaxe bedürfen, sind mitunter nicht ganz eindeutig von penetrierenden Makulalöchern differentialdiagnostisch abzugrenzen: *Makulazysten* und *Schichtlöcher*. Die innere Zystenwand läßt sich meist biomikroskopisch mittels der Hruby-Linse oder mittels des Goldmannschen Dreispiegelkontaktglases darstellen, wenn man einen schmalen, extrem lichtstarken Lichtspalt mit schrägem Einfallswinkel über die Makula streichen läßt (Abb. 41). Auch im regredienten Licht leuchtet die innere Zystenwand auf. *Penetrierende Makulalöcher* lassen sich von lamellären Defekten biomikroskopisch nur dann unterscheiden, wenn die Lochränder eleviert sind und eine flache Netzhautabhebung das Loch umgibt. Vor der Makula schwebende Lochdeckel können von lamellären und penetrierenden Makulalöchern stammen. Die Fluoreszenzangiographie ist kein geeignetes Hilfsmittel zur Differenzierung zwischen penetrierenden und lamellären Makulalöchern: Degenerative Veränderungen des Pigmentepithels (zusammen mit der Akkumulation von Cholesterinkristallen, Makrophagen, Resten einer Zystenwand und Drusen) können präexistent und unabhängig von der Tiefe des Defektes auf der Basis des Defektes zu finden sein (Aaberg, 1980). Ein viel tauglicheres Hilfsmittel zur Entscheidung, ob ein Makulaloch in anliegender Netzhaut penetrierend oder tief lamellär ist, ergibt sich, wenn man die zentrale Funktion solcher Augen heranzieht. Penetrierende Defekte sind meist mit einer Reduktion der Sehschärfe auf ein Zehntel und weniger verbunden. Meyer-Schwickerath (1959) sieht die Prophylaxe von Makulalöchern dann gerechtfertigt (d. h. es handelt sich dann um penetrierende Netzhautdefekte der Makula), wenn der Visus schlechter als 0,2–0,3 ist, konnte aber sogar einen Visus von 0,5 bei einem echten Makulaloch finden.

ad Indikation zur Prophylaxe: Makulalöcher sind extrem selten Ursache einer Netzhautabhebung. Aaberg und Mitarbeiter (1970) fanden in sechs Fällen eines Krankengutes von 81 Augen mit Makulalöchern das Auftreten von Netzhautabhebungen (= 7%). Fünf dieser sechs Augen wiesen eine Myopie von mehr als –6 Dptr. auf, und der sechste Fall hatte posttraumatische Glaskörpermembranen. Diese Studie widerlegt auch die Auffassung von Meyer-Schwickerath (1959), daß Makulalöcher besonders dann amotioauslösend sind, wenn eine ausgeprägte Arteriosklerose vorliegt oder wenn es sich um bilaterale hereditäre Makulalöcher handelt. Übereinstimmend mit Aaberg fand Yaoeda (1967), daß die Prognose von Makulalöchern ausschließlich mit dem Refraktionszustand verknüpft ist: in emmetropen und hyperopen Augen ist das Amotiorisiko eines Makulaloches praktisch null und die Prophylaxe wegen des zu erwartenden Funktionsabfalles durch Vergrößerung des Zentralskotoms kontraindiziert. In myopen Augen ist die Prophylaxe hingegen gerechtfertigt, wenn der bestkorrigierte Visus 0,1 erreicht und das Lesevermögen praktisch erloschen ist. Solange ein gewisses Lesevermögen vorhanden ist, erscheint es uns klüger, mit der Prophylaxe zuzuwarten, da diese mit Sicherheit das Ende der Lesefunktion bedeutet. Noch meist viel delikatere Probleme ergeben sich beim Makulaloch in abgehobener Netzhaut (siehe S. 225).

c) Über die lokalisatorische Bedeutung der Defektbeziehung zur Glaskörperbasis siehe S. 26 und 93 unten.

4. Subjektive Symptomatik

Die subjektive Symptomatik macht folgende in der asymptomatischen Erscheinungsform harmlose Defekttypen gefährlich: beliebig lokalisierte Netzhautrisse, operkulierte Netzhautdefekte, Rundlöcher ohne Deckel mit Glaskörpertraktion an den Rißrändern, Rundlöcher in Arealen gittriger Netzhautdegeneration.

c) Erschwerende Begleitumstände als Leitsymptom

1. Glaskörperzustand

Zwei Faktoren des pathologisch veränderten Glaskörpers spielen im Hinblick auf das Amotiorisiko bestimmter Defekttypen eine entscheidende Rolle: a) der Grad der Destruktion und der Verflüssigung des Glaskörpers, b) die Traktion als Ausdruck der lokalisatorischen Rißbeziehung zur Glaskörperbasis.

a) Folgende harmlose Defekttypen werden bei *hochgradiger Destruktion und Verflüssigung des Glaskörpers* in höherem Maße amotioauslösend als bei geringer Destruktion und Verflüssigung des Glaskörpers: asymptomatische Risse, operkulierte Netzhautdefekte, Rundlöcher mit und ohne Glaskörpertraktion.

b) Foos (1975, 1977) mißt *der Beziehung der Glaskörperbasis zu den Netzhautrissen als traktionserzeugendem Faktor* besondere prognostische Bedeutung zu. Entsprechend der anatomischen Beziehung zur Glaskörperbasis lassen sich fünf Typen von Rissen unterscheiden: präbasale Risse, Orarisse, intrabasale, juxtabasale und retrobasale Risse (siehe Abb. 15 und Tab. 1 und 2, S. 26 und 27).

Präbasale Risse (= Ziliarepithelriß): Die vordere Glaskörpergrenzschicht übt auf den hinteren Rißrand eine Traktion aus. Aus solchen Rissen kann nur im Extremfall eine Netzhautabhebung entstehen, nämlich dann, wenn der Glaskörper schrumpft und den Ziliarepithelriß nach hinten bis in die Netzhaut erweitert. Eine Prophylaxe ist bei dieser Rißform nicht erforderlich.

Orarisse (Oradesinsertion): Diese Defekte sind entweder Folge eines stumpfen Traumas oder eines autosomal rezessiv vererbten Entwicklungsdefektes. Der Ausriß der Glaskörperbasis bricht die Verbindung zwischen nichtpigmentiertem Epithel der Pars plana des Ziliarkörpers und der oralen Netzhaut auf, und der nach hinten gerichtete Traktionsvektor der ausgerissenen Glaskörperbasis schlägt den hinteren retinalen Rißrand nach rückwärts um. Eine unaufhaltsame Progression ist die Folge, sofern prophylaktische Maßnahmen unterbleiben. Die Prophylaxe ist also absolut indiziert.

Intrabasale Risse: Die intrabasale Lokalisation schützt diese Risse vor der Traktion seitens der Glaskörperbasis. Sie sind das Ergebnis des Ausrisses präexistierender zonuloretinaler Traktion. Meist handelt es sich um singuläre Risse ohne Beziehung zu degenerativen Netzhaut- und Glaskörperveränderungen. Dieser Umstand bewirkt eine relativ gute Prognose der Lappenrisse oder operkulierten Netzhautdefekte innerhalb der Glaskörperbasis. Die angelegte Glaskörperbasis verhindert meist eine Progression in das Stadium der Netzhautabhebung. Die Indikation zur Prophylaxe ist lediglich relativ und beschränkt sich auf aphake Augen oder Augen, die einer Kataraktoperation zugeführt werden sollen.

Juxtabasale Risse: Glaskörperkollaps ist die Voraussetzung für die Entstehung dieser Risse am hinteren Rand der Glaskörperbasis, die dann im Bereich der Lappenbasis liegt und durch Traktion den Lappen dauernd aufgeklappt hält. Dementsprechend ist das Amotiorisiko juxtabasaler Netzhautrisse sehr hoch. Die Prophylaxe ist abolut indiziert. Entsprechend der Rolle der Glaskörperbasis als fortwährender mechanischer Zug muß der Behandlung des Zuges seitens der Glaskörperbasis besondere Aufmerksamkeit geschenkt werden.

Extrabasale Netzhautdefekte: Diese Defekte weisen keine Beziehung zur Glaskörperbasis auf, liegen sie doch weit dahinter, nämlich meist im Bereich des Bulbusäquators. Sie entstehen nach Kollaps des Glaskörpers im Gebiet präexistierender vitreoretinaler Adhärenzen. Klinisch handelt es sich meist um operkulierte Netzhautdefekte, seltener um atypische Lappenrisse, bei denen die Rißbasis hinten liegt. Der Riß wird dann nach vorne zu aufgeklappt. Die Prophylaxe ist absolut indiziert, wenn atypische Lappenrisse vorliegen, und relativ indiziert, wenn es sich um operkulierte Netzhautdefekte handelt. Als Indikation zur Prophylaxe gelten dann die auf S. 88 und 90 angegebenen Richtlinien.

2. Partneraugen von Augen mit Netzhautabhebung

Die Frequenz der Bilateralität der Netzhautabhebung beträgt ungefähr 10% (Davis und Mitarbeiter, 1972; Haut und Massin, 1975; Merin und Mitarbeiter, 1971; Stein und Mitarbeiter, 1972; Törnquist, 1963). 19% der Partneraugen von Augen mit Netzhautabhebung zeigen Netzhautdefekte, in 20% davon entwikkelt sich eine Netzhautabhebung (Merin und Mitarbeiter, 1971). Davis und Mitarbeiter (1972) fanden in 7 Partneraugen von 24 Augen mit Netzhautabhebung bei Vorliegen von Lappenrissen die Entstehung einer Netzhautabhebung. Demgegenüber entstand in keinem von 26 Partneraugen mit operkulierten Netzhautdefekten eine Netzhautabhebung. Diese Studie zeigt aber auch noch folgende Amotiofrequenzen an Partneraugen auf: 9 von 38 Augen mit gittriger Netzhautdegeneration, 11 von 68 Augen mit peripheren Pigmentflecken und 4 von 51 Augen mit peripheren vitreoretinalen Ausziehungen. Hyams und Mitarbeiter (1974) beobachteten während der Kontrollphase von 32 Partneraugen von Augen mit Netzhautabhebung frisch aufgetretene Netzhautdefekte. In 10 dieser Augen folgte der Defektbildung sehr rasch die Netzhautabhebung. Die logische Folgerung aus diesen Daten ergibt ein hohes Risiko der Riß- und noch mehr der Amotioentstehung bei vorhandenen Netzhautdefekten in Partneraugen von Augen mit Netzhautabhebung. Der Begleitumstand, daß es sich um ein Partnerauge handelt, macht folgende am ersten Auge harmlose Netzhautdefekte zu gefährlichen, amotioerzeugenden Defekten: asymptomatische Netzhautrisse, asymptomatische operkulierte Netzhautdefekte, Rundlöcher ohne Operculum mit Glaskörpertraktion, Rundlöcher ohne Deckel und ohne Glaskörpertraktion sowie Rundlöcher in gittriger Netzhautdegeneration.

3. Aphakie

In 2–5% aller aphaken Augen entsteht eine Netzhautabhebung (Scheie und Mitarbeiter, 1973), d. h. die Aphakie fördert die Amotiofrequenz phaker Augen um das 20- bis 50fache. 50% der Netzhautabhebungen im aphaken Auge entwickeln sich während des ersten postoperativen Jahres (Ashrafzadeh und Mitarbeiter, 1973). Diese Zahlen legen eine sorgfältige Fahndung nach Defekten in der peripheren Netzhaut während dieses Zeitraums nahe. Die Aphakie macht folgende im phaken Auge harmlose Defekte zu gefährlichen Amotioerzeugern: asymptomatische Netzhautrisse, operkulierte Netzhautrisse, Rundlöcher ohne Deckel mit und ohne Glaskörpertraktion an den Lochrändern, asymptomatische Rundlöcher in gittrigen Degenerationsarealen. Die Häufigkeit von Netzhautabhebungen in aphaken Partneraugen ist zwei- bis dreimal größer als in phaken Partneraugen (Benson und Mitarbeiter, 1975; Campbell und Ritter, 1972; Davis und Mitarbeiter, 1972). Die beiden erschwerenden Begleitumstände von Netzhautdefekten, „Partnerauge" *und* „Aphakie", potenzieren sich also. Liegen beide Faktoren vor, so besteht für alle Defekttypen eine absolute Indikation zur Prophylaxe.

4. Partneraugen von Augen mit Riesenrissen

In 42–75% (Scott, 1976) der Partneraugen von Augen mit Riesenrissen entsteht eine Netzhautabhebung (Kanski, 1975). Diese Partneraugen zeigen nicht selten „Weiß mit und ohne Druck", seltener gittrige Degenerationen und Netzhautrisse vom Riesenrißtyp oder auch davon abweichende Riß- oder Lochtypen. Im Glaskörper von 36% der Partneraugen mit Riesenrissen finden sich transvitreale membranartige Kondensationen der Glaskörperstruktur, die zwischen der hinteren Ansatzlinie der Glaskörperbasis ausgespannt sind als Vorstufe riesiger juxtabasaler Einrisse (Freeman, 1979) (siehe Abb. 20). Dieser Umstand beinhaltet eine absolute Indikation zur Prophylaxe des Partnerauges, gleichgültig ob Netzhautdefekte, Netzhautdegenerationsformen oder völlig normale Netzhaut vorliegen.

5. Myopie

Neumann und Mitarbeiter (1972) fanden eine Amotiofrequenz von etwa 3% myoper Augen mit Netzhautdefekten. Umso verwunderlicher ist die Tatsache, daß die meisten Autoren alle Defekttypen im myopen Auge einer Prophylaxe unterziehen. Diese Diskrepanz erklärt sich daraus, daß die Amotiogefahr mit dem Grad der Myopie zunimmt (Chignell, 1980). Die Prophylaxe ist deshalb bei Myopie nur relativ indiziert, und zwar bei symptomatischen Rissen und bei Vorliegen der erschwerenden Begleitumstände (siehe S. 89). Eine Sonderstellung nehmen die Makulalöcher ein, die in Augen von mehr als −6 Dptr. Myopie meist amotioauslösend sind und einer Prophylaxe bedürfen (siehe S. 92, Lokalisation der Defekte).

6. Netzhautdefekte bei Retinoschisis

Die Untersuchung von Autopsieaugen zeigt in 1% der Augen mit degenerativer Retinoschisis Löcher im äußeren Blatt der Netzhaut (Foos, 1970). Hirose und Mitarbeiter (1972) kontrollierten Augen mit degenerativer Retinoschisis mit Defekten und ohne Defekte in einem oder in beiden Spaltblättern der Netzhaut über einen längeren Zeitraum. Die daraus gewonnenen Erkenntnisse lassen die Retinoschisis nur in den wenigsten Fällen als amotioerzeugend erscheinen: 1. Unter 245 Fällen ohne ursprüngliche Defekte entwickelten sich in neun Augen Defekte im äußeren Netzhautblatt; in drei davon war die Lochbildung von einer Netzhautabhebung gefolgt. 2. Bei keinem von 25 Augen mit bereits bestehenden Löchern im äußeren Netzhautblatt entstand eine Netzhautabhebung. 3. Bei keinem von sechs Augen mit bereits bestehenden Löchern in beiden Netzhautblättern entstand eine Netzhautabhebung. Daraus wurde gefolgert, daß die *Indikation zur Prophylaxe* von Löchern im äußeren Netzhautblatt nur eine *relative* ist, und zwar: 1. bei sehr großen und weit hinten liegenden Defekten im äußeren Blatt, 2. bei Schisisamotio im Partnerauge, 3. eventuell bei frisch aufgetretenen Defekten, 4. wenn eine weitere Kontrolle frisch aufgetretener Defekte nicht garantiert ist und 5. wenn penetrierende Defekttypen außerhalb der Schisiszone zusammen mit äußeren Defekten im Schisisareal vorkommen.

7. Überbrückende Netzhautgefäße

Die mechanischen Kräfte, die als Glaskörpertraktion die Netzhaut aufreißen, reißen damit naturgemäß im Rißbereich verlaufende Gefäße mit. Reißt das Gefäß nicht unmittelbar bei der Rißentstehung ein, so ist es als Rißbrücke sichtbar (Abb. 71). Manchmal stehen solche Gefäße unter wenig Zug. Es ist schwer voraussehbar, ob sich die Glaskörpertraktion am Rißlappen nicht doch eines Tages verstärkt und damit zur Ruptur des Gefäßes führt (Robertson und Mitarbeiter, 1971). Die unausbleibliche Folge dieses akuten Ereignisses ist die Einblutung oder Unterblutung des Glaskörpers. Die Behandlung eines solchen Netzhautrisses ist dann erst nach spontaner Resorption oder operativer Entfernung der Blutung mittels Vitrektomie möglich. Inzwischen mag sich bei fehlendem Funduseinblick eine Netzhautabhebung gebildet haben. Der zweite Unsicherheitsfaktor von rißüberbrückenden Gefäßen geht von der Traktion aus, die das Gefäß selbst auf den hinteren Rißrand ausübt. So vermag ein Brückengefäß den hinteren Rißrand permanent zu elevieren und dem verflüssigten Glaskörper den Weg in den Subretinalraum zu öffnen. Die Wahrscheinlichkeit, daß sich dann eine Netzhautabhebung entwickelt, ist besonders hoch. Der Zug von Brückengefäßen kann so groß sein, daß die Rißränder selbst nach Prophylaxe wieder eleviert werden. Überbrückende Gefäße sind deshalb eine absolute Indikation zu eindellenden Verfahren der Prophylaxe.

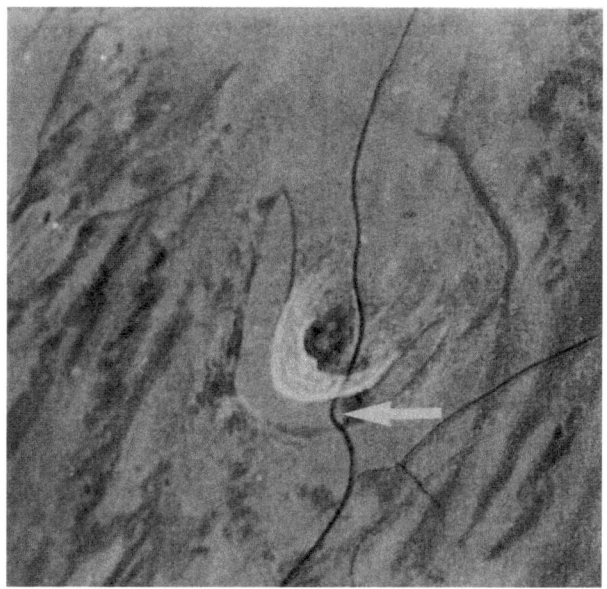

Abb. 71. Brückengefäß (Pfeil) bei Lappenriß der Netzhaut (aus Vogt: Die operative Therapie und die Pathogenese der Netzhautablösung. 1936)

8. Flache Netzhautabhebungen in der Umgebung von Netzhautdefekten

Als subklinische Netzhautabhebungen werden Akkumulationen subretinaler Flüssigkeit in der Rißumgebung von wenigstens 1 PD bezeichnet, wenn sich der Flüssigkeitsspalt nicht weiter als 2 PD bis hinter den Äquator erstreckt. 30% dieser subklinischen Netzhautabhebungen führen zur Progredienz in das Amotiostadium, selbst wenn es sich um ursprünglich harmlose Typen penetrierender Netzhautdefekte handelt (Davis, 1974). Die Prophylaxe solcher subklinischen Netzhautdefekte ist absolut indiziert, gleichgültig ob Glaskörpertraktion vorliegt oder nicht. Meist wird man nicht umhinkönnen, eindellende Verfahren anzuwenden. Zirkumwallierende Koagulationstechniken sollten nur bei Patienten durchgeführt werden, die operative Maßnahmen ablehnen oder nicht operationstauglich sind.

9. Patienten mit Netzhautdefekten, bei denen laufende Kontrollen nicht gewährleistet sind

Neben den absoluten Indikationen zur Prophylaxe wandeln sich bei solchen Patienten alle relativen Indikationen zu absoluten Indikationen, überhaupt dann, wenn noch mindestens ein anderer erschwerender Umstand oder besondere, das Amotiorisiko erhöhende Begleiteigenschaften für sich allein harmloser penetrierender Netzhautdefekte vorliegen. Hruby pflegte solchen Patienten treffend zu sagen, „sie säßen auf einem Pulverfaß, es mag losgehen oder nicht, es mag heute losgehen oder in zehn Jahren". Die Erfahrung lehrt, daß sich die meisten zunächst uneinsichtigen Patienten diesem Argument beugten.

10. Familienanamnese

Eine einschlägige Familienanamnese mit Netzhautabhebung erhöht die Wahrscheinlichkeit der Amotioentstehung auch bei an und für sich harmlosen Netzhautdefekten in unbestimmtem Maße (Goldbaum, 1980). Ergibt sich noch mindestens *ein* anderer erschwerender Umstand oder mehrere das Amotiorisiko erhöhende Begleiteigenschaften von Netzhautdefekten, so sollte man eher dazu neigen, harmlose Netzhautdefekte, wie Rundlöcher ohne Deckel und ohne Glaskörpertraktion, einer Prophylaxe zuzuführen, als davon Abstand zu nehmen. Kontrolluntersuchungen in drei Monatsabständen sind das mindeste, was in solchen Fällen empfohlen werden kann.

2. Degenerationszonen der peripheren Netzhaut als Präkursoren von amotioauslösenden Netzhautdefekten

Unter dem Kapitel „Pathologische Veränderungen der peripheren Netzhaut" wurden alle Degenerationsformen der Netzhaut angeführt, innerhalb derer bzw. durch die Netzhautdefekte potentiell entstehen können. Im Kapitel „Indikation zur Prophylaxe" ist es unumgänglich notwendig, die Wahrscheinlichkeit der Defektentstehung und noch mehr die Wahrscheinlichkeit der Amotioentstehung bei bereits vorhandenen Defekten in oder um Degenerationszonen als Indikator zur Prophylaxe darzustellen. In diesem Abschnitt sollen nur alle jene Degenerationsformen der peripheren Netzhaut hervorgehoben werden, die tatsächlich fakultative Amotioerzeuger sind:

1. Gittrige Netzhautdegeneration

Als zur Entstehung der Netzhautabhebung beitragender Faktor kommt der gittrigen Netzhautdegeneration eine Wahrscheinlichkeit von 30% zu (Chignell, 1980). Als alleiniger vorhandener Faktor erzeugt die gittrige Degeneration so gut wie niemals Netzhautabhebungen, selbst wenn sie von penetrierenden Rundlöchern durchsetzt ist. Erst Lappenrisse am Rand von gittriger Degeneration stellen ein hohes Amotiorisiko dar, meist handelt es sich dabei um symptomatische Netzhautrisse. Gittrige Degeneration ohne Defektbildung kann nur dann als eine amotiobewirkende Veränderung eingestuft werden, wenn folgende zusätzliche Faktoren damit vergesellschaftet sind: 1. Amotio am Partnerauge, vor allem dann, wenn diese von Defekten in gittrigen Degenerationsarealen ihren Ausgang genommen hat; 2. aphake Augen oder Augen, bei denen eine Kataraktoperation geplant ist; in aphaken Augen ist das Amotiorisiko selbst durch nicht defekttragende gittrige Degenerationsareale sehr hoch (Morse, 1974). In allen übrigen Fällen mit gittriger Netzhautdegeneration ohne Defektbildung sind halbjährliche

Kontrollintervalle absolut indiziert. Beim Auftreten von Rissen oder Löchern erwächst dann die Indikation zu prophylaktischen Maßnahmen.

2. Schneckenspurdegeneration

Die Entstehung von Netzhautlöchern, seltener von Rissen, ist durch klinische Untersuchungen belegt, aber doch im großen und ganzen ein Ausnahmezustand (Heinzen, 1960; Aaberg und Stevens, 1972). Haben sich dennoch einmal Netzhautdefekte in Schneckenspuren entwickelt, so ist die Wahrscheinlichkeit einer Progredienz in das Amotiostadium sehr hoch (Aaberg und Stevens, 1972). Die Prophylaxe sollte deshalb nur auf die Defekte zielen; die oft sehr ausgedehnten, häufig zirkumferenziellen Schneckenspurzonen selbst sind *keine* Indikation zur Prophylaxe.

3. Zonuloretinale Traktionsfalten

Penetrierende Defekte dieser ohnehin schon seltenen Veränderungen sind extrem selten. Allerdings gibt es eine absolute Indikation zur Prophylaxe zonuloretinaler Traktionsfalten, selbst wenn noch keine Defekte zu beobachten sind: im aphaken Auge bzw. wenn die Kataraktoperation unmittelbar bevorsteht bzw. wenn sich in dem aphaken Partnerauge aus zonuloretinalen Rissen eine Netzhautabhebung gebildet hat. Diese Indikation ist extrem wichtig, da Risse aus zonuloretinalen Traktionsfalten vermutlich die Hauptursache der Aphakieamotio sind.

4. Degenerative Retinoschisis

Retinoschisis stellt nur dann eine Indikation zur Prophylaxe dar, wenn frische, große Defekte im äußeren Netzhautblatt weit hinten nachweisbar sind. Retinoschisis ohne Defektbildung ist keine Indikation zur Prophylaxe, es sei denn, daß eine progrediente Expansion nach hinten die Makula gefährdet.

5. Herdförmige Pigmentklumpen

Solche periphere Pigmentklumpen sind oft Ausdruck einer chronischen Irritation durch vitreoretinale Adhärenz. Die Prophylaxe ist dann indiziert, wenn es sich um Partneraugen von Amotioaugen handelt, insbesondere dann, wenn die Umgebung der amotioerzeugenden Risse Pigmentklumpen zeigt. Weitere Indikationen zur Prophylaxe bei herdförmigen Pigmentklumpen sind aphake Augen und Partneraugen von Augen mit Riesenrissen.

6. Chorioretinale Narben

Der Rand chorioretinaler Narben kann Ausgangspunkt von Netzhautrissen sein. Die Lichtkoagulation und Kryopexie allein ist dann kontraindiziert, zusätzliche eindellende Verfahren sind nicht zu umgehen. Chorioretinale Narben ohne Rißbildung sind geradezu eine Kontraindikation zur Prophylaxe.

IV. Prophylaktische Maßnahmen bei drohender Netzhautabhebung

Gonin bezeichnete 1934 „alle Risse als Netzhautabhebungen", die übrigen Defektformen müssen analog als Amotiovorstufe angesehen werden. Für alle Netzhautdefekte und diejenigen Degenerationsformen, die Netzhautdefekte hervorbringen, gilt das zweite Goninsche Prinzip: das des Defektverschlusses, sei nun ein Defekt bereits vorhanden oder stehe er unmittelbar bevor:

a) Chorioretinale Narbe als Defektverschluß

Der narbige Verschluß des Defektes wird durch eine „adhäsive" Chorioretinitis hervorgerufen, die unter Umständen von die Bulbuswand eindellenden Verfahren unterstützt wird. Als eine Chorioretinitis auslösende Noxe werden heute nur mehr direkte oder indirekte thermische Verfahren angewendet. Die thermische Koagulationsnekrose im Zentrum der Koagulationsherde ist von einer Zone exsudativer Entzündung umgeben. Die Nekrose schließt die äußeren Netzhautschichten, das Pigmentepithel und die Choriokapillaris mit ein. Reparationsprozesse erzeugen nachfolgend eine feste Vernarbung zwischen Netzhaut und Aderhaut. Die chorioretinale Narbe ist so fest, daß die Netzhaut eher wieder am Narbenrand einreißt, als daß sich die Netzhaut im Bereich der Narbe von Aderhaut und Pigmentepithel löst. Experimentelle Studien zeigen, daß eine so feste Vernarbung allerdings nur dann erzielt werden kann, wenn neben dem Pigmentepithel auch die äußeren Netzhautschichten in den Koagulationsprozeß involviert werden. Die Koagulation des Pigmentepithels allein erzeugt keine feste Vernarbung mit der Netzhaut (Laqua und Machemer, 1976). Umgekehrt bewirkt auch die Koagulation der Netzhaut allein – wie bei der Endophoto- oder Endokryokoagulation – keine feste Narbe. *Histopathologische Untersuchungen* ergeben im einzelnen folgendes Bild des *Koagulationsvorganges:* Stase und Kongestion des Blutstroms in der Choriokapillaris unmittelbar nach der Koagulation; Thrombosierung und Nekrose der Kapillarwände schließen sich an. Alle fünf Schichten der Bruchschen Membran werden defekt (Kreissig und Lincoff, 1974). Retinales Pigmentepithel und Photorezeptorschicht gehen zugrunde (Lincoff und Mitarbeiter, 1970).

Die reparativen Prozesse bestehen in einer Proliferation und Metaplasie der erhaltenen Pigmentepithelzellen am Rand der thermischen Nekrose. Die Müllerschen Stützzellen hypertrophieren und gewährleisten feste Verbindungen zwischen den sich mehr und mehr regenerierenden Pigmentepithelzellen und der Membrana limitans interna retinae (Laqua und Machemer, 1976). Die Müllerschen Stützzellen spielen die entscheidende Rolle im festen Narbenverband der beiden Strukturen (Kreissig und Lincoff, 1974). Diese Verbindungen werden durch Desmosomen und villöse Einstülpungen vom achten Tag nach der Koagulation aus eingeleitet (Feman und Mitarbeiter, 1976). Das Maximum der Adhäsion ist nach dem elften Tag erreicht (Lincoff und Mitarbeiter, 1970).

Die thermischen Noxen werden durch Lichtkoagulation (Meyer-Schwickerath, 1954), *Kryokoagulation* (Lincoff und Mitarbeiter, 1964), viel seltener heute noch durch *Diathermie hervorgerufen.* Die histopathologischen Veränderungen in Netzhaut, Pigmentepithel und Aderhaut nach Photo-, Kryopexie und Diathermiekoagulation unterscheiden sich kaum voneinander (Lund und Mitarbeiter, 1976; Curtin und Mitarbeiter, 1966). Die Diathermie erzeugt allerdings eine ausgeprägtere Zerstörung der Bruchschen Membran. Ein ganz wesentlicher Unterschied besteht aber doch zwischen Kryo- und Photopexie einerseits und der Diathermie andererseits: die Diathermie führt zu einer massiven Nekrose der Sklera. Fibroplastische Regenerationsprozesse bewirken zwar in den der Operation folgenden Monaten die Wiederherstellung der Sklerastruktur im Narbenbereich, die Reißfestigkeit der Sklera ist jedoch drei Wochen nach der Diathermie noch auf 27% ihres Ausgangswertes vermindert und erreicht nach vollständiger Reparation auch nur 60% des Normalwertes (Schwartz und Rathbun, 1975).

Die Lichtkoagulation wird durch die brechenden optischen Medien vorgenommen, die Kryopexie kann transkonjunktival durchgeführt werden. In beiden Fällen handelt es sich um unblutige Verfahren der Prophylaxe. Die Diathermie erfordert die Eröffnung der Bindehaut und die Freilegung des Bulbus, stellt also ein blutiges Verfahren dar. Diese beiden Nachteile, a) die Skleranekrose, welche eine Kombination mit episkleralen Plomben ausschließt, und b) die Dimension der Diathermie als blutiges Verfahren, disqualifizieren die Diathermie als prophylaktisches Verfahren.

b) Bei welchen Defekten reicht der einfache koagulative Defektverschluß aus?

Die Antwort lautet: 1. grundsätzlich bei allen Defekten, bei denen nicht zusätzlich eine massive Traktion an den Defekträndern wirksam ist, bzw. 2. bei allen Defekten ohne massive Traktion der Rißränder, bei denen die umgebende Netzhaut in einem Umfang von weniger als 1 PD flach abgehoben ist. Im einzelnen ergibt sich für folgende Netzhautdefekte das Auslangen mit einem einfachen koagulativen Defektverschluß:

1. Lappenrisse, die kleiner als eine Uhrzeigerstellung sind (< 30 Grad), sofern keine Brückengefäße vorhanden sind;
2. Oradesinsertionen mit anliegender Netzhaut;
3. operkulierte Defekte,
4. Rundlöcher ohne Deckel mit Glaskörpertraktion am Lochrand,
5. Rundlöcher ohne Deckel *ohne* Glaskörpertraktion am Lochrand,
6. Rundlöcher in gittriger Netzhautdegeneration,
7. Rundlöcher in Schneckenspurarealen,
8. Makulalöcher im myopen Auge.

c) Technik der Prophylaxe durch einfachen koagulativen Defektverschluß

Die beiden geeignetsten Verfahren sind – wie bereits erwähnt – die Photokoagulation und die Kryopexie.

1. Photokoagulation

Die Photokoagulation setzt eine weite Pupille und klare brechende Medien voraus. Mit dem Argonlasergerät werden Fleckgrößen von 500–1000 μ bei großen peripheren und 200–500 μ bei kleineren weiter hinten gelegenen Netzhautdefekten bevorzugt. Die Lichtenergie soll bei einer Expositionszeit von 0,05–0,1 s so gewählt werden, daß sich die Netzhaut gerade grau färbt. Die

Graufärbung zeigt die Koagulation der äußeren Netzhautschichten an. Meist wird man mit 0,5–0,6 Watt auskommen. Ein Weißwerden der Netzhaut zeigt Überkoagulation an: Komplikationen bleiben dann selten aus. Verwendet man den Xenonlichtkoagulator, so sollte die Fleckgröße 3–4,5 Grad für große periphere Defekte und 1,5–3 Grad für kleinere und mehr zentral gelegene Defekte nicht übersteigen. Bei einer Expositionszeit von 0,2 bis maximal 0,5 s ergibt sich

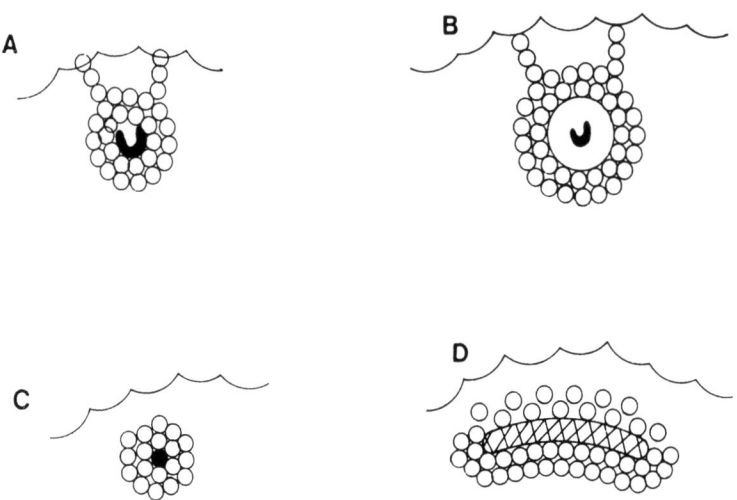

Abb. 72. Schematische Darstellung des Vorgehens des koagulativen Verschlusses durch Photopexie bei Lappenriß der Netzhaut (A), bei Lappenriß mit umgebender Netzhautabhebung (B), bei Rundloch der Netzhaut (C) und bei gittriger Netzhautdegeneration (D)

meist eine Energie von Grundlast 3 bis Überlast 1. Die Koagulate werden in zwei Reihen um die Defekte und Degenerationszonen gesetzt. Die Ränder der Koagulate sollen sich gerade berühren. Die beiden Koagulationsreihen werden so gegeneinander versetzt, daß das Koagulat der äußeren Reihe in den Zwischenraum zwischen zwei Koagulate der inneren Reihe zu liegen kommt (Abb. 72). Bei *Lappenrissen* muß von der Basis des Lappens noch jeweils eine radiäre Reihe bis zur Ora serrata gezogen werden, um bei eventuellem Aufrollen des aufgerissenen Lappens die neu entstandenen Rißhörner abzusichern. Die Koagulation des Rißinneren (Lappen oder Defektzone) erhöht die Festigkeit des Rißverschlusses nicht, wohl aber die Komplikationsrate, und sollte deshalb unterbleiben. *Gittrige Degenerationszonen* werden ebenfalls von zwei Koagulationsreihen umschlossen. Der Abstand der äußeren Koagulationsreihe soll weit genug vom Degenerationsrand zu liegen kommen, um zu verhindern, daß sich Lappenrisse am hinteren Degenerationsrand außerhalb der Narbenzone befinden (Abb. 72). Bei *flachen Netzhautabhebungen von weniger als 1 PD um den Defekt* müssen die Koagulate unbedingt im sicher anliegenden Bereich ebenfalls in zwei Reihen vorgenommen werden (Abb. 72). Beim Argonlaser kommt man mit der Oberflächenanästhesie aus, die Xenonlichtkoagulation ist nur nach para- oder retrobulbärer Anästhesie durchführbar.

2. Kryopexie

Die Kryopexie kann auch bei relativ enger Pupille und bei Medientrübungen durchgeführt werden, da die indirekte Ophthalmoskopie durch diese Hindernisse nur wenig beeinträchtigt wird. Bei Defekten bis knapp hinter den Bulbusäquator kann die Kryopexie transkonjunktival ausgeführt werden, bei weiter hinten liegenden Defekten muß die Sklera durch Eröffnung der Bindehaut exponiert werden. Der Kryopexie jeder Art sollte eine para- oder retrobulbäre Anästhesie vorausgeschickt werden. Die angewandten Temperaturen sollten an der Kryode −60 bis −80 °C erreichen.

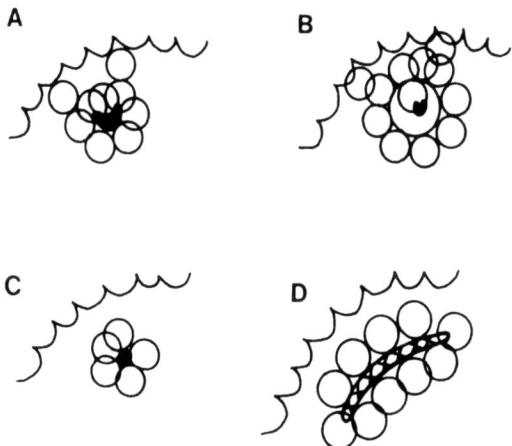

Abb. 73. Schematische Darstellung des Vorgehens des koagulativen Verschlusses durch Kryopexie bei Lappenriß der Netzhaut (**A**), mit umgebender Netzhautabhebung (**B**), bei Rundloch der Netzhaut (**C**) und bei gittriger Netzhautdegeneration (**D**)

Gezielte Kryopexie: Die Netzhautdefekte und Degenerationszonen werden von einer Reihe von Koagulaten umkreist (Abb. 73). Bei Lappenrissen wird wie bei der Photopexie der Koagulationsriegel bis an die Ora serrata vorgeschoben. Die indirekte Ophthalmoskopie ermöglicht eine gute optische Kontrolle der Koagulate. Eine grauweißliche Verfärbung der Netzhaut zeigt einen ausreichenden Koagulationseffekt an.

Prophylaktische 360-Grad-Kryopexie bei fehlendem Funduseinblick: Diese Form der Kryopexie wird mit der großen Kryode nach Machemer (1977) (Abb. 99, S. 149) transkonjunktival zirkumferenziell äquatorial und prääquatorial durchgeführt, nachdem bei fehlendem Funduseinblick mit Hilfe der Ultraschallechographie festgestellt worden ist, daß die Netzhaut anliegt. Als Indikation gelten: 1. *Partneraugen von aphaken Augen* mit Netzhautabhebung, vor allem dann, wenn es sich um myope Augen handelt. Wenn es sich aber um Partneraugen von Augen handelt, bei denen die Netzhautabhebung vor der Kataraktoperation aber ohne kausalen Zusammenhang mit der Kataraktoperation bzw. dem Zustand der Aphakie aufgetreten ist, so wird am fünften bis siebenten Tag nach der Kataraktoperation die Fundusperipherie sorgfältig abgesucht und gegebenenfalls die gezielte Kryopexie angewandt; 2. *Partneraugen von Augen mit Riesenrissen,* auch dann, wenn der Funduseinblick nicht gestört ist und noch keine transvitrealen Membranellen zu sehen sind (dann ist die zusätzliche Cerclage unerläßlich).

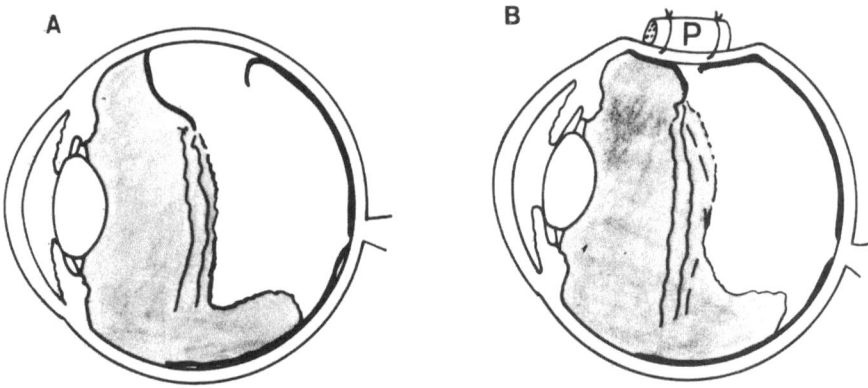

Abb. 74. Schematisierte Darstellung des Effekts der Bulbuseindellung als Rißverschluß durch eine episklerale Plombage *(P)* bei einem unter starker Glaskörpertraktion stehenden Lappenriß

d) Wann sind zusätzlich zum koagulativen Defektverschluß eindellende Verfahren erforderlich?

1. Die Gefahr, daß an den Rändern des chorioretinalen Narbenverschlusses angreifende *Traktionsvorgänge* den Rißverschluß entweder wieder aufbrechen oder an der Grenzzone der chorioretinalen Narbe zu gesunder Netzhaut die in diesem Bereich schwache Netzhaut ein- oder ausreißen, kann nur dadurch gebannt werden, daß dieser Zugkraft entgegengewirkt wird. Der Zug vermindert sich umso mehr, je mehr der Vektor des Zuges verkürzt wird: Das läßt sich am einfachsten dadurch erreichen, daß die unter Traktion stehende Netzhautpartie dem Ausgangspunkt des Zuges durch Eindellung der Sklera von außen in der Zugrichtung entgegengehoben und dadurch die Spannung aus dem ziehenden Element Glaskörperstrang, Glaskörperbasis, Zonula, präretinal eleviertes Gefäß genommen wird (Abb. 74).

2. Ein zweites prinzipielles Erfordernis, den koagulativen Verschluß des Netzhautdefektes mit eindellenden Verfahren zu kombinieren, ergibt sich auch in Situationen, wo die Defekträder der Netzhaut vom Pigmentepithel durch einen *schmalen, subretinalen Flüssigkeitsspalt* getrennt sind, der die Umgebung des Defektes in einem Abstand von mehr als 1 PD mit einschließt. Erst eine dichte Apposition von Netzhaut und Pigmentepithel ermöglicht dann den sicheren Rißverschluß. Die einfache Demarkation der subklinisch abgehobenen Umgebung des Netzhautdefektes birgt die Gefahr einer undichten Stelle mit nachfolgender Zunahme der Netzhautabhebung in sich. Ist innerhalb des subklinisch abgehobenen Areals am Riß eine Traktion wirksam, so ist die einfache koagulative Demarkation sogar absolut kontraindiziert.

3. Im einzelnen ergeben sich daraus folgende *Indikationen zur Kombination des koagulativen Defektverschlusses mit eindellenden Verfahren:*

1. Lappenrisse mit einer Ausdehnung über mehr als eine Uhr-Zeigerstellung (> 30 Grad),
2. Riesenrisse,
3. Oradesinsertionen mit elevierten Rißrändern,
4. gittrige Degenerationszonen mit Lappenrissen an den hinteren oder seitlichen Degenerationsrändern sowie
5. alle Typen von Netzhautdefekten, wenn eine flache Netzhautabhebung den Defekt in einem Umkreis von mehr als 1 PD umgibt.

e) Operatives Vorgehen bei der Kombination des koagulativen Rißverschlusses mit eindellenden Verfahren

Eine Generalanästhesie ist nur erforderlich, wenn es sich um neurotisch exaltierte oder überempfindliche Patienten handelt. In allen übrigen Fällen reicht die Retrobulbäranästhesie aus.

1. Prämedikation

Eine sedierende Prämedikation reduziert das psychische Operationstrauma optimal. Bewährt hat sich:
a) bei jüngeren kreislaufgesunden Patienten (etwa bis zum 60. Lebensjahr) die intramuskuläre Applikation eines lytischen Cocktails aus 0,05 g Phenergan (= Promethacin), 100 mg Alodan (= Pethidin-HCI) und 25 mg Largactil (= Chlorpromacin). Von dieser Lösung werden je nach Körpergewicht, Alter und Qualität des Allgemeinzustandes ein bis zwei Drittel eine Stunde vor Operationsbeginn intramuskulär injiziert. Vor und nach der Operation bewährt sich die Anwendung eines Antiemetikums;
b) bei älteren kreislaufschwachen Patienten besteht die Prämedikation aus 0,4 g Meprobamat peroral oder 1,5 bis 2,5 g Chloralhydrat (in 3%iger Lösung) peroral. Sind die Patienten unmittelbar präoperativ noch wenig sediert oder sogar in einer Art Exzidationsstadium, so wird durch 10–20 mg Valium, langsam intravenös injiziert, eine rasch eintretende und tiefe Beruhigung erzielt. Blutdruck und Kreislauf müssen postoperativ gut überwacht werden.

2. Anästhesie

Als günstig erweist es sich, die *Retrobulbäranästhesie* [2,0 ccm Xylocainlösung (2%) + Adrenalinzusatz] *mit der parabulbären Infiltrationsanästhesie* von jeweils 0,75 ccm Xylocain (2%) + Adrenalinzusatz + 0,2 ccm Cocain (5%) in jedem Quadranten zu kombinieren.

3. Radiäre Plomben

Der betreffende Bulbusquadrant wird durch einen limbalen Eröffnungsschnitt der Bindehaut, von dessen Ende jeweils ein radiärer Bindehautschnitt ausgeht, freigelegt (Abb. 75). Durch alle vier geraden Muskel werden Haltefäden geschlungen, deren Enden mit Klemmen armiert werden. Unter ophthalmoskopischer Kontrolle wird die *Kryopexie* der Rißränder vorgenommen. Das Zentrum der Gefrierzone wird mit einer mittels Gentianaviolett gefärbten Son-

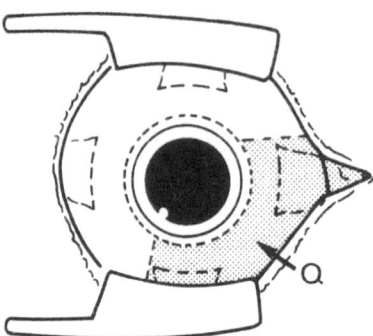

Abb. 75. Eröffnung der Bindehaut am Limbus für ein quadrantenförmiges Operationsfeld *(Q)* bzw. für ein zirkumferenzielles Operationsfeld

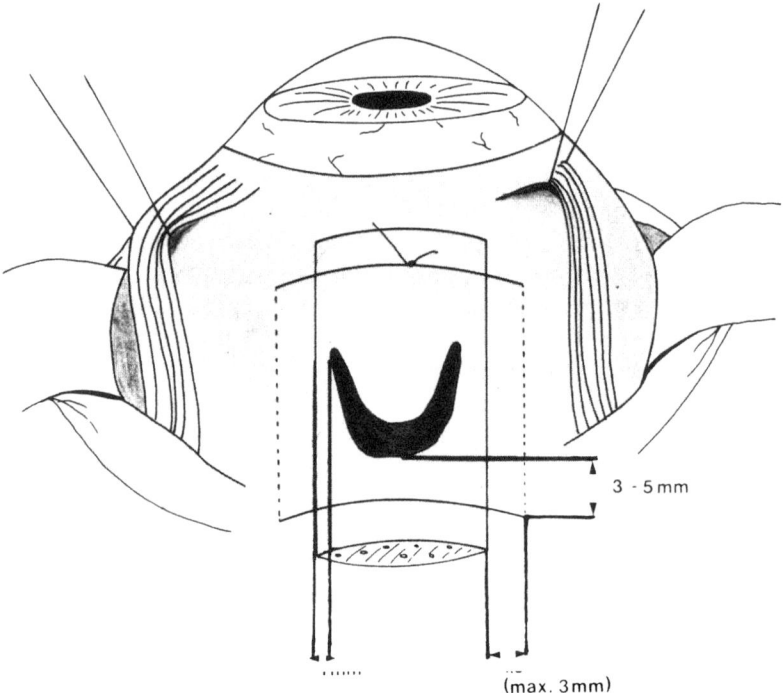

Abb. 76. Korrelation zwischen Rißgröße, Plombengröße und Abstand der Nahtschenkel

denspitze an der Sklera markiert. Die Dimension der Eindellung orientiert sich an der nun feststehenden Rißgröße (Abb. 76). Bei anliegenden Rißrändern sollte das Explantat die Rißränder an beiden Seiten um 1 mm überragen. Bei abgehobenen Rißrändern mag das Explantat einen 1,5–2 mm größeren Durchmesser besitzen als die größte Breite des Risses. Ein 5 mm breiter Riß verlangt also nach einer 7–7,5 mm breiten Plombe. Das optimale Plombenmaterial ist derzeit der hochelastische Silikonschaum oder -schwamm (Lincoff und Kreissig, 1975).

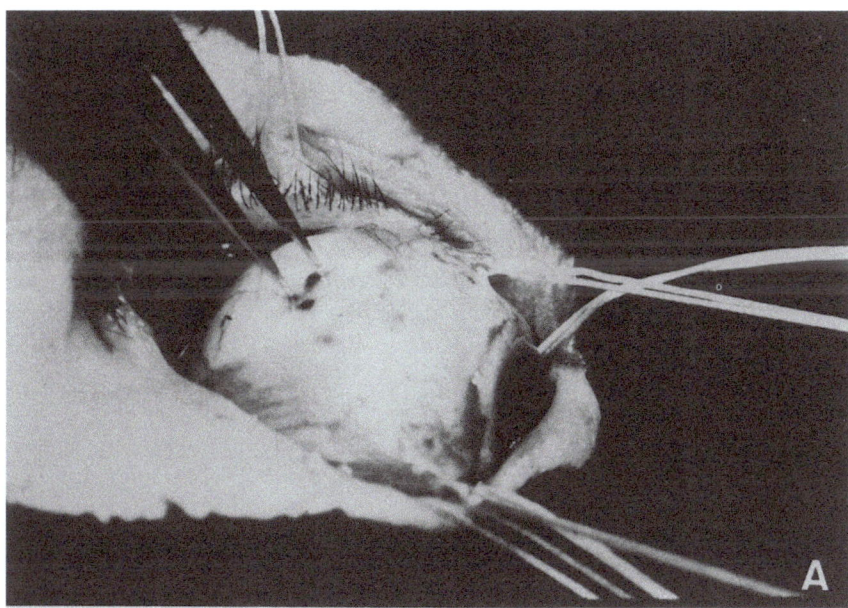

Abb. 77 A

Abb. 77. Korrelation zwischen Rißgröße (A) und Nahtschenkel (B), Vorlegen der intraskleralen Fixationsnaht *(N)* in (C). Einführen der radiären Silikonschaumplombe unter die vorgelegten Matratzennähte (D), provisorische Knotung der vorgelegten Nähte (E), Streckung der Plombe (F)

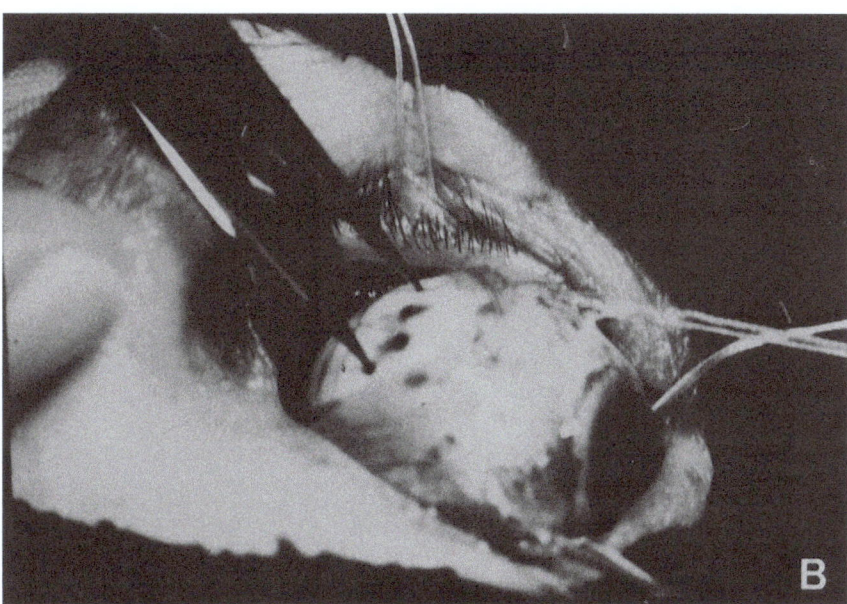

Abb. 77 B

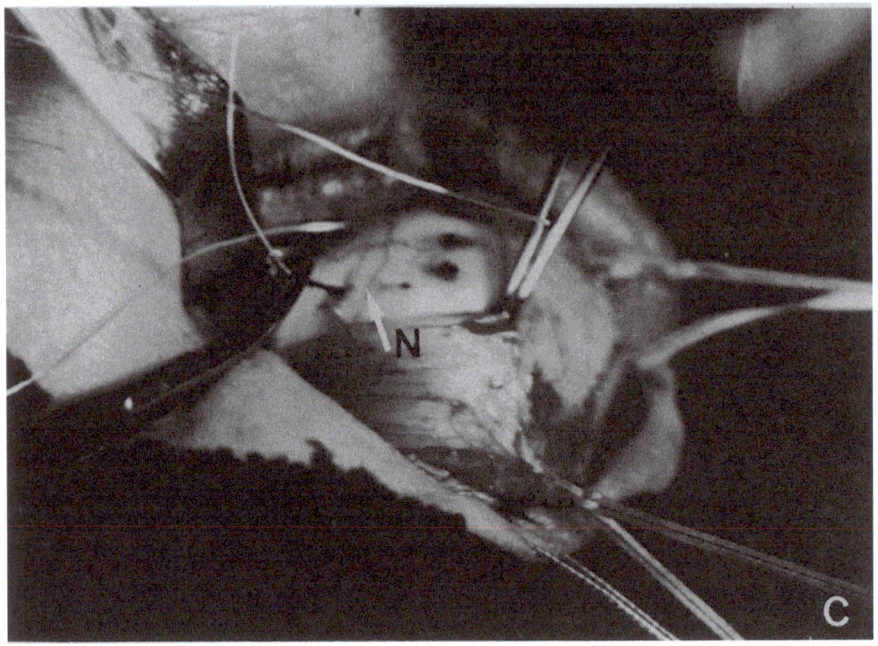

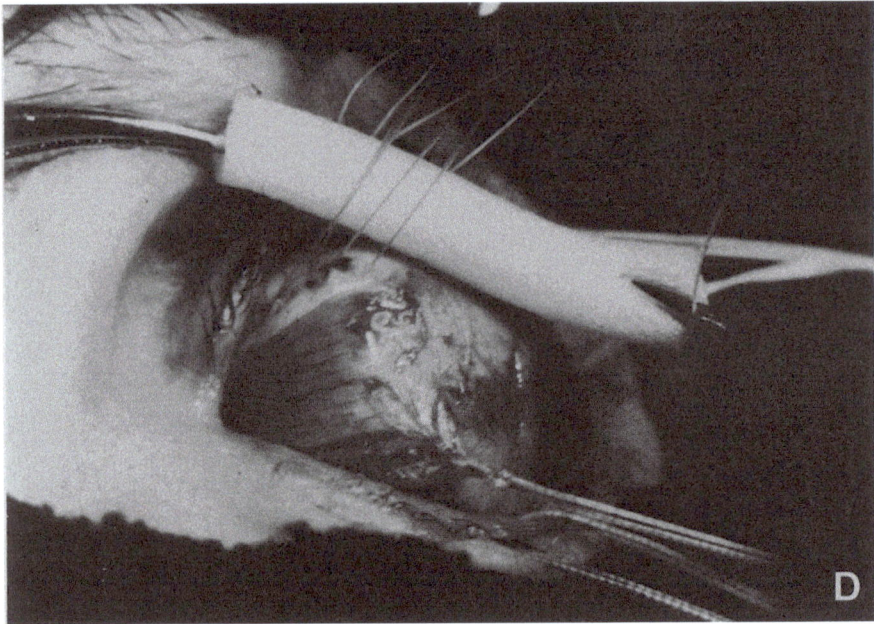

Abb. 77 D

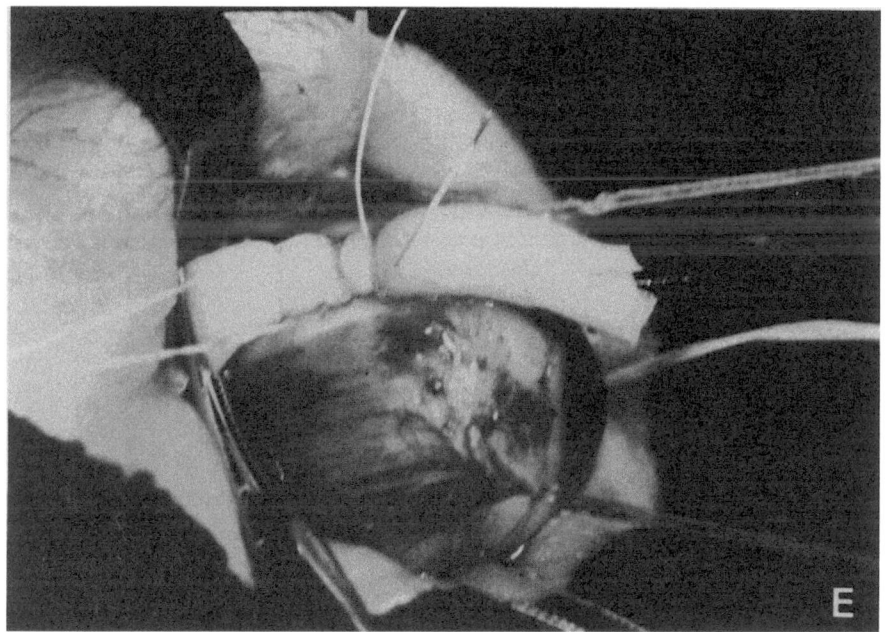

Abb. 77 E

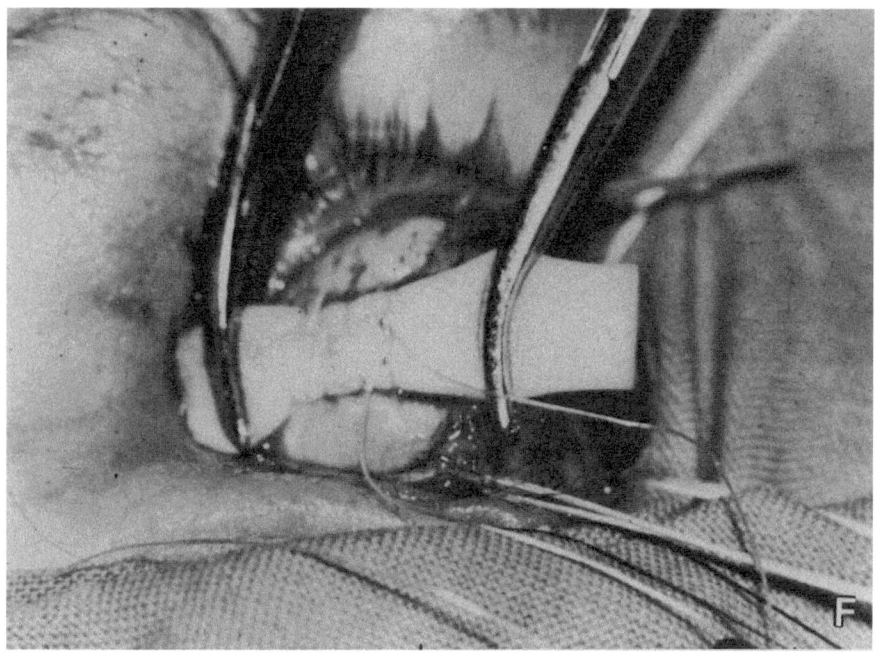

Abb. 77 F

Eine optimale Eindellung der Bulbuswand über dem Defekt wird dann erzielt, wenn das Explantat in radiärer Richtung mit intraskleraler Nahtverankerung am Bulbus fixiert wird. Als Nahtmaterial eignet sich das mit einer Schaufelnadel versehene 4 × 0-Suturamid am besten. Die Nahttechnik besteht in Matratzennähten, deren beide intraskleralen Nahtschenkel 1,5–2 mm vom Plombenrand entfernt liegen sollten (Abb. 77).

Je höher die Rißränder vom Pigmentepithel abgehoben sind, umso weiter müssen die Nahtschenkel voneinander entfernt sein, um eine umso höhere Eindellung zu erzielen.

3 mm Abstand von den Plombenrändern sollten aber doch nicht überschritten werden, um einen schmalen gratförmigen Sklerabuckel, an dessen beiden Abhängen die nunmehr gar nicht gut gesicherten Rißränder liegen, zu vermeiden. Der episklerale Druck mit der Kryode, der zum Verschluß des Defektes erforderlich ist, vermittelt ein gutes Maß dafür, wie hoch die Eindellung ausfallen soll. Ist praktisch kein Druck dazu notwendig, liegt also die Kryode der Sklera nur auf, so sollte als Plombenmaterial auf den Silikonschaum zugunsten von lyophilisierter Dura mater verzichtet werden. Das gilt vor allem für kleine Rundlöcher mit umgebender flacher Netzhautabhebung. Die Dura mater kann aus den vorgefertigten Folien in beliebiger Form und Größe zugeschnitten, aber auch gefaltet werden (Abb. 78). Damit kann mit feinen Nuancen jede beliebige Höhe der Eindellung realisiert werden. Die Nahtverankerung unterscheidet sich nicht der von Silikonschaumplomben. Die intraskleralen Nähte sollten in einem 3–4 mm langen, tief skleralen Kanal in der Sklera zu liegen kommen (Technik siehe S. 159). Die Silikon-Plombe muß vor dem Knüpfen der Fäden mit zwei an ihren beiden Enden befestigten Klemmen gestreckt werden, damit sie nach dem der Operation folgenden Abfall des intraokularen Drucks ihre maximalen Dehnungseigenschaften entfalten kann (Abb. 77). In ihrem Bestreben, ihre Ausgangsgestalt wieder anzunehmen, dehnt sie sich unter zentripetaler Eindellung der Sklera bulbuswärts aus. Voraussetzung dieser Dehnungspotenz ist die hohe Elastizität des Silikonschaums. Streckung (durch den Klemmenzug) und Quetschung (durch die Matratzennähte) sind das Gegengewicht dieser elastischen Kräfte. Lyophilisierte Dura ist völlig unelastisch. Der am Ende der Operation vorliegende Grad der Eindellung bleibt unverändert bestehen, sofern sich die intraskleralen Nähte nicht lockern. Um auch die Rißspitze gut auf den Skleralwulst zu bringen, muß sich die episklerale Plombe mindestens 3–4 mm hinter die am weitesten zentral gelegene episklerale Marke des Risses erstrecken. Gerade die Sklera über dem hintersten Rißteil sollte am höchsten eindellen, so verschließt die Eindellung den Defekt wie ein Korken eine Flasche oder, wie dies Custodis besser ausdrückt, wie ein Ventil. Das starke Eindellen am hinteren Rißteil ist das Resultat der Parallelität der Intraskleralnähte, deren Abstand sich an der maximalen Rißbreite orientiert. Und diese befindet sich ja im peripheren Abschnitt des Risses.

Abb. 78. Lyophilisierte Dura mater als Plombenmaterial (**A**), dem Zweck entsprechender Zuschnitt der Durafolie (**B**), Faltung der Durafolie durch zwei gebogene Klemmen (**C**), Einführung der gefalteten Dura unter die vorgelegten Nähte (**D**), intrasklerale Fixation des vorderen Plombenendes (**E**), endgültiges Bild der radiären episkleralen Duraplombe (**F**)

Prophylaxe der Netzhautabhebung

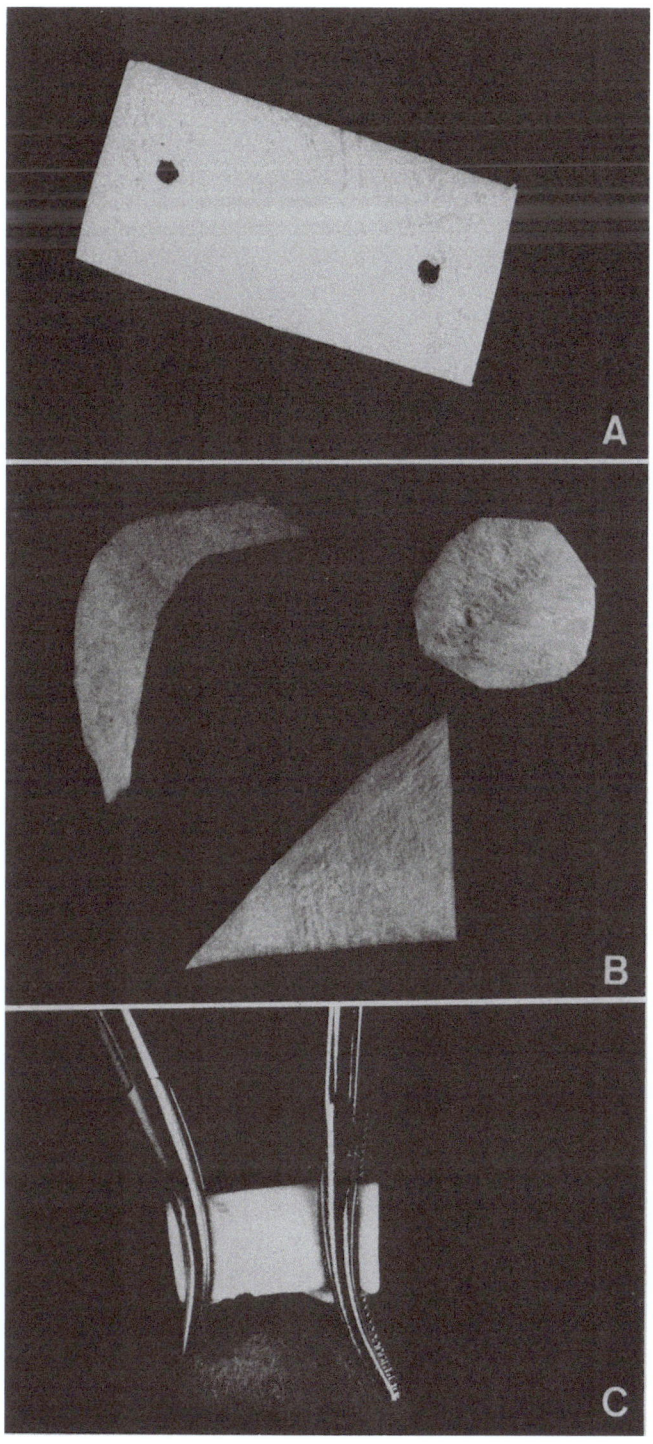

Abb. 78 A–C

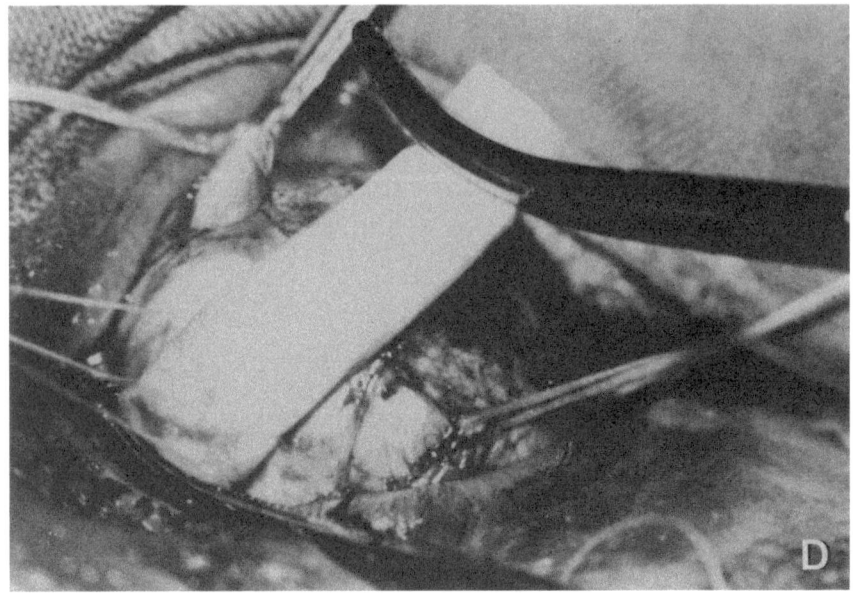

Abb. 78 D

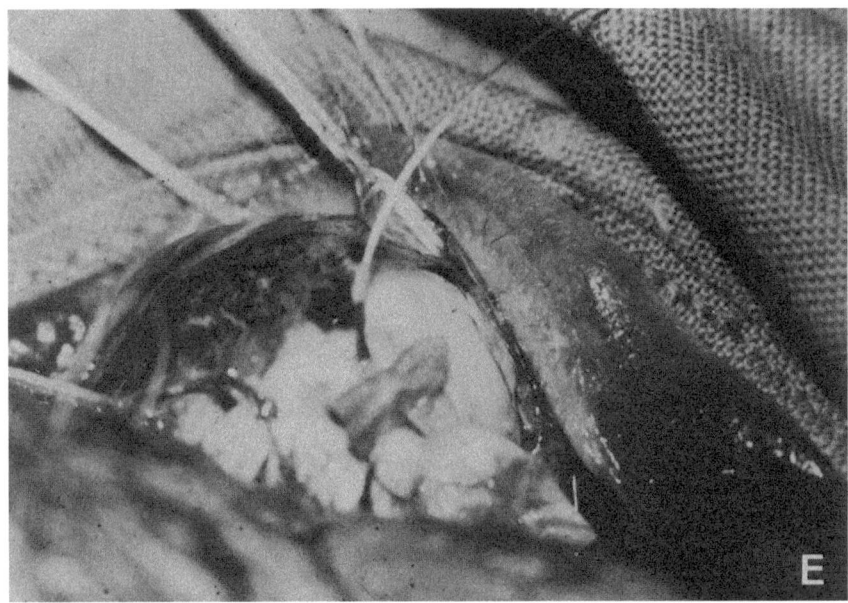

Abb. 78 E

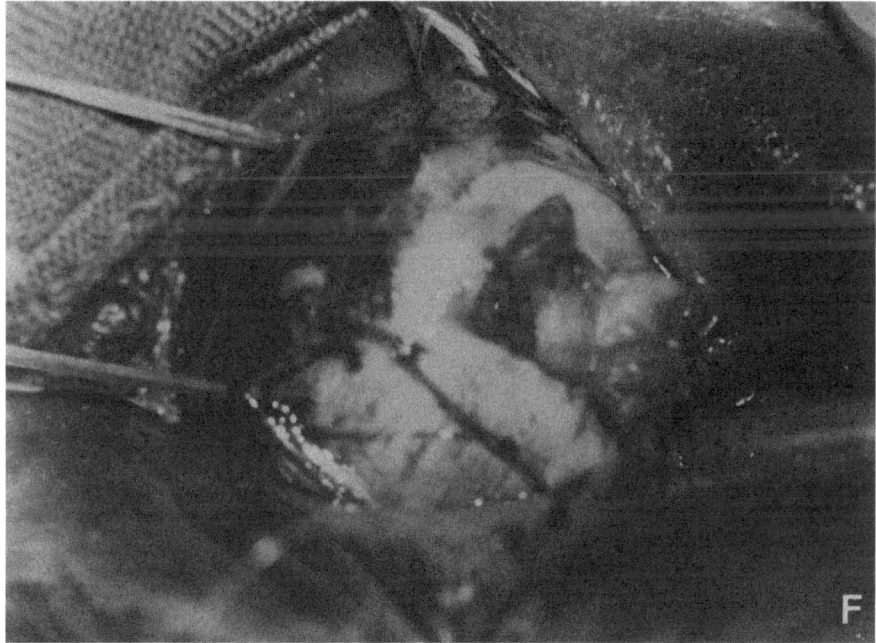

Abb. 78 F

4. Oraparallele Plomben und Cerclagen

Für bestimmte Rißtypen ist die Anwendung segmentaler oraparalleler Plomben oder die Bulbuscerclage erforderlich:
1. Riesenrisse mit gerade beginnender Netzhautabhebung,
2. Oradesinsertionen mit gerade beginnender Netzhautabhebung,
3. multiple Defekte mit flacher, umgebender Netzhautabhebung sowie
4. Augen, bei denen eine dünne Sklera die intrasklerale Nahtverankerung der Plombe über dem Riß unmöglich macht (Gärtner, 1976).

Die Lokalisation und Breite der Cerclage und oraparalleler Plomben orientiert sich nicht an der Rißbreite, sondern an der Rißlänge. Der hinterste Stichkanal der oraparallelen Matratzennaht muß mindestens 4 mm hinter dem hintersten Rißanteil liegen, um ein Aufladen des Risses auf den Buckel zu gewährleisten. Optimales Cerclagematerial sind der solide Silikonstab oder Silikonbänder. Radiäre und oraparallele Plomben lassen sich mit Silikonbändern besser kombinieren als mit dem Silikonstab, der eine runde Schnittfläche besitzt. Die Schenkel der Matratzennaht sollten von jeder Seite des Cerclageelements einen Abstand von 1–1,5 mm halten (Abb. 79). Silikon ist ein elastisches Material, das eine Verkürzung der Länge des Cerclageelements während der ersten postoperativen Tage bewirkt. Die Spannung des Cerclageelements sollte bei anliegender Netzhaut gerade so groß sein, daß der intraokulare Druck auf 25–30 mm Hg erhöht ist. Cerclagebänder sind weniger elastisch als Silikonstab und verkürzen sich postoperativ nur wenig. Die zusätzlich bessere Kombinationsfähigkeit mit Plomben stempelt die Cerclagebänder zu idealem Cerclagematerial bei prophylaktischen Maßnahmen in Augen mit anliegender Netzhaut. Bei multiplen Netzhautrissen und bei Schwierigkeiten der intraskleralen Nahtverankerung ist die Kombination von Plomben mit dem Cerclageband zu empfehlen (siehe S. 174). Oraparallele Plomben sollten vorzugsweise aus Silikonschaum bestehen.

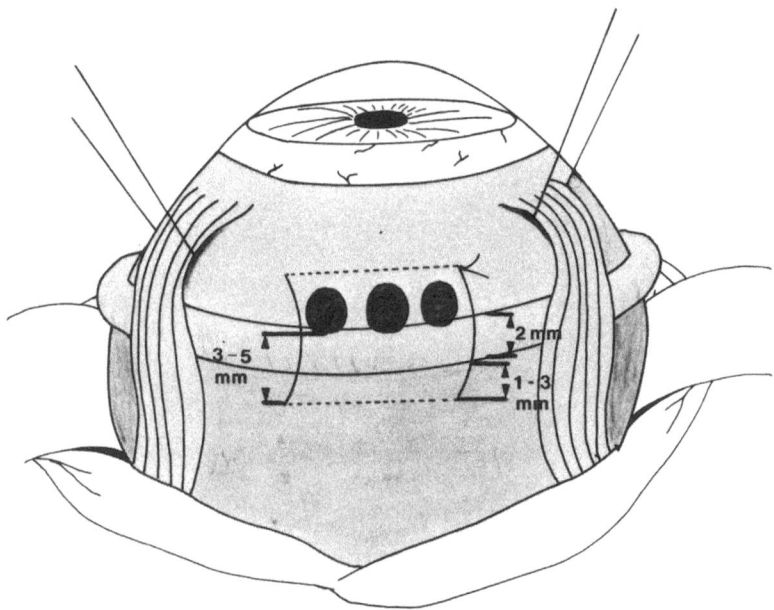

Abb. 79. Korrelation zwischen Defektlokalisation, Breite des Explantats und Lokalisation der Nahtschenkel bei oraparalleler Plombage

Die Matratzennaht wird so gelegt, daß ihr hinterer Schenkel 4 mm hinter der hinteren Rißspitze verläuft, ihr vorderer Rißschenkel etwa 2 mm hinter der Basis des Rißlappens. Oraparallele Silikonschaumplomben sollen nicht gespannt werden, ehe die Matratzennähte verknotet werden, um eine möglichst gleichmäßige Eindellung zu erzielen (Abb. 80). Die beiden Enden oraparalleler Plomben müssen in der Sklera verankert werden, um ein Herausgleiten der Plombe aus den Matratzennähten zu verhindern. Am Ende der Operation wird die Bindehaut durch zwei limbale Ecknähte und jeweils ein bis zwei 8 × 0-Catgutnähte an den beiden Schenkeln des Bindehautlappens bei Quadranteneröffnung verschlossen. Bei totaler Exposition des Bulbus, wie er für die Cerclage notwendig ist, werden die beiden horizontalen, vom Limbus zum inneren und äußeren Lidwinkel führenden Bindehautinzisionen mittels zweier oder dreier Catgutnähte (8 × 0) verschlossen.

f) Komplikationen der Prophylaxe

1. Photokoagulation

Im Zusammenhang mit dem Problemkreis der Netzhautabhebung und deren Prophylaxe kann auf das Register der Komplikationen des vorderen Augenab-

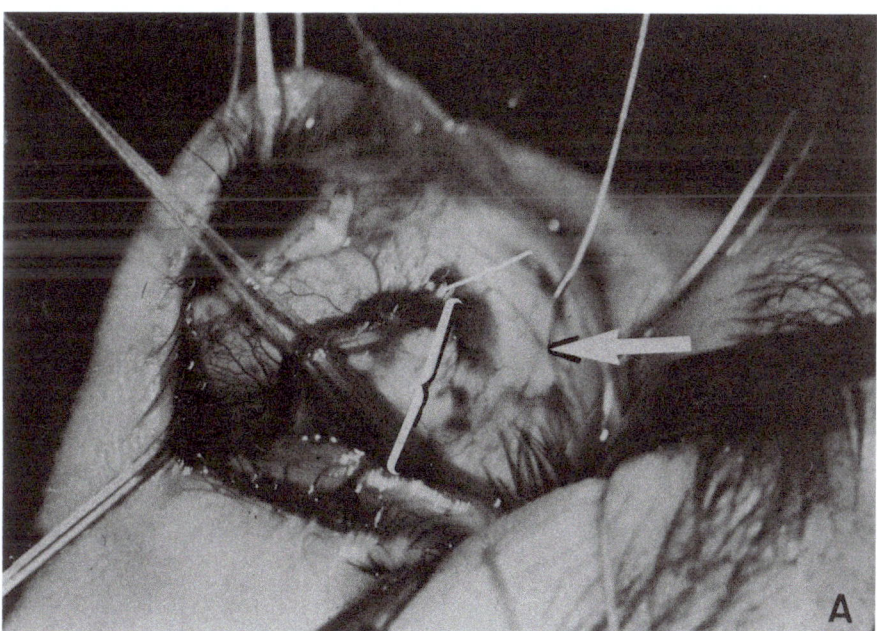

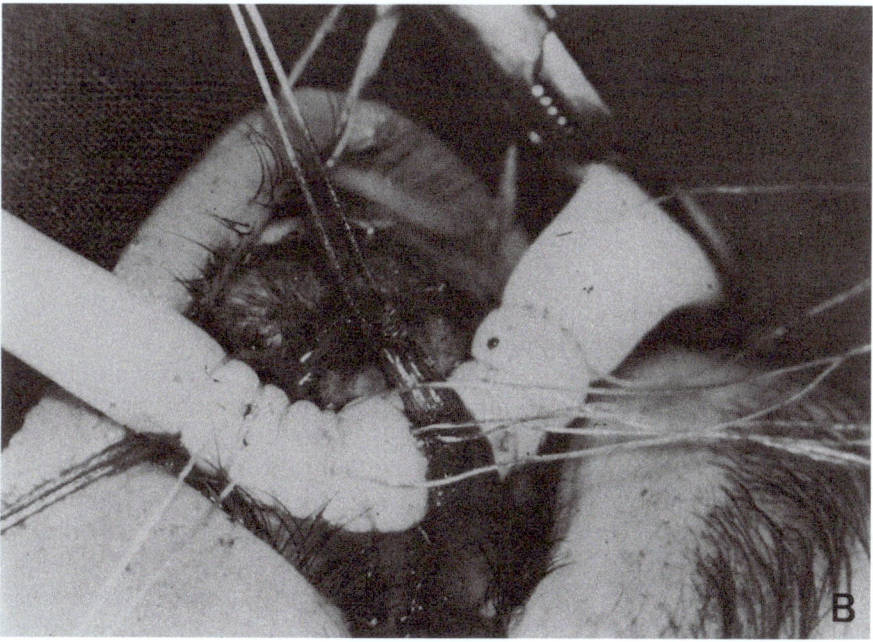

Abb. 80. Position des hinteren Rißrandes bei Oradesinsertion (große Klammer), Position der hinteren oraparallelen Matratzennaht (Pfeil) (**A**), nach Einführen der Plombe unter die vorgelegten Nähte und unter den Rektusmuskel sowie provisorischer Knotung der Nähte (**B**)

schnitts nicht näher eingegangen werden. Solche Komplikationen sind: Wärmeschädigung der Hornhaut mit Hornhauttrübungen, Erzeugung von hinteren Synechien bei „Pupillarsaum-Schüssen", transitorische Myopie, Photokoagulationsiritis mit und ohne transitorische Sekundärglaukome, Zunahme von bereits bestehenden Linsentrübungen durch Wärmeabsorption in der Linse und schließlich sekundär im vorderen Segment lokalisierte Komplikationen, die durch koagulative Zerstörung der langen hinteren Ziliarnerven zustande kommen: Sensibilitätsstörungen der Hornhaut bis zum Ulcus neuroparalyticum.

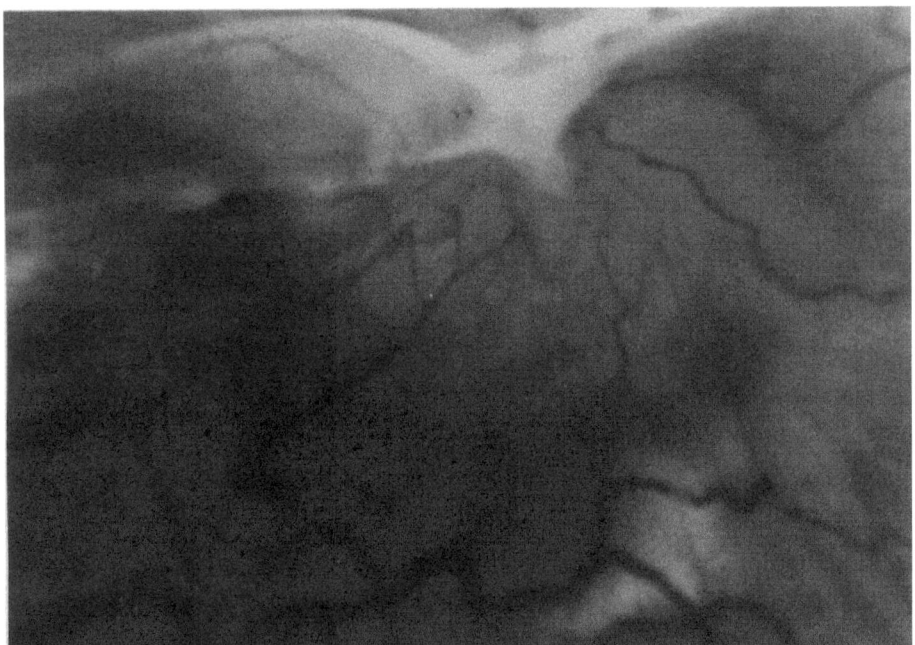

Abb. 81. Macular pucker

Zu den retinalen Komplikationen zählen:

a) Fernschädigung der Makula = *Macular pucker:* in 1–3% aller prophylaktischen Photokoagulationen (Mortimer, 1966; Söllner, 1964; Straatsma und Mitarbeiter, 1965). Da Macular pucker (siehe auch S. 269) auch spontan in Augen mit unbehandelten Netzhautdefekten auftreten kann (Robertson und Norton, 1973), ist die Rolle der Photopexie als Verursacher des Macular pucker im Einzelfall schwer zu bestimmen. Unumstritten ist jedenfalls, daß Macular pucker umso eher entsteht, je umfangreicher die Koagulation ausfällt. Relativ durchsichtige epiretinale Membranen führen dabei zur Fältelung der Netzhautoberfläche [„Zellophan-Makulopathie" (Gass, 1970) oder Surface wrinkling retinopathy (Roth und Foos, 1971)] (Abb. 81). Vermutlich handelt es sich um Gliazellen, Astrozyten und Müllersche Stützzellen, die rißfern an die Netzhautoberfläche emigrieren und Kollagenfasern produzieren, die diese Schrumpfungsphänomene erzeugen. In Rißnähe kommen emigrierte Pigmentepithelzellen als ätio-

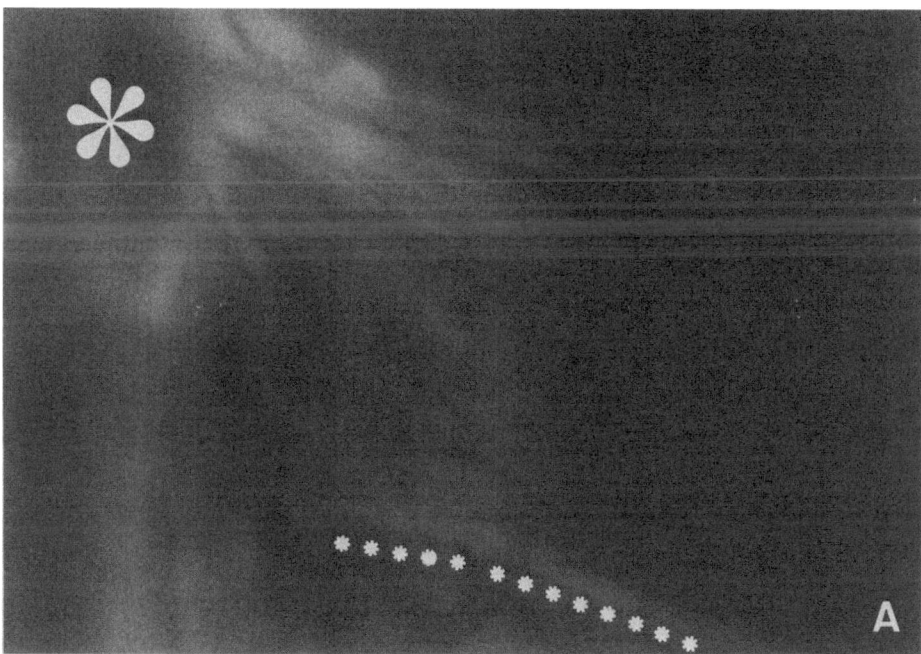

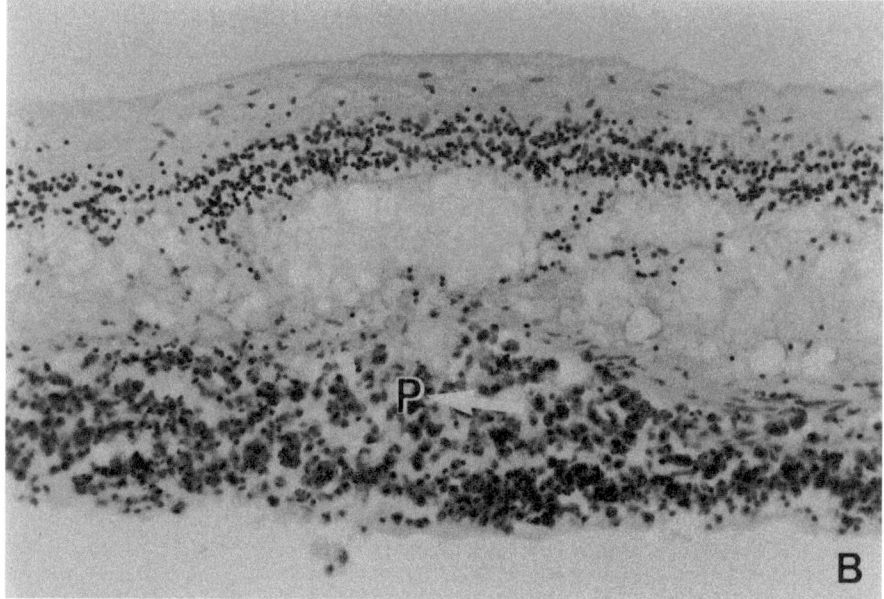

Abb. 82. Faltung der abgehobenen Netzhaut bei massiver periretinaler Proliferation durch epiretinale Membranen (großer Stern) und subretinale Stränge (kleine Sternchen) (A); histologisches Substrat des subretinalen fibrösen Gewebes: metaplastische Pigmentepithelzellen *(P)* an der Netzhautaußenfläche (B)

logischer Faktor in Frage. Die Lichtkoagulation vermag aber auch bei anliegender Netzhaut den auswandernden Pigmentepithelzellen den Weg an die Netzhautoberfläche zu bahnen (Laqua und Machemer, 1975), der Glaskörper wirkt wie ein Gewebekulturmedium für diese Zellen (Mandelcorn, 1975) und ermöglicht die Ausbreitung und Proliferation der Pigmentepithelzellen fernab vom Netzhautdefekt (Abb. 82).

b) *Postkoagulative Netzhautabhebung:* Meyer-Schwickerath (1959) unterscheidet zwischen einer rhegmatogenen Netzhautabhebung mit neu hinzugekommenen Netzhautdefekten als ernstere Komplikation und einer flüchtigen exsudativen Netzhautabhebung als harmlosere Komplikation. Die neuen Netzhautdefekte entstehen durch Schrumpfung, die ähnlich wie der Macular pucker zustande kommt oder durch Einriß der Netzhaut am stark verdünnten Koagulationsrand. Diese Komplikation trat in 14 von 1000 Fällen auf. Als dritte Ursache einer postkoagulativen Netzhautabhebung müssen sekundäre, atrophische Prozesse in der Netzhaut in der unmittelbaren Umgebung der Koagulationsnarbe angenommen werden (Heinzen, 1960).

c) *Blutungen:* 1. Blutungen während der Koagulation treten meist aus der Aderhaut auf, wenn das Pigmentepithel aufgebrochen wurde und die Choriokapillaris eröffnet wird. Bei angelagertem Glaskörper fließt dann eine Blutstraße entlang der Glaskörperrinde in Form langer Blutungsstreifen, bei Glaskörperabhebung breitet sich die Blutung entlang der abgehobenen hinteren Grenzschicht des Glaskörpers aus. Die Blutung kann rasch zum Stillstand gebracht werden, wenn sich nun die Koagulation auf die Blutungsquelle richtet, und zwar so lange, bis eine Grauverfärbung des Koagulums eintritt. Manchmal muß dazu die Energie des Photokoagulators erhöht werden. Aus großen Aderhautgefäßen kann selten eine massive Blutung in den Glaskörperraum entstehen. 2. Blutungen drei bis vier Tage nach der Lichtkoagulation sind selten, sie können durch eine Totalnekrose größerer Netzhautgefäße entstehen, aus denen es zur sekundären, meist massiven Blutung in den Glaskörperraum kommt; 3. noch seltener sind Spätblutungen, die aus chorioidalen fibrovaskulären Proliferationssegeln auftreten. Diese Proliferationen haben sich nach Zerstörung des Pigmentepithels und der Bruchschen Membran durch Auswachsen chorioidaler Gefäßsprossen im Glaskörperraum gebildet (Goldberg, 1976).

d) *Die seröse Aderhautabhebung* ist eine seltene Komplikation der Photokoagulation, die sich stets spontan zurückbildet (Freyler, 1976).

2. Kryopexie

a) *Macular pucker* kommt nach Kryopexie seltener als nach Photokoagulation, nämlich in 0–1% der Fälle, vor (Chignell und Shilling, 1973; Morse und Scheie, 1974; Robertson und Norton, 1973). Auch bei der Kryopexie dürfte eine Korrelation zwischen makularer Fernschädigung und Ausmaß der Koagulation vorliegen (Benson, 1980).

b) *Blutungen* sind ein seltenes Ereignis nach Kryopexie, weit seltener als nach Photokoagulation. Die Blutungen sind retinalen (z. B. aus Brückengefäßen) oder chorioidalen Ursprungs (aus Vortexvenen im äquatorialen Bereich).

Retinale Blutungen breiten sich entlang der hinteren Glaskörpergrenzschicht aus, chorioidale Blutungen bilden subretinale Blutlachen, die einige Tage später in den Glaskörperraum durchbrechen können. Aus Vortexvenen können dann mitunter massive Einblutungen entstehen.

c) *Postoperative Aderhautabhebungen* scheinen sich nur graduell von chorioidalen Blutungen zu unterscheiden. Statt einer Gefäßruptur mit Austritt korpuskulärer Blutelemente wird in solchen Fällen durch den kryogenen Zusammenbruch der Wandschranke eine massive Effusion von Plasma hervorgerufen. Wenn solche, meist bullöse Aderhautabhebungen nicht von massiven chorioidalen Blutungen gefolgt sind, so bilden sie sich innerhalb der ersten postoperativen Woche spontan zurück.

d) *Pigmentausfall* ist das Resultat exzessiver Kryotherapie (Sudarsky und Yanuzzi, 1970) oder der Überkoagulation, meist durch wiederholte Koagulation ein und derselben Stelle (Chignell und Mitarbeiter, 1971). Das Pigmentepithel explodiert gewissermaßen, und die Pigmentgranula werden in den Subretinalraum bzw. in den Subvitrealraum ausgeschwemmt. Das Pigment des Subretinalraums sammelt sich nicht selten am hinteren Augenpol, das des Subvitrealraums meist an der Papille des Sehnervs.

e) *Skleralruptur:* Bei dünner Sklera kann das Ausbrechen der Kryode, solange noch eine Eisverbindung zur Sklera besteht, die Kryode also noch nicht abgetaut ist, die Sklera rupturieren. Spielt sich diese Situation bei transmuskulärer Kryopexie ab, so können sogar Teile des Muskels ausgerissen werden. Die Kryode darf demgemäß erst dann von der Bulbusoberfläche abgehoben werden, wenn der sie umgebende Eisball geschmolzen ist. Auf der Sklera findet sich dann noch ein Eiskrater.

f) *Anfrieren der Augenlider* ist eine vermeidbare Komplikation und führt lediglich zu einer stärkeren Schwellung der Lider während der ersten postoperativen Tage.

3. Eindellende Verfahren

Die Komplikationen eindellender Verfahren werden im nächsten Kapitel (S. 191) ausführlich erörtert. Vorweggenommen soll lediglich werden, daß sie sich in drei Gruppen gliedern:

a) intraoperative Komplikationen, wie Perforation der Sklera mit der Spatelnadel, falsche Position der Plombe (beides intraoperativ korrigierbare Komplikationen);

b) unmittelbar postoperative Komplikationen: bei zu oberflächlich verankerten Matratzennähten Ausriß der Naht mit fehlender Indentation der Plombe oder Verlagerung der Schwerpunkte der Eindellung mit partieller Öffnung eines Netzhautrisses;

c) Spätkomplikationen: Unverträglichkeitsreaktionen gegenüber dem Plombenmaterial; Infektion des Plombenmaterials;

d) bei Cerclagen kommen zu a) bis c) noch die Ischämie des vorderen Segments und Sekundärglaukome während der ersten postoperativen Tage hinzu.

g) Typische Fehler, die bei der Prophylaxe der Netzhautabhebung gemacht werden

Die Aufzählung der typischen, d. h. immer wieder gemachten, Fehler soll das Augenmerk des Amotiochirurgen auf vermeidbare Fehlhandlungen richten. Solche *Fehlhandlungen resultieren aus:* 1. Zeitgründen, die Anamnese nicht oder kurz und unaufmerksam durchzuführen und daher den Untersuchungsgang nicht auf wesentliche, d. h. der Anamnese adäquate, Regionen des Auges, nämlich die Netzhautperipherie, auszudehnen; 2. die Ophthalmoskopie bzw. Biomikroskopie entweder zu lax oder zu kursorisch durchzuführen, d. h. nicht gewissenhaft und mit dem nötigen Zeitaufwand nach Defekten und rißerzeugenden Degenerationsarealen in der Netzhautperipherie zu fahnden; 3. dem Bestreben, dem Patienten den Schock bei der Mitteilung, eine gefährliche Veränderung im Auge zu besitzen, die das Sehvermögen ernstlich bedroht, zu ersparen und im stillen zu hoffen, es möge sich doch keine Netzhautabhebung entwickeln; 4. dem ängstlichen Patienten den größeren Eingriff zu ersparen (etwa eine eindellende Operation gegenüber der einfachen Rhegmatopexie); 5. sich selbst Zeit zu sparen bzw. dem Patienten den Aufenthalt im Spital zu ersparen und damit den kleineren Eingriff zu wählen, unter Umständen deshalb, weil operative Möglichkeiten gar nicht vorhanden sind.

Aus solchen Motiven, die jedem von uns nicht ganz fremd sind, können allzuleicht folgende *typische Fehler* hervorgehen:

1. Unterlassung der Anamnese, der Pupillenerweiterung, der gezielten Fahndung nach Veränderungen, die zu Netzhautabhebungen führen können, und das Übersehen kleiner Netzhautdefekte;

2. falsche Indikation zur Prophylaxe: Nicht alle Netzhautdefekttypen und noch mehr nicht alle peripheren Netzhautdegenerationstypen führen zur Netzhautabhebung. Die Komplikationsrate zeigt, welcher Gefahr Augen durch *nichtindizierte* Prophylaxe sinnlos ausgesetzt werden. Fehlende Indikation zur Amotioprophylaxe impliziert Kontraindikation zur Amotioprophylaxe. Kurzfristige (d. h. in Abständen von zwei bis drei Monaten) durchgeführte Kontrolluntersuchungen sind im Zweifelsfall besser als eine „Über"-Indikation zur Prophylaxe, setzen aber a) die umfassende Aufklärung des Patienten über die subjektive Symptomatik bei Netzhautdefekten und beginnender Netzhautabhebung und b) die Bereitschaft des Arztes, im Notfall den Patienten sofort zu operativen Handlungen zur Verfügung zu stehen, voraus;

3. Gleichsetzung von Prophylaxe mit Photokoagulation bzw. Kryopexie. Massive Traktion im Rißbezirk und flache Netzhautabhebung um den Netzhautriß erfordern eindellende Operationen zusätzlich zum koagulativen Rißverschluß;

4. falsche Dosierung der eindellenden Maßnahmen: a) Riesenrisse bedürfen der Cerclage, b) dünne Sklera mit fehlender Möglichkeit einer skleralen Verankerung von Plomben erfordert die „haltende Cerclage", c) zu hohe Eindellung durch zu breiten Abstand der Schenkel der Matratzennähte führt dazu, daß die Rißhörner am steilen Abhang des zu hohen Wulstes liegen und von der Eindellung nicht optimal unterstützt werden. Wenn man Silikonschaumplomben nicht in die Hälfte schneiden will – sie verlieren dann viel von ihren elastischen Eigen-

schaften –, sollte man nicht zögern, bei Bedarf einer flachen Eindellung auf lyophilisierte Dura als Plombenmaterial zurückzugreifen;

5. Unterlassen der Fahndung nach Netzhautabhebungen erzeugenden Veränderungen im Partnerauge von Augen, in denen prophylaxewürdige Veränderungen gefunden wurden.

Literatur

Aaberg, T. M., Blair, C. J., Gass, J. D. M.: Macular holes. Amer. J. Ophthalmol. 69, 555 (1970).
Aaberg, T. M., Stevens, T. R.: Snail track degeneration of the retina. Amer. J. Ophthalmol. 73, 370 (1972).
Aaberg, T. M.: Fluorescein angiography and acquired macular diseases. In: Principles and practice of ophthalmology (Peyman, G. A., Sanders, R., Goldberg, M. F., Hrsg.), Vol. II, S. 905. Philadelphia: Saunders. 1980.
Arruga, H.: Modalidades tecnicas recientes de las operaciones de desprendimiento de la retina. Arch. Soc. Oftalm. hisp.-amer. 18, 55 (1958).
Ashrafzadeh, M. T., Schepens, C. L., Elzeneiny, I. T., Moura, R., Morse, P., Kraushar, M. F.: Aphakic and phakic retinal detachment. Arch. Ophthalmol. 89, 476 (1973).
Benson, W. E., Grand, M. G., Okun, E.: Aphakic retinal detachment. Arch. Ophthalmol. 93, 245 (1975).
Benson, W. E.: Retinal detachment. Diagnosis and management. New York: Harper & Row. 1980.
Byer, N.: The natural history of retinopathies of retinal detachment and preventive treatment. In: Causes and prevention of blindness (Michaelson, I. C., Berman, E. R., Hrsg.), S. 397. New York: Academic Press. 1972.
Byer, N.: Changes in and prognosis of lattice degeneration of the retina. Trans. Amer. Acad. Ophthal. Otolaryngol. 78, 114 (1974).
Campbell, C. J., Ritter, M. C.: Cataract extraction in the retinal detachment prone patient. Amer. J. Ophthalmol. 73, 17 (1972).
Chignell, A. H., Carruthers, M., Rahi, A. H. S.: Clinical, biochemical and immunoelectrophoretic study of subretinal fluid. Brit. J. Ophthalmol. 55, 525 (1971).
Chignell, A. H., Shilling, J.: Prophylaxis of retinal detachment. Brit. J. Ophthalmol. 57, 291 (1973).
Chignell, A. H.: Retinal detachment surgery. Berlin-Heidelberg-New York: Springer. 1980.
Colyear, B. H., Pischel, D. K.: Clinical tears in the retina without detachment. Amer. J. Ophthalmol. 41, 773 (1956).
Curtin, V. T., Fujino, T., Norton, E. W.: Comparative histopathology of cryosurgery and photocoagulation. Arch. Ophthalmol. 75, 674 (1966).
Daicker, B.: Anatomie und Pathologie der menschlichen retinoziliaren Fundusperipherie. Basel: Karger. 1972.
Davis, M. D., Segal, P. P., McCormack, A.: The natural course followed by the fellow eye in patients with rhegmatogenous retinal detachment. In: Retina congress (Pruett, R. C., Regan, C. D. J., Hrsg.), S. 643. New York: Appleton-Century-Crofts. 1972.
Davis, M. D.: Natural history of retinal breaks. Arch. Ophthalmol. 92, 183 (1974).
Delaney jr., W. V., Oates, R. P.: Retinal detachment in the second eye. Arch. Ophthalmol. 96, 629 (1978).
Falls, H., Spencer, W. H., Brockhurst, R. P.: Retinoschisis: Clinical description and course. In: Retinal diseases, Symposium on differential diagnostic problems of posterior uveitis (Kimura, S. J., Caygill, W. M., Hrsg.), S. 182. Philadelphia: Lea & Febiger. 1966.
Feman, S. S., Foos, R. Y.: Reticular cystoid degeneration. A newly discribed lesion of the inner retina. Trans. Pac. Coast Otoophthalmol. Soc. 50, 265 (1969).
Feman, S. S., Smith, R. S., Ray, G. S., Long, R. S.: Electron microscopy study of cryogenic chorioretinal adhesions. Amer. J. Ophthalmol. 81, 823 (1976).
Foos, R. Y.: Zonular traction tufts of the peripheral retina in cadaver eyes. Arch. Ophthalmol. 82, 620 (1969).
Foos, R. Y.: Senile retinoschisis. Trans. Amer. Acad. Ophthalmol. Otolaryngol. 74, 33 (1970).

Foos, R. Y., Feman, S. S.: Reticular cystoid degeneration of the peripheral retina. Amer. J. Ophthalmol. *69*, 392 (1970).

Foos, R. Y.: Vitreous base, retinal tufts, and retinal tears: Pathogenetic relationships. In: Retina congress (Pruett, R. C., Regan, C. D., Hrsg.), S. 259. New York: Appleton-Century-Crofts. 1975.

Foos, R. Y.: Vitreoretinal juncture; epiretinal membranes and vitreous. Invest. Ophthalmol. *16*, 416 (1977).

Freeman, M. H.: Fellow eyes of giant retinal breaks. Mod. Probl. Ophthalmol. *20*, 267 (1979).

Freyler, H.: Seröse Aderhautabhebung – eine seltene Komplikation nach Photokoagulation bei diabetischer Retinopathie. Klin. Mbl. Augenheilk. *169*, 608 (1976).

Gärtner, J.: Episklerale Plombe mit Sicherungscerclage bei anliegendem „juxtabasalen" Hufeisenriß. Klin. Mbl. Augenheilk. *168*, 318 (1976).

Gass, J. D. M.: Stereoscopic atlas of macular diseases, S. 202. St. Louis: Mosby. 1970.

Goldbaum, M. H.: Principles and practice of ophthalmology, Vol. II. Philadelphia: Saunders. 1980.

Goldberg, M. F.: Bruch's membrane and vascular growth. Invest. Ophthalmol. *15*, 443 (1976).

Hamilton, A. M., Taylor, W.: Significance of pigment granules in the vitreous. Brit. J. Ophthalmol. *56*, 700 (1972).

Haut, J., Massin, M.: Fréquence des décollements de retine dans la population française. Pourcentage des décollements bilatereaux. Arch. Ophthalmol. *35*, 533 (1975).

Havener, W. H., Gloeckner, S.: Atlas of diagnostic techniques and treatment of retinal detachment, S. 2. St. Louis: Mosby. 1967.

Heinzen, H.: Die prophylaktische Behandlung der Netzhautablösung. Stuttgart: Enke. 1960.

Hirose, T., Marcil, G., Schepens, C. L., Freeman, M. H.: Acquired retinoschisis, observations and treatment. In: Retina congress (Pruett, R. C., Regan, C. D. J., Hrsg.), S. 489. New York: Appleton-Century-Crofts. 1972.

Hovland, K. R., Elzeneiny, I. H., Schepens, C. L.: Clinical evaluation of the small pupil binocular indirect ophthalmoscope. Arch. Ophthalmol. *82*, 466 (1969).

Hyams, S. W., Meir, E., und Mitarbeiter: Chorioretinal lesions predisposing to retinal detachment. Amer. J. Ophthalmol. *78*, 429 (1974).

Jaffe, N. S.: Vitreous detachments. In: Vitreous in clinical ophthalmology, S. 83. St. Louis: Mosby. 1969.

Kanski, J. J.: Complications of acute posterior vitreous detachment. Amer. J. Ophthalmol. *80*, 44 (1975).

Kreissig, I., Lincoff, H. A.: Die unaufschiebbare Ablatiooperation. Klin. Mbl. Augenheilk. *163*, 315 (1974).

Laqua, H., Machemer, R.: Clinico-pathological correlation in massive periretinal proliferation. Amer. J. Ophthalmol. *80*, 913 (1975).

Laqua, H., Machemer, R.: Repair and adhesive mechanisms of the cryotherapy lesions in experimental retinal detachment. Amer. J. Ophthalmol. *81*, 833 (1976).

Lincoff, H. A., McLean, J. M., Nano, H.: Cryosurgical treatment of retinal detachment. Trans. Amer. Acad. Ophthal. Otolaryngol. *68*, 412 (1964).

Lincoff, H., Nadel, A., O'Connor, P.: The changing character of the infected scleral implant. Arch. Ophthalmol. *84*, 421 (1970).

Lincoff, H. A., Kreissig, I.: Advantages of radial buckling. Amer. J. Ophthalmol. *79*, 955 (1975).

Lindner, B.: Acute posterior vitreous detachment and its retinal complications. Acta Ophthalmol. (Suppl.) *87*, 1 (1977).

Lund, O. E., Gabel, V. P., Birngruber, R.: Diathermieverfahren, Licht-Laserkoagulation, Cryokoagulation. Klin. Mbl. Augenheilk. *168*, 603 (1976).

Lund, O. E.: Aufklärung bei prophylaktischen Maßnahmen. Fragen des Klinikers zur rechtlichen Situation. Klin. Mbl. Augenheilk. *173*, 119 (1978).

Machemer, R.: Modified cryoprobe for retinal detachment surgery and cryotherapy. Amer. J. Ophthalmol. *83*, 123 (1977).

Mandelcorn, M., Machemer, R., Fineberg, E., Hersh, S. B.: Proliferation and metaplasia of intravitreal retinal pigment epithelial cell autotransplants. Amer. J. Ophthalmol. *80*, 227 (1975).

Mérin, S., Feiler, V., Hyams, M., Ivry, M., Krakowski, D., Landau, L., Maythar, B., Michaelson, I. C., Scharf, J., Schul, A., Ser, I.: The fate of the fellow eye in retinal detachment. Amer. J. Ophthalmol. *71*, 477 (1971).

Meyer, E., Kurz, G. H.: Retinal pits. Arch. Ophthalmol. *70,* 640 (1963).

Meyer-Schwickerath, G.: Light-coagulation: A new method for the treatment and prevention of retinal detachment. XVII. Concilium Ophthalmol. *1,* 404 (1954).

Meyer-Schwickerath, G.: Photokoagulation. Stuttgart: Enke. 1959.

Morse, P. H.: Fixed retinal star folds in retinal detachment. Amer. J. Ophthalmol. *77,* 760 (1974).

Morse, P. H., Scheie, H. G.: Prophylactic cryotherapy of retinal breaks. Arch. Ophthalmol. *92,* 204 (1974).

Morse, P. H., Scheie, H. G., Aminlari, A.: Light flashes as a clue to retinal disease. Arch. Ophthalmol. *91,* 179 (1974).

Mortimer, C. B.: The prevention of retinal detachment. Can. J. Ophthalmol. *1,* 206 (1966).

Nagpal, K. C., Goldberg, M. F., Asdourian, G., Goldbaum, M., Huamonte, F.: Dark-without-pressure fundus lesions. Brit. J. Ophthalmol. *59,* 476 (1975).

Neumann, E., Hyams, S.: Conservative management of retinal breaks. A follow-up study of subsequent retinal detachment. Brit. J. Ophthalmol. *56,* 482 (1972).

Okun, E.: Gross and microscopic pathology in autopsy eyes. 3. Retinal breaks without detachment. Amer. J. Ophthalmol. *51,* 369 (1961).

O'Malley, P., Allen, R. A., Straatsma, B. R., O'Malley, C. C.: Pavingstone degeneration of the retina. Arch. Ophthalmol. *73,* 169 (1965).

Purcell, J. J., Shields, J. A.: Hypertrophy with hyperpigmentation of the retinal pigment epithelium. Arch. Ophthalmol. *93,* 1122 (1975).

Robertson, D. M., Curtin, V. T., Norton, E. W. D.: Avulsed retinal vessels with retinal breaks. Arch. Ophthalmol. *85,* 669 (1971).

Robertson, D. M., Norton, E. W. D.: Long-term follow-up of treated retinal breaks. Amer. J. Ophthalmol. *75,* 395 (1973).

Roth, A. M., Foos, R. T.: Surface wrinkling retinopathy in eyes enucleated at autopsy. Trans. Amer. Acad. Ophthal. Otolaryngol. *75,* 1047 (1971).

Rutnin, V., Schepens, C. L.: Fundus appearance in normal eyes. III. Peripheral degenerations. Amer. J. Ophthalmol. *64,* 1040 (1967).

Sanders, T. E., Podos, S. M.: Pars plana cysts in multiple myeloma. Trans. Amer. Acad. Ophthal. Otolaryngol. *70,* 951 (1966).

Scheie, H. G., Morse, P. H., Aminlari, A.: Incidence of retinal detachment following cataract extraction. Arch. Ophthalmol. *89,* 293 (1973).

Schepens, C. L.: A new ophthalmoscope demonstration. Trans. Amer. Acad. Ophthal. Otolaryngol. *51,* 298 (1947).

Schepens, C. L.: Symposium: Retinal detachment: Diagnostic and prognostic factors as found in pre-operative examination. Trans. Amer. Acad. Ophthalmol. Otolaryngol. *56,* 398 (1952).

Schwartz, A., Rathbun, E.: Scleral strength impairment and recovery after diathermy. Arch. Ophthalmol. *93,* 1173 (1975).

Scott, J. D.: Equatorial giant tears affected by massive vitreous traction. Trans. Ophthalmol. Soc. U.K. *96,* 309 (1976).

Shields, J. A., Tso, M. O.: Congenital pigmentation of the retina. Arch. Ophthalmol. *93,* 1153 (1975).

Slezak, H.: Schäden der peripheren Netzhaut. Bio Med. *11,* 6 (1979).

Söllner, F.: Über die prophylaktische Behandlung der Ablatio retinae durch Lichtkoagulation. Ber. Dtsch. Ophthalmol. Ges. *66,* 327 (1964).

Spencer, L. M., Straatsma, B. R., Foos, R. Y.: Tractional degenerations of the peripheral retina. In: Symposium on retina and retinal surgery, S. 103. St. Louis: Mosby. 1969.

Spencer, L. M., Foos, R. Y.: Paravascular vitreoretinal attachments. Role in retinal tears. Arch. Ophthalmol. *84,* 557 (1970).

Spencer, L. M., Foos, R. Y., Straatsma, B. R.: Enclosed bays of the ora serrata. Arch. Ophthalmol. *83,* 421 (1970).

Stein, R., Feller-Ofry, V., Romano, A.: The effect of treatment in the prevention of retinal detachment. In: Causes and prevention of blindness (Michaelson, I. C., Berman, E. R., Hrsg.), S. 409. New York: Academic Press. 1972.

Straatsma, B. R.: Allen, R. A., Christenson, R. E.: The prophylaxis of retinal detachment. Trans. Proc. Pac. Coast Otoophthal. Soc. *46,* 211 (1965).

Straatsma, B. R., Foos, R. Y.: Typical and reticular degenerative retinoschisis. Amer. J. Ophthalmol. *75*, 551 (1973).
Straatsma, B. R., Zeegen, P. D., Foos, R. Y., Feman, S. S., Shabo, A. L.: Lattice degeneration of the retina. Amer. J. Ophthalmol. *77*, 619 (1974).
Streeten, B. W., Bert, M.: Retinal surface in lattice degeneration of the retina. Amer. J. Ophthalmol. *74*, 1201 (1972).
Sudarsky, R. D., Yanuzzi, L. A.: Cryomarcation line and pigment migration after retinal cryosurgery. Arch. Ophthalmol. *83*, 395 (1970).
Tasman, W. S.: Posterior vitreous detachment and peripheral retinal breaks. Trans. Amer. Acad. Ophthal. Otolaryngol. *72*, 217 (1968).
Teng, C. C., Katzen, H. M.: An anatomic study of the periphery of the retina: II. Peripheral cystoid degeneration of the retina; formation of cysts and holes. Amer. J. Ophthalmol. *36*, 29 (1953).
Tillery, W. V., Lucier, A. C.: Round atrophic holes in lattice degeneration – an important cause of phakic retinal detachment. Trans. Amer. Acad. Ophthal. Otolaryngol. *81*, 509 (1976).
Tolentino, F. I., Schepens, C. L., Freeman, H. M.: Ehlers-Danlos syndrome. In: Vitreoretinal disorders, diagnosis and management, S. 278. Philadelphia: Saunders. 1976.
Törnquist, R.: Bilateral retinal detachment. Acta Ophthalmol. *41*, 126 (1963).
Vogt, A.: Atlas der Spaltlampenmikroskopie des lebenden Auges. Berlin: Springer. 1921.
Watzke, R. L.: The ophthalmoscopic sign "white with pressure" – a clinico-pathologic correlation. Arch. Ophthalmol. *66*, 812 (1961).
Yaoeda, H.: Clinical observations on macular hole. Acta Soc. Ophthalmol. Jpn. *71*, 1723 (1967).

Die Chirurgie der Netzhautabhebung
A. Differentialdiagnose der Netzhautabhebung

Bevor man sich an die Untersuchung eines Patienten macht, dessen Anamnese eine Netzhautabhebung erwarten läßt, muß man sich über *drei Grundprinzipien der Netzhautabhebung* im klaren sein:

1. Nicht alle Netzhautabhebungen, bei denen kein Netzhautdefekt gefunden wird – das sind immerhin 3–10% (Griffith und Mitarbeiter, 1976) –, schließen die Diagnose einer rhegmatogenen Netzhautabhebung aus.

2. Nicht alle Netzhautabhebungen, die Defekte aufweisen, sind primär rhegmatogene Netzhautabhebungen. Netzhautdefekte entstehen nicht selten auch sekundär bei symptomatischer Netzhautabhebung.

3. Gleichgültig ob es sich um eine primäre rhegmatogene Netzhautabhebung oder um eine erst sekundär durch spätere Defektbildung in bereits abgehobener Netzhaut bei symptomatischer Netzhautabhebung handelt, müssen alle aufgefundenen Netzhautdefekte durch Maßnahmen des Defektverschlusses behandelt werden.

Die Differentialdiagnose sollte unter Berücksichtigung dieser drei Grundprinzipien getroffen werden. Zunächst einmal gilt es, *zwei Formen der symptomatischen Netzhautabhebung* gegenüber der rhegmatogenen Netzhautabhebung abzugrenzen: die Traktionsamotio und die exsudative Netzhautabhebung.

1. Traktionsamotio

Als ätiologische Faktoren kommen in Frage:

a) vaso-proliferative Retinopathien (diabetische, Sichelzell-, postthrombotische Retinopathie),

b) kongenitale Fehlbildungen: retrolentale Fibroplasie, persistierender hyperplastischer primärer Glaskörper,

c) fibrosierende Uveitiden: Parsplanitis, kongenitale Toxoplasmose, abgestorbene intravitreale Parasiten,

d) durchbohrende Verletzungen des hinteren Bulbussegments mit oder ohne intraokulare Fremdkörper,

e) postoperativ: nach Kataraktoperation mit Glaskörperverlust.

Wichtige *klinische Charakteristika* der Traktionsamotio sind:
- der Nachweis von Glaskörpermembranen,
- die gegen den Glaskörperraum konkave Netzhautoberfläche (Abb. 82),

- die höchste Elevation der Netzhaut an der Insertion der Glaskörpermembranen mit einer eventuell schon knapp neben dieser oft sehr hohen Erhabenheit anliegenden Netzhaut,
- finden sich bullöse Abschnitte in diesem Bild, so ist stets eine zusätzliche rhegmatogene Netzhautabhebung, die sich auf die Traktionsamotio aufgepfropft hat, mit im Spiel; Defekte beweisen dann diese Vermutung.

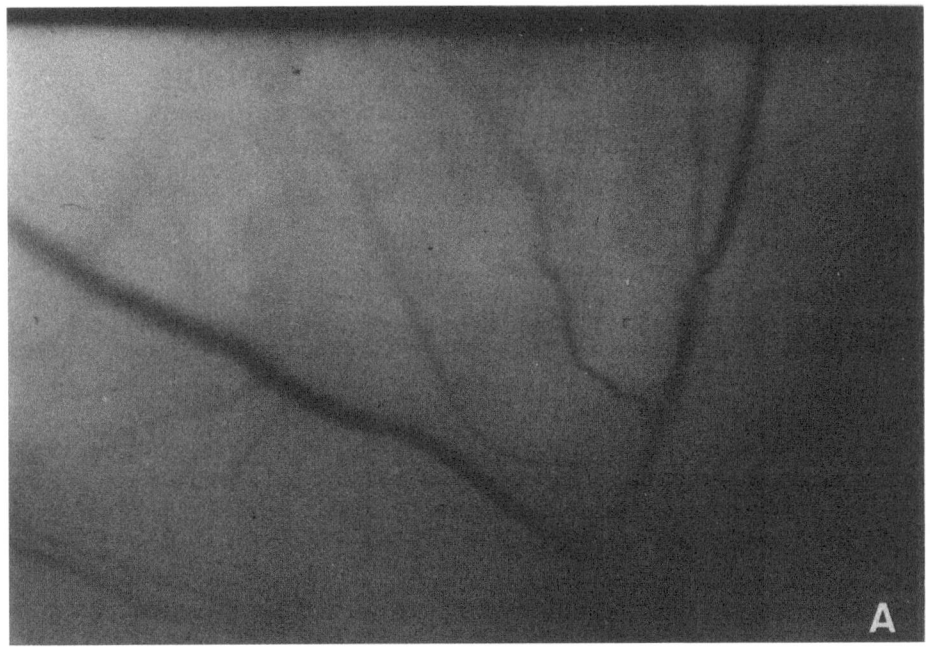

Abb. 83 A

Abb. 83. Exsudative Netzhautabhebung. **A** Ophthalmoskopisches Bild. **B** Fluoreszenzangiogramm: zunehmende diffuse Anfärbung des abgehobenen Areals

Solche sekundären Netzhautrisse sind meist weit hinter dem Äquator lokalisiert. Die Behandlung der reinen Traktionsamotio sollte erst dann einsetzen, wenn die Makula bedroht ist bzw. wenn deutliche Zeichen einer Progredienz sichtbar werden. Sie besteht in der Entfernung der Traktionsursache, nämlich der Glaskörpermembranen mit Hilfe der Vitrektomie bzw. Membranektomie. Sekundäre Netzhautdefekte bedürfen zusätzlich eines Rißverschlusses durch Kryopexie und eindellende Verfahren.

2. Exsudative Netzhautabhebung

Exsudative Netzhautabhebungen entstehen durch Zusammenbruch der Blut-Retina-Schranke, d. h. durch Permeation von Plasma aus den Retinalgefäßen bzw. den Chorioidalgefäßen (durch das Pigmentepithel) in den Subretinalraum. *Ursachen* des Zusammenbruchs der Blut-Retina-Schranke sind:
- Tumoren der Aderhaut: wie das maligne Melanom, metastatische Tumoren, das Hämangiom; oder Tumoren der Netzhaut: wie das Retinoblastom. Der

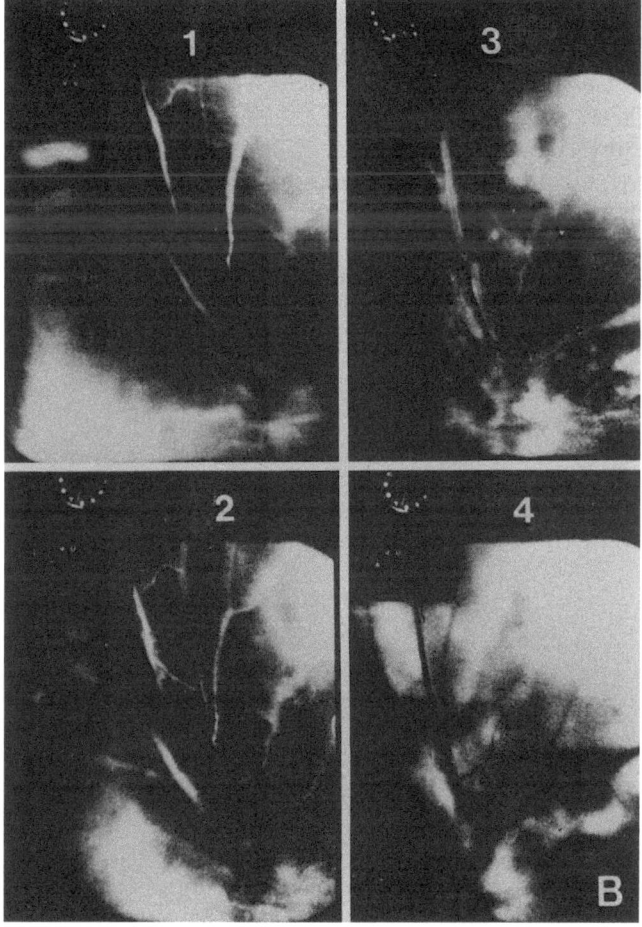

Abb. 83 B

ophthalmoskopische bzw. biomikroskopische Nachweis soliden Gewebes wird durch die Zuziehung der Fluoreszenzangiographie, der Infrarotphotographie und der Ultraschallechographie unterstützt,

• entzündliche Erkrankungen des hinteren Augenabschnittes: Vogt-Koyanagi-Harada-Syndrom, Scleritis posterior, idiopathische zentrale seröse Chorioidopathie, Grubenpapille.

Exsudative Netzhautabhebungen bieten das klinische Bild einer gegen den Glaskörperraum zu konvexen Oberfläche (Abb. 83), bis auf Tumorabhebungen und Abhebungen im späten Stadium der Haradaschen Erkrankungen ist die Netzhaut meist nur flach eleviert. Bei intraokularen Tumoren kann die exsudativ abgehobene Netzhaut die hintere Linsenkapsel berühren. Im Gegensatz zur Traktionsamotio, die angiographisch stumm ist, zeigt das Fluoreszenzangiogramm bei exsudativer Netzhautabhebung durch massive Hyperfluoreszenz die Quelle der Exsudation (z. B. aus den Tumorgefäßen) deutlich an.

3. Fundusveränderungen, die Netzhautabhebungen vortäuschen

Neben den beiden Formen der symptomatischen Netzhautabhebung gibt es *Veränderungen des Augenhintergrundes, die keine Netzhautabhebungen sind, aber das Bild der Netzhautabhebung nachahmen und vortäuschen:*
Dazu zählen:
a) die seröse Aderhautabhebung,
b) massive subvitreale Blutungen und
c) die senile Retinoschisis.

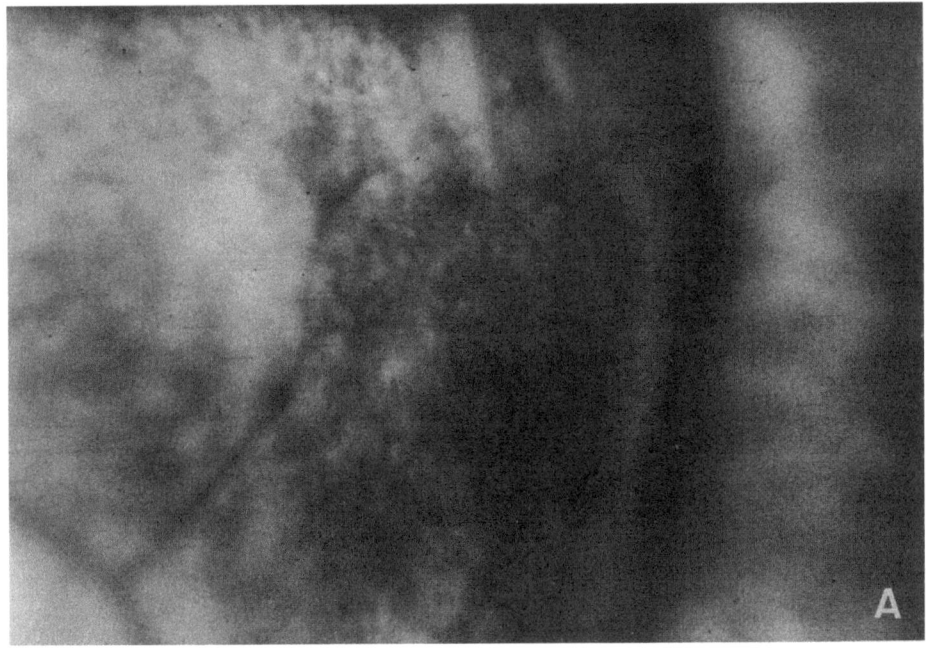

Abb. 84 A

Abb. 84. Seröse Aderhautabhebung. **A** Ophthalmoskopisches Bild. **B** Fluoreszenzangiogramm: grobes dilatiertes retinales Kapillarnetz und zunehmende diffuse Anfärbung

a) *Die seröse Aderhautabhebung* oder ziliochorioidale Effusion ist eine Ansammlung von Flüssigkeit innerhalb des Lamellensystems der Suprachorioidea bzw. der Supraciliaris als Folge bulbusöffnender Operationen, chorioretinaler Koagulationsmethoden oder entzündlichen Erkrankungen im hinteren Augenabschnitt. Von der Netzhautabhebung unterscheidet sich die Aderhautabhebung durch ihre orangebraune Farbe und den soliden Charakter der Abhebung (Abb. 84). Gleichzeitig besteht immer eine massive Hypotonie des Bulbus. Die Oberfläche ist kugelig glatt, Lokalisation ist die temporale und nasale Peripherie; die Pars plana des Ziliarkörpers ist in die Abhebung miteingeschlossen. Die Unterscheidung gegenüber dem malignen Melanom der Aderhaut ist meist viel schwieriger als gegenüber seröser Netzhautabhebung. Ultraschallechographie (akustische Leerheit) und Fluoreszenzangiographie (grobes dilatiertes retinales Kapillarnetz) erleichtern die Diagnose (Abb. 84).

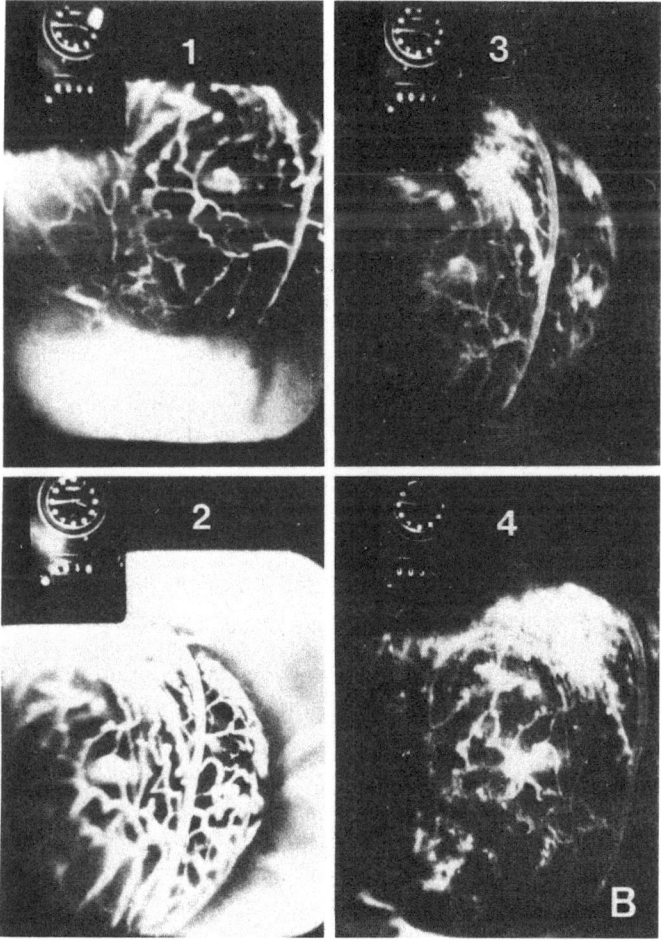

Abb. 84 B

Die *Kombination von rhegmatogener Netzhautabhebung und Aderhautabhebung* ist gelegentlich zu beobachten. Die Rückbildung der Aderhautabhebung sollte aus zwei Gründen abgewartet werden, ehe die Amotiooperation vorgenommen wird:

• Die Kryopexie der Netzhautdefekte ist durch den Polster der Aderhautabhebung hindurch erschwert,
• die Drainage der subretinalen Flüssigkeit ist durch die abgehobene Aderhaut hindurch gänzlich unmöglich.

Netzhautdefekte lassen sich daher bei synchroner Aderhautabhebung kaum wirksam verschließen. Die Rate der Progredienz in das Stadium der massiven periretinalen Proliferation ist bei Amotiooperation mit komplizierender Aderhautabhebung sehr hoch (Gottlieb, 1972; Seelenfreund und Mitarbeiter, 1974). Über Maßnahmen der Behandlung einer Aderhautabhebung vor, während oder nach Amotiooperationen siehe später (im Kapitel „Komplikationen der Amotiooperation", S. 190).

b) *Massive subvitreale Blutungen:* Hauptursache sind vasoproliferative Retinopathien, wie die diabetische, die Sichelzell- und die postthrombotische Retinopathie, sowie Einrisse von Netzhautgefäßen bei der Rißbildung durch Glaskörpertraktion. Die hämorrhagische Abhebung des soliden Glaskörpers von der Netzhaut zeigt soliden Charakter, Gefäße in der bullös abgehobenen Membran fehlen, zumindest in der Peripherie. Die Ultraschallechographie weist das Blut zwischen Glaskörpermembran und Netzhaut nach.

c) *Senile Retinoschisis* (siehe unter periphere Netzhautdegenerationen, S. 77 und 81): Das abgehobene innere Netzhautblatt ist extrem dünn und transparent, sodaß die Retinalgefäße allein in den Glaskörperraum eleviert zu sein scheinen. Zystoide Degeneration und Glitzerherde trüben häufig die oranahen Anteile des transparenten inneren Netzhautblattes. Die Konfiguration ist bullös, die Oberfläche ist glatt. Prädilektionsstellen sind der temporale untere, seltener der temporale obere Quadrant. Die Ausdehnung nach hinten überschreitet den Bulbusäquator selten um mehr als 3–4 PD. Defekte im inneren gemeinsam mit solchen im äußeren Netzhautblatt sind Ursache der Schisisamotio. Ihr Anteil an der Gesamtheit aller rhegmatogenen Netzhautabhebungen beträgt immerhin 3,2% (Hagler und Woldorff, 1973). Solche Amotiones zeigen eine langsame Progredienz mit Demarkationslinien hinter der bullösen peripheren Schisis. Die Mißdeutung der Schisisamotio als primäre rhegmatogene Netzhautabhebung läßt die Defekte im äußeren Netzhautblatt unberücksichtigt und führt zum Mißerfolg der Operation. Die Defekte des äußeren Netzhautblattes liegen immer weiter hinten und sind wesentlich größer als die des inneren Netzhautblattes.

Andererseits können alte Netzhautabhebungen mit Atrophie der Netzhaut, d. h. Verdünnung der Netzhaut und Transparenz, als Retinoschisis fehlinterpretiert werden, wenn sie im Prädilektionsgebiet der Schisis lokalisiert sind. Dann ist die Verleitung groß, zuzuwarten und zu beobachten, wie dies bei der senilen Retinoschisis indiziert ist. Im Falle atropher Netzhaut kann jedoch unberechenbar rasch eine Progredienz eintreten, die die Operationschance vermindert. Brauchbare *Unterscheidungsmerkmale alter Netzhautabhebungen mit atropher Netzhaut gegenüber seniler Retinoschisis* sind: kleine penetrierende Defekte, intraretinale Zysten, Depigmentation des darunterliegenden Pigmentepithels und schließlich Demarkationslinien. Im Zweifelsfalle sollte man sich eher zur Amotiooperation entschließen, als zuzuwarten und sich und den Patienten – in der falschen Erwartung einer fehlenden Progredienz der fälschlich angenommenen Retinoschisis – in Sicherheit zu wiegen.

Zur Differentialdiagnose senile Retinoschisis–Amotio retinae gehört noch die Abgrenzung der *juvenilen geschlechtsgebundenen Retinoschisis* (siehe S. 41): die Netzhautspaltung erfolgt im Gegensatz zur typischen degenerativen (senilen) Retinoschisis in der Nervenfaserschicht. Die zystoide Degeneration der Macula lutea in Form eines speichenartigen Bildes ist obligatorisch und findet sich außer bei dieser Form der Schisis nur bei der Goldmann-Favreschen vitreoretinalen Degeneration. Diese Form der Retinoschisis erstreckt sich nicht bis zur Ora serrata, das sehr dünne innere Netzhautblatt weist meist extrem große Defekte auf.

Die Abgrenzung der juvenilen geschlechtsgebundenen Retinoschisis von der rhegmatogenen Netzhautabhebung dürfte deshalb kaum Schwierigkeiten bereiten.

B. Präoperative Fahndung nach Netzhautdefekten

Sobald die Diagnose einer rhegmatogenen Netzhautabhebung feststeht, ist der nächste Schritt die Suche nach den verursachenden Netzhautdefekten. Die Konfiguration der Netzhautabhebung enthält hilfreiche *lokalisatorische Anhaltspunkte,* wenigstens einen Netzhautdefekt aufzufinden (Lincoff und Gieser, 1971).

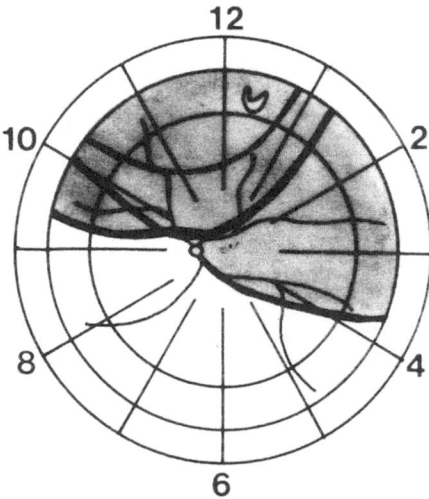

Abb. 85. Ausdehnung und Konfiguration der Netzhautabhebung in Abhängigkeit von der Rißlokalisation bei ½ 1 Uhr

1. Je höher die Netzhaut abgehoben ist, umso grauer erscheint sie und umso weniger ist die Struktur der Aderhaut sichtbar.
2. Graue Trübung (Ödem) und welliges Oberflächenbild sind Ausdruck einer relativ frischen Netzhautabhebung, dünne transparente Netzhaut (Atrophie) ist ein Hinweis auf die lange Dauer einer Netzhautabhebung.
3. *Ausdehnung und Höhe der Netzhautabhebung hängen von der Lokalisation des höchstgelegenen Defektes der Netzhaut ab:* a) Defekte in der oberen Fundushälfte erzeugen rasch auftretende Netzhautabhebungen (d. h. innerhalb von wenigen Stunden oder Tagen nach der Defektbildung) vom bullösen Typ, b) Defekte in der unteren Hälfte des Fundus führen zu langsam (d. h. über Monate) sich immer höher ausbreitenden, nichtbullösen Netzhautabhebungen mit Demarkationslinien zwischen den flacheren oberen und den höheren unteren Anteilen der Netzhautabhebung.
4. Wenn auch *in der unteren Hälfte bullöse Netzhautabhebungen* auftreten, muß nach Defekten in der oberen Hälfte gefahndet werden.
5. *Bei Netzhautabhebungen in der oberen Hälfte,* die den 12-Uhr-Meridian überschreiten, liegt der Netzhautdefekt bis eineinhalb Stunden von 12 Uhr ent-

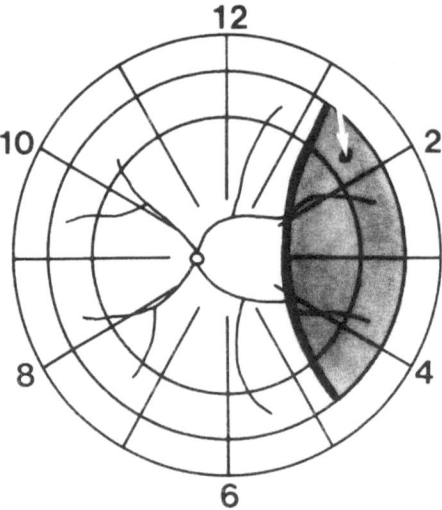

Abb. 86. Pigmentfleck als Hinweis auf einen kleinen Netzhautdefekt (Pfeil)

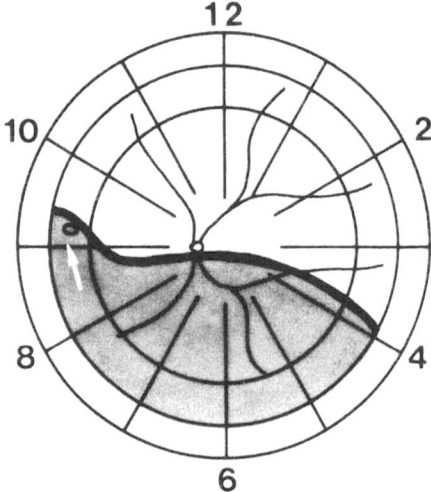

Abb. 87. Ausdehnung und Konfiguration der Netzhautabhebung in Abhängigkeit von einem Rundloch bei ½ 10 Uhr (Pfeil)

fernt an der Seite, wo sich die größere Ausdehnung einer solchen Netzhautabhebung nach unten erstreckt (Abb. 85).

6. Bei Netzhautabhebungen der oberen Hälfte, die den 12-Uhr-Meridian nicht überschreiten, ist der Netzhautdefekt bis eineinhalb Stunden vom oberen Abhebungsrand entfernt zu suchen.

7. Pigmentflecken in abgehobener Netzhaut erleichtern oft die Auffindung von kleinsten Netzhautdefekten, da die Lappen kleinster Lappenrisse häufig pigmentiert sind (Abb. 86).

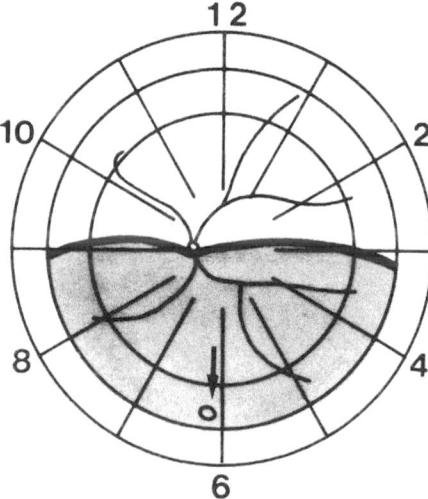

Abb. 88. Ausdehnung und Konfiguration der Netzhautabhebung in Abhängigkeit von einem Defekt bei 6 Uhr (Pfeil)

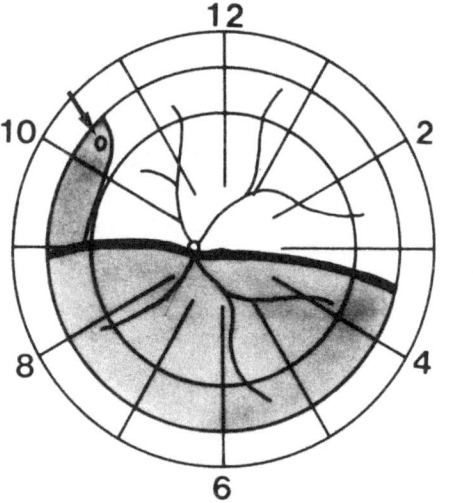

Abb. 89. Ausdehnung und Konfiguration der Netzhautabhebung in Abhängigkeit von einem Defekt bei ½ 11 Uhr (Pfeil)

8. Bei Netzhautabhebungen in der unteren Fundushälfte, die an einer Seite höher hinaufreichen, ist der Netzhautdefekt an dieser Seite zu suchen (Abb. 87).

9. Bei Netzhautabhebungen der unteren Hälfte, die sich auf beiden Seiten gleich weit nach oben ausdehnen, liegt der Netzhautdefekt meist in der Netzhaut des 6-Uhr-Meridians (Abb. 88).

10. Wenn bei einer Netzhautabhebung der unteren Hälfte keine Defekte in der abgehobenen Netzhaut sichtbar sind, so muß in der oberen Hälfte nach Netzhautdefekten gefahndet werden, aus denen die Netzhautabhebung durch

Absickern der subretinalen Flüssigkeit im kapillaren Spaltraum zwischen Netzhaut und Pigmentepithel entsteht (Abb. 89).

11. Bei Vorhandensein von Demarkationslinien sind die Netzhautdefekte zwischen dieser Linie und der Ora serrata zu suchen (Abb. 90).

12. Wenn sich im aphaken Auge sonst kein Netzhautdefekt findet, kann er am Ende von meridionalen Falten vermutet werden.

13. Im aphaken Auge sollte der hintere Rand der Glaskörperbasis nach kleinsten Lappenrissen abgesucht werden (Ashrafzadeh und Mitarbeiter, 1973).

14. In hochmyopen Augen, in denen sonst kein Netzhautdefekt gefunden werden konnte, sollte der gesamte hintere Augenpol (nicht nur die Makulagegend) nach Defekten abgesucht werden.

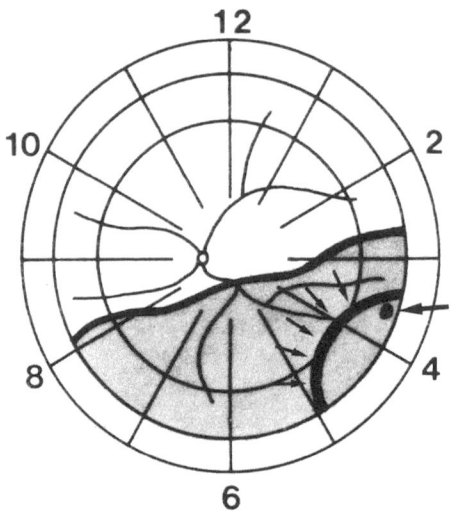

Abb. 90. Ausdehnung und Konfiguration der Netzhautabhebung in Abhängigkeit von einem Defekt bei 1/2 4 Uhr (die kleinen Pfeile zeigen auf eine Hochwasserlinie)

15. Bei Reablatio sollte zuerst sichergestellt werden, ob der ursprüngliche Defekt gut verschlossen ist, erst dann sollte man nach einem neuen Defekt suchen, und zwar im höchsten Abschnitt des Gebietes, wo die neuerliche Netzhaut über dem Sklerabuckel hängt, und noch ein wenig höher davon. Wenn die neuerliche Netzhautabhebung nur hinter dem Buckel, nicht peripher davon vorhanden ist, so liegt auch der Netzhautdefekt meist dahinter oder am Abhang des Buckels (Abb. 91).

16. Wenn kein Netzhautdefekt gefunden wird, so soll der Patient im Sitzen, im Liegen und bei Seitposition des Kopfes untersucht werden, um der subretinalen Flüssigkeit Möglichkeit zur Verlagerung zu bieten und den Defekt im abgehobenen Bereich sichtbar zu machen.

17. *Trotz aller Anstrengungen wird in 3–10% aller Netzhautabhebungen kein Netzhautdefekt gefunden* (Griffith und Mitarbeiter, 1976).

18. Präoperativ nicht sichtbare Netzhautdefekte zeigen sich bei bullöser Netzhautabhebung manchmal erst während der Operation, sobald die subreti-

nale Flüssigkeit drainiert wurde, wenn diese Defekte im präoperativ nicht einsehbaren Tal zwischen zwei Netzhautblasen gelegen waren.

19. Wenn *ein* Netzhautdefekt gefunden wurde, so ist die Suche nach weiteren Defekten unter allen Umständen fortzusetzen, da *50% aller Netzhautabhebungen mit mehr als einem Defekt* einhergehen (Rosenthal und Fradin, 1967). Wenn auch nur ein Defekt übersehen wurde und daher unbehandelt bleibt, ist die Amotiooperation erfolglos.

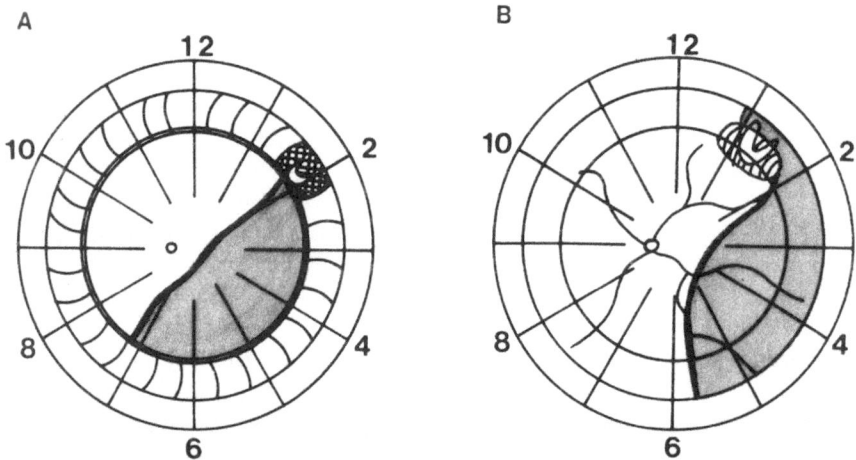

Abb. 91. A Ausdehnung und Konfiguration der Netzhautabhebung in Abhängigkeit von einem nach hinten zu inkompletten operativen Defektverschluß. B Ausdehnung und Konfiguration der Netzhautabhebung in Abhängigkeit von einem nach vorne zu inkompletten operativen Defektverschluß

C. Weitere Schritte nach der Diagnose der Netzhautabhebung und der Auffindung der verursachenden Netzhautdefekte

Ist die Diagnose einer rhegmatogenen Netzhautabhebung gestellt und sind die verursachenden Netzhautdefekte aufgefunden, so empfiehlt sich das folgende weitere schritthafte Vorgehen:

1. Aussprache mit dem Patienten

Aussprache mit dem Patienten, um ihm den Ernst seiner Krankheit bzw. die Möglichkeiten und Erfolgsaussichten einer Behandlung klarzumachen. Das erfordert sehr viel Feingefühl und Zeit. Der erste Satz sollte niemals lauten: „Wenn wir nichts Operatives dagegen unternehmen, werden Sie blind." Mit dieser Drohung schließt schlimmstenfalls das Gespräch mit völlig Uneinsichtigen. Es gilt vielmehr, die Bedrohung des Sehvermögens durch die Netzhautabhebung an Hand einer Erläuterung der Pathogenese der rhegmatogenen Netzhautabhebung zu erklären. Gelingt dies, so wünscht die Mehrzahl der Patienten die sofortige Operation. Die je nach der Ausgangssituation sehr unterschiedliche *Prognose* der Amotiooperation (siehe Kapitel über Operationserfolge bei rhegmatogener Netzhautabhebung, S. 270) ist der nächstwichtige Gesprächspunkt.

Dabei sollte man niemals die Erwähnung vergessen, daß eine 100%ige Heilung eines Krankheitsbildes in der Medizin ausgeschlossen ist, daß aber die Erfolgschancen der anatomischen Heilung zwischen 80 und 95% liegen. Da die Amotioanamnese vom Patienten meist viel zu kurz (häufig mit einigen Tagen) angegeben wird – oft ist das gerade der Zeitpunkt, wo die Abhebung den hinteren Augenpol erreicht –, muß man auch hinsichtlich der funktionellen Prognose vorsichtig sein (siehe S. 271). Der Tenor der Aussprache sollte jedoch von Zuversicht auf einen Erfolg getragen sein, um eine optimale Kooperation zu erzielen.

2. Sofortmaßnahmen

Sofortmaßnahmen, um den bestehenden Zustand nicht noch zu verschlechtern: Sobald dem Patienten die *Dringlichkeit* eines aktiven Vorgehens gegen seine Netzhautabhebung klargemacht worden ist, sollte die Hospitalisierung erfolgen. Vertretbare *Gründe,* wegen dringlicher Geschäfte oder Verrichtungen des Patienten die Operation als nicht im höchsten Maße dringlich einige Tage oder sogar *eine bis zwei Wochen aufzuschieben, sind:* alte Netzhautabhebungen mit Befall der Makularegion oder alte Netzhautabhebungen mit anliegender Makula, aber ohne Bedrohung der Makula.

Dringende Operation ohne den kleinsten zeitlichen Aufschub erfordern: frische Netzhautabhebungen von ein bis zwei Tagen Dauer mit imminenter Bedrohung der Makula und akute Riesenrisse mit einstweilen noch flacher Elevation der Rißränder. Alle übrigen Situationen bei rhegmatogener Netzhautabhebung zeigen Dringlichkeitsstufen, die zwischen diesen beiden Polen der Indikationsgruppen liegen, und vertragen, ohne die Ausgangslage zu verschlechtern, einen Aufschub der Operation von drei bis vier Tagen.

Sobald die *Hospitalisierung* vollzogen ist, wird dem Patienten Bettruhe auferlegt, die durch Aufstehen auf die Toilette und zum Essen unterbrochen werden kann. Bei hochblasigen Netzhautabhebungen in der oberen Fundushälfte werden beide Augen verbunden, um Augenbewegungen zu vermeiden. Die vollständige Immobilisation des Bulbus mit Hilfe temporärer Traktionsfäden durch die äußeren Augenmuskeln, die in der Haut der Brauengegend verankert werden (Johnston und Mitarbeiter, 1981), scheint mir eine zu heroische Maßnahme zur präoperativen Abflachung bullöser Netzhautabhebungen zu sein. Die *Lagerung des Kopfes* erfolgt nach dem Gesichtspunkt, daß der Netzhautdefekt an der tiefsten Stelle des Auges zu liegen kommt. Die subretinale Flüssigkeit setzt sich, mechanischen Gesetzen folgend, an der tiefsten Stelle ab und vermag so wiederum durch die Pforte des Netzhautdefektes, durch die sie in den Subretinalraum Einlaß fand, zumindest in kleinem Ausmaß in den Glaskörperraum auszutreten. Zum Teil mag auch eine Reabsorption der subretinalen Flüssigkeit durch das Pigmentepithel über die Choriokapillaris stattfinden. Die dadurch erzielte Abflachung der Netzhautabhebung erleichtert die Amotiooperation und verbessert so die Prognose. Die Entscheidung, ob die subretinale Flüssigkeit drainiert oder nicht drainiert werden soll, fällt nach offensichtlicher Abflachung der Netzhautabhebung meist zugunsten der Nichtdrainagemethode aus. Die Frequenz der spontanen Abflachung abgehobener Netzhaut durch Liegen wird in der Literatur recht unterschiedlich bewertet (Hofmann und Hanslmayer, 1973).

Das Tragen der von Lindner empfohlenen *Lochbrille* erscheint mir sowohl prä- als auch postoperativ aus zwei Gründen geradezu kontraindiziert zu sein: Patienten, die die Lochbrille tragen, sind gefährdet, über am Boden befindliche Gegenstände zu stürzen oder an Wände anzulaufen; Patienten, die die Lochbrille nur dann scheinbar gewissenhaft tragen, wenn der Arzt und die Schwester in der Nähe sind, zeigen häufig die Tendenz, durch Abheben der Brille an ihr vorbei seitlich herauszusehen, was mit mehr Augenbewegungen verbunden ist als beim Blick ohne Lochbrille. Bei flachen Netzhautabhebungen in der unteren Fundushälfte verordne ich ebenso Bettruhe wie bei hochblasigen Netzhautabhebungen in der oberen Fundushälfte, dispensiere den Patienten aber vom Binoculus. In dieser Phase der Vorbereitung auf die Operation sage ich dem Amotiopatienten, daß er für die nächsten Wochen *Augenbewegungen* durch Kopfbewegungen ersetzen soll, und demonstriere den starren Geradeausblick, der Augenbewegungen vermeidet. Man sollte dem Patienten erklären, daß Augenbewegungen durch das „Stillstehen" des flüssigen Glaskörpers im bewegten Auge ebenso zum massiven Glaskörperzug an der Netzhaut führen, wie wenn die Augenbewegung abgebremst wird und sich nun die Flüssigkeit im Glaskörperraum nachbewegt. Die *psychische Unruhe,* die sich bei Patienten mit Binoculus und dem Verbot, das Bett zu verlassen, einstellt und sich bis zu Angstzuständen steigern kann, läßt sich durch Sedativa (Tranquilizer) wirksam behandeln (etwa zwei- bis dreimal 5 mg Valium). Da bei der ersten Untersuchung meist nur eine kurz wirksame *Mydriasis* angewandt wurde, ist es nun notwendig, die Pupille mit täglichen Applikationen von Scopolamintropfen ($1/4$%, zweimal täglich) bzw. Atropintropfen (2%, zweimal täglich) permanent weit zu halten. Eine Stunde vor der Operation wird die Dilatation unter dem Zusatz von Phenylephrin (10%) oder Zyklopentolat (1%) noch verstärkt. Hartnäckige enge Pupillen müssen mit zirkumpupillärer Photokoagulation der Iris (mit dem Argonlaser und 200 μ Koagulaten) oder mit einer totalen Iridektomie erweitert werden. Katarakte lassen sich am schonendsten mit Hilfe der Lensektomiemethode beseitigen, die Amotiooperation kann unmittelbar daran anschließen, um zwei Sitzungen zu vermeiden. Während der ein bis zwei *Vorbereitungstage* vor der Amotiooperation wird die Genauigkeit des ersten Fundusbefundes durch wiederholte indirekte Ophthalmoskopie und Dreispiegelkontaktglasuntersuchung nicht nur laufend verbessert, der Operateur lernt auf diese Weise den Augenhintergrund gewissermaßen auswendig. Ausdehnung und Konfiguration der Netzhautabhebung werden auf einer Vordruckkarte eingezeichnet, bei der Illustration der Netzhautdefekte ist ihre Lage zu besonders markanten lokalisatorischen Bezugspunkten im Fundus in anschaulicher Weise zu berücksichtigen. Solche „*Landmarken*" sind Pigmentationen, Blutungen in der Netzhaut, Falten, Zysten, Verdickungen, Blutgefäße und deren Verästelungen oder Schlängelungen, präretinale Glaskörperstrukturen, ja sogar Trübungen der Linse, zwischen denen hindurch ein Netzhautriß sichtbar wird.

Die Standardoperation gegen Netzhautabhebung
A. Anästhesie

1. Lokalanästhesie

Die *Lokalanästhesie* hat *drei Vorteile* gegenüber der Generalanästhesie: 1. der Operateur hat mehr Spielraum in der Umgebung des Operationstisches, wenn die voluminösen Narkoseeinheiten fehlen, überdies sind Kopfbewegungen des Patienten in Lokalanästhesie leichter durchzuführen als am narkotisierten intubierten Patienten; 2. die Blutungstendenz ist bei Lokalanästhesie weit geringer als in Vollnarkose; 3. die operative Mortalitätsrate ist bei Eingriffen in Lokalanästhesie kleiner als bei Narkosepatienten (Holekamp und Mitarbeiter, 1979).

Technik der Lokalanästhesie: 2 ccm einer 2%igen Xylocainlösung mit Adrenalin- und Hyaluronidasezusatz werden retrobulbär in die Gegend des Ganglion ciliare injiziert und je 1 ccm dieser Lösung mit Kokainzusatz (0,1–0,2 ccm einer 5%igen Lösung) parabulbär in alle vier Quadranten appliziert. Diese zusätzliche Infiltration vermindert die Schmerzen bei Anlegen der Zügelfäden durch die Ansätze der vier geraden Augenmuskeln und bei ihrer Betätigung während der Operation.

Die Gefahren der Lokalanästhesie sind: Bulbusperforation (Ramsay und Knobloch, 1978), retrobulbäre Blutungen, Verschluß der A. centralis retinae (Kraushar und Mitarbeiter, 1974) und intraoperative Unruhe des Patienten bei längerer Operationsdauer, eventuell auch Schmerzen und das Gefühl, nicht länger still liegen zu können. Eine Stunde kann dem Patienten als Operationsdauer in Lokalanästhesie zugemutet werden, sofern eine ausreichende *Prämedikation* dem Eingriff vorangestellt wird. Am besten bewährte sich bei uns die bereits erwähnte intramuskuläre Applikation eines lytischen Cocktails aus Largactil, Phenergan und Alodan eine Stunde vor der Operation. Ob ein Drittel (das ist die Minimaldosis), die Hälfte oder zwei Drittel dieses Cocktails verabreicht werden, richtet sich nach Körpergewicht bzw. Alter und Allgemeinzustand des Patienten. Der mit dem lytischen Cocktail verbundene Übelkeitszustand und Brechreiz wird mit einer Ampulle Paspertin oder Torecan subkutan wirksam behoben. *Eine Stunde nach Operationsende* werden, wieder je nach Maßgabe der individuellen Faktoren des Patienten, 5–10 mg Heptadon subkutan verabfolgt, tunlichst in der Kombination mit einer weiteren Ampulle Torecan oder Paspertin subkutan. Die meisten Patienten schlafen unter dieser Medikation schmerzfrei bis zum nächsten Tag durch.

2. Generalanästhesie (Vollnarkose)

Die *Vorteile* der Vollnarkose sind Schmerzfreiheit und die Möglichkeit, ohne psychische Belastung des Patienten langdauernde Eingriffe durchführen zu können. Die *Indikation* zur Vollnarkose sehen wir bei Reoperationen und bei komplizierten Eingriffen, die eine Operationsdauer von mehr als einer Stunde voraussehen lassen, insbesondere bei Amotiooperationen, die mit einer Vitrektomie verbunden sind. Über die Besonderheiten der Inhalationsnarkose bei intravitrealer Tamponade mit SF_6-Gas siehe S. 229. Die *postoperative Schmerzbekämpfung* gleicht der nach Lokalanästhesie.

B. Eröffnung der Bindehaut

Die Eröffnung der Bindehaut erfolgt grundsätzlich limbal durch Anheben einer Bindehautfalte mit einer Pinzette und Inzision der Falte mit der Schere.

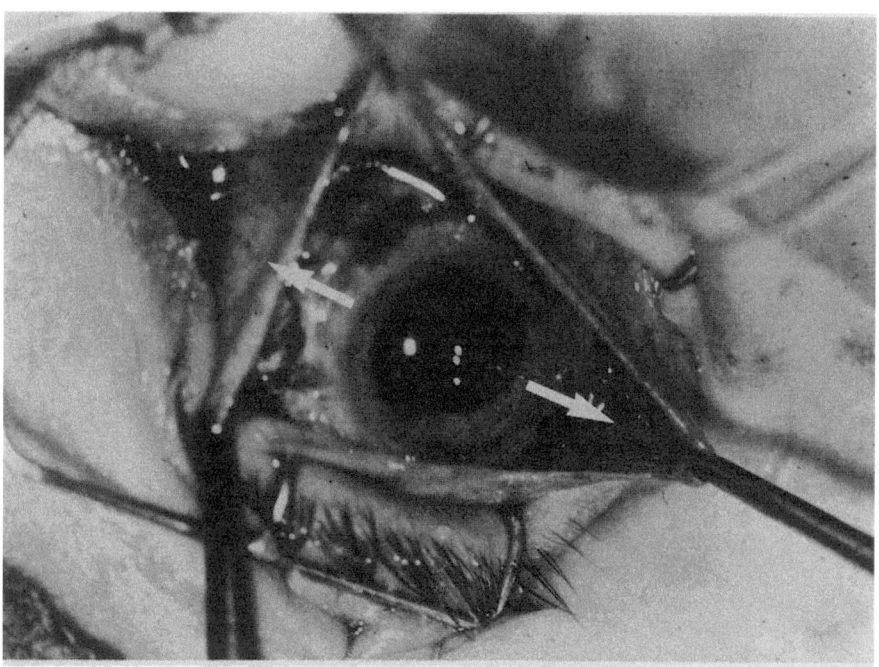

Abb. 92. Perilimbale Bindehautinzision mit Anhebung der Bindehautränder zur radiären Inzision nach nasal und temporal (Pfeile)

Die Traumatisierung der Hornhaut ist tunlichst zu vermeiden, da der glatte Ablauf der Operation mit einer guten Transparenz der optischen Medien eng verknüpft ist (Abb. 92). Aufgabe des Assistenten ist es, das Hornhautepithel während der gesamten Operation durch Beträufeln mit physiologischer NaCl-Lösung feucht zu halten. Während der Eröffnungsphase und am Ende der Operation wird dies mit Hilfe eines Gummiballons bewerkstelligt. Es ist zu achten, daß sich keine trockenen Inseln im Epithel bilden, aus denen allzuleicht Epitheltrübungen oder Erosionen entstehen. Während der Phase der Lokalisation und Kryopexie ist ein zu ausgiebiges feuchtes Milieu wegen des Kälteverlustes unerwünscht. Die tropfenweise dosierte Befeuchtung wird während dieser Operationsphase mit einer durch eine Kanüle armierte Injektionsspritze durchgeführt.

Das Ausmaß des Bindehautschnittes richtet sich nach der Ausdehnung des benötigten Operationsfeldes. Soll ein Quadrant exponiert werden, so werden die radiären Inzisionsschnitte vom Limbus aus im Meridian der Außengrenze der in das Operationsgebiet einbezogenen geraden Augenmuskeln verlegt, um an diesen Muskeln leichter manipulieren zu können. Dasselbe gilt für die Exposition des halben Bulbus. Soll die gesamte Bulbusoberfläche freigelegt werden, so wird zirkumlimbal ein 360-Grad-Schnitt ausgeführt, von dem aus zwei Entlastungsschnitte bei der 3- und 9-Uhr-Zeigerstellung in den inneren und äußeren Lidwinkel ausgehen (Abb. 75 und 92).

C. Darstellung der geraden Augenmuskeln und Exposition der Sklera

1. Darstellung der geraden Augenmuskeln

Die geraden Augenmuskeln im freigelegten Operationsfeld werden mit einem Wattestieltupfer stumpf aus der anhaftenden Tenonschen Kapsel mit ihren Ligamenten und intermuskulären Septen befreit. Die Zug- und Haltefäden be-

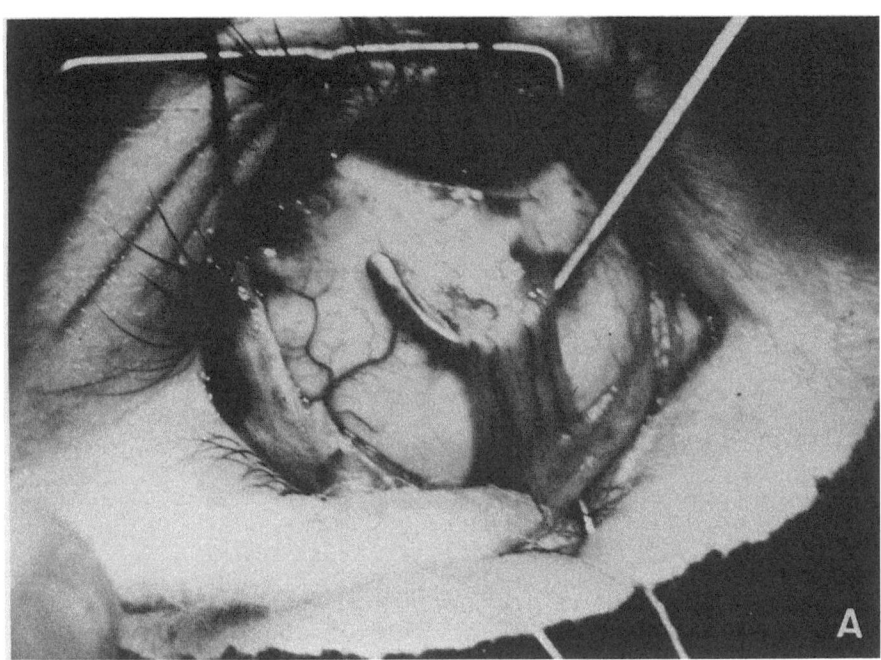

Abb. 93 A

Abb. 93. Temporäre Abtragung eines Rektusmuskels. **A** Unterfahren des Muskelansatzes durch den Muskelhaken. **B** Vorgelegte Muskelnähte mit 5 × 0-Catgut. **C** Nach Abtragung des Muskels wird durch den Muskelansatz eine 4 × 0-Seidennaht gelegt

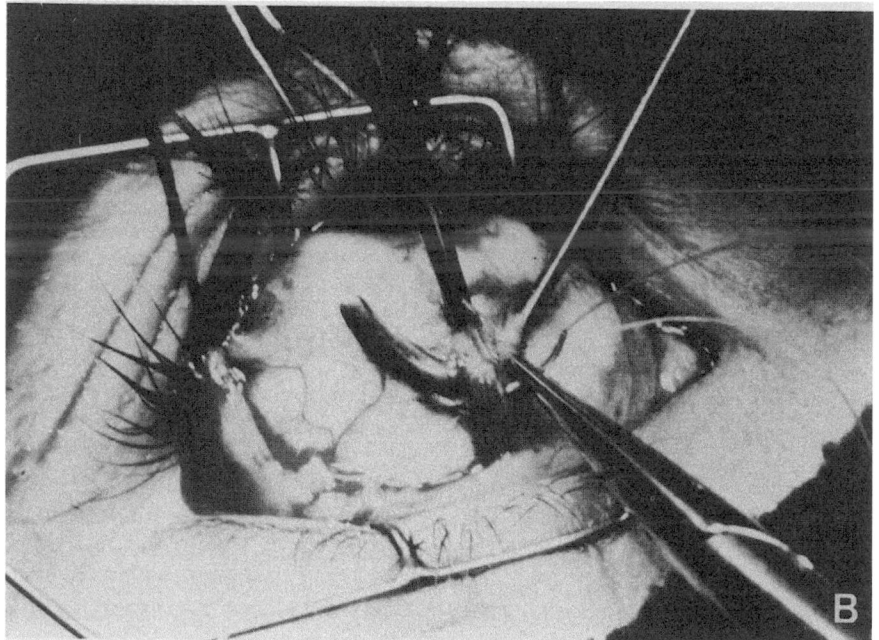

Abb. 93 B

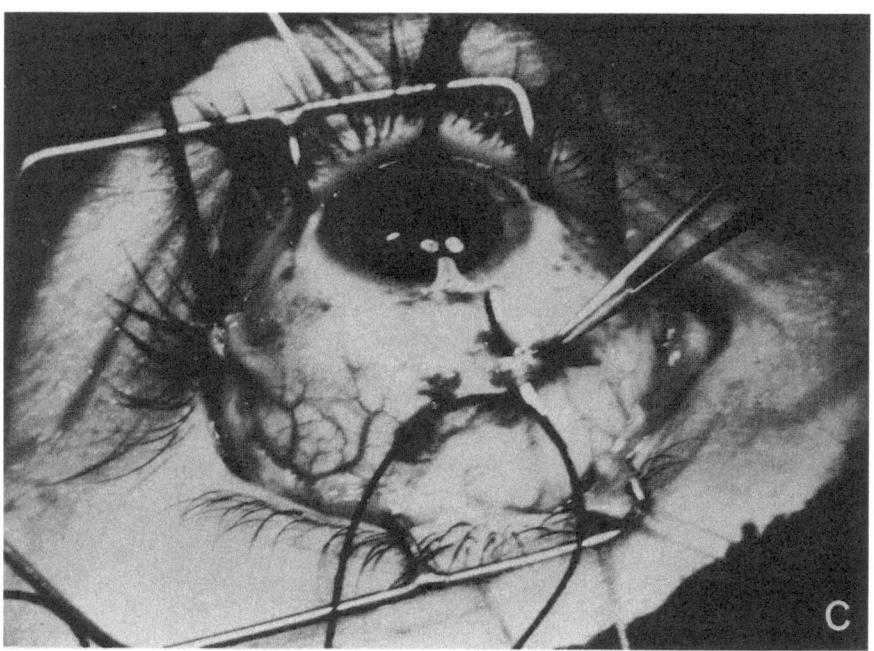

Abb. 93 C

stehen aus 4 × 0-Seidenfäden, die durch Unterfahrung des Muskels mit einer gebogenen Klemme um den Muskel geschlungen werden. Die Fäden werden lose geknüpft, um Drucknekrosen oder Ausreißen der Muskeln nach forciertem Zug zu vermeiden (Abb. 80). Die Fäden werden etwa 10 cm lang belassen und an ihrem Ende mit feinen Klemmen armiert. Die Zugfäden aller Muskeln müssen gleich lang sein, damit zwei Klemmen zur Darstellung des von den beiden Muskeln eingeschlossenen Quadranten in eine Hand genommen und ein gleichmäßiger Zug an beiden Fäden ausgeübt werden kann. Stets werden alle vier geraden Muskeln, unabhängig vom Ausmaß der Operation, mit Zugfäden versehen. Die Muskeln unter intakter Bindehaut werden transkonjunktival mit einer Muskelfaßpinzette erfaßt und mit Hilfe einer gekrümmten Nadel unterfahren.

Eine *besondere Situation* ist dann gegeben, wenn Netzhautdefekte in der unmittelbaren Nähe des Ansatzes eines Augenmuskels liegen. Diese Situation ereignet sich sehr häufig im Ansatzgebiet des Musculus obliquus superior. Die adäquate Plombage ist dann nur nach temporärer Abtragung des skleralen Ansatzes solcher Muskeln möglich (Abb. 93). Die beiden äußeren Ecken des Muskelansatzes werden mittels 5 × 0-chromierter Catgutfäden, die mit Nadeln armiert sind, angeschlungen, ehe der Muskel von seinem skleralen Ansatz abgetrennt wird. Die Catgutfäden bleiben während der Operation an Froschklemmen befestigt. Durch die sklerale Ansatzlinie wird eine 4 × 0-Seidennaht in Form einer U-Naht geführt und das Ende des Seidenfadens mit einer Klemme armiert. Am Ende der Operation wird der Faden am Muskelansatz entfernt und der Muskel mit den beiden Catgutfäden an seiner ursprünglichen Insertionslinie angenäht. Gelegentlich bedarf es der Hinzufügung eines dritten mittleren Catgutfadens.

2. Exposition der Sklera

Sobald die Muskelfäden angelegt worden sind, wird die Tenonkapsel stumpf jeweils durch Öffnen der geschlossenen Schere von der Sklera abpräpariert. Mit einem flachen Spatel wird das epibulbäre Gewebe vom Bulbus abgedrängt. Nun ist es wichtig, auf den Austritt von *Vortexvenen* im Operationsgebiet zu achten (Abb. 94). Der venöse Stau durch Kompression der Vortexvenen durch Plomben oder Cerclagen führt häufig zu subretinalen Blutungen. Solche Stauungsblutungen lassen sich durch vorherige Durchtrennung der Vortexvene verhindern (Funder, 1958). Der Ausfall einer Vortexvene beeinträchtigt die venöse Drainage aus dem Gefäßsystem der Aderhaut meist nur geringfügig, das Risiko, das mit der Durchtrennung einer Vortexvene verbunden ist, steht in keinem Verhältnis zu der enormen Gefahr einer intraokularen Blutung nach Kompression einer Vortexvene. Auf jeden Fall muß nach Durchtrennung einer Vortexvene an der Bulbusoberfläche mit einem Scherenschlag das Ausbluten aus diesem Gefäß abgewartet werden, ehe die Operation fortgesetzt wird. Beim Durchstechen einer Vortexvene mit der Nadel im Zuge der intraskleralen Verankerung von Plomben oder Cerclagen wird ebenso vorgegangen. Grundsätzlich ist zu sagen, daß Vortexvenen sowohl in ihrem intraskleralen Verlauf als auch in episkleraler Position aus dem Weg gegangen werden soll. Die Schonung von Vortexvenen, soweit das immer nur irgendwie möglich ist, stellt sicher das geringste Operationsrisiko dar.

Besondere Situationen sind bei der Freipräparation der Sklera dann gegeben, wenn es sich um voroperierte Augen handelt. In Gebieten, in denen Diathermie angewendet worden ist, findet sich meist eine papierdünne Sklera. Drucksteigerungen durch Eindellung können in solchen schwachen Stellen zur Skleralruptur führen. Über solche verdünnte Sklerazonen laufende Plomben und Cerclagen können durch Drucknekrose oder auch schon durch mechanische Reibung die Eröffnung des Bulbus mit seinen deletären Folgen herbeiführen. Dieser Gefahr

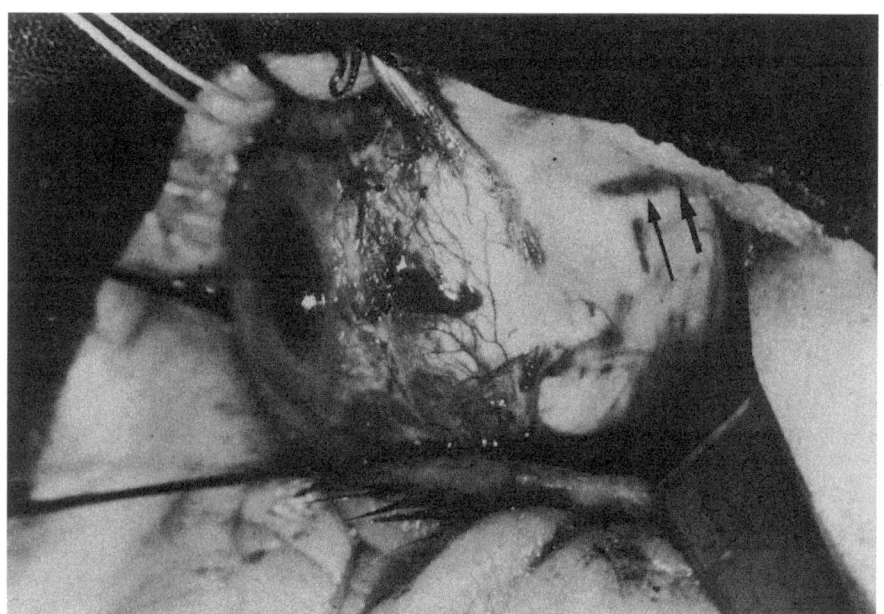

Abb. 94. Intraskleraler Verlauf einer Vortexvene (Pfeile)

muß präventiv begegnet werden: Ein Stück lyophilisierter Dura wird nach den Dimensionen des verdünnten Skleraareals zugeschnitten und mittels intraskleraler 4 × 0-Suturamidnähte in der umgebenden intakten Sklera, straff die Nekrose deckend, verankert. Diese Reparation mit lyophilisierter Dura stellt auch bei vorderen Staphylomen normale Verhältnisse der Bulbusoberfläche wieder her (Abb. 78).

Besondere Vorsicht muß bei der Darstellung präexistenter Plomben und Cerclagen angewandt werden. Die darunterliegende Sklera ist auch ohne Anwendung der Diathermie gelegentlich recht dünn, an Stellen ausgerissener intraskleraler Nähte oft extrem dünn. Das ist nicht ungefährlich, wenn der lange sklerale Stichkanal einer ausgerissenen Naht noch weit klafft. Unter Umständen empfiehlt sich auch in dieser Situation die Deckung mittels lyophilisierter Dura mater.

Sobald der Bulbus freipräpariert ist, wird das Lidspekulum entfernt, die Lidspalte wird durch Zug an intrapalpebral befestigten 1 × 0-Seidenfäden mit Klemmen am Fadenende geöffnet. Liegt eine Blepharophimose vor, wird, je nach ihrem Grad, eine kleinere oder größere Kanthotomie des äußeren Lidwinkels vorgenommen. Mit diesem Schnitt sollte jedoch zugewartet werden, bis alle vier Muskelfäden vorliegen, weil erst dann durch Rollung des Bulbus nach Muskelzug feststellbar ist, ob die gesamte Sklera (mit Ausnahme des hinteren Augenpols) dargestellt werden kann.

D. Defektlokalisation und koagulativer Defektverschluß

Zur Lokalisation des Defektes bevorzuge ich die Spitze der Kryode, deren Position mit Hilfe des indirekten Ophthalmoskops optisch kontrolliert wird. Am günstigsten erweist es sich, die Kryode mit der linken Hand zu führen und

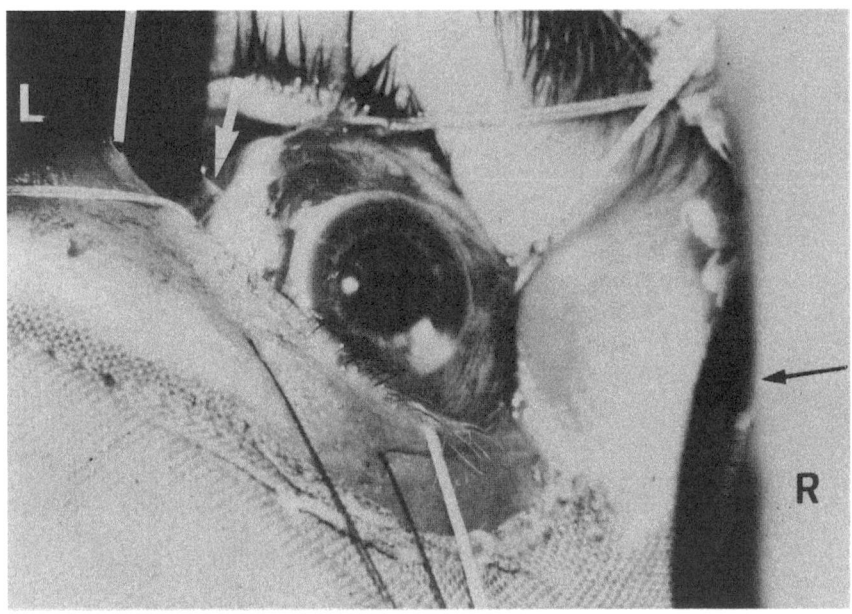

Abb. 95. Indirekte Binokularophthalmoskopie während der Amotiooperation *(I):* in der linken Hand *(L)* hält der Operateur die Kryode (weißer Pfeil), in der rechten Hand *(R)* die Kondenslinse (schwarzer Pfeil)

die Sammellinse des indirekten Ophthalmoskops in der rechten Hand zu halten (Abb. 95). Der Assistent stellt die gewünschte Bulbusstellung zur Darstellung des defekttragenden Bulbusquadranten durch Zug an den Haltefäden der den Quadranten eingrenzenden Muskeln her. Bei einem gut eingespielten Team kann auch der Operateur die Haltefäden in die linke Hand nehmen und dem Assistenten die gewünschte Position der Kryode durch Kommandos mitteilen (Abb. 96). Jedenfalls sollte der Operateur, der ja als einziger mittels des indirekten Ophthalmoskops die intraokulare Situation überblickt, das Pedal der Kryode betätigen. Aus Gründen der besseren Orientierung ist es empfehlenswert, im Defektmeridian, von der Ora serrata ausgehend, die Kryode unter Beachtung der präoperativ aufgefundenen Landmarken so lange nach hinten zu zu bewe-

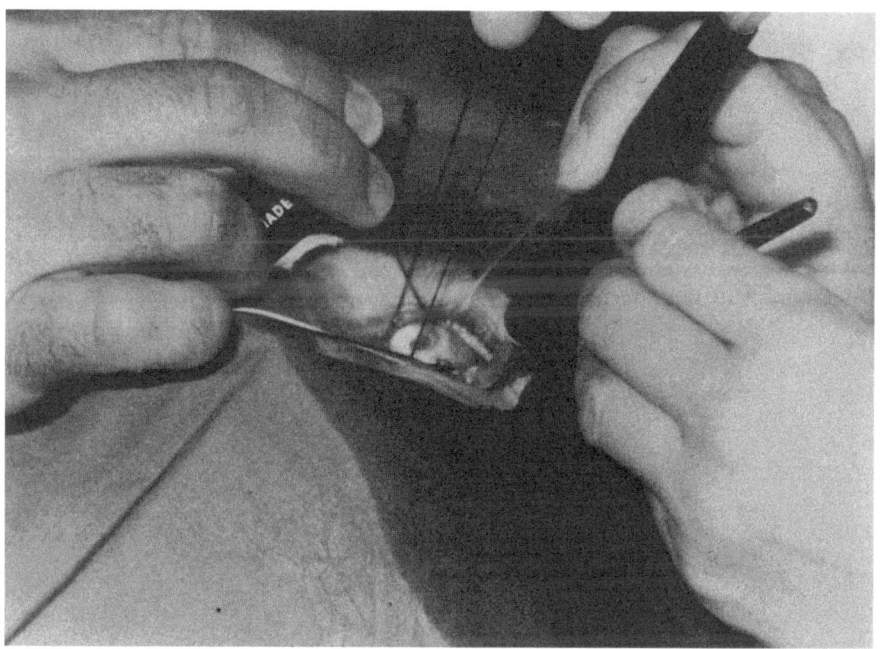

Abb. 96. Indirekte Binokularophthalmoskopie während der Amotiooperation (II): der Operateur hält in der rechten Hand die Kondenslinse und in der linken Hand die Fäden der Muskeltraktionsnähte. Der Assistent führt die Kryode nach den Anweisungen des Operateurs und schirmt das umgebende Gebiet durch einen Spatel vor dem Gefriervorgang ab

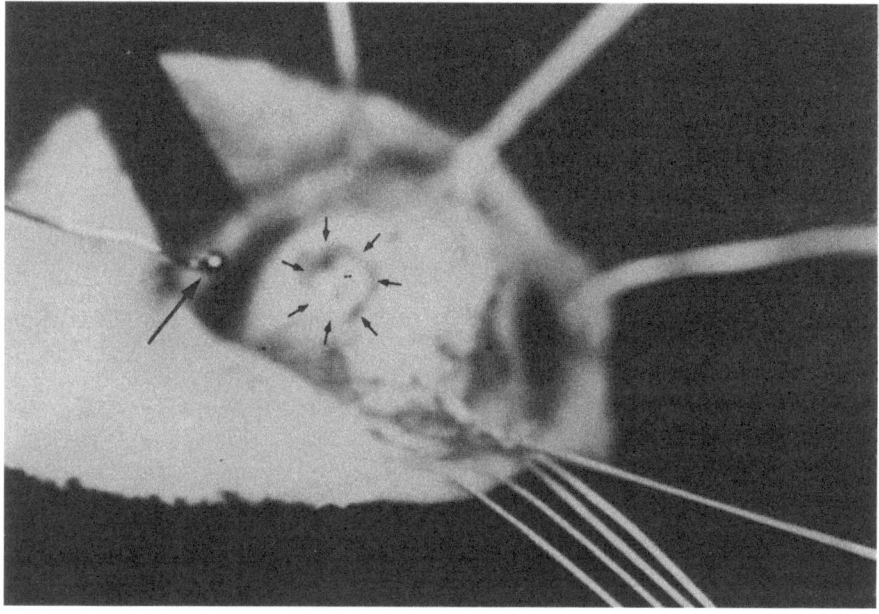

Abb. 97. Episkleraler Eiskrater nach Abheben der Kryode (kleine Pfeile), Markierung des Zentrums des Kryoherdes mittels einer mit Gentianaviolett gefärbten Sonde (großer Pfeil)

gen, bis die Sklera über dem Defekt eingedellt wird. Dann erst wird der Gefriervorgang durch Druck auf das Pedal eingeleitet und erst abgebrochen, wenn die Netzhaut des Defektrandes weiß erscheint. Bei hohen Netzhautabhebungen muß ein intensiverer Druck auf die Bulbusoberfläche als bei flachen ausgeübt werden. Dabei sollte es das Bestreben des Operateurs sein, den Defekt mit der Indentation durch die Spitze der Kryode zu verschließen, d. h. das Pigmentepithel der abgehobenen Netzhaut maximal zu nähern. Nach Abtauen der Kryode wird das Zentrum des Gefrierkraters auf der Sklera durch Gentianaviolett, das mit Hilfe einer Sondenspitze auf die Sklera aufgetupft wird, markiert (Abb. 97). Das ophthalmoskopisch beurteilte Ergebnis der *Indentation* mit der Kryode liefert dem Operateur wichtige Hinweise für sein weiteres Vorgehen (Abb. 98): Läßt sich der Defekt durch episkleralen Druck verschließen oder na-

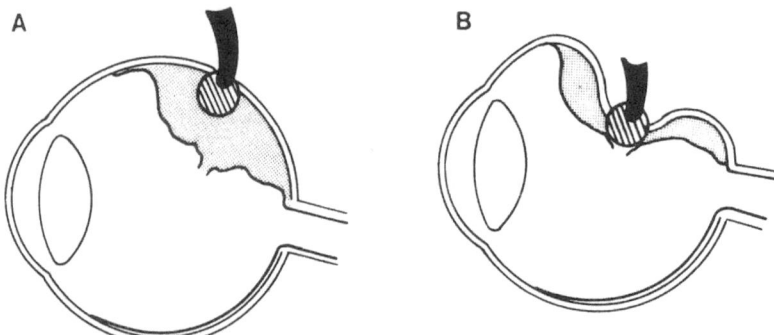

Abb. 98. Kryopexie des Netzhautrisses. **A** Der Eisball erreicht nicht die Netzhaut (die Indentation der Kryode ist ungenügend). **B** Bei maximaler Indentation erreicht der Eisball die Rißränder

hezu verschließen, d. h. es verbleibt nur ein kapillärer Flüssigkeitsspalt zwischen Netzhaut und Pigmentepithel, so kann aller Wahrscheinlichkeit nach nach der Plombage von der Drainage der subretinalen Flüssigkeit Abstand genommen werden, der Plombeneffekt reicht zum Defektverschluß aus. Durch den maximalen episkleralen Druck mit der Kryode wird der für den Gefriervorgang bis zur Netzhaut zu überbrückende Weg, also der „Eisball", möglichst klein gehalten.

Das Gefrieren großer Anteile der subretinalen Flüssigkeit, einer der Gründe der sogenannten *Überkryokoagulation*, birgt die Gefahr einer subretinalen oder subvitrealen Blutung, der serösen Aderhautabhebung, einer massiven Pigmentausschwemmung aus dem zerfallenden Pigmentepithel in den Subretinal- und Subvitrealraum, einer Resorptionshemmung der subretinalen Flüssigkeit und schließlich einer Anfachung von epiretinalen Schrumpfungsreaktionen, angefangen vom Macular pucker bis zur massiven periretinalen Proliferation in sich. Überkryokoagulation entsteht aber auch dann, wenn über die unmittelbaren Defekträder hinaus intakte Netzhaut kryokoaguliert wird bzw. wenn auf ein und derselben Stelle mehrmals hintereinander koaguliert wird.

Neben der Überkoagulation von Aderhaut, Pigmentepithel und subretinaler Flüssigkeit besitzt die geringe Ausübung des Indentationsdruckes der Kryode noch den Nachteil, daß nur wenig und abgeschwächte Kälte die Defekträder der Netzhaut erreicht. Statt weiß aufzuleuchten, erscheinen diese dann nur mattgrau. Der retinopigmentepitheliale Narbenverschluß kann dann nicht optimal fest ausfallen (Laqua und Machemer, 1976).

Der *hohe Indentationsdruck* der Kryode ist allerdings auch nicht ohne Gefahren: bei dünner Sklera kann eine Skleralruptur die Folge sein. Das gilt in hohem Maße für zuvor diathermisierte Skleraabschnitte, aber auch für die Nachbarschaft von schmalen Skleraöffnungen, die zum Zweck der Drainage der subretinalen Flüssigkeit angelegt worden sind. Die Drainage oder zumindest teilweise *Drainage der subretinalen Flüssigkeit vor der Kryopexie* ist dann unumgänglich, 1. wenn bei einer hochblasigen Netzhautabhebung trotz maximaler Indentation mit der Kryode keine brauchbare Annäherung des Pigmentepithels an die abgehobene Netzhaut in der Defektgegend und damit keine Kryokoagulation der Defektränder erzielt werden kann und 2. wenn bei extrem bullöser Netzhautabhebung, aber ausreichendem Kryoeffekt an den Defekträndern, nach Drainage der Subretinalflüssigkeit mit einer Verlagerung des Netzhautdefektes von der an den episkleralen Ansatzpunkten der Kryode orientierten Plombe in ein nicht oder nur teilweise eingedelltes Areal zu rechnen ist.

Kryopexie der einzelnen Defekttypen

Rundlöcher werden je nach ihrer Größe entweder mit einem Koagulat behandelt (bei extrem kleinen Löchern) oder mit einer Reihe von Koagulaten umstellt (Abb. 73). Bei Rundlöchern im Bereich von gittriger Netzhautdegeneration wird neben der Lochkoagulation die gesamte Zone mit einer Reihe von Koagulaten umgeben. Bei Rundlöchern in einem Schneckenspurareal werden nur die Löcher behandelt, die Degenerationszone bleibt unbehandelt.

Lappenrisse werden von einer Reihe von Koagulaten umstellt, von den beiden Ecken der Rißbasis wird je eine Koagulationsreihe zur Ora serrata weitergeführt (Abb. 73). Um Mehrfachkoagulation und damit Überkryokoagulation zu vermeiden, werden alle Koagulate an der Bulbusoberfläche mit Gentianaviolett markiert. Somit entsteht eine episklerale Projektion des Netzhautdefektes, an der sich die eindellenden Verfahren orientieren. Bei Lappenrissen am Rande gittriger Netzhautdegeneration wird die Degenerationszone zusätzlich zur Rißkoagulation von einer Reihe von Koagulaten umgürtet.

Oradesinsertionen werden mit zwei Reihen von Kryokoagulaten eingesäumt, der massive Glaskörperzug am Rande des später durch Plombage gebildeten Buckels erhöht die Gefahr der neuerlichen Separation der Netzhaut vom Pigmentepithel. Die große Ausdehnung der Oradesinsertionen bringt noch eine weitere Gefahr mit sich, nämlich die, daß sich nicht Koagulat unmittelbar an Koagulat schließt und daß so Lücken in der Koagulationskette übrigbleiben, durch die subretinale Flüssigkeit nach hinten, d. h. hinter den Sklerabuckel, zu sickern vermag. Lücken in der Koagulationsreihe entstehen besonders häufig am Rißbeginn an der Ora serrata und an der Stelle der größten Entfernung des Rißrandes von der Ora in der Rißmitte. Häufig sind solche Lücken schon in den ersten postoperativen Tagen an Hand eines hinter der Ora sich ansammelnden „Sumpfes" (= flache, umschriebene Netzhautabhebung) sichtbar. In den meisten Fällen kann der lückenhafte Koagulationsriegel durch zusätzliche Laserkoagulate während der ersten postoperativen Tage geschlossen werden (siehe postoperative Laserkoagulation). Diese gefürchteten Unterbrechungen des Koagulationsriegels können auf zweierlei Arten vermieden werden: 1. durch Anwendung von zwei oraparallelen Koagulationsreihen unmittelbar hintereinander und 2. durch die Heranziehung der großen Kryode von Machemer, bei der ein Koagulat des rechteckigen Koagulationsfeldes drei bis vier Koagulaten des üblicherweise verwendeten Kryopexieansatzes des Keeler-Gerätes entspricht (Abb. 99).

Riesenrisse bedürfen ebenso eines zweireihigen Koagulationsbandes, das tunlichst 360 Grad umfaßt und am Rande des Cerclagewulstes zu liegen kommt. Überkryokoagulation ist zu vermeiden, um die dem Krankheitsbild des Riesenrisses schon innewohnende Tendenz zur massiven periretinalen Proliferation nicht noch „anzuheizen".

Unsichere Netzhautdefekte: In rißverdächtigen Arealen wird durch die Kryopexie der Verdacht erhärtet, daß tatsächlich ein Netzhautdefekt vorliegt, wenn innerhalb des weißen Eisballes ein dunkler Fleck freibleibt, durch den eventuell die Aderhaut gesehen werden kann. Allerdings können solche *dunklen Flecken innerhalb der Gefrierzone* unter bestimmten Umständen auch entstehen, wenn kein Netzhautdefekt vorliegt, und so fälschlich einen Netzhautdefekt vortäuschen: bei präretinaler Fibrose, bei Zystenbildung der Netzhaut und bei kleinen Netzhautfältchen. In Anbetracht der Forderung, alle Netzhautdefekte, aber auch wirklich alle, zu behandeln, um den Operationserfolg nicht zu gefährden, muß die Koagulation mancher rißverdächtiger Struktur in Kauf genommen werden (siehe auch S. 207).

Kann auf die thermische Adhäsion verzichtet werden, wenn eindellende Verfahren angewendet werden?

Zwei klinische Beobachtungen legen den Gedanken nahe, auf den thermokoagulativen Rißverschluß bei Anwendung eindellender Verfahren zu verzichten: 1. die nicht unbeträchtliche Rate der Komplikationen der Kryotherapie (Chignell und Shillings, 1973; Morse und Scheie, 1974). Unter diesen Komplikationen ist die periretinale Proliferation die weitaus gefährlichste. Aderhautabhebung und subretinale Blutungen aus Aderhautgefäßen sind, daran gemessen, als eher harmlos zu bezeichnen, selbst wenn diese Blutungen in den Glaskörperraum durchbrechen. Wenn eine Spontanresorption ausbleibt, bietet die Vitrektomie noch ein wirksames Verfahren zur Entfernung des Blutes aus dem Glaskörperraum. Subretinaler Pigmentausfall erzeugt schlimmstenfalls Skotome in dem betroffenen Fundussektor; 2. die Beobachtung, daß einerseits kaum pigmentierte Koagulationsherde um „plombierte" Netzhautdefekte einen festen Defektverschluß erzeugen und andererseits pigmentierte Narben die Reamotio durch eine neuerliche Eröffnung des Defektes nicht aufhalten können (Fetkenhour und Hauch, 1980).

Abb. 99. **A** Normale Kryode in der Amotiochirurgie *(N)* (Fa. Keeler) im Vergleich zur großen Kryode von Machemer *(M)*. **B** Machemer-Kryode in Aktion bei einem ausgedehnten Orariß *(OR)*

Defektlokalisation und koagulativer Defektverschluß

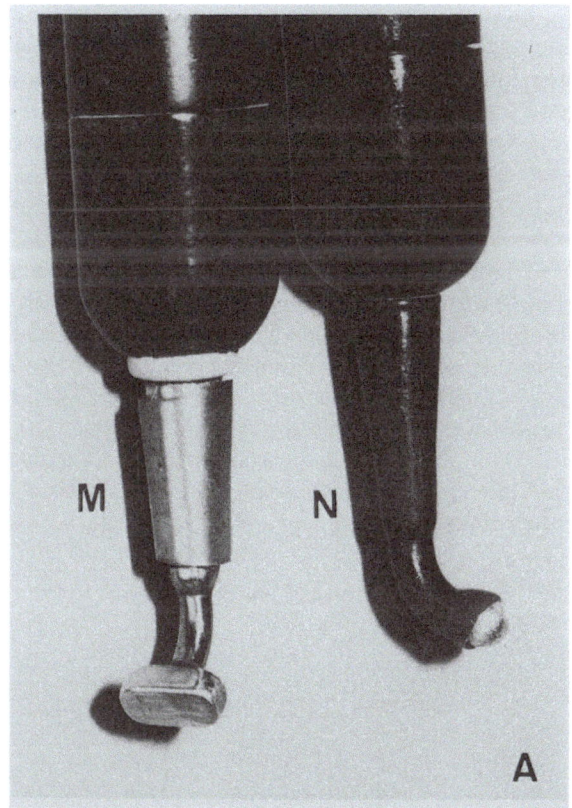

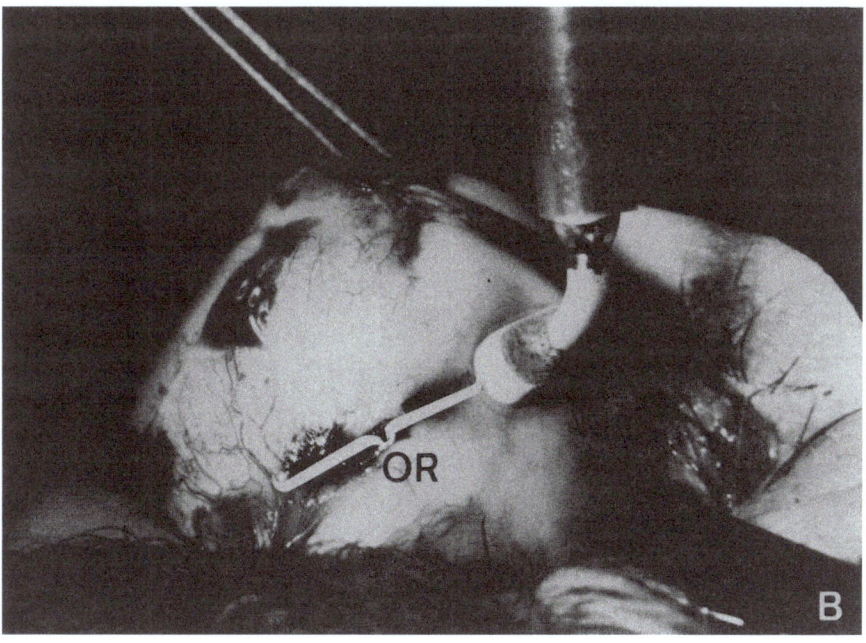

Drei klinische Studien versuchen folgende mit diesen beiden klinischen Beobachtungen verbundenen Fragen zu beantworten: 1. ob der Eindellungseffekt einen ausreichenden Defektverschluß darstellt, wenn auf adhäsive Koagulation verzichtet wird, und 2. ob bei einem anatomischen Operationserfolg die Komplikationsrate an massiver periretinaler Proliferation geringer ausfällt, wenn die Kryopexie ausbleibt (Zauberman und Rosell, 1975; Fetkenhour und Hauch, 1980; Chignell und Markham, 1981). Die Antworten fallen übereinstimmend aus und lassen folgende Beurteilung des Zusammenhangs zwischen adhäsivem Defektverschluß (+Plombage) gegenüber dem reinen Plombendefektverschluß und Operationserfolg bzw. Komplikationsrate erkennen: 1. Der Operationserfolg ist bei unkomplizierten Amotiones gleich hoch, gleichgültig ob eine thermale Defektadhäsion den eindellenden Eingriff ergänzt oder nicht; 2. wenn die Eindellung den Defekt nicht optimal erfaßt, also Teile des Defektes nicht unterstützt sind und Leckstellen für den Subretinalraum darstellen, ist die Gefahr der Reamotio größer, wenn auf die chorioretinale Adhäsion verzichtet worden ist. Dasselbe gilt für die postoperative Abflachung von Sklerabuckeln nach Plombenoperationen (Freyler und Binder, 1979), die ab der dritten Woche nach der Operation einsetzen kann, wenn es sich um Netzhautdefekte handelt, die unter permanentem Zug von Glaskörperstrukturen stehen, also um große Lappenrisse, Oradeinsertionen und Riesenrisse. Die aktive Traktion öffnet den durch Eindellung von außen verschlossenen Defekt wieder, wenn sich der zentripetale Zugvektor durch Verminderung der Höhe der Eindellung verlängert. Bei dieser Rißsituation ist der Verzicht auf die kryogene Adhäsion sogar gefährlich. 3. Die Komplikationsrate der periretinalen Proliferation, vor allem in ihrer zentralen Variante als Macular pucker, ist in Fällen von Netzhautabhebung mit Einschluß des Makulagebietes ohne Anwendung der adhäsiven Kryopexie annähernd gleich hoch wie in ähnlichen Fällen, in denen die Kryopexie den Plombenverschluß komplettierte. Daraus läßt sich der Schluß ableiten, daß die einfache mechanische Abhebung der Makulazone den periretinalen Proliferationsprozeß mit Ausbildung schrumpfender epiretinaler Membranen in Gang setzt, gleichgültig ob eine thermische Adhäsion durchgeführt worden ist oder nicht. Chignell und Markham (1981) ziehen noch einen weiteren wichtigen Schluß, nämlich daß auf Grund dieser Zusammenhänge in Fällen von Glaskörpertraktion im Rißbereich wohl nicht auf die Kryopexie verzichtet werden sollte, daß sich aber der Kälteeffekt nur auf die unmittelbarste Nachbarschaft der Defektränder beschränken möge, um das Gewebstrauma so gering wie möglich zu gestalten.

E. Sklerale Eindellung

1. Grundlagen der Entscheidung, welche Variationsform der Eindellung anzuwenden ist

Für die *Wahl der Ausrichtung des Explantates* in radiärer oder oraparalleler Richtung ist die Anzahl der Defekte innerhalb eines Quadranten und die Nähe der nachbarlichen Beziehungen von Netzhautdefekten maßgebend. Für die *Entscheidung, ob Explantate oder Implantate* vorzuziehen sind, ist die Größe eines Defektes ausschlaggebend. Im einzelnen gelten für die Indikation zu den individuellen Verfahren der Eindellung folgende *Grundprinzipien des Operationsplanes:*

a) Wann immer es möglich ist, sollte *radiären* Eindellungen gegenüber anders ausgerichteten der Vorzug gegeben werden. Dafür gibt es zwei wichtige Gründe:

• Lappenrisse, die auf oraparallelen Eindellungen liegen, bieten häufig das „Fischmaulphänomen" (Pruett, 1977). Der oraparallele Buckel erzeugt eine Stauchung von Lappenrissen im Sinne einer Verschmälerung des Defektes, sodaß am hinteren Rißrand eine radiäre Netzhautfalte entstehen muß, die den Riß nach hinten zu öffnet (Abb. 100);

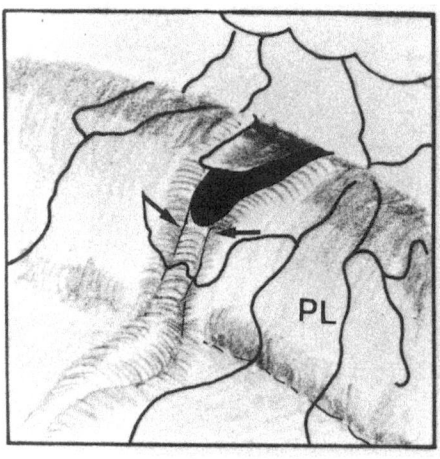 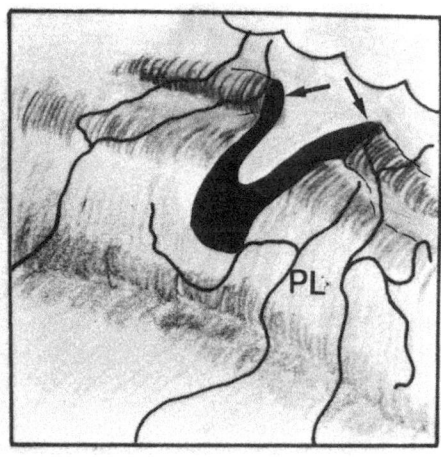

Abb. 100   Abb. 101

Abb. 100. Fischmaulphänomen (Pfeile) eines auf einem oraparallelen Plombenwulst *(PL)* gelegenen Lappenrisses

Abb. 101. Geöffnete Rißhörner (Pfeile) eines auf einem oraparallelen Plombenwulst *(PL)* gelegenen Lappenrisses

• die oraparallele Eindellung öffnet weiters den Lappenriß, indem sie den Rißlappen weit aufklappt. Der daran ziehende Glaskörper hat nun nahezu eine bessere Angriffsmöglichkeit zur Traktion als der unbehandelte Riß. Der ziehende Glaskörper wird also den Lappenriß wie der Öffner einer Konservenbüchse den Defekt gegen die Ora serrata zu aufreißen und peripher vom ursprünglichen Riß den Subretinalraum entlang der neuen Rißlinien gegen den Glaskörperraum hin eröffnen (Abb. 101).

Radiäre Eindellungen lassen sich unglücklicherweise nicht bei jedem Riß und nicht bei jeder Konstellation multipler Risse durchführen.

Ausnahmen radiärer Eindellung sind,

• wenn zwei oder mehrere Netzhautdefekte zu weit auseinanderliegen für eine große Einzelplombe oder zu nahe für mehrere kleine Plomben (Abb. 102),

- wenn eine oraparallele Traktion des Glaskörpers vorliegt, wie bei Oradesinsertionen und bei Riesenrissen;
- wenn die Breite des Risses 45 Grad übersteigt,
- wenn überhaupt kein Netzhautdefekt gefunden wird und
- bei Makulalöchern.

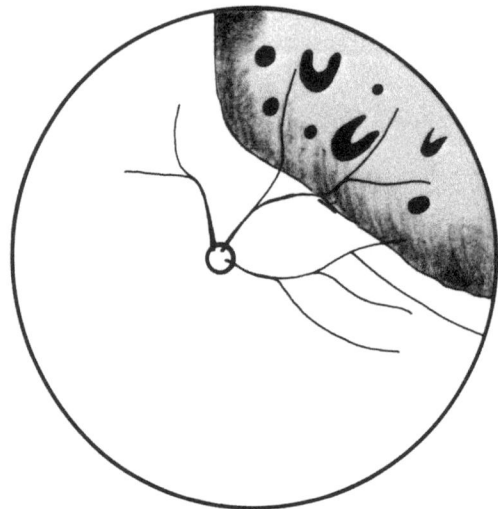

Abb. 102. Indikation zur segmentalen oraparallelen Plombage

b) *Segmentale oraparallele Eindellungen* sind primär dann indiziert,
- wenn zwei oder mehrere Netzhautdefekte für eine Einzelplombe zu weit und für mehrere individuelle Plomben zu nahe liegen,
- wenn oraparallele Glaskörpertraktion besteht, wie bei Oradesinsertionen und bei Riesenrissen.

c) *Zirkumferenzielle oraparallele Eindellungen (Cerclage)* sind primär dann indiziert,
- wenn Netzhautdefekte in annähernd gleichem Oraabstand zirkulär in der Netzhautperipherie vorkommen, vornehmlich wenn die Multiplizität der Defekte noch mit peripheren Degenerationen kombiniert ist, die prädestiniert sind, weitere Netzhautdefekte zu produzieren (Abb. 103): gittrige Degeneration, Schneckenspuren, mikrozystische Degeneration (wenn die zystoide Netzhaut an den Wulsträndern dem Pigmentepithel nicht eng anliegt, können sich über dem kapillaren subretinalen Spaltraum aus den Zystchen kleinste atrophische Rundlöcher mit den Potenzen zur Reamotio entwickeln) und Retinoschisis mit der Möglichkeit einer späteren Lochbildung in beiden Netzhautblättern;
- bei Oradesinsertionen über 180 Grad. Oraparallele Plombagen über mehr als die Hälfte bis drei Viertel des Bulbusumfanges führen zu größeren Deformationen des Bulbus als Cerclagen und besitzen dieselben Komplikationen wie Cerclagen;

- wenn Riesenrisse, gleichgültig ob sie noch gar nicht vorhanden, aber zu erwarten sind (siehe S. 29, 89, 95), nämlich dann, wenn es sich um Partneraugen von Augen mit einer Riesenrißamotio handelt, die eine transvitreale Orientierung der Glaskörpertractus aufweisen, oder ob Riesenrisse unterschiedlichster Ausdehnung (90–360 Grad) und unterschiedlichster Konfiguration der Rißränder vorliegen. Im letzteren Fall bedarf es zusätzlich glaskörperchirurgischer Maßnahmen (Vitrektomie und intravitreale Rißtamponade);

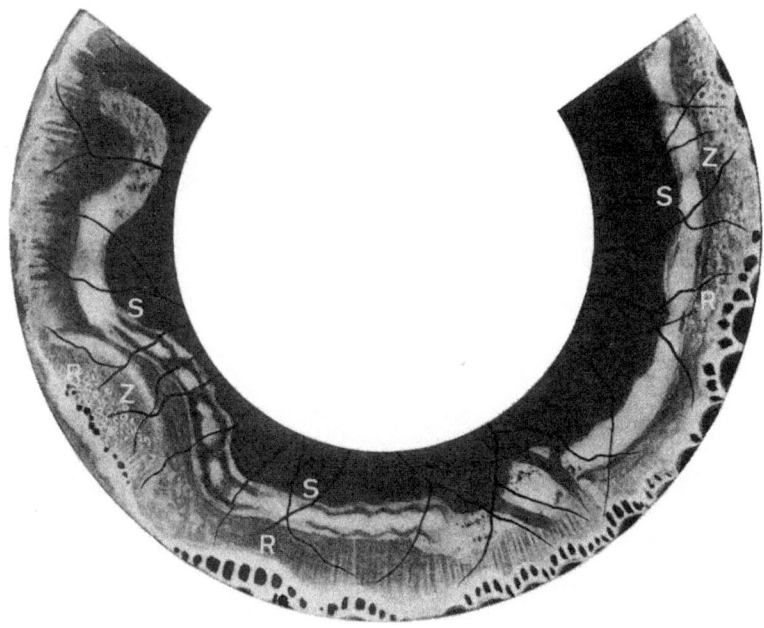

Abb. 103. Indikation zur zirkumferenziellen oraparallelen Eindellung. Ausgedehnte Schneckenspurzonen *(S)* und zystoide Degenerationsareale *(Z)* mit multiplen Rundlöchern *(R)* (nach Heinzen, 1960)

- bei fehlenden Netzhautdefekten: In diesem Fall sollte ein zirkulärer oraparalleler Koagulationsriegel mit der äquatorialen Cerclage kombiniert werden;
- bei allen Defekten, die auch einer radiären Plombage zugänglich sind, bei denen aber die radiäre Eindellung nicht ausreicht, den massiven zirkulär wirksamen Traktionstendenzen des Glaskörpers entgegenzuwirken (Abb. 104). Solche Situationen werden am günstigsten mit der Kombination lokaler radiärer Plomben mit Bulbuscerclagen beherrscht. Äquatoriale oder prääquatoriale transvitreale Ausrichtung der Glaskörpermembranellen gefährden vor allem die hintere Randzone der Glaskörperbasis. Diese Konstellation ist in aphaken Augen besonders häufig gegeben, seltener in myopen Augen und in Augen, die bereits mehrere Amotiooperationen hinter sich haben;
- bei allen Netzhautdefekten in Augen, die Symptome einer beginnenden oder bereits fortgeschrittenen *massiven periretinalen Proliferation* bieten (siehe S. 50 und 245): zunehmende Immobilität der abgehobenen Netzhaut mit einem zunehmend dichten Überzug durch epiretinale Membranen, fixierte Netzhautfal-

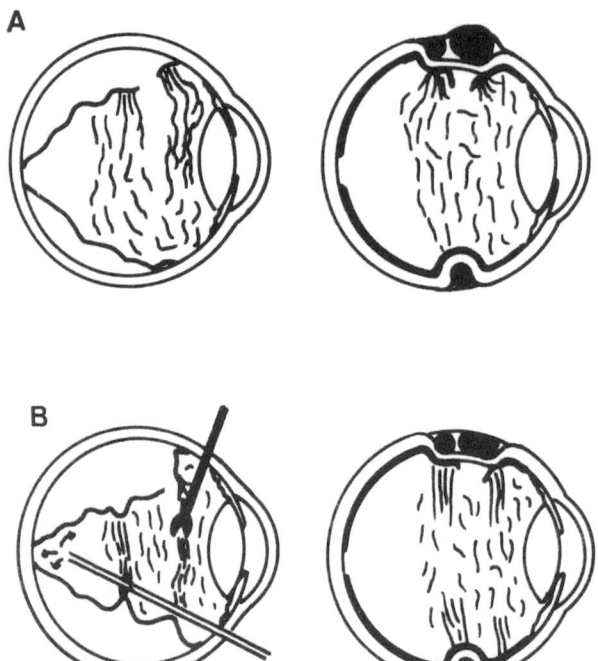

Abb. 104. **A** Indikation zur zirkumferenziellen oraparallelen Eindellung von seiten des Glaskörpers: transvitreale, an den Rißrändern angreifende Glaskörpermembranellen. **B** Indikation zur zirkumferenziellen oraparallelen Eindellung in Kombination mit einer Vitrektomie: massive vitreoretinale Retraktion. Linke Kolumne: präoperative, rechte Kolumne: postoperative Situation

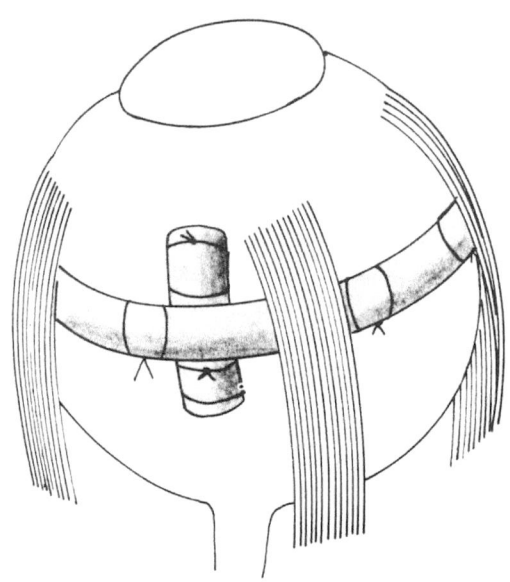

Abb. 105. Kombination einer Cerclage mit einer radiären Plombage

ten, äquatoriale Traktionsfalten, nach hinten umgeschlagene, auswärts gerollte Rißränder von Lappenrissen, die sich zunehmend in radiärer Richtung strecken, und schließlich windenblütenförmige Amotiones mit massiv retrahiertem Glaskörper, der sich im Bereich der Glaskörperbasis horizontal ausspannt (Abb. 104). In all diesen Fällen ist es das Minimum, die radiäre Plombage mit einer äquatorialen Cerclage zu kombinieren (Abb. 105). In den meisten Fällen wird man aber auch damit nicht auskommen und den schwer pathologisch veränderten Glaskörper so vollständig wie möglich entfernen bzw. zusätzlich intravitreal tamponieren müssen.

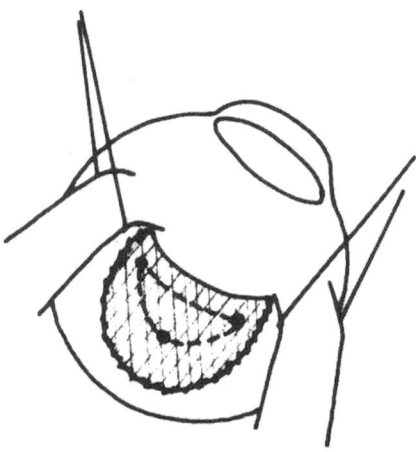

Abb. 106. Indikation zu einer episkleralen Taschenoperation bei Rißausdehnung über 45 Grad

d) *Implantate* sind dann indiziert, wenn Lappenrisse eine Größe erreichen, die sie radiären Plombagen nicht mehr zugänglich machen, d. h. eine Breite von 45 Grad überschreiten. Die dazu erforderliche Distanz der Verankerungsnähte würde die Breite eines Bulbusquadranten überschreiten, die Ausdehnung der Eindellung würde den hinteren Augenpol erfassen (Abb. 106). Deshalb ist die breiteste Plombe nach Lincoff 7,5 mm dimensioniert. Vereinfacht kann festgestellt werden, daß Risse, die einer breiteren Plombage als einer 7,5-mm-Silikonschaumplombe bedürfen, keine Indikation zur radiären Plombage darstellen. *Vor der Verwendung von zwei großen Silikonschaumplomben unmittelbar nebeneinander oder in überlappender Beziehung* kann nur ausdrücklich gewarnt werden:

a) Der eindellende Effekt fällt geringer aus als mit einer singulären Plombe. Die Ursache dieser ungünstigen Situation liegt darin, daß die Eindellung der einen Plombe eine ebenso hohe Eindellung der anderen Plombe deshalb behindert, weil einfach zuwenig Sklera zum Eindellen für zwei große Plomben auf diesem im Verhältnis zu der Plombenbreite kleinen Sklerasektor vorhanden ist.

b) Das Tal zwischen den beiden Eindellungsbuckeln der beiden Plomben (das bildet sich, gleichgültig ob die Plomben übereinander, also überlappend, oder nebeneinander liegen!) kann als Leckstelle im Rißverschluß fungieren. Intrasklerale Implantate in Form von Sklerataschen oder episklerale Kunststoffnetze, die mit Plombenmaterial gefüllt werden, umgehen die Schwierigkeiten der

Plombage übergroßer Netzhautdefekte. Als Alternative bleibt noch eine U-förmig die Kontur des Risses nachzeichnende Plombage mit solidem Silikongummi (Abb. 123).

c) *Eindellung bei Makulalöchern:* Amotioerzeugende Makulalöcher sind selten. Latente Makulalöcher, d. h. Löcher ohne Netzhautabhebung, bedürfen nur im myopen Auge einer aktiven Prophylaxe. Bei allen anderen Refraktionsformen ist die Entstehung einer Netzhautabhebung aus einem Makulaloch sehr unwahrscheinlich. Findet sich ein Makulaloch in abgehobener Netzhaut, so verlangt es nur dann eine Behandlung, wenn es der einzige für die Netzhautabhebung verantwortliche Defekt ist mit der dafür typischen Ausdehnung der Netzhautabhebung nur bis zum Bulbusäquator und es sich dabei um ein myopes Auge handelt (siehe S. 225). Diese Vorbemerkungen zeigen, wie selten tatsächlich Makulalöcher zur Behandlung kommen, nämlich in 0,5–0,7% aller rhegmatogenen Netzhautabhebungen (Howard und Campbell, 1969; Margherio und Schepens, 1972). Unter diesen geringen Zahlen erwächst wiederum in *einem verschwindenden Anteil die Indikation zur Eindellung* der Bulbuswand, nämlich dann, wenn die Netzhaut geschrumpft ist oder in Fällen von Staphyloma posticum. Bei beiden Zustandsbildern zeigt die Netzhaut auch nach maximaler Drainage der subretinalen Flüssigkeit keine Tendenz, auf das Pigmentepithel zurückzusinken. In allen übrigen Fällen mit mobiler Netzhaut findet man mit der Drainage der subretinalen Flüssigkeit und nachfolgender Kryopexie bzw. Photokoagulation das Auslangen. Kommt es dann nicht zur kompletten Abflachung der Abhebung, was meist bei Makulalöchern bei Staphyloma posticum der Fall ist, so kann die zentrale Netzhaut noch nach Vitrektomie mit der intravitrealen Tamponade durch ein SF_6-Gas-Luft-Gemisch zumindest für die Dauer der Ausbildung einer narbigen Adhäsion, also für 12–15 Tage, gegen die Bulbuswand gepreßt werden.

Bei *immobiler Netzhaut* im Bereich des hinteren Augenpols versagt auch das temporäre innere Tamponadeverfahren. Hingegen ist eine permanente innere Tamponade mit Silikonöl (Scott, 1974) auch bei Makulalöchern in einer immobilen Netzhautabhebung erfolgreich. Als eindellende Verfahren empfehlen sich dann: die Silberklemme von Klöti (1964), das Umschlingungsverfahren der Makula mit einem Silikonband oder mit einem Silikonschwamm von temporal oben nach nasal unten (Feman, 1974), die radiäre Plombage von temporal her in Augen, bei denen die Sklera der hinteren Polregion zumindest teilweise dargestellt werden kann (Chignell, 1980), und die Halbcerclage nach Liesenhoff (1970). Selten ist die Sklera bei Makulalöchern im myopen Auge am hinteren Augenpol hingegen so dick, daß sie die Bildung einer intraskleralen Tasche (Paufique, 1961), die mit Plombenmaterial gefüllt werden kann, zuläßt. Der Behandlung des Makulaloches in abgehobener Netzhaut ist über diese kurzen allgemeinen Bemerkungen hinaus ein eigenes Kapitel gewidmet (S. 225).

2. Operationstechniken der einzelnen die Bulbuswand eindellenden Verfahren

a) *Die radiäre Plombage*

Um eine optimale radiäre Eindellung der Bulbuswand durch Silikonschaumplomben zu erzielen, empfiehlt sich folgendes Vorgehen:

Nahttechnik: Die Dimension der Plombe richtet sich nach der Breite des Defektes; die Wahl der Distanz der Verankerungsnähte richtet sich nach dem Plombendurchmesser. Die Plombe sollte den Defekt auf beiden Seiten um 1–2 mm überragen. Die beiden radiären Schenkel der Matratzennaht sollten noch einmal 1–1,5 mm, nur in Ausnahmefällen, bei dem größten Plombendurchmesser (= 7,5 mm), maximal 2 mm von jedem Plombenrand entfernt liegen.

Ein Beispiel illustriert diese Zusammenhänge: Ein Riß von 3 mm Breite verlangt nach einer Silikonschaumplombe von 5 mm Breite, die Schenkel der Fixationsnaht sollten in diesem Fall 7–8 mm voneinander entfernt sein. Die größten gerade noch mit einer radiären Plombe eindellbaren Netzhautdefekte von 6 mm Breite werden mit 7,5 mm breiten Plomben, dem breitesten Plombentyp, behandelt. Die adäquate Distanz der Schenkel der Matratzennaht ist in diesem Beispiel 9 mm (Abb. 107).

Plombenmaterial: Von einer optimalen episkleralen Plombe werden gute Verträglichkeit und gute elastische Eigenschaften gefordert. Diesen Forderungen wird derzeit das von Lincoff (1964) im Rahmen einer Modifikation des Custodis-Verfahrens (1953) angewendete Silikonmaterial in hervorragender Weise gerecht. *Silikonschaum* oder *Silikonschwamm* ist von weicher Konsistenz mit hoher Elastizität, d. h. Verformungen des Silikonschaums rufen die Wiederherstellung der ursprünglichen Form hervor. Die Dehnungselastizität kann zur Streckung der Plombe in der Längsachse genützt werden, die Volumselastizität zur Kompression der Plombe. Die Dehnung bzw. Streckung wird durch das Ausspannen der Plombe vor dem Knüpfvorgang erzielt, die Volumsminderung, d. h. Kompression, durch das Festziehen der Fäden beim Knüpfvorgang selbst (Abb. 108).

Elastische Plomben sind eine unabdingbare Voraussetzung des *Nichtdrainageverfahrens* der Amotiooperation. Am Ende dieses Eingriffs, d. h. wenn die Plombe fest episkleral verankert ist, ist der intraokulare Druck am höchsten. Während der nächsten 12–24 Stunden sinkt der intraokulare Druck und erlaubt der Plombe nun die Volumsexpansion, die sich in Anbetracht der straffen Skleranähte (die völlig unelastisch sind) nur nach innen auswirken kann, nämlich gegen die elastische, d. h. dehnbare, Sklera. Dieser postoperative Rebound-Effekt der Volumsexpansion als Antwort auf die operative Volumskompression bewirkt ein rasches Ansteigen der Höhe des intraokularen Buckels während des ersten postoperativen Tages. Ein langsameres und viel geringeres weiteres Ansteigen der Buckelhöhe während der nächsten zwei bis drei Tage (Freyler und Binder, 1979) wird durch eine allmähliche maximale Dehnung der über der Plombe liegenden Sklera bis an die Grenzen ihrer elastischen Potenzen hervorgerufen. Die am dritten, vierten postoperativen Tag gewonnene Höhe des Buckels bleibt meist weitere zwei bis drei Wochen unvermindert bestehen. Ab der vierten postoperativen Woche nimmt die Höhe des Sklerabuckels wiederum geringfügig ab. Zu diesem Zeitpunkt macht sich die unelastische Starre des Nahtmaterials bemerkbar. Die Fäden erleiden durch Dehnung und Drucknekrose an der Sklera eine Lockerung ihrer Verankerung. Die Gefahr der Eröffnung bereits verschlossener Defekte ist in dieser Phase sehr hoch, wenn bei Rissen mit aktiver Glaskörpertraktion die Kryopexie nicht oder unvollständig

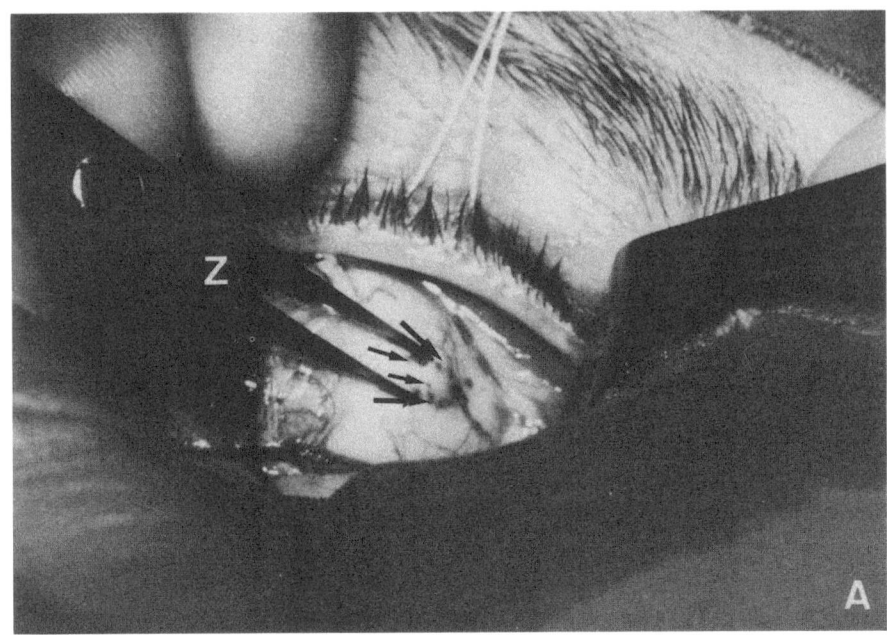

Abb. 107 A

Abb. 107. Radiäre Plombage. **A** Abmessung der Defektbreite (kleine Pfeile) und Bestimmung der Plombengröße (größere Pfeile) durch den Zirkel *(Z)*. **B** Markierung der Position der skleralen Nahtschenkel. **C** Die intrasklerale Matratzennaht wird vorgelegt *(N)*

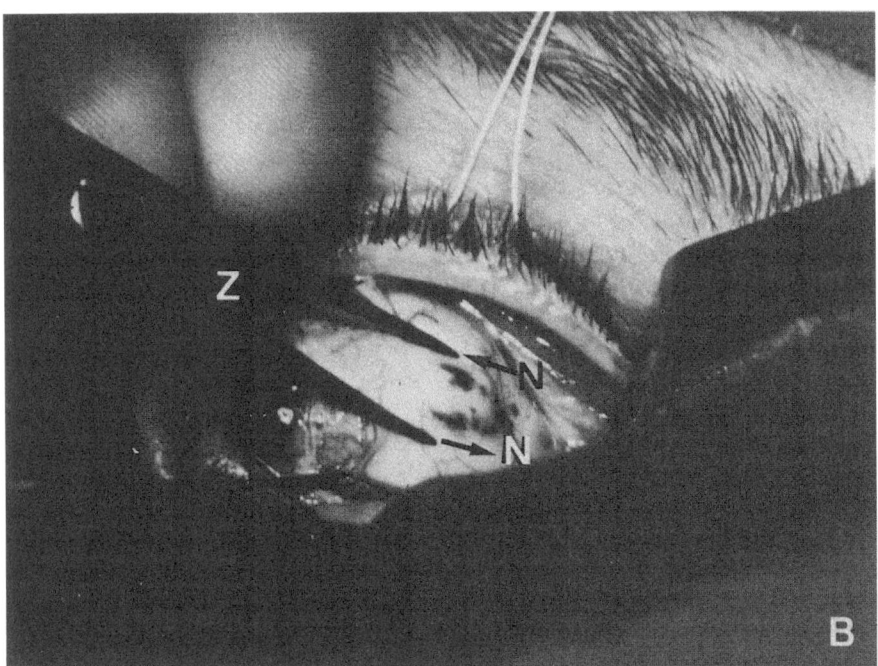

Abb. 107 B

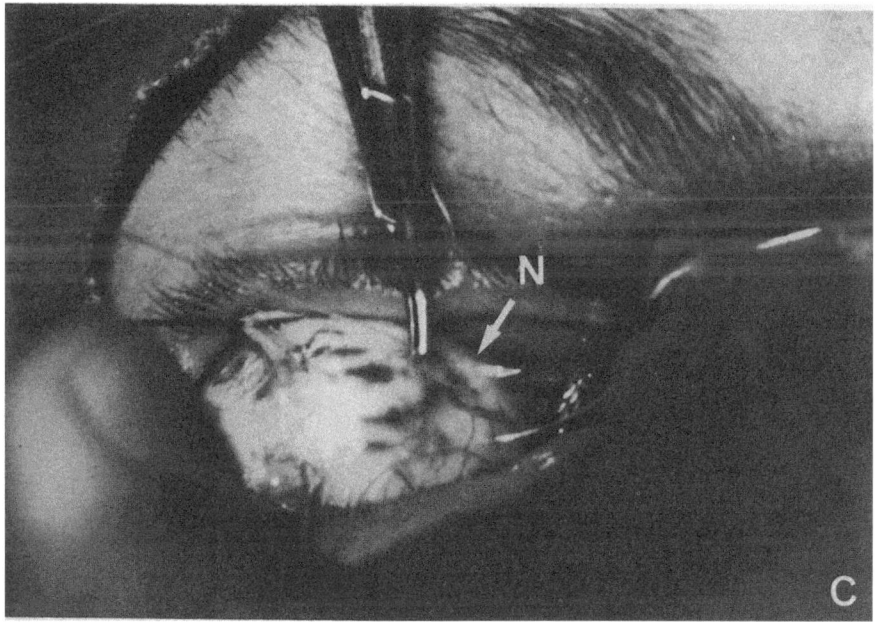

Abb. 107 C

durchgeführt worden ist. Zur nachträglichen Vervollständigung oder Korrektur der Defektadhäsion mittels Lichtkoagulation bleiben dem Operateur allerdings immerhin volle drei Wochen zur Verfügung. Die Silikonschaumplomben sind in zylindrischer Form mit einem Durchmesser von 3,4 oder 5 mm und in elliptischer Form mit einem Durchmesser von 7,5 × 5,5 mm im Handel erhältlich.

Nahtmaterial: Vom Nahtmaterial wird gute Verträglichkeit, lange Haltbarkeit, geringe, fast fehlende Elastizität (gerade so viel, um Skleranekrosen und Nahtausrisse zu vermeiden) und eine Armierung mit geeigneten Nadeln, die lange (mindestens 5 mm) Stichkanäle ermöglichen, gefordert (Abb. 107). Diesen Ansprüchen genügen am ehesten 5 × 0-Dacronfäden (blau) mit einer Viertelkreis-Spatelnadel und 4 × 0-Suturamidfäden mit einer flachen, im wesentlichen nur am Nadelende aufgebogenen Krümmung. Um einen sicheren und festen Knoten zu erzielen, empfiehlt es sich, die Fadenenden dreifach zu knüpfen: auf zunächst zwei Umschlingungen des ersten Knotens folgen jeweils zwei einfache Umschlingungen in divergierender Richtung. Die Länge des Stichkanals soll zum Zweck einer optimalen Kompression und Fixation der Plombe 5 mm nicht unterschreiten. Die beiden Schenkel müssen vollkommen parallel liegen. Die optimale Tiefe des intraskleralen Stichkanals ist gewonnen, wenn die Nähte nach Zug nicht durchschneiden bzw. die Nadel die Sklera nicht perforiert (Abb. 109). Die Dicke der Sklera läßt sich an ihrer Farbe ermessen. Ein sattes Weiß läßt auf eine dicke Sklera, ein Graublau auf eine dünne Sklera schließen. Bei dünnen Skleren empfiehlt es sich, den Faden gerade so tief zu legen, daß er durch die

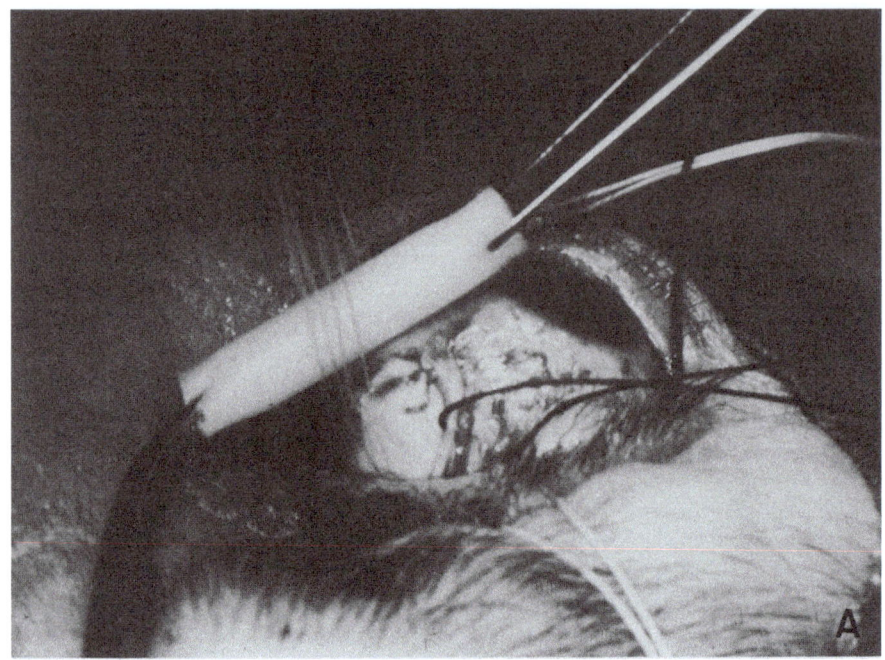

Abb. 108 A

Abb. 108. **A** Die radiäre Silikonschaumplombe wird durch die vorgelegten Nahtschlingen geführt. **B** Die Nähte *(N)* werden provisorisch verknotet. **C** Die Plombe wird gestreckt

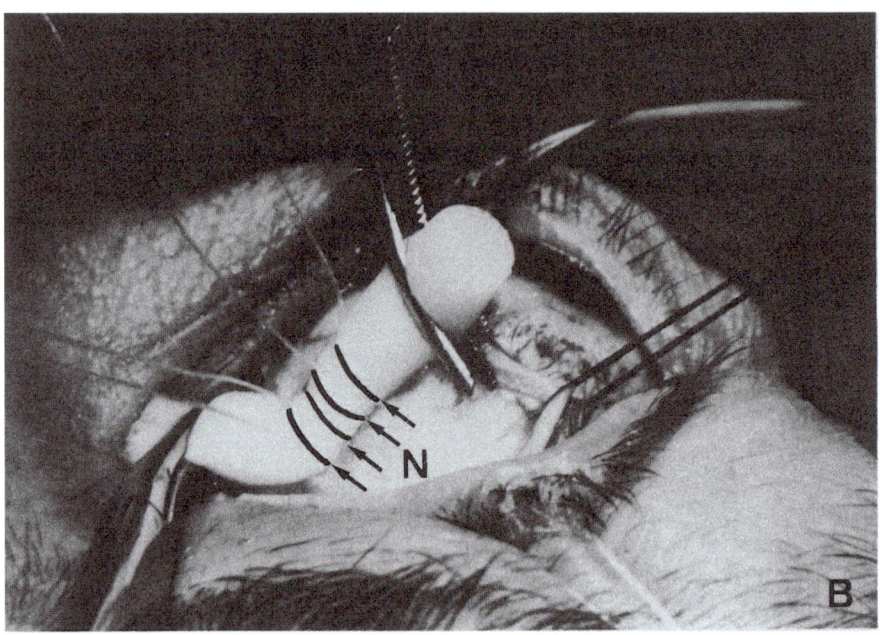

Abb. 108 B

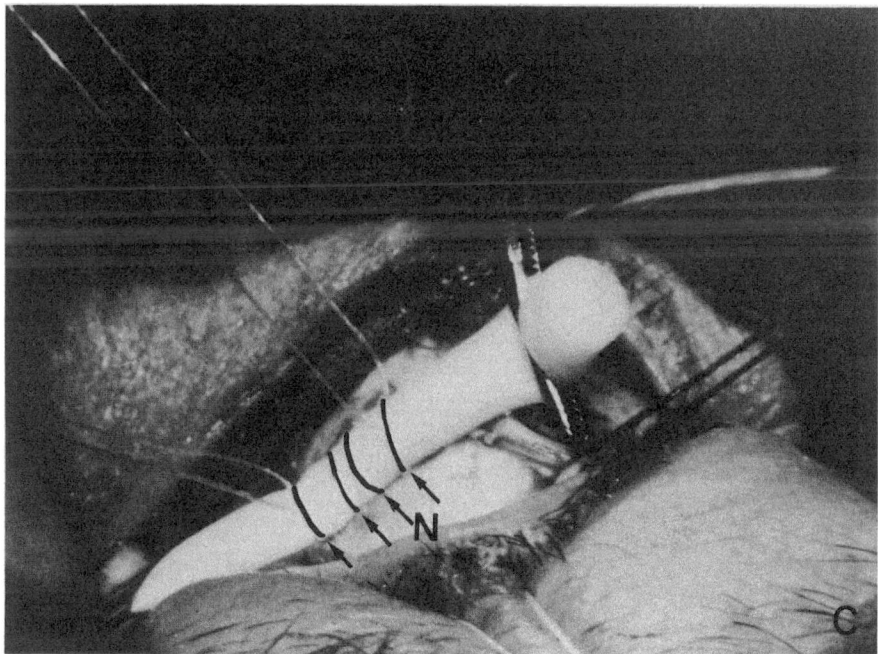

Abb. 108 C

semitransparenten äußeren Skleralamellen gerade noch sichtbar ist. Solche Fäden dürfen vor dem Knoten nicht allzu fest gestrafft werden, um ein Ausreißen zu vermeiden. Bei dicker Sklera sollte der Faden so tief innerhalb der Sklera geführt werden, daß er durch die oberflächlichen Skleraschichten gerade nicht mehr sichtbar ist. Sicherheitshalber kann man zur Orientierung der jeweiligen Position der Nadelspitze mit der Nadelspitze immer wieder an die Bulbusoberfläche auftauchen. Bei Fortsetzen der Naht muß die Nadel dann allerdings wieder etwas zurückgezogen werden, ehe man wieder in tiefere Skleraschichten einsticht. Ein Zugversuch an beiden Enden des Fadens zeigt an, ob der Fadenzug nicht zum Ausriß der Naht führt.

Praktische Schritte bei der episkleralen Befestigung der radiären Silikonschaumplombe: Die Gentianaviolettmarken an den Außengrenzen des Netzhautdefektes auf der Skleraoberfläche werden mit dem Zirkel ausgemessen (Abb. 107). Damit wird die Dimension der Plombe ermittelt. Die Distanz der radiären Schenkel der Matratzennaht wird mit Gentianaviolett an den Spitzen des Meßzirkels zart auf der Sklera eingezeichnet. Der hintere Ausstich der hintersten Naht soll 3–4 mm hinter dem Apex des Netzhautrisses liegen, um diesen noch auf den Buckel laden zu können. Nach dem vorgesehenen hinteren Ausstich richtet sich unter Berücksichtigung eines mindestens 5 mm langen intraskleralen Verlaufs der Naht der Einstich dieser Naht. Bei kleinen Rissen kommt

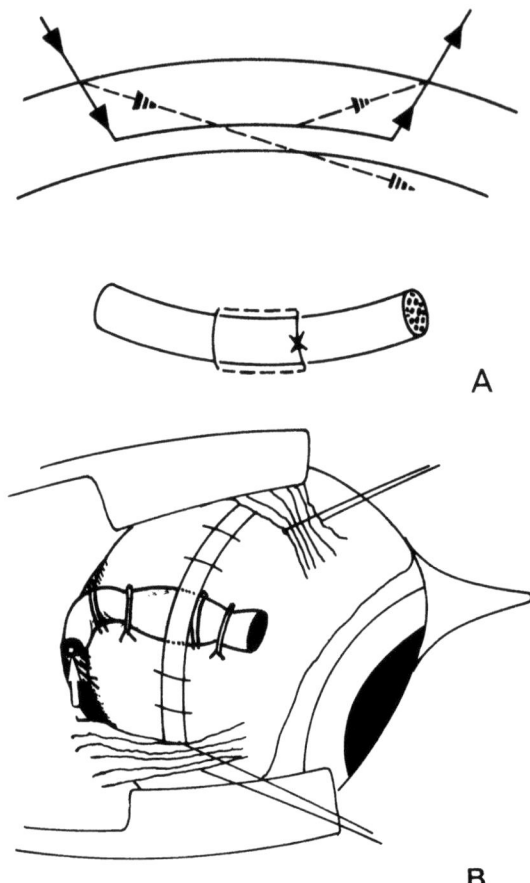

Abb. 109. **A** Schnitt durch die Sklera zur Verdeutlichung der korrekten Position der Intraskleralnaht. **B** Das hintere Plombenende wird nach der Seite umgebogen und intraskleral verankert (Pfeil), wo der hintere Defektrand zu liegen kommt

man mit einer Matratzennaht, bei den meisten größeren Rissen mit zwei Matratzennähten aus. In Extremfällen sind einmal drei Nähte erforderlich. Der vorderste Einstich der periphersten Naht soll 2 mm vor den Rißhörnern erfolgen. Der Abstand zwischen dem Einstich der hinteren und dem Ausstich der vorderen Naht soll annähernd 1 mm ausfallen. Nachdem die Nähte vorgelegt worden sind, wird die durch eine Gentamycinlösung durchgezogene Silikonschaumplombe mit Hilfe von zwei Klemmen durch die Tore der Fadenschlingen geführt (Abb. 108). Die Fäden werden unter Streckung der Plombe mittels zweier Klemmen (das ist die Aufgabe des Assistenten) zunächst einfach provisorisch geknüpft. Die Fadenenden hängen beschwert durch Froschklemmen aus dem Operationsgebiet heraus. Der nach hinten zu überschießende Teil der Plombe wird durch den Druck der geschlossenen Pinzette nach hinten in eine epibulbäre Lage gebracht. Nun ist der Zeitpunkt gekommen, die Position der Plombe auf ihre richtige Beziehung zum Netzhautdefekt mit Hilfe der indirekten Ophthalmoskopie zu prüfen. Ob der Überschuß der Plombe hinter der hinteren

Fadenschlinge der hintersten Matratzennaht oder der durch diese Schlinge eindellende Plombenteil den hinteren Rißrand vorbuckelt, kann durch den Druck einer Pinzette auf diese hintere Schlinge leicht festgestellt werden. Wenn die Plombe den Netzhautdefekt nicht in seiner ganzen Ausdehnung eindellt, müssen die Nähte versetzt werden. Sobald die zu versetzende Naht entfernt ist, gibt ihre Markierung an der Skleraaußenfläche mit Gentianaviolett noch ihre Position an, an der man sich nun bei der Nahtkorrektur gut orientieren kann. Wenn die Ophthalmoskopie anzeigt, daß die Plombe am rechten Platz befestigt worden ist, werden die Nähte unter weiterer Streckung der Plombe durch die beiden Klemmen festgezogen und definitiv verknüpft. Bei weiter hinten gelegenen Rissen kann wohl der nach hinten führende Teil der Naht leicht ausgeführt werden, das Einstechen weit hinten zur Nahtführung nach vorne ist dann aber unmöglich. Diesem Übel kann man durch die Verwendung eines doppelt armierten Fadens leicht abhelfen. Beide Nadeln werden dabei von vorne nach hinten zu eingestochen, die Nadeln entfernt und die hinteren Fadenenden fest verknotet. Nun wird die vordere Fadenschlinge durchschnitten, die beiden neuen Fadenenden nach- und schließlich festgezogen und verknotet. Wenn alle Fäden definitiv verknotet sind, werden der vordere und hintere Überschuß der Plombe, der ja nur als Angriffsfläche für die zur Streckung der Plombe notwendigen Klemmen diente, abgeschnitten. Ein Herausgleiten der Plombe aus den Nahtschlingen kann auf dreierlei Weise verhindert werden:

1. durch eine flache Kerbe in der Oberfläche der Plombe, in der sich die begrenzenden Fadenschlingen festhaken,

2. durch die Fixation der Plombe an den begrenzenden Nahtschlingen durch eine Naht und

3. durch eine intrasklerale Verankerung der Enden der Plombe durch eine intrasklerale Naht. Diese Methode ist die gefährlichste, eine Perforation der Sklera bedeutet eine unnötig heraufbeschworene Gefahr. Sie bietet allerdings den Vorteil einer optimalen Streckung der Plombe gewissermaßen als permanenter Ersatz der Klemmen. Außerdem kann damit bei nicht ganz optimaler Position des hinteren Plombenendes noch eine geringfügige Korrektur des Plombensitzes bewerkstelligt werden (Abb. 109). Wenn die Sklera nicht sehr dünn ist und der Defekt nicht weit hinten liegt, bevorzuge ich diese Methode der Strekkung der Plombe, andernfalls scheint mir die zweite Methode sicherer zu sein als die erste Methode.

Sobald die Plombe nunmehr ihre definitive Position gefunden hat, wird ophthalmoskopisch überprüft, ob die dadurch bedingte Drucksteigerung zu keiner gefährlichen Behinderung der retinalen Zirkulation führt. Normale Füllung der papillennahen Gefäße zeigt einen intraokularen Druck an, der unter dem diastolischen Blutdruck liegt. Pulsieren der Arterien ist Ausdruck eines intraokularen Druckes, der den diastolischen Blutdruck überschreitet, aber unter dem systolischen Blutdruck liegt. Blaßwerden der Papille und fadendünne nichtperfundierte Papillararterien signalisieren einen intraokularen Druck, der den systolischen Blutdruck überschreitet. Bei einer Überlebenszeit der Netzhaut von 60–90 min (Böck und Mitarbeiter, 1960) läuft das Auge Gefahr, an den Folgen des Zentralarterienverschlusses zu erblinden. Abhilfe kann durch eine Vorderkammerpunktion mit einer schmalen Lanzette geschaffen werden, gleichgültig ob es sich um ein phakes oder ein aphakes Auge handelt. Die neuerliche ophthalmoskopische Kontrolle liefert den Hinweis, ob die Drucksenkung ausreichend war. In die Parazentese eingeklemmte Iris kann mit einem Muskelhaken herausmassiert werden. Sobald die Papillargefäße pulsieren, ist jede Gefahr einer Unterdurchblutung der Netzhaut beseitigt.

Die ophthalmoskopische Kontrolle liefert aber auch noch eine weitere wichtige Information: ob die subretinale Flüssigkeit drainiert werden soll oder nicht. Liegt eine mobile Netzhaut vor und ist der Defekt verschlossen oder nahezu verschlossen, d. h. nur ein schmaler subretinaler Flüssigkeitsspalt zwischen Netzhaut und Pigmentepithel im Defektbereich vorhanden, kann die Operation beendet werden. Über die Drainage der subretinalen Flüssigkeit siehe später.

Die Operation schließt mit der Reposition der Bindehaut und dem Nahtschluß der konjunktivalen Inzision durch eine limbale und zwei bis drei periphere 6 oder 7 × 0-Catgutnähte. Zuletzt werden 40 mg Gentamycin parabulbär injiziert und ein Binoculus angelegt.

b) *Die segmentale, oraparallele Plombage*

Naht und Plombenmaterial unterscheiden sich nicht von der radiären Plombage, wohl aber die *Operationstechnik:*

Nachdem Lage und Ausdehnung aller mittels Kryopexie behandelten Netzhautdefekte auf der Bulbusoberfläche mittels Gentianaviolett dargestellt worden sind, orientiert sich die Lokalisation der in *oraparalleler* Richtung verlaufenden *Matratzennaht* an dem hinteren Rand des hintersten Defektes. Von diesem Punkt muß der hintere Nahtschenkel nach hinten zu 3–4 mm Abstand halten, um auch tatsächlich alle Netzhautdefekte in ihrer vollen meridionalen Ausdehnung auf die höchste Höhe des Buckels aufladen zu können (Abb. 110). Die Länge der oraparallelen intraskleralen Nahtspur soll wie bei der radiären Naht nicht 5 mm unterschreiten. Die *Wahl des Plombendurchmessers* orientiert sich an der Defektlänge (im Gegensatz zur radiären Plombe, die sich an der Defektbreite orientiert) bzw. am peripheren Rand des vordersten Defektes. Es genügt, wenn sich die Plombenbreite von einer gedachten oraparallelen Linie 1,5–2,5 mm hinter dem hintersten Defektrand bis zu einer dazu parallelen Linie etwa 1 mm *hinter* dem vordersten Defektrand erstreckt. Die Schenkel der oraparallelen Matratzennaht halten von dieser gedachten Linie jeweils nach vorne und hinten einen Abstand von 1–2 mm.

Eine Eindellung über die Ora serrata hinaus ist sinnlos, daher kann der vordere Plombenrand ohne weiteres bereits 1–2 mm hinter der Ora serrata zu liegen kommen und der vordere Nahtschenkel durch die Oralinie gehen. Eine Eindellung, die nach hinten zu nicht zumindest die hintere Zone der Glaskörperbasis und ein 1–2 mm nach hinten zu angrenzendes Netzhautgebiet erreicht, ist ebenso sinnlos wie gefährlich, auch wenn es sich um einen Orariß oder einen intrabasalen Netzhautdefekt handelt.

Sobald die oraparallelen Nähte vorgelegt sind, wird die Silikonschaumplombe mit zwei Klemmen durch die Schlingenpaare gezogen. Bei oraparallelen Plomben ist darauf zu achten, die Plombe, wenn nötig, *unter* dem geraden Muskel durchzuführen und nicht über den Muskel hinweg (Abb. 111). Bei seg-

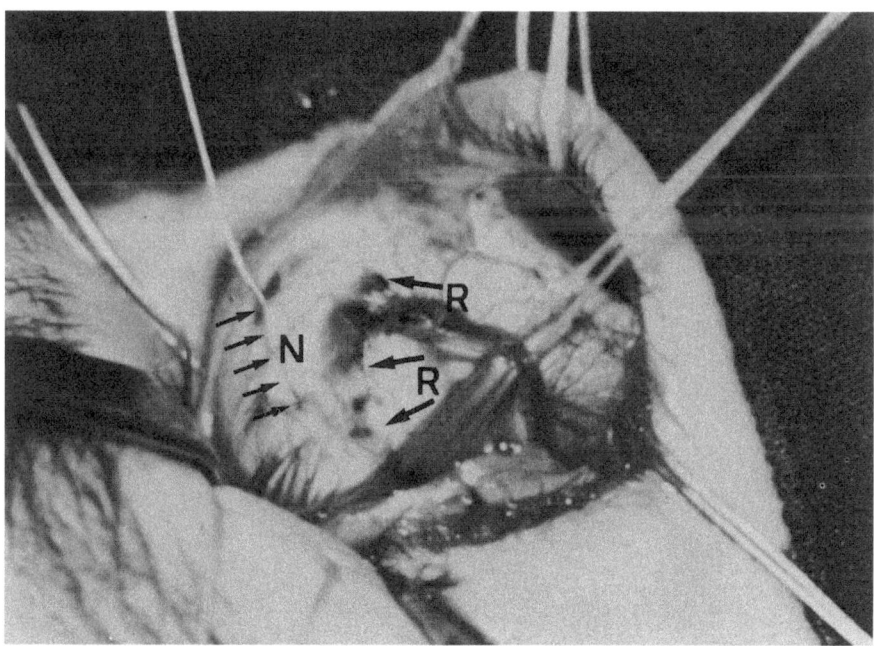

Abb. 110. Beziehung des hinteren Nahtschenkels der Matratzennaht *(N)* zur Position des hinteren Rißrandes *(R)* bei Oradesinsertion

mentalen Plomben ist im Gegensatz zu radiären Plomben das temporäre Abtragen der geraden Augenmuskel zwar nur äußerst selten notwendig. Bei Lokalisation der Defekte in der Gegend des Muskelansatzes sollte man davor jedoch nicht zurückschrecken.

Bei oraparallelen Plomben sollte *auf eine extreme Streckung vor dem Knüpfen der Matratzennähte verzichtet werden.* Der bei extremer Streckung resultierende Sklerabuckel zeigt eine glatte Kontur (in einem schematischen Horizontalschnitt würde das Bild einer Kreissekante entstehen), auf die sich die nunmehr relativ zu große Netzhaut unter Bildung multipler *radiärer Fältchen* hinlegt (Abb. 112). Die bei geringerer Streckung der Plombe vergleichsmäßig größere Auflagefläche für die Netzhaut vermeidet weitgehend die Ausbildung radiärer Falten. Solche radiäre Falten können vom hinteren Rand eines Netzhautdefektes ausgehen. Dann bewirken sie einen Kanal für die subretinale Flüssigkeit hinter den Plombenwulst (Abb. 113). Die Reamotio ist unvermeidlich. Radiäre Falten als Quelle eines undichten Defektes werden sehr leicht schon während der ersten Tage nach der Operation an einer zunächst umschriebenen, allmählich höher und breiter werdenden Netzhautabhebung mit deutlicher Beziehung zu der radiär über den Buckel ziehenden Falte erkannt. Bei einem Buckel in der oberen Hälfte kann schon in den ersten zwei postoperativen Tagen eine blasige Netzhautabhebung hinter dem Wulst entstehen, bei einem Buckel in der unteren Hälfte benötigt das Aufsteigen und Höherwerden der eher flachen Netzhautabhebung um die radiäre Falte einige Tage mehr. Sobald die Funktion der radiären

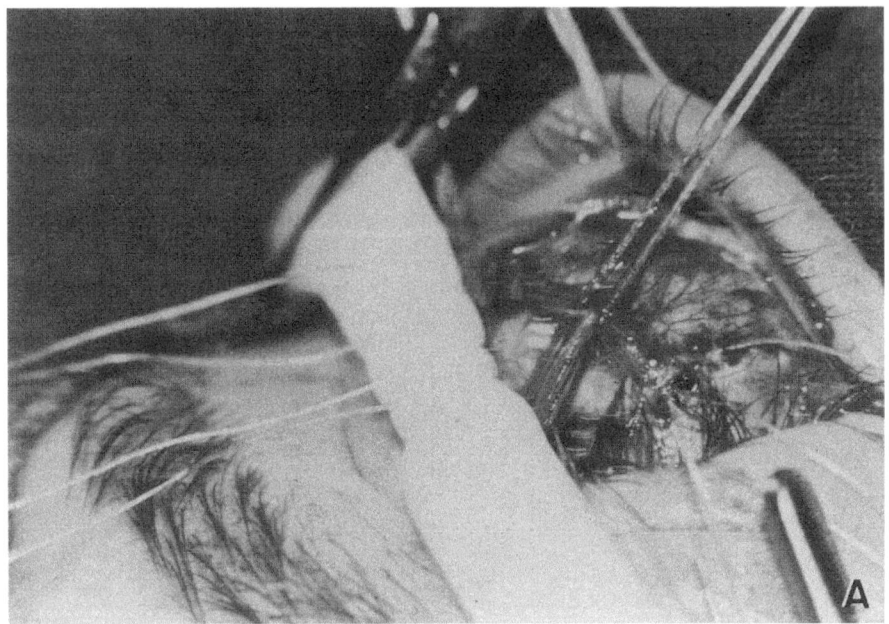

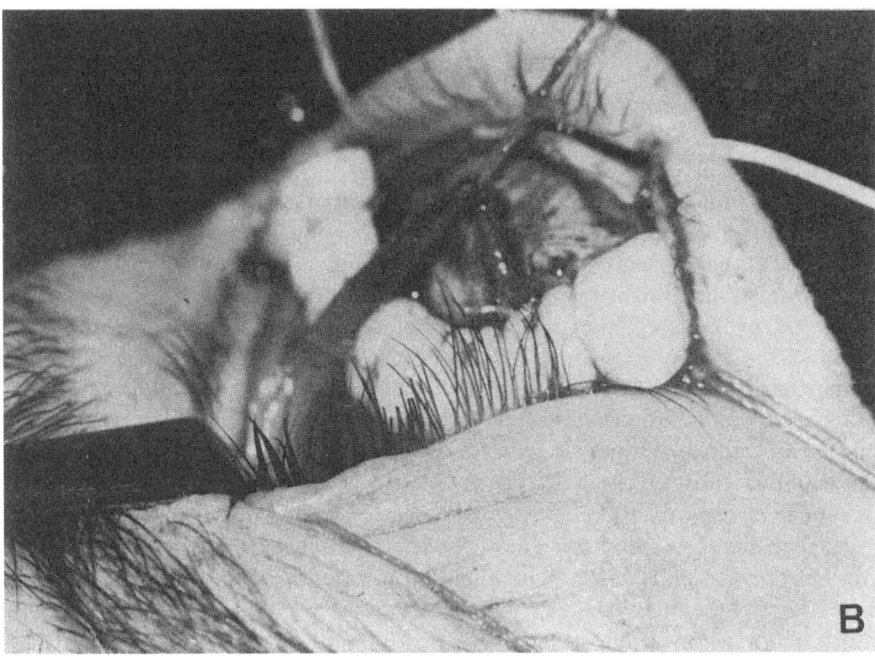

Abb. 111. Episklerale oraparallele Plombage. **A** vor, **B** nach Unterfahrung des Rektusmuskels durch die Plombe

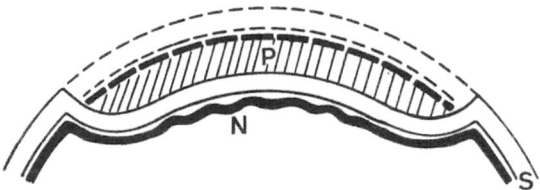

Abb. 112. Schnitt durch den Eindellungsbezirk: die gestraffte oraparallele Plombe *(P)* erzeugt radiäre Falten der Netzhaut *(N). S* Sklera

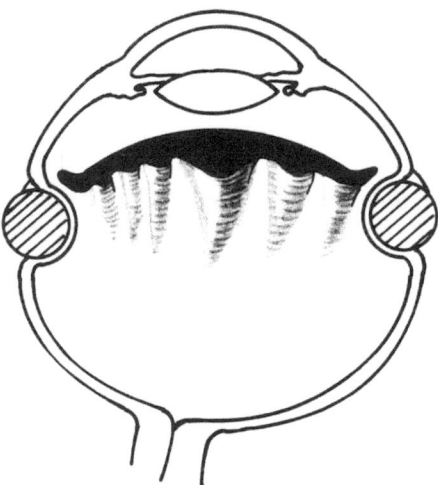

Abb. 113. Klinischer Aspekt radiärer Falten bei Oradesinsertion und oraparalleler Eindellung

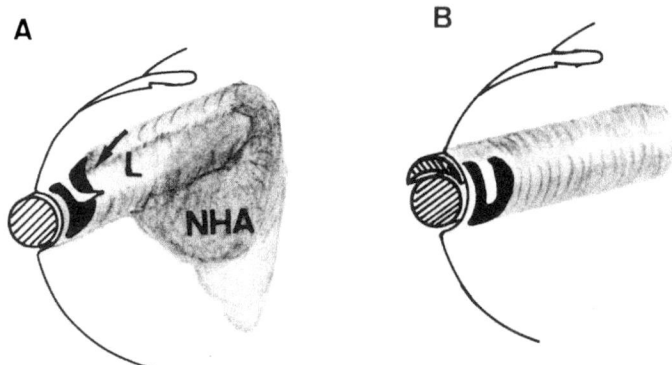

Abb. 114. **A** Offenes peripheres Rißhorn bei oraparalleler Cerclage mit konsekutiver Netzhautabhebung *(NHA).* **B** Nach Einführung einer keilförmigen Plombe und somit Verschluß des peripheren Rißhornes bildet sich die Netzhautabhebung zurück

Falte als Leckstelle zweifelsfrei feststeht, darf nicht mehr mit Gegenmaßnahmen unnütz zugewartet werden (siehe Komplikationen der eindellenden Verfahren).

Die Matratzennähte werden also ohne gleichzeitige Überspannung der Plombe zunächst einfach provisorisch vorgeknotet. Die ophthalmoskopische

Kontrolle prüft die *Güte der Lokalisation des Plombenwulstes.* Gerade bei großen (über 90 Grad) *Oradesinsertionen* muß der Plombenwulst nicht selten noch einmal weiter nach hinten verlagert werden. Die Rißmitte kommt häufig ganz knapp an der hinteren Kante des Plombenwulstes zu liegen. Aktiver Glaskörperzug bedroht dann fortwährend den adhäsiven Rißverschluß. Bei Oradesinsertionen sollte noch ein relativ breiter Streifen anliegender Netzhaut mit dem kryogenen chorioretinalen Narbenband auf dem Buckel liegen.

Bei *Lappenrissen* muß ebenso darauf geachtet werden, daß noch eine kleine Zone anliegender Netzhaut hinter der Rißspitze auf dem Plombenwulst vorhanden ist. Nur dann besteht die Chance, eventuell vom Rißapex nach hinten ziehende radiäre Falten mit Photokoagulation zu behandeln (siehe Komplikationen). Das wird als *Fischmaulphänomen* bezeichnet (Pruett, 1977) (siehe S. 151). Fällt der Rißapex mit der hinteren Kante des Plombenwulstes zusammen, so entwickelt sich eine den Riß weit öffnende radiäre Falte (Abb. 100 und 116). Ist diese Konstellation schon während der Operation vorhanden, so hilft nur die Kombination einer radiären Plombe mit der schon fixierten segmentalen Plombe. Die über der Falte liegende horizontale Matratzennaht wird geöffnet und eine radiäre Plombe untergeschoben. Der hinter der oraparallelen Plombe vorragende Teil der radiären Plombe wird mit einer radiären Matratzennaht episkleral verankert. In diesem Fall muß ausnahmsweise die oraparallele Plombe sodann maximal gespannt werden. Das vordere Ende der radiären Plombe wird mit einer einfachen Naht an der Sklera befestigt.

Neben dem Fischmaulphänomen droht bei Lappenrissen durch die oraparallele Plombage *eine weitere Gefahr zur Undichte des Rißverschlusses:* Im Bestreben, den hinteren Rißrand gut auf den Plombenwulst zu laden, wird nicht genügend beachtet, daß auch der peripherste Teil der Rißhörner ausreichend von der Eindellung profitiert. Auch aus *nichtverschlossenen Rißhörnern* entwickelt sich dann eine Leckstelle (Abb. 101 und 114). Während der Operation sind solche undichte Stellen im Rißverschluß viel weniger leicht zu erfassen als radiäre Falten am hinteren Rißrand. Entgehen sie aber doch nicht der Aufmerksamkeit des Operateurs, dann kann durch Verlagerung des peripheren Schenkels der oraparallelen Matratzennaht nach vorne zu und durch die Unterfütterung der schon vorhandenen Plombe mit einem variabel zugeschnittenen Keil, der einer 5 mm Silikonschaumplombe entnommen wurde, leicht Abhilfe geschaffen werden.

Eine dritte Gefahr oraparalleler Plomben für einen oder mehrere Defekte rührt von dem Bestreben her, die Plombe ganz lose, ohne jede Spannung, unter die Matratzennähte zu lagern, ehe diese verknotet werden. Diese Maßnahme gilt – wie bereits erwähnt – der Verhinderung einer radiären Faltenbildung, führt aber im Extremfall dazu, daß sich an einzelnen Stellen des Plombenwulstes subretinale Flüssigkeit anzusammeln vermag. Die unregelmäßige Oberfläche des Wulstes entsteht durch den unterschiedlichen Eindellungseffekt der Plombe: im Bereich der die Plombe kreuzenden Nähte dellt die Plombe geringer ein als im Bereich der zwischen zwei solchen kreuzenden Nähten liegenden „Bäuchen" der Plombe (Abb. 115). *Die unregelmäßige Oberfläche des daraus resultierenden Wulstes* kann intraoperativ mit Hilfe des indirekten Ophthalmoskops leicht erkannt und durch eine geringe Streckung der Plombe in ihrer Längsachse

(Überstreckung vermeiden!) behoben werden. Trotz aller Vorsicht ist eine Unebenheit des oraparallelen Plombenwulstes jedoch nicht immer zu vermeiden. Meist werden solche Unebenheiten, die die umschriebene Ansammlung von subretinaler Flüssigkeit ermöglichen, erst postoperativ sichtbar (Abb. 149). Liegt ein Defekt dann in einer Zone flacher Netzhautabhebung am Plombenwulst, so ist die Gefahr der Ausbildung einer Leckage hinter den Wulstrand und

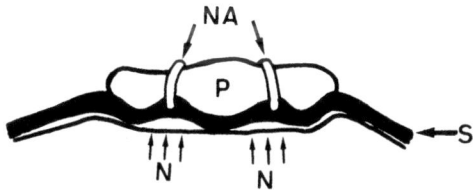

Abb. 115. Zu fest gezogene Verankerungsnähte *(NA)* und zu geringe Streckung einer oraparallelen Plombe *(P)* im Schnitt. Im Bereich der Nahteinschnürung bildet sich eine Netzhautabhebung *(N)*. (*S* Sklera)

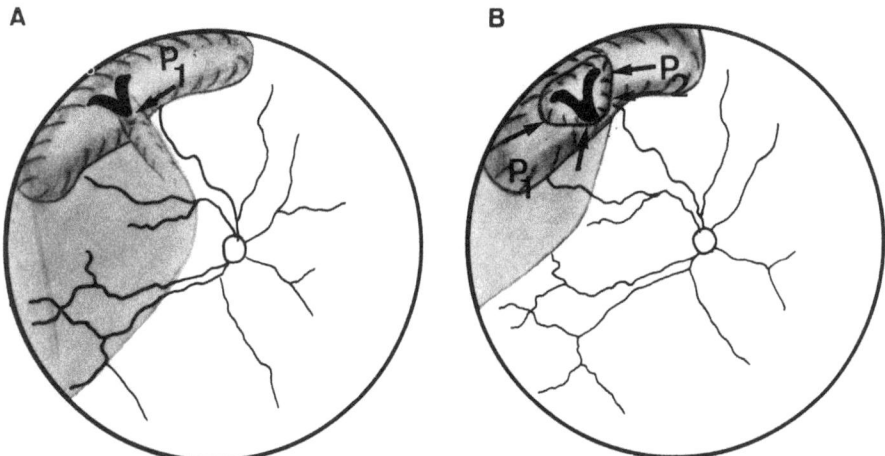

Abb. 116. **A** Radiäre Falte im Rahmen eines Fischmaulphänomens bei oraparalleler Plombage *(P₁)* eines Lappenrisses. **B** Nach Unterfütterung des Faltenbezirks durch einen radiären episkleralen Plombenkeil *(P₂)* verschließt sich der Lappenriß und resorbiert sich die subretinale Flüssigkeit

damit eines Operationsmißerfolges sehr hoch. Die frühe Erkennung dieser Situation versetzt den Operateur in die Lage, solche kleineren „Sümpfe" subretinaler Flüssigkeit am Plombenwulst durch Demarkation mit der adhäsiven Photopexie in der umgebenden anliegenden Netzhaut unschädlich zu machen. Sobald sich größere subretinale Straßen ausgebildet haben, steht nur mehr die operative Korrektur offen: die Unterfütterung der Plombe durch Einschieben von keilförmig zugeschnittenen Stückchen Silikonschaums.

Zeichneten sich bei der ophthalmoskopischen Kontrolle keine Hinweise auf die angeführten Komplikationen ab, verschließt also der Plombenwulst die Netzhautdefekte dicht, so kann auf die subretinale Drainage verzichtet werden.

Im Gegensatz zur radiären Plombage sollten bei der oraparallelen Plombage tatsächlich alle Defekte durch den Wulst verschlossen und keine subretinale Flüssigkeit im Rißbereich vorhanden sein. Das *Risiko,* daß sich eine der drei angeführten Möglichkeiten der Undichte, zumindest eines der behandelten Risse, während der ersten postoperativen Tage ereignet, ist weit *größer als das der Komplikationen durch die subretinale Drainage.* Die Drainage der subretinalen Flüssigkeit macht überhaupt oft erst die unregelmäßige Oberflächensituation, die Verhältnisse der hinteren Rißränder zum hinteren Plombenrand und der Rißhörner zum vorderen Plombenrand offenkundig.

Wurde von der Drainage der subretinalen Flüssigkeit Abstand genommen, so gilt das letzte Augenmerk am Ende der Operation den Durchblutungsverhältnissen an der Papille des Sehnervs (siehe radiäre Plombage).

c) *Die zirkuläre Plombage = Cerclage*

Das benötigte Nahtmaterial unterscheidet sich nicht von dem bei lokalen Plomben verwendeten Material. Das *Material des Cerclageelements* muß sich deshalb vom Plombenmaterial unterscheiden, weil es auf Grund seiner zu erfüllenden Aufgabe anders beansprucht wird als das Plombenmaterial. Die geforderte Funktion der Cerclage ist eine elastische Einschnürung des Bulbus. Voraussetzung dazu ist eine optimale Dehnungselastizität. Lokale Plomben müßten in erster Linie volumselastisch sein, die Dehnungselastizität steht demgegenüber im Hintergrund. Volumselastische Eigenschaften sind bei der Cerclage gänzlich überflüssig. Die Dehnungselastizität läßt den Umschnürungsdruck der jeweiligen Lage des intraokularen Drucks anpassen. Den zentripetalen Vektoren des Umschnürungsdruckes wirken die zentrifugalen Vektoren des intraokularen Drucks entgegen. Die elastische Anpassung dieser beiden Kräfte macht auch bei der Cerclage in einem nicht unbeträchtlichen Anteil der Netzhautabhebung die Drainage der subretinalen Flüssigkeit überflüssig (Lincoff und Mitarbeiter, 1975). Als optimales dehnungselastisches Material mit gleichzeitig außerordentlich guter Gewebsverträglichkeit erweist sich *Silikongummi.* Dieses Material steht sowohl in *Bandform* (2 und 4 mm Durchmesser bei 0,75 mm Dicke (Abb. 117) als auch in *Stabform* (2, 3 und 5 mm Durchmesser) zur Verfügung (Abb. 118). Bessere Dehnungselastizität eignet der Stabform. Bessere Kombinationsmöglichkeiten mit Plomben bietet die Bandform. Bei Bedarf einer maximalen zirkulären Eindellung (2 bis 2,5 mm Höhe) bei zirkulärer Glaskörpertraktion ist Silikonstab vorzuziehen, bei flachen Netzhautabhebungen mit eher lokalisierter Glaskörpertraktion ist das Silkonband besser geeignet.

Die *durchschnittliche Entfernung des Cerclageelements vom Limbus* ist 14 mm. Die vorderste Position ist die hintere Randzone der Glaskörperbasis und eines 2–3 mm nach hinten angrenzenden Netzhautstreifens, die hinterste Position ist knapp retroäquatorial. Die Cerclage wird durch vier Matratzennähte, in jedem Quadranten eine, in dieser Position befestigt. Der hintere Schenkel der oraparallelen Matratzennaht orientiert sich wiederum am hintersten Rand des hintersten Risses. Im rißtragenden und den beiden angrenzenden Quadranten sollte der hintere Nahtschenkel 3–4 mm von dieser Marke nach hinten zu Abstand halten (Abb. 119). Ergibt sich daraus eine zu weit retroäquatoriale Lage der Cerclage, so ist die Kombination der Cerclage mit einer lokalen radiä-

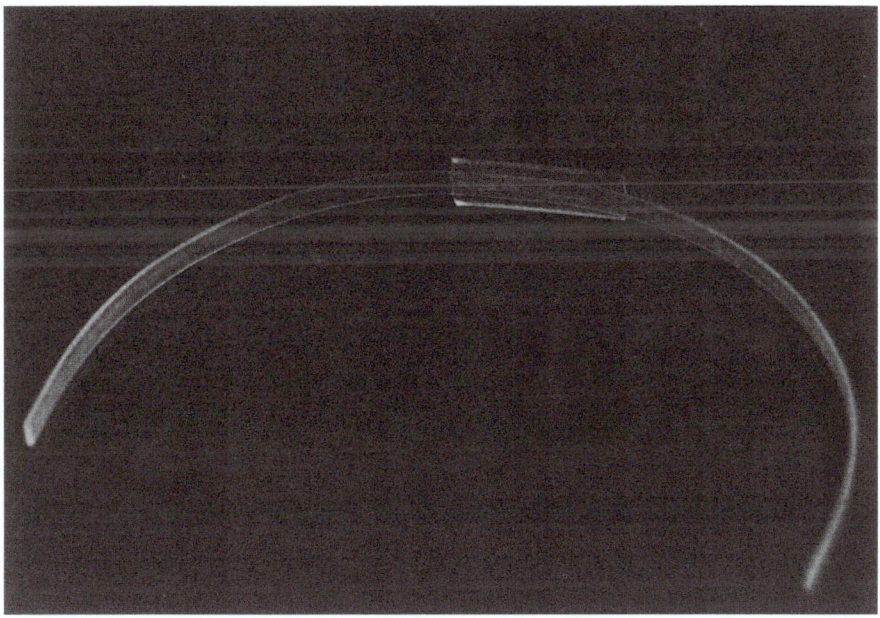

Abb. 117. Silikonband mit oraparalleler Plombe

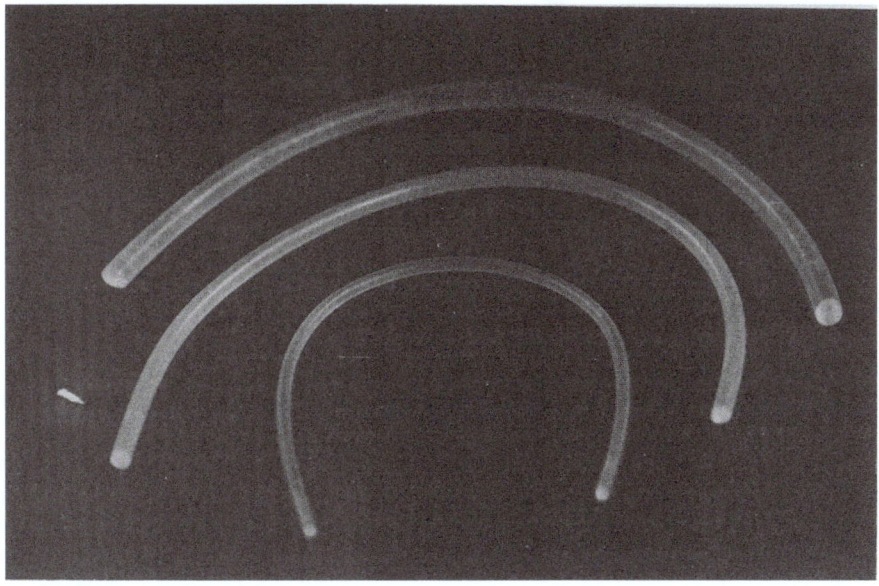

Abb. 118. Silikonstab unterschiedlichen Durchmessers

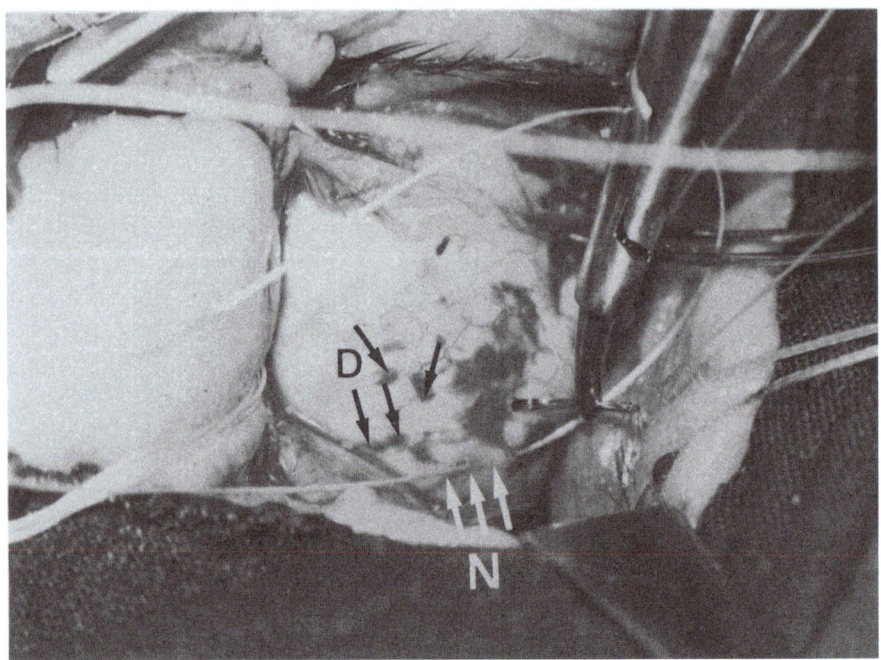

Abb. 119. Verhältnis der Position des hinteren Schenkels der Matratzennaht *(N)* zu den Defekten *(D)* bei Cerclage

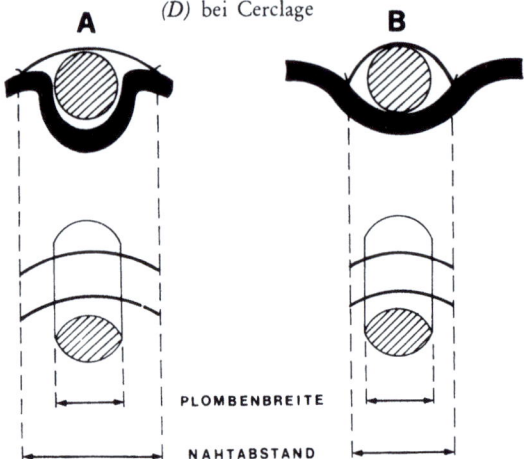

Abb. 120. Korrelation zwischen Plombenbreite und Nahtabstand einerseits und Breite *(B)* und Höhe *(A)* der Eindellung andererseits. Oben: Schnittbild des Eindellungsbezirkes, unten: Sicht auf episklerale Plombe + Fixationsnaht

ren Plombe indiziert. Der Abstand der beiden Nahtschenkel beträgt bei 2 mm breiten Stäben 5 mm. Die Fäden sollen gerade so fest gezogen werden, daß das Cerclageelement hindurchgleiten kann. Damit ist eine gleichmäßige Verteilung des Cerclagedrucks gewährleistet. Zu fest zugezogene Matratzennähte behindern dieses Durchgleiten und erzeugen einen unregelmäßig geformten Cerclagewulst mit Vorsprüngen im Bereich der Nähte und Ausbuchtungen zwischen zwei festgezogenen Nähten. Ausbuchtungen können Leckstellen darstellen, durch die

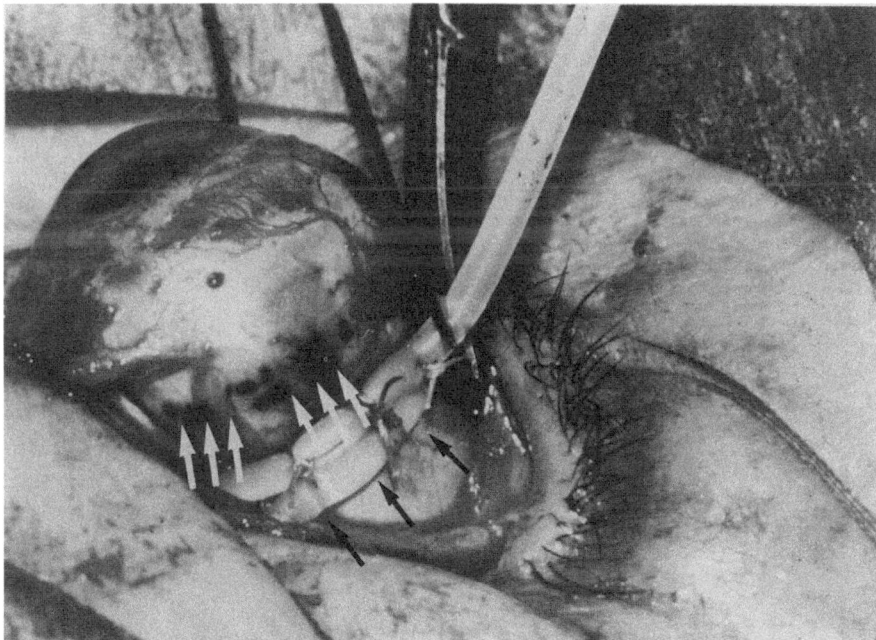

Abb. 121. „Doppelte Cerclage" bei weit nach hinten reichenden Netzhautdefekten (weiße Pfeile)

subretinale Flüssigkeit aus dem Defektgebiet hinter den Cerclagewulst gelangt. Die ophthalmoskopische Kontrolle zeigt nicht nur an, ob alle Defekte auf dem Cerclagewulst liegen, sondern auch, ob der gleichmäßige Zug eine im Horizontalschnitt kreisförmige Kontur des Cerclagewulstes ohne Ausbuchtungen hervorgerufen hat. Die *Gefahr, durch eine zu massive,* gleichermaßen sanduhrförmige *Einschnürung* des Bulbus *Durchblutungsstörungen* im vorderen und hinteren Augenabschnitt zu erzeugen, ist bei der Cerclage besonders hoch.

Für die *Dosierung der Cerclage* gelten folgende Richtlinien: der durchschnittliche äquatoriale Bulbusumfang ist 75–80 mm. Eine Verkürzung des Cerclageelements um 12–16 mm erzeugt eine 15- bis 20%ige Verkürzung der ursprünglichen Länge des Cerclageelements. Solche Cerclagen entbehren der Gefahr einer vorderen oder hinteren Ischämie. Verkürzungen über 20–25% der ursprünglichen Länge sind schon in einem hohen Maße mit diesen Komplikationen verbunden (Lincoff und Mitarbeiter, 1975). Die Höhe der Eindellung erreicht bei 20%iger Verkürzung 2 mm. In den meisten Fällen, bei denen die Cerclage mit einer radiären Plombage kombiniert wird, sollte eine 10- bis 15%ige Verkürzung des Cerclageelements nicht überschritten werden, das sind 8–12 mm. Praktisch geht man dabei so vor, daß bei loser Umschnürung an der Berührungsstelle der Bänder je eine Nadel durchstochen wird. Bei dem nunmehr folgenden Zuziehen des Bandes teilt man den gewünschten Verkürzungseffekt auf beide Enden der Bänder auf, indem man die Verkürzungsdistanz mit dem Zirkel abmißt.

Reicht der Eindellungseffekt nicht weit genug nach hinten, so kann bei Anwendung des Silikonstabes dieser noch einmal in einem Quadranten oder in der

Hälfte des Bulbus hinter der eigentlichen Umschnürung herumgeschlungen werden (Abb. 121). Dieses Vorgehen empfiehlt sich vor allem bei Degenerationszonen oder Rundlöchern, die hinter die Cerclage zu liegen kommen. Bei Lappenrissen ist die zusätzliche radiäre Plombage vorzuziehen.

Die Vereinigung der Enden des Cerclageelements richtet sich nach dem verwendeten Material: bei *Bändern* können die Enden mit einer Tantalumklemme (Abb. 124), mit der Watzkeschen Silikonscheide oder durch Nähte vereinigt werden. Beim *Silikonstab* empfiehlt sich die Seit-zu-Seit-Apposition mit Nahtverbindung (Abb. 121). Der Quadrant der Vereinigungsstelle der Enden des Cerclageelements sollte tunlichst im Operationsprotokoll vermerkt werden, um bei einer zu engen Cerclage, die einer Lösung der Enden bedarf, nicht unnütz lange suchen zu müssen. Hat die ophthalmoskopische Kontrolle die optimale Lage der Cerclage ergeben, so ist wiederum die Durchblutungssituation der Papille zu beachten. Hintere Ischämien sind an Hand der weißen Papille und der kollabierten Papillargefäße leicht erkennbar und durch Nachlassen der Umschnürung zu beheben. Vordere Ischämien werden erst innerhalb der ersten postoperativen Tage offenkundig (siehe Komplikationen).

d) Die Kombination von Cerclage und Plombage

Die Indikation zur kombinierten Cerclage–Plombage kann:

1. schon im Entwurf des Operationsplans *vor dem Eingriff* gestellt werden (siehe Kapitel „Grundprinzipien der eindellenden Verfahren", S. 150) oder

2. in folgenden *aus dem Verlauf der Operation* sich ergebenden Situationen notwendig werden:

Zuerst Plombe geplant, dann Operation auf Plombage–Cerclage erweitert.

a) Die lokale Plombage führt auch nach der Drainage der subretinalen Flüssigkeit nicht zum innigen Rißverschluß. Die durch die Plombage gewonnene Buckelhöhe von maximal 2,5–3 mm kann durch eine zusätzliche Cerclage um 1,5–2 mm vergrößert werden;

b) die präoperativ als mobil eingeschätzte Netzhaut erweist sich nach Drainage der subretinalen Flüssigkeit als wenig mobil;

c) die periphere Kryopexie liefert den Beweis der Existenz multipler zusätzlicher kleiner Rundlöcher;

d) einzelne hintere Rißränder reichen so weit nach hinten, daß sie nicht mehr von dem Cerclagewulst erfaßt werden können;

Zuerst Cerclage geplant, dann Operation auf Cerclage–Plombage erweitert.

e) am hinteren Rißrand bilden sich nach der Cerclage bei einem oder bei mehreren Rissen radiäre Falten, die den Riß nach hinten „fischmaulartig" öffnen;

f) die unebene Oberfläche des Cerclagewulstes begünstigt die Bildung von „Sümpfen" subretinaler Flüssigkeit, in denen Netzhautdefekte lokalisiert sind;

g) Sternfaltenherde oder fixierte Falten werden vom Cerclagewulst nicht ausreichend geglättet, sodaß prominente radiäre Falten über den Cerclagewulst nach hinten laufen;

h) die subretinale Drainage bleibt „trocken", verschiedene Anteile der Netzhautabhebung mit offenen Lappenrissen und fixierten Falten haben somit keine Chance, sich abzuflachen.

Zwei prinzipielle Verfahren der Kombination von Cerclage und Plombage müssen unterschieden werden:

1. *Silikonstab* als Cerclageelement und radiärer oder U-förmiger *Silikonschaum* als Plombenmaterial

a) Radiäre Silikonschaumplomben werden bei schmalen, nicht weit nach hinten reichenden Defekten angewendet. Sie werden radiär unter die Cerclage geschoben. Wenn sie im Gebiet der fixierenden oraparallelen Matratzennaht lo-

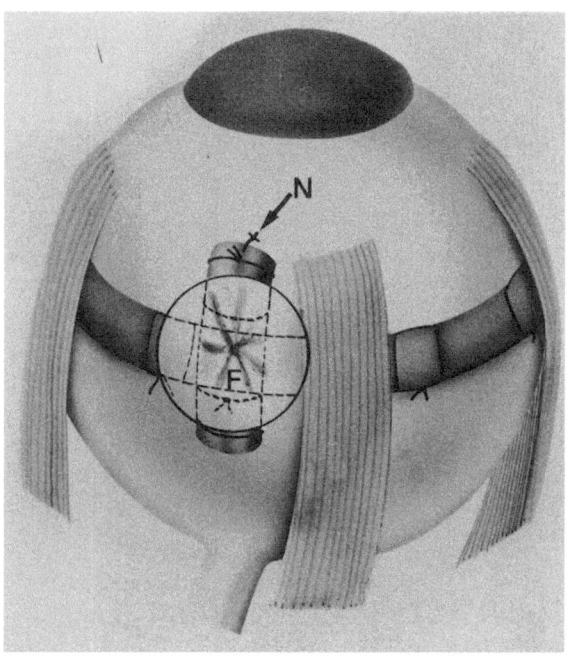

Abb. 122. Kombination aus Cerclage und radiärer Plombage zur Eindellung eines Sternfaltenherdes *(F)*. Das vordere Ende der Plombe wird bei *N* intraskleral verankert

kalisiert sind, muß diese Naht temporär entfernt und durch eine Naht neben der Plombe ersetzt werden. Wenn sie so weit nach hinten reichen, daß sie eine Nahtfixierung verlangen, so reicht meist eine radiäre Matratzennaht aus. Das vordere Ende der Plombe wird mit einer einfachen Naht skleral verankert (Abb. 122).

b) die U-förmige Silikonschaumplombe wird bei breiten, weit nach hinten reichenden oder mehreren knapp nebeneinander liegenden Netzhautrissen angewendet bzw. auch dann, wenn die sklerale Haltenaht nicht entfernt werden darf (dünne Sklera, Nachbarschaft einer Vortexvene, sehr weit hinten liegender hinterer Nahtschenkel usw.) oder wenn eine radiäre Matratzennaht wegen der weit hinten befindlichen Cerclage zur Sicherung der radiären Plombe nicht durchführbar ist. Aus einer 4 oder 5 mm breiten Silikonschaumplombe wird ein „U" geformt und radiär unter der Cerclage durchgesteckt oder die Plombe durchgeschoben und ihr hinteres Ende mit einer gekrümmten Klemme erfaßt

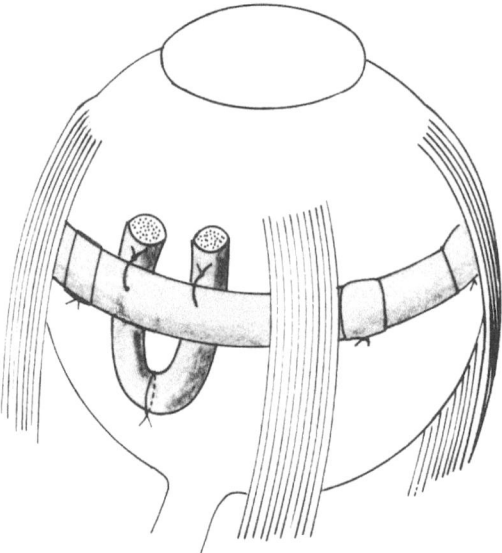

Abb. 123. Kombination von Cerclage mit U-förmiger radiärer Plombage

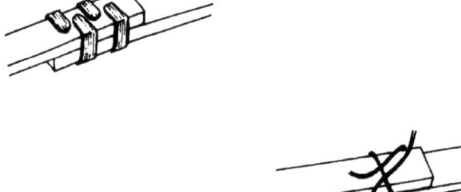

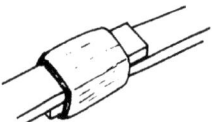

Abb. 124. Vereinigungsmöglichkeiten der Enden des Cerclageelements, links oben: Tantalumklemme, links unten: Silikonscheide nach Watzke, rechts: Nahtvereinigung

und nach vorne wieder durchgezogen. U-förmige Plomben werden nur durch einfache Nähte an der Cerclage fixiert (Abb. 123).

2. *Silikonband* als Cerclageelement und *limbusparallele oder radiäre Silikonplatten* werden mit ihrer Einkerbung unter das Silikonband als Schiene gelegt. Solche solide Silikonimplantate werden von Medical Instrument Research Associates in einer Vielzahl von Formen, Dicken und Größen angeboten (Abb. 125). Für praktisch jede Situation gibt es das entsprechende Implantat.

Mit Hilfe der indirekten Ophthalmoskopie wird geprüft, welcher Typ des Implantats den Defekt am besten verschließt. Stellt man die beiden Verfahren der kombinierten Cerclage-Plombage gegenüber, so bietet das erste Verfahren *(Silikonstab + Silikonschaumplombe)* folgende Vorteile:

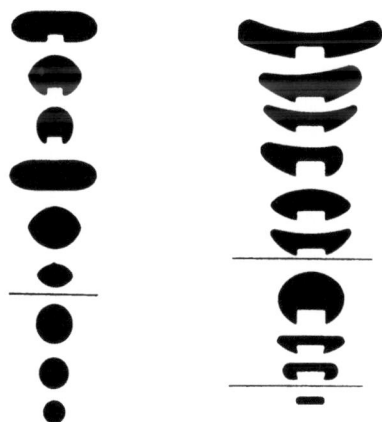

Abb. 125. Silikonimplantate zur Kombination mit cerclierenden Silikonbändern

- mehr Möglichkeit zur Improvisation,
- eine Zunahme der Buckelhöhe kann postoperativ erwartet werden,
- die subretinale Drainage läßt sich häufiger als bei der zweiten Methode vermeiden.

Die zweite Methode *(Silikonband + Silikonplatte* als Implantat) besitzt demgegenüber folgende Vorzüge:
- wenig Improvisation notwendig (statt dessen einiges Probieren, um das geeignete Implantat zu ermitteln);
- das Bild am Ende der Operation wird erwartungsgemäß auch am nächsten Tag unverändert bestehen, sofern alle Netzhautdefekte verschlossen sind, da eine Zunahme der Buckelhöhe postoperativ unwahrscheinlich ist.

e) Sklerale Implantate

Zwei prinzipielle Techniken sind möglich:

1. die *intrasklerale Taschenoperation* nach Paufique (1961): Peripher vom großen Netzhautdefekt wird eine limbusparallele Inzision in halber Skleradicke durchgeführt; davon ausgehend, wird die Sklera mit dem Hockey-Messer lamelliert, bis etwa 2–3 mm hinter den hinteren Rißrand. Die Skleratasche wird mit lyophilisierter Sklera, Fascia lata oder kleinen Stückchen von Silikonschaum gefüllt. Dimension und Form der Skleratasche und intrasklerales Füllungsvolumen hängen von der Rißsituation ab (Abb. 126). Die Inzision wird mit 5 × 0-Dacronfäden als fortlaufende Naht verschlossen.

2. *Episklerales Dacronnetz mit Silikonschaumfüllung* (Lincoff und Kreissig, 1978). Nach Kryopexie und Markierung der Außengrenzen des *großen Netz-*

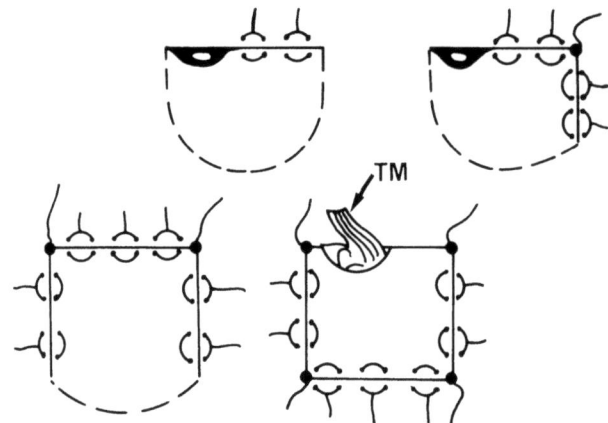

Abb. 126. Intrasklerale Taschenoperation nach Paufique: verschiedene Konfiguration der Skleratasche. Prolaps von Taschenmaterial *(TM)*

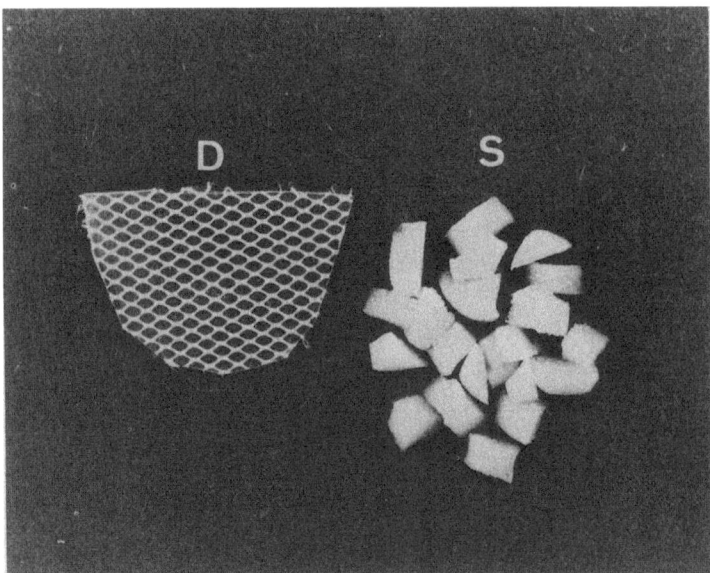

Abb. 127. Episklerales Dacronnetz *(D)* und Silikonschaumteilchen *(S)* zur Taschenoperation nach Lincoff und Kreissig

hautdefektes an der Skleraoberfläche wird eine mit einem Dacronnetz verstärkte Silikonfolie, die Rißränder in einem Abstand von 2–3 mm überragend, mittels einer fortlaufenden 5 × 0-Dacronnaht episkleral verankert und mit kleinen Stückchen von Silikonschaum gefüllt (Abb. 127).

3. Eigene Methode bei Netzhautdefekten, deren Ausdehnung 45 Grad übersteigt: *Cerclage mittels Silikonstab (2 mm), kombiniert mit einer U-förmigen Silikonstabplombe (3 mm):* Die Cerclage wird bei dieser seltenen Dimension von Lappenrissen im Rißquadrant so weit nach hinten verlagert, daß sie das hintere

Drittel des Defektes eindellt. Danach wird eine Silikonstabplombe (3 mm) unter Nachzeichnung der Kontur des großen Lappenrisses unter die Cerclage geschoben. Die indirekte Ophthalmoskopie hilft die richtige Lagerung der U-Schlinge zu erreichen. Sobald dies gelungen ist, werden die beiden Schenkel am Cerclageelement mittels Nähten fixiert. Womöglich lassen sich die hinter der Cerclage liegenden Teile der U-Plombe mit je einer Matratzennaht in der Sklera verankern (Abb. 123). Die vorderen Schenkel der U-Plombe werden keilförmig zugeschnitten, um eine Perforation der Bindehaut zu vermeiden.

Mit den geschilderten Standardmethoden der Amotiooperation kann in etwa 80–85% aller Amotiones das Auslangen gefunden werden. Ausnahmen sind Makulalöcher in abgehobener Netzhaut, Riesenrisse mit eingerolltem Rißrand, Zustände nach perforierenden Augenverletzungen und massive periretinale Proliferation zweiten und dritten Grades. Bei 15–20% der Standardoperationen läßt sich die Drainage der subretinalen Flüssigkeit nicht umgehen (Lincoff und Mitarbeiter, 1975).

F. Die Drainage der subretinalen Flüssigkeit

Bis zur Einführung der Plombenoperation durch Custodis (1953) war die Drainage der subretinalen Flüssigkeit im Rahmen der Amotiooperation obligatorisch. Als Lincoff und Mitarbeiter (1965) bei der Plombenoperation das relativ wenig elastische Polyviol durch das hochelastische Silikonschwammmaterial ersetzte, konnte von der Drainage der subretinalen Flüssigkeit in rund 80% der Amotiooperationen Abstand genommen werden. Warum war ein Verzicht auf diesen Operationsschritt so erstrebenswert? Die Antwort ist einfach: weil es sich dabei um den Operationsschritt im Rahmen der Amotiochirurgie handelt, der die am wenigsten sicher voraussagbaren Folgen mit sich bringt (Cibis, 1965). Der hohe Prozentsatz und der ernste Charakter der möglichen Komplikationen im Gefolge der subretinalen Drainage können unter Umständen den Erfolg einer bisher unter günstigen Auspizien verlaufenden Operation in Frage stellen: Aderhautblutungen, Netzhauteinklemmung, Glaskörperverlust, Hypotonie, intraokulare Infektion und schließlich die Anfachung intraokularer Fibrosereaktionen (Chignell und Mitarbeiter, 1973). Die Elimination dieses Operationsschrittes, so oft das nur möglich ist, wurde deshalb zur obersten Maxime der Amotiochirurgie.

1. Die Nichtdrainageoperation

endet mit der Beschreibung der Standardmethode der eindellenden Verfahren. Spätestens an dieser Stelle müssen wir uns fragen, warum es genügt, auf der Sklera über einem Netzhautdefekt eine Plombe aufzunähen und damit den Prozeß der Reabsorption der subretinalen Flüssigkeit in Gang setzen zu können? Die Nichtdrainageoperation bestätigt noch viel einleuchtender, wie recht Gonin (1920) mit dem Primat des Defektverschlusses als des einzig wirksamen Behandlungsprinzips hatte. Der wasserdichte Verschluß des Netzhautdefektes unterbricht die Verbindung von Subvitreal- und Subretinalraum. Der Flüssigkeitsnachstrom in den Subretinalraum aus dem Subvitrealraum kommt damit abrupt zum Stillstand. Nun bleibt nur noch das Problem des Abtransports der subretinalen Flüssigkeit offen. Die Netzhaut besitzt dazu keine geeignete Ausstattung, ihre äußeren Schichten sind ja gefäßfrei (Foulds, 1975). Bleibt die Flüssigkeitspassage durch das Pigmentepithel in das Gefäßsystem der Aderhaut als Erklärung der spontanen Resorption der Subretinalflüssigkeit über? Foulds (1976) postuliert einen transskleralen Transport der subretinalen Flüssigkeit. Anscheinend entsteht durch die umschriebene chorioidale Ischämie im Bereich der Eindellung eine Irritation des Pigmentepithels, die zum Zusammenbruch der Schrankenfunktion dieser Struktur führt, ja geradezu ein Ansaugen der Flüssigkeit aus dem Subretinalraum in der unter normalen Umständen umgekehrten – nämlich chorioidoretinalen – Diffusionsrichtung zur Choriokapillaris hin hervorruft. Anders läßt sich die Resorption subretinaler Flüssigkeit bei einem wohl gut in dem Defektgebiet positionierten Buckel, aber bei noch vorhandenem, wenn auch jetzt geringerem, Abstand zwischen abgehobenen Netzhautdefekträndern und darunterliegendem Pigmentepithel nicht deuten. Foulds (1975) erklärte die Resorption der subretinalen Flüssigkeit bei einem während der Operation nur initiierten, tatsächlich aber nicht komplett vollzogenen Defektverschluß durch einen provisorischen Defektverschluß durch eine dünne Lage gelatinöser Glaskörperrinde. Demgegenüber konnte Foos (1977) zeigen, daß der Glaskörperkollaps zu einer vollständigen Trennung der Glaskörperrinde von der Membrana limitans interna der Netzhaut führt und Rückstände von kortikalem Glaskörpergel auszuschließen sind. Wie dies in der Medizin so häufig vorkommt, kennen wir den klinischen Ablauf eines Krankheitsprozesses wohl im Detail, verstehen den zugrundeliegenden Pathomechanismus aber nur unter Anwendung von Hypothesen.

Die Tatsache, daß die Nichtdrainageoperation einen *wohlfunktionierenden, schonenden, zeitsparenden Eingriff* darstellt, ist heute weitgehend akzeptiert (Scott, 1970; Böke und Custodis, 1973; Chignell, 1974). Weder die Reoperation (Leaver und Mitarbeiter, 1966) noch die Aphakieamotio (O'Connor, 1976) schließen die erfolgreiche Anwendung des Nichtdrainageverfahrens aus, wenn auch der Prozentsatz der Drainagen in diesen Indikationsgruppen höher ist als bei der phaken Erstoperation. Grundsätzlich läßt sich heute behaupten, daß der Prozentsatz der Drainagen die Zusammensetzung eines großen Amotiokrankengutes widerspiegelt: je weniger Fälle mit immobiler Netzhaut, d. h. Frühstadien periretinaler Proliferation, enthalten sind, umso geringer ist der Prozentsatz der Drainagen (12% in einer Serie von Lincoff und Kreissig, 1972, gegenüber 35% in einer Serie von Chignell und Markham, 1977).

Wenn auch der Verzicht auf die subretinale Drainage zum Wegfall der damit verbundenen Komplikationen führt, so dürfen die *Gefahren der Nichtdrainageoperation* nicht verschwiegen werden. Die Verfechter der Drainageoperation weisen darauf hin, daß die initiale Heilungsrate der Nichtdrainageoperation kleiner ist als die der Drainageoperation und daß aus diesem Grund häufiger Reoperationen erforderlich sind (Chignell und Mitarbeiter, 1973; Lincoff, 1977).

Ursachen des Mißerfolges der Nichtdrainageoperation sind inadäquate *Eindellungen* (die über der Delle abgehobene Netzhaut legt sich oft nicht exakt auf diese und erzeugt so einen inkompletten Defektverschluß): Bei hoher Netzhautabhebung ist es nicht vorhersehbar, ob das Defektgebiet mit dem Areal der Eindellung korrespondiert, Glaskörpertraktion, meridionale Falten und das

Fischmaulphänomen erfordern also eine Drainage der Subretinalflüssigkeit. Obwohl die *Reoperation* wieder ein kurzer, wenig traumatisierender Eingriff ist, der dann eine hohe Erfolgsrate aufweist (Chignell und Mitarbeiter, 1973; Lincoff, 1977; Leaver und Mitarbeiter, 1975), so besitzt er doch wieder eine ihm eigene Komplikationsrate (Benson, 1980):

1. wenn nämlich in der Zweitoperation dann doch eine Drainage der subretinalen Flüssigkeit erforderlich ist, fällt die Rate der Aderhautblutungen höher aus, als das bei Ersteingriffen der Fall gewesen wäre, und 2. Infektionen und Abstoßungsreaktionen des verlagerten Explantats ereignen sich bei Reoperationen häufiger als bei der ersten Operation (Flindall und Mitarbeiter, 1971). Nicht außer acht gelassen werden darf auch das psychische Trauma eines Patienten, der in kurzem Abstand mehrere Eingriffe, eventuell sogar in Vollnarkose, über sich ergehen lassen soll. In diesem Zusammenhang erscheint es dann gar nicht unverständlich, wenn der Patient weitere Eingriffe verweigert, womit das deletäre Schicksal solcher Augen besiegelt ist. Wie immer in der Medizin, gilt es, mögliche Erfolge gegen mögliche Komplikationen der Verfahren, die zum Erfolg führen sollen, abzuwägen. Das eingangs dieses Kapitels aufgestellte Postulat „sowenig Drainage wie möglich" bedarf in diesem Sinne des ergänzenden Zusatzes „soviel Drainage wie nötig".

2. Die Drainageoperation

setzt dort fort, wo die Beschreibung der eindellenden Verfahren im vorangehenden Kapitel endet. Die *Indikation zur Drainage* der subretinalen Flüssigkeit kann schon als Bestandteil des präoperativen Planes vor der Operation feststehen oder sich aus einer besonderen Konstellation während des Operationsverlaufs ergeben. Die Qualität der Resorption subretinaler Flüssigkeit steht im indirekt proportionalen Verhältnis zur Viskosität der Flüssigkeit und im direkt proportionalen Verhältnis zur Intaktheit von Pigmentepithel und Choriokapillaris. Quantitative Veränderungen dieser beiden Faktoren sind der Leitfaden für die Indikation zur Drainageoperation.

Präoperativ feststehende Indikationen zur Drainage der subretinalen Flüssigkeit:

a) Glaukom: (a) Offenwinkelglaukom, (b) Winkelblockglaukom: dabei ist die periphere Iridektomie in einer Sitzung als Zusatzmaßnahme unerläßlich;

b) hochgradige Sklerose der Retinal- und Chorioidalgefäße, die durch den operationsbedingten Druckanstieg gefährliche ischämische Situationen begünstigt;

c) relativ kurzfristige Amotiooperation nach vorangegangenen bulbuseröffnenden Operationen: Kataraktoperation, Glaukomoperation, perforierenden Keratoplastiken, mikrochirurgischem Verschluß perforierender Bulbusverletzungen. Mindestens 6 Wochen nach einem solchen Eingriff (bei Keratoplastiken noch wesentlich später, nämlich nach ein bis zwei Jahren) ist der narbige Wundverschluß noch zu schwach, um der mit der Nichtdrainageoperation einhergehenden Drucksteigerung standzuhalten. Wundrupturen sind dann unausbleiblich;

d) hochmyope staphylomatöse Augen, bei denen die unter b) angeführten Faktoren zusätzlich wirksam werden können;

e) bei hoher Myopie und sklerotischer Chorioidopathie ist die Resorption der subretinalen Flüssigkeit so massiv behindert, daß mit einer Annäherung der Defekträder auf den Sklerabuckel nicht gerechnet werden kann. Sklerotische Chorioidopathie äußert sich in einem unregelmäßig fleckigen, generell pigmentarmen defekten Pigmentepithelrasen;

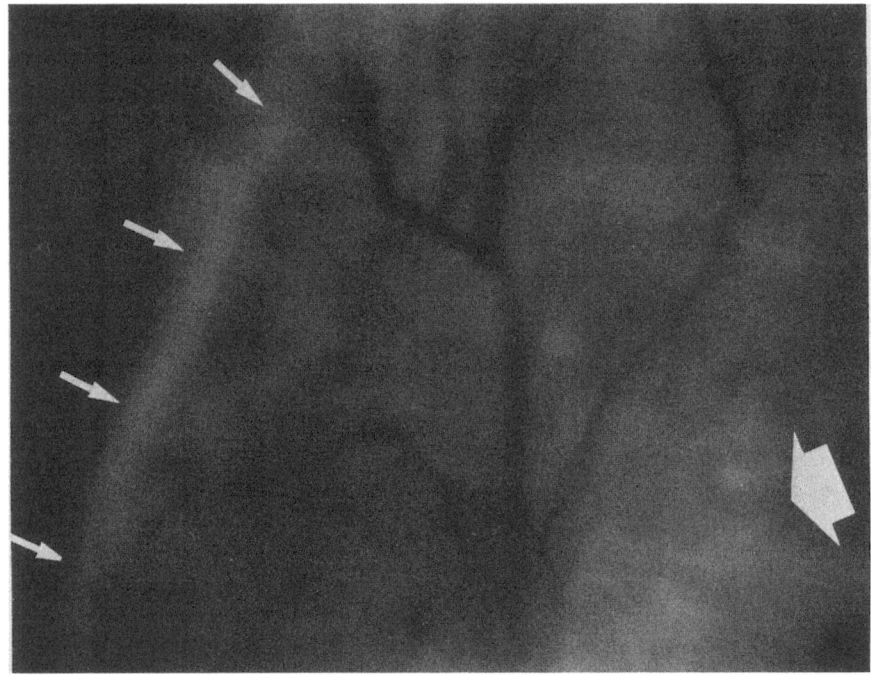

Abb. 128. Massive periretinale Proliferation: epiretinale Membranen (großer Pfeil rechts), retroretinale Strangbildung (kleine Pfeile links)

f) retroretinale Präzipitate (Robertson, 1977) sind ebenfalls ein Hinweis auf schlechte Resorption: retroretinale Präzipitate stellen Aggregationen von Makrophagen dar, die fast ausschließlich bei hoher Viskosität der subretinalen Flüssigkeit anzutreffen sind. Meist sind retroretinale Präzipitate mit sehr kleinen Netzhautdefekten vergesellschaftet;

g) schlechter Funduseinblick mit der damit verbundenen Unsicherheit, alle Defekte auf den Plombenwulst aufladen zu können. In diesem Zusammenhang ist darauf hinzuweisen, daß der postoperative Funduseinblick für einige Tage noch schlechter sein kann als der intraoperative: Die mühevolle Sorgfalt, alle, aber auch wirklich alle, Defekte während der Operation schon sicher zu verschließen, ist der Hoffnung vorzuziehen, es würden während der Postoperativphase schon alle Risse „irgendwie" mit dem Buckel in Kontakt kommen. Der schlechte postoperative Funduseinblick verhindert dann oft eine Bestätigung des

Eintreffens oder Ausbleibens des erhofften Prozesses und macht den Operateur während dieser kritischen Phase handlungsunfähig (siehe Kapitel „Amotiooperation bei schlechtem Funduseinblick");

h) *immobile Netzhaut* ist mit 79% der Drainageoperationen die häufigste Ursache, die diesen Operationsschritt erzwingt. Rückschlüsse auf die Immobilität abgehobener Netzhaut ermöglichen:

Morphologische Kriterien: dünne, transparente Netzhaut mit zartgrauem Überzug, straffe, glatte Ausspannung, fixierte Falten, retroretinale weißliche Stränge (Abb. 128), die zu Einziehungen der Netzhautoberfläche führen und eventuell die geplatzten Zystenwände oder die Ränder eines Defektes im äußeren Schisisblatt vortäuschen und schließlich die Auswärtsrollung des hinteren Rißrandes.

Dynamische Kriterien: fehlende Nachbewegungen nach Augenbewegungen; nach Kopflagerungen, bei denen Zonen mit flacher Netzhautabhebung auf den tiefsten Punkt des Auges zu liegen kommen, bleibt eine Verlagerung der subretinalen Flüssigkeit aus; bei Kopflagerungen, bei denen der Netzhautdefekt auf den tiefsten Punkt des Auges zu liegen kommt, bleibt die spontane Drainage der subretinalen Flüssigkeit in den Subvitrealraum und der eventuelle Defektverschluß aus (Scott, 1972);

i) bei massiver diffuser nichtlokalisierter Glaskörpertraktion, überhaupt dann, wenn intravitreale Tamponadeverfahren geplant sind;

j) bei multiplen Netzhautdefekten in unterschiedlichem Oraabstand und in verschieden hoch abgehobener Netzhaut.

Intraoperativ entstandene Indikation zur Drainage der subretinalen Flüssigkeit:

a) wenn der intraokulare Druck so hoch ansteigt, daß eine Ischämie der Papille und ein Kollaps der Papillargefäße die Folge sind;

b) wenn ein Netzhautdefekt vom Plombenwulst nicht erreicht werden kann, die zusätzliche Cerclage aber wegen eines bereits erhöhten Druckes nicht angewandt werden kann;

c) wenn die Beziehung zwischen Netzhautdefekt und Eindellung wegen eines inkompletten Anliegens der Netzhaut über dem Buckel unklar ist;

d) bei bullöser Netzhautabhebung:

• wenn der Eisball die Netzhaut nur abgeschwächt oder gar nicht erreicht, weil die zu überbrückende Gefrierzone 6, 7 oder 8 mm ist;

• wenn bei in Gang kommender Resorption mit einer Verlagerung des Defektes an den Rand des Buckels mit einem konsekutiv inkompletten Rißverschluß gerechnet werden muß;

e) bei unsicherem Verschluß von Defekten in der unteren Fundushälfte, da bei aufrechter Kopfhaltung unsicher oder schwach (d. h. in einem nicht ausreichenden Ausmaß der Wulsthöhe) verschlossene Defekte durch den Druck der nach unten absackenden subretinalen Flüssigkeit gegen die Rißränder wieder geöffnet werden können. In der Folge ist durch das Aufsteigen der subretinalen Flüssigkeit die Makula wieder eminent bedroht;

f) bei unregelmäßiger Oberflächengestaltung der Buckeloberfläche, welche die Ausbildung von subretinalen „Sümpfen" im unmittelbaren Bereich oder der

Umgebung von Netzhautdefekten begünstigt, vor allem dann, wenn Zusatzplomben diese Komplikation nicht beseitigen können;

g) bei der Gefahr der Fischmaulbildung in Form radiärer Falten am hinteren Defektrand trotz guter Lokalisation des Defektes am Gipfel der Eindellung und trotz zusätzlicher Eindellung solcher Faltenzonen mit einer radiären Plombe;

h) bei Fehleinschätzung der Mobilität der Netzhaut;

i) wenn während der Operation durch Verlagerung der subretinalen Flüssigkeitsvolumina im eingedellten Auge Niveauunterschiede der Netzhautabhebung im Bereich von präoperativ in gleichem Niveau gelegenen Netzhautdefekten auftreten;

j) bei weit hinter dem Bulbusäquator gelegenen Defekten, deren Behandlung wegen der die Sicht auf ein retroäquatoriales Operationsfeld behindernden Äquatorzone unmöglich ist: das bezieht sich sowohl auf die Kryopexie als auch – und das in einem noch höheren Ausmaß – auf das Legen der intraskleralen Fixationsnähte für die Plombe;

k) bei dünner Sklera, wenn das Spannen der Intrakleralnähte der Plombe mit der Gefahr des Ausreißens verbunden ist.

Wenn auch jeder dieser Punkte vielleicht nur eine relative Indikation zur subretinalen Drainage darstellt, so ist die Kombination mehrerer dieser Faktoren als absolute Indikation zur Drainage anzusehen.

Technik der subretinalen Drainage

Der erste wichtige Punkt ist in diesem Zusammenhang die **Wahl der Stelle der Drainage:** Dabei gilt es, folgende Kriterien zu beobachten:

1. Am gefahrlosesten ist die Drainage an der Stelle der höchsten Abhebung, da die Gefahr, die Netzhaut zu perforieren, dann minimal ist;

2. Bevorzugung der Drainage in der unteren Hälfte, da bei einer eventuellen Aderhautblutung die Makularegion bei aufrechter Kopfposition von einer in diese Zone absickernden Blutung verschont bleibt;

3. die Drainage soll nicht in der unmittelbaren Nachbarschaft großer Netzhautdefekte stattfinden, weil damit unter Umständen nicht der Subretinal-, sondern der Subvitrealraum und somit flüssiger Glaskörper drainiert werden könnte. Diese Komplikation ist klinisch unschwer daran zu erkennen, daß das Auge zwar hypoton wird, aber die Netzhautabhebung dennoch unvermindert hoch aufragt;

4. Areale mit vorangegangener Kryopexie sollen wegen der Blutungsgefahr gemieden werden;

5. großen Aderhautgefäßen muß wegen der Blutungsgefahr aus dem Weg gegangen werden. Mit Hilfe der Transillumination können solche Gefäße durch das indirekte Ophthalmoskop ausfindig gemacht werden, sobald die Sklera eröffnet ist (Abb. 129). Die Sklera wird dann mit einer 5 × 0-Dacronnaht wieder verschlossen und eine neue Skleralinzision angelegt;

6. subretinale Drainage sollte nicht zu weit hinten ausgeführt werden, damit für eventuell auftretende Komplikationen, wie iatrogene Rißbildung oder Einklemmung der Netzhaut, ein besserer Operationszugang für eine eventuelle Kryopexie + Plombage offensteht;

7. günstig ist es, unter immobiler, ausgespannter Netzhaut zu drainieren, weil der auf der Netzhaut herrschende Zug diese daran hindert, sich in der Perforationsöffnung zu inkarzerieren;

8. dicke Sklera ist wegen der erschwerten Exposition der Aderhaut zu meiden;

9. ophthalmoskopisch sichtbaren oder echographisch festgestellten Zonen von Aderhautabhebung muß ausgewichen werden, da der Gewebsdruck der ödematös geschwollenen Aderhaut den transchorioidalen Abfluß der subretinalen Flüssigkeit unmöglich macht;

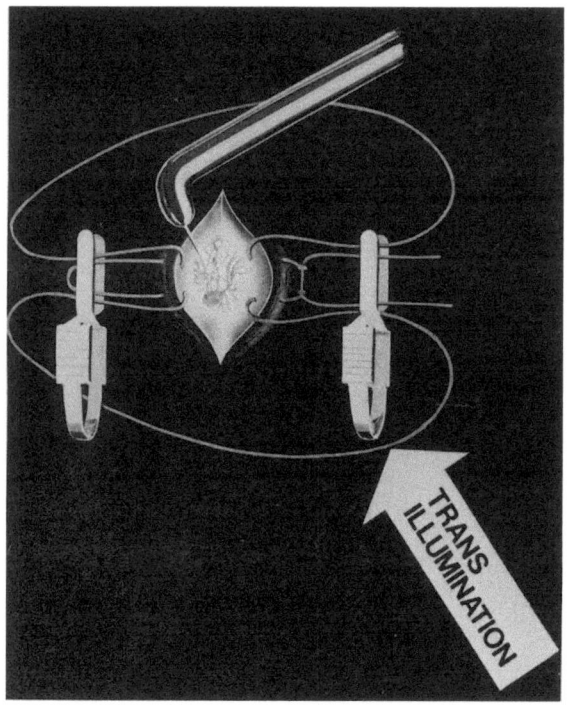

Abb. 129. Drainage der subretinalen Flüssigkeit unter Transillumination

10. die Drainage sollte nicht unterhalb der Plombe oder Cerclage liegen, da die feste episklerale Fixation der Explantate einen wiederholten Zugang zur Inzisionsstelle in der Sklera unmöglich macht;

11. eigene bevorzugte Inzisionsstelle: wenn möglich eine Uhrzeigerstellung unterhalb des Musculus rectus externus.

Nach der Entscheidung der Lokalisation für die Drainage empfiehlt sich folgendes operatives Vorgehen:

1. Prüfen des intraokularen Drucks: extrem hoher Druck kann nach erfolgter Skleralöffnung zur spontanen Aderhautruptur und zum raschen Abfluß der subretinalen Flüssigkeit, gelegentlich in Form eines ,,Springbrunnens", Anlaß

geben. Die Folgen, nämlich akute massive Hypotonie und Aderhautblutungen oder Inkarzeration von Netzhaut, sind dann unausbleiblich. Bei extrem hohem Ausgangsdruck (Epithelödem – steinharte Konsistenz des Bulbus) ist das Voranschicken einer Parazentese ratsam. Der resultierende intraokulare Druck ist dann wohl noch immer erhöht, aber nicht mehr in der Lage, die zuvor erwähnten Komplikationen zu erzeugen.

2. Die Skleralinzision sollte so lang sein, um gerade die Aderhaut sichtbar machen zu können. Je dicker die Sklera ist, umso länger muß die Inzision ausfallen, um die Aderhaut zu exponieren. Bei sehr dünner Sklera genügt eine Länge von 1–1,5 mm, bei dickerer Sklera wird die Inzisionslänge 2–3 mm erreichen müssen. Die Inzision wird mit einer schmalen, scharfen Lanzette in radiärer Richtung durchgeführt. Wenn die Inzision 1–1,5 mm lang ist (das ist bei sehr dünner Sklera), kann auf eine Naht verzichtet werden. Wenn die Inzision höchstens 2 mm lang ist, genügt meist eine einfache Naht, wenn sie über 2 mm lang ist, erfordert das eine Matratzennaht zum Wundverschluß (Abb. 130). Als Nahtmaterial bevorzuge ich 4 × 0-Suturamid. 5 × 0-Dacron erfüllt denselben Zweck. In den meisten Fällen ist die von mir bevorzugte Inzisionsstelle, das ist der untere Rand des Musculus rectus externus oder eine andere Sklerastelle, so dünn, daß ein Nahtverschluß überflüssig ist. Der Nahtverschluß macht gemäß meiner Erfahrung die subretinale Drainage in keiner Weise sicherer. Unerwünscht rascher Abfluß der subretinalen Flüssigkeit (ein extrem seltenes Ereignis) kann nur durch die Kompression mit einem Wattestiltupfer gebremst werden. In den meisten Fällen ist der Abfluß der subretinalen Flüssigkeit zu langsam und bedarf durch dosierten Druck auf den Bulbus eher einer Beschleunigung, soll er nicht ganz zum Stillstand kommen.

3. Die Transillumination zur Sicherstellung, daß kein größeres Aderhautgefäß die Inzisionsstelle kreuzt, sollte unter keinen Umständen unterlassen werden (Abb. 129). Die Feststellung eines großen Aderhautgefäßes erzwingt an anderer Stelle eine neue Inzision der Sklera. In diesem Fall schließe ich die erste Inzision mit einer Suturamidnaht. Die Gefahr, mit einem Instrument in den Bulbus „einzubrechen", ist bei offener Inzision sehr groß: das kann eine Pinzette sein oder ein Muskelhaken, der zur Massage des Bulbus im Hinblick auf einen verbesserten Abfluß der Subretinalflüssigkeit verwendet wird. Blutet es aus der Aderhaut heraus, so ist die Aderhautoberfläche mit einer Kugelelektrode zu kauterisieren und die Skleralinzision mit einer Naht zu verschließen.

4. Bei Drainage in einem Gebiet mit hochblasiger Netzhautabhebung eröffne ich die Aderhaut ohne Wechsel des Instruments mit der Spitze derselben schmalen Lanzette, mit der ich die Sklera perforierte. Die Wundlippen der Sklera spreize ich mit einer Kolibripinzette. Bei sehr flacher Netzhautabhebung im Drainagegebiet verwende ich die Spitze einer Elektrolysenadel oder die Spitze der Nadel des Suturamidfadens, die ich in diesem Fall schräg durch die Aderhaut führe (Abb. 130). Der lange, schräge Inzisionskanal birgt allerdings die Gefahr einer „trockenen Drainage".

5. Beginnt die subretinale Flüssigkeit abzusickern, so unterstütze ich den Flüssigkeitsstrom durch Spreizen der Wundränder der Sklera. Fließt die Flüssigkeit zu rasch ab, so lasse ich die Wundränder zusammenklappen. Kommt keine Flüssigkeit, so öffne ich die Sklerawunde mit der Kolibripinzette so weit es geht

und übe mit einem Muskelhaken einen dosierten Druck auf die Sklera aus. Versagt auch dieses Manöver, so öffne ich die Sklerawunde weiter mit der Kolibripinzette und führe mit der rechten Hand die Spitze der Lanzette in die Aderhaut ein, um die Aderhautinzision offenzuhalten, während der Assistent mit einem Stiltupfer eine Kompression des Bulbus erzeugt.

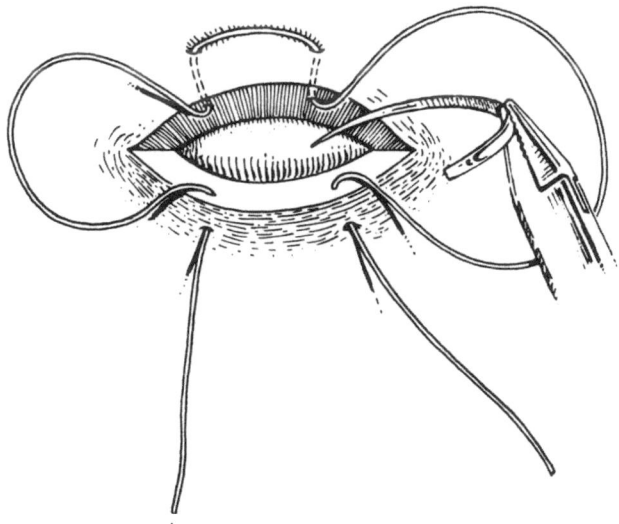

Abb. 130. Matratzennaht zum Verschluß der Skleraöffnung bei subretinaler Drainage

6. Je nach Maßgabe der präoperativen Situation, d. h. der Höhe und Ausdehnung der Netzhautabhebung, wird ein unterschiedliches Quantum subretinaler Flüssigkeit erwartet. Je nach Maßgabe der intraoperativen Situation, d. h. des Abstandes der Defektzone von der Kuppe der Eindellung, reicht eine partielle Drainage aus oder wird eine totale Drainage erforderlich (wie etwa bei immobiler Netzhaut). Der Fluß der Drainage sollte niemals zum Stillstand kommen, wenn das erforderliche Quantum noch nicht erreicht ist. Die Aderhaut wird im Bereich der Inzision ödematös und hämorrhagisch infarziert und wirkt dann als Ventilverschluß. Eine neue Inzision mag unter diesen Umständen notwendig werden. Jedenfalls sollte am Ende der Drainage ophthalmoskopisch kontrolliert werden, ob das Maß der Drainage ausreicht, sei sie nun partiell oder subtotal, um den Verschluß aller Risse zu garantieren.

7. Wichtig ist es, während des gesamten Vorgangs der Drainage die Situation einer massiven *Hypotonie* zu vermeiden. Diesem Bestreben dient
• ein langsames, allmähliches Ablassen der Flüssigkeit: die Netzhaut fällt dann nicht abrupt auf die Eindellung und liegt in Falten an, sondern glatt auf der Buckeloberfläche (da sie genügend Zeit fand, sich auszubreiten). Die Einklemmung der Netzhaut in die Aderhaut-Sklera-Inzision ist bei langsamem Abfließen der Subretinalflüssigkeit kaum zu befürchten. Schließlich kann durch die dosierte Drainage die plötzliche Hypotonie und ihre gefürchteten Komplikationen, vor allem die Aderhautblutung, meist vermieden werden. Die Postdrainagehypotonie überhaupt läßt sich damit allerdings leider nicht verhindern;

- der Assistent kann durch Kompression des Bulbus mit einem Stieltupfer ein jähes Absinken des intraokularen Drucks vermeiden, ehe die Plombennähte festgezogen werden bzw. die Cerclage gestrafft wird. Unter Umständen bleibt auch dann noch eine geringfügige Hypotonie;
- die *laufende intravitreale Infusion von Ringer-Lösung* mittels des Infusionsansatzes der O'Malley-Einrichtung zur Pars-plana-Vitrektomie ist bei totaler hoher Netzhautabhebung das Mittel der Wahl, unter konstantem intraokularem Druck drainieren zu können (Diddie und Mitarbeiter, 1980). Eigene gute Erfahrungen mit der Anwendung dieser Technik zur Konstanterhaltung der Druckverhältnisse während der subretinalen Drainage reichen drei Jahre zurück und

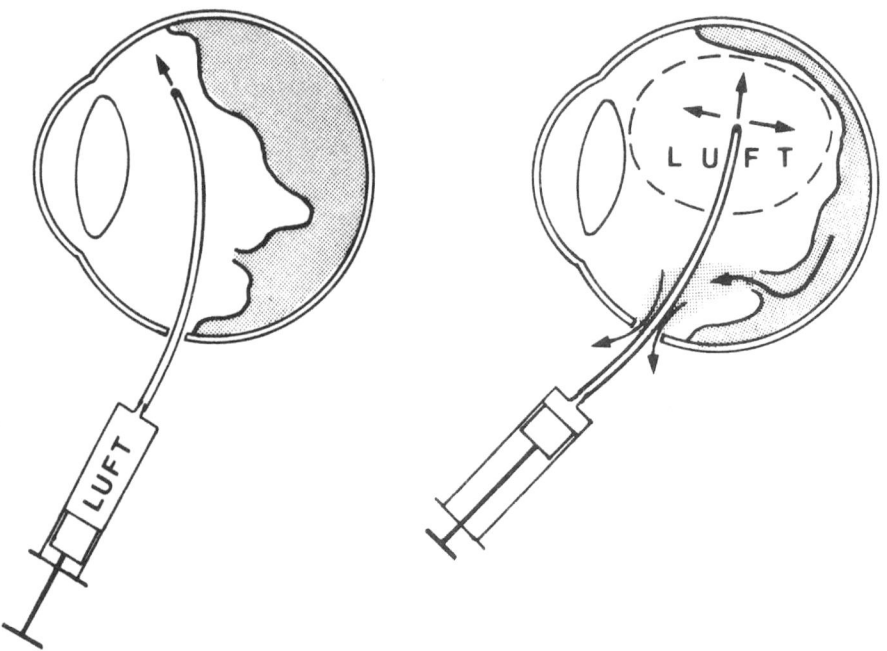

Abb. 131. Endodrainage nach Klöti

erstrecken sich auf 24 einschlägige Fälle. Neben den gleichbleibenden Druckverhältnissen vermag der variabel steuerbare Infusionsdruck (durch Heben und Senken der Infusionsflasche) gleichzeitig die Netzhaut an die Bulbuswand zu pressen und so die Subretinalflüssigkeit auszupressen (Abb. 146). Darüber hinaus kann damit der postoperative intraokulare Druck beliebig reguliert werden. Am günstigsten ist eine Tension, die zwischen dem diastolischen und systolischen Blutdruck der Retinalgefäße liegt. Eine Gefahr dieses Verfahrens ist bei großen Netzhautdefekten das Abfließen der Ringer-Lösung durch die Skleraininzision bei Stehenbleiben der Subretinalflüssigkeit. In diesen Fällen empfiehlt sich die

- *Endodrainage nach Köti* (1979): Durch eine schmale Inzision (etwa 1 mm) der Sklera im Bereich der Pars plana des Ziliarkörpers wird ein Silikonschlauch von < 0,9 mm Durchmesser in den Glaskörperraum vorgeschoben. Der Bulbus wird so gelagert, daß der große Netzhautdefekt an seine tiefste Stelle zu liegen kommt. Durch den Schlauch, dessen innere Öffnung an die höchste Stelle des Bulbus eingebracht wird, wird sterile Luft in den Glaskörper insuffliert. Die immer größer werdende Luftblase preßt die Subretinalflüssigkeit – gewissermaßen in der umgekehrten Richtung ihres Eindringens beim Entstehen der Netzhautabhebung – von oben nach unten via Netzhautdefekt in den Subvitrealraum. Von dort sickert die Subretinalflüssigkeit neben dem Schlauch aus der Sklerainzision nach außen ab (Abb. 131).

8. Das Ausmaß der subretinalen Drainage wird laufend ophthalmoskopisch kontrolliert. Sobald alle Netzhautdefekte fest verschlossen sind, wird die subretinale Drainage abgebrochen.

9. Nachdem der Rißverschluß ophthalmoskopisch sichergestellt wurde, gilt das Hauptaugenmerk dem *intraokularen Druck am Ende der Operation*. Erweist sich die subretinale Drainage intraoperativ als unumgänglich oder war sie primär geplant, so werden die Matratzennähte der eindellenden Elemente nur provisorisch geknüpft. Besteht *Hypotonie,* so kann durch

• *Festziehen der Matratzennähte* das Eindellungsvolumen vergrößert und damit das Volumsdefizit, das durch Entfernung der subretinalen Flüssigkeit entstanden ist, ausgeglichen werden.

• Reicht dieser Schritt nicht aus, um zumindest Normotonie zu erzielen, so wird der *Bulbus aufgefüllt:* der Assistent arretiert den Bulbus durch Zug an den Haltefäden der beiden geraden Muskeln, die den Quadranten begrenzen, der zur Auffüllung ausersehen wurde. Der Operateur injiziert mit einer Nadel Nr. 20 entweder Ringer-Lösung oder keimfrei gemachte Luft durch die Sklera via Pars plana (4–5 mm hinter dem Limbus). Zur Vermeidung einer Traumatisierung der Linse wird die Nadel gegen den virtuellen Augenmittelpunkt gerichtet und die Nadelspitze durch die Pupille beobachtet. Durch Fingerdruck läßt sich der gewonnene intraokulare Druck abschätzen. Die Nadel wird nun ruckartig rasch zurückgezogen, während der Assistent zur Vermeidung des Ausfließens oder Ausströmens des Tamponademittels mit einem Wattestieltupfer auf die Punktionsstelle drückt. Zuletzt wird ophthalmoskopisch der Durchblutungszustand der Papille und der Papillargefäße geprüft.

• Liegt *Ischämie durch Hypertonie* vor, so ist die Parazentese weit ungefährlicher, als das Volumen des Glaskörperraums zu vermindern. Ich möchte die nochmalige Eröffnung des Glaskörpers sogar als kontraindiziert ansehen, es sei denn, der Glaskörperraum wurde mittels SF_6-Gas-Luft-Gemischs (Mischungsverhältnis 20 : 80 oder gar 40 : 60) aufgefüllt und der intraokulare Druck massiv erhöht. In diesem Fall könnte die Parazentese ein Vorquellen von Gasblasen in die Vorderkammer hervorrufen. Eine langsam entstehende „Gaskatarakt" ist dann die unausbleibliche Folge. Zur einfachen Normotonisierung des hypotonen Bulbus nach ausgiebiger subretinaler Drainage ist die rasch resorbierbare Luft langsam resorbierbaren Gasen vorzuziehen.

Intraoperative Komplikationen der Standardverfahren der Bulbuseindellung

Die Komplikationen der Amotiooperation wurden größtenteils bereits während der Schilderung des Operationsablaufs erwähnt. Hält sich der Operateur bei jedem Schritt, den er vorausplant, bereits die ihm innewohnenden Möglichkeiten etwaiger Komplikationen vor Augen, so ist er, ohne zu zögern, in der Lage, diese „im Ansatz" zu verhindern oder ihr Entstehen gar zu vermeiden. Bisweilen bewahrt uns allerdings ein noch so umsichtiges, jede Eventualität abwägendes Vorgehen nicht vor unerwarteten Komplikationen. In jedem einzelnen Operationsschritt steckt die Möglichkeit der Komplikation. Der raschen Erfassung und wirksamen Bekämpfung möglicher Komplikationen ist das folgende Kapitel gewidmet.

A. Komplikationen der Kryopexie

Ein *ausreichender Effekt* ist erzielt, wenn der Eisball zumindest die äußeren Netzhautschichten im Bereich der Defektränder weiß färbt.

a) Ein *Übereffekt* („Überkryokoagulation") entsteht: 1. wenn überflüssigerweise auch die fernere Rißumgebung und/oder das Innere des Risses mitkoaguliert wurden, 2. wenn wiederholt an ein und derselben Stelle kryokoaguliert wird, 3. wenn bei bullöser Netzhautabhebung über 20 s hinaus kryokoagulierend zugewartet wird, bis sich die Defektränder nach Gefrieren der mehrere Millimeter langen subretinalen Strecke grau zu färben beginnen.

Folgen des Übereffektes der Kryopexie sind

1. Subretinale Exsudation mit exsudativer Netzhautabhebung während der ersten postoperativen Woche (Aaberg und Pawlowski, 1972). Therapievorschlag: Prostaglandinhemmer: etwa zweimal täglich 50 mg Indomethazin peroral für die Dauer der Netzhautabhebung.

2. Seröse Aderhautabhebung: meist am ersten Tag nach der Operation entdeckt, verursacht eine Verlangsamung oder sogar einen Stillstand der Resorption der subretinalen Flüssigkeit und verhindert dadurch das Anlegen der Netzhaut (Chignell und Mitarbeiter, 1971). Therapievorschlag: Prostaglandinhemmer: zweimal täglich 50 mg Indomethazin peroral für die Dauer der Aderhautabhebung; eventuell zusätzlich oder als Alternative Kortikosteroide: zweimal täglich 50 mg Prednisolon intramuskulär.

3. Aderhautblutung: entsteht meist schon unmittelbar nach der Kryopexie und breitet sich rasch subretinal aus. Nach Zuziehen der Haltefäden der über

dem Kryopexieareal (in dem der Netzhautdefekt gelegen ist) befestigten Episkleralplombe entsteht eine Tamponade der blutenden Gefäße.

4. Subvitreale Blutung stammt aus Brückengefäßen von Lappenrissen. Die Blutungen bleiben meist umschrieben oder breiten sich, wenn überhaupt, als zarter Schleier auf der abgehobenen hinteren Glaskörpergrenzschicht aus. Eine wirksame Therapie besteht nicht.

5. Pigmentausfall bildet sich durch Pigmentexplosion der Pigmentepithelzellen mit der Tendenz zur subretinalen und präretinalen Dissemination. Bei massiver subretinaler Pigmentanreicherung ist die Drainage der subretinalen Flüssigkeit indiziert, um eine Anreicherung der Pigmentklumpen im Makulabereich, sofern die Makula mit abgehoben ist, zu verhindern.

b) *Ein Untereffekt oder ein lückenhafter Koagulationsriegel* kann in folgenden Situationen den Operationserfolg gefährden:

1. bei Lappenrissen mit aktiver Glaskörpertraktion, wenn nach der dritten postoperativen Woche die Buckelhöhe abnimmt und die Traktion den Eindellungseffekt übertrifft. Therapie: bei schlecht ausgebildeten chorioretinalen Narben sollte innerhalb der ersten drei postoperativen Wochen ein ergänzender Laserkoagulationsriegel (500 μ Koagulate) durchgeführt werden.

2. Bei Oradesinsertionen kann trotz guter Position der Rißränder am oraparallelen Wulst eine Zunahme des Glaskörperzuges durch sich allmählich steigernde Retraktion des Glaskörpers den schwachen oder defekten Kryopexieriegel aufreißen. Therapie: wie 1. Der Laserriegel soll in diesem Fall mit drei bis vier Reihen von 500-μ-Koagulaten ausgestattet sein.

3. Bei Defekten in der unteren Hälfte, wenn eine Nichtdrainageoperation durchgeführt wurde und der Druck der sich von oben anstauenden Subretinalflüssigkeit einen zunächst verschlossenen Riß, der nicht ideal auf dem Eindellungsbuckel liegt, aufzusprengen droht. Therapie: wie bei 1. Ist der anliegende Netzhautsaum des Defektrandes schmäler als die Breite eines 500-μ-Koagulates, so muß die Plombe verlagert werden.

B. Komplikationen beim Nahtlegen

1. Eine zu kurze intrasklerale Nahtstrecke (< 5 mm) oder eine zu geringe Tiefe der Naht führen beim Zuziehen zum *Ausreißen der Naht*. Ist die Sklera dick genug, so kann die Naht 1 mm versetzt werden. Ist die Sklera zu dünn (bläulich schimmernd – papierartige Konsistenz), so kann eine Plombe bei Unmöglichkeit der Nahtsicherung durch eine Cerclage mit einem 2 oder 3-mm-Silikonband eventuell bei langen radiären Plomben mit zwei Silikonbändern episkleral fixiert werden (Abb. 132). Wenn die Nahtsicherung bei sehr dünner Sklera doch einigermaßen möglich ist, kann ein zu festes Zuziehen mit der Gefahr des Ausreißens durch die vorangegangene subretinale Drainage vermieden werden. Im hypotonen Auge reißen die Fäden bei leichtem Zug selten aus.

2. Perforation der Sklera mit der Nadel

a) Passiert diese Komplikation in einem Sektor mit hoher Netzhautabhebung, so ist sie an sich harmlos. Die subretinale Flüssigkeit fließt ab, das Auge wird allerdings hypoton, die weiteren Nähte sind im hypotonen Auge schwer zu legen – die Nadel erweckt den Eindruck, stumpf zu sein. Normotonie läßt sich dadurch einfach gewinnen, indem der Assistent mit einem Stieltupfer während der nächsten Nähte den Bulbus eindellt. Die perforierende Naht muß entfernt werden. Dauernde Normotonie läßt sich durch eine Infusion von Ringer-Lösung via Pars plana (Infusionsansatz des O'Malley-Geräts zur Vitrektomie) oder durch Auffüllung des Glaskörperraums mittels steriler Luft herstellen (siehe Kapitel „Drainage").

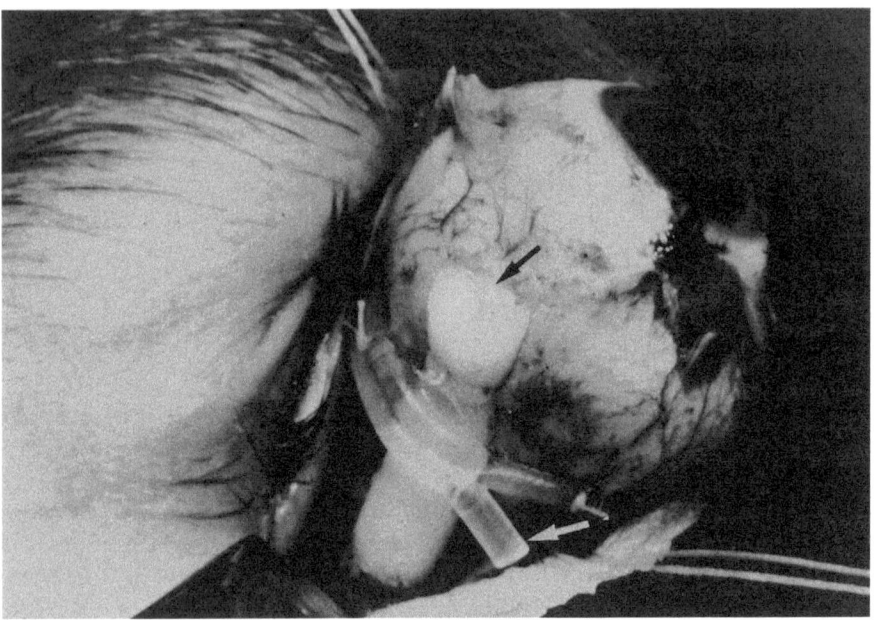

Abb. 132. Die lange radiäre Plombe (schwarzer Pfeil) wird durch eine „doppelte Cerclage" (weißer Pfeil) epibulbär fixiert

b) Ereignet sich die Perforation mit der Spatelnadel im Gebiet flach abgehobener oder gar anliegender Netzhaut, so muß erst die ophthalmologische Kontrolle erweisen, ob die Netzhaut nicht mitperforiert worden ist. Ist das der Fall, so wird die Perforationsstelle wie ein Netzhautdefekt behandelt: nämlich mit Kryopexie und episkleraler Plombe.

c) Sickert aus der Perforationsstelle Blut, so wurde ein Aderhautgefäß angestochen. Die Ophthalmoskopie zeigt, ob auch Netzhaut perforiert wurde bzw. ob die Blutung Tendenz zur Ausbreitung im Subretinalraum erkennen läßt. Im letzteren Fall ist die Tamponade der Blutungsquelle von außen durch eine episklerale Plombe angezeigt.

C. Komplikationen, die nach Zuziehen der Haltefäden der Explantate sichtbar werden

Als Grundregel der möglichst raschen Erfassung von Komplikationen kann gelten, daß keine noch so kleine Änderung der Lage einer Plombe vorgenommen werden darf, ohne vorangegangene und nachfolgende ophthalmoskopische Kontrolle, d. h. vor jedem nächsten Schritt im Ablauf der Amotiooperation steht die ophthalmoskopische Kontrolle des eben vorangegangenen Schrittes. Denn nur auf dem ophthalmoskopisch als richtig befundenen Schritt kann ein nächster richtiger Schritt aufbauen. Unterläßt man diese laufende kritische optische Kontrolle jedes kleinsten Teilschrittes der Amotiooperation, so kumulieren sich die Fehlhandlungen.

1. Bei radiärer Plombage

a) *Fehlerhafte Dimension des Plombenwulstes:* Wenn die *Rißspitze* über den hinteren Wulstabhang nach hinten „herunterhängt", muß die Plombe mit den

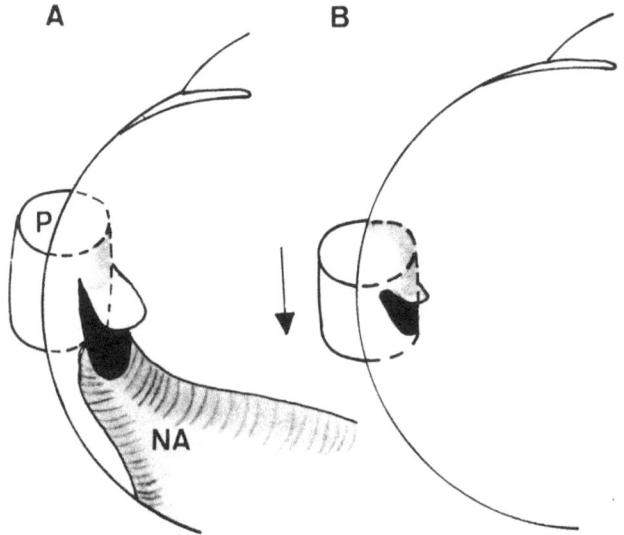

Abb. 133. **A** Zu periphere Position der radiären Plombage *(P)* mit Öffnung des hinteren Rißrandes. **B** Nach Verlagerung der Plombe nach hinten und Verschluß des hinteren Rißrandes resorbiert sich die subretinale Flüssigkeit (*NA* in Abb. 133 A)

beiden Klemmen, die zu jeder Manipulation der Plomben an den Plombenenden festgeklemmt werden, nach hinten gezogen werden (Abb. 133). Voraussetzung aller Änderungen der Position des Plombenwulstes in Beziehung zu dem damit behandelten Netzhautdefekt sind, wie bereits vorausgeschickt wurde, wiederholte optische Kontrollen mit dem indirekten Ophthalmoskop. Weniger Beachtung als die Beziehung des Rißapex zum eindellenden Wulst findet meist die Beziehung der *Rißhörner* zum peripheren Ende des Wulstes, wenn es sich um breite triangulär geformte Lappenrisse handelt (Abb. 101). Sollten die Rißhörner zu sehr an den seitlichen Wulstabhang geraten, so laufen sie Gefahr, an dem Knick zwischen Wulstabhang und anliegender Netzhaut zu Leckstellen im Rißverschluß zu werden. Die einzig mögliche Korrektur besteht in einer Versetzung der diesen Plombenteil fixierenden Matratzennaht im Sinne einer Vergrößerung der Distanz der beiden parallelen Nahtschenkel und der Unterfütterung der

Naht mit einem Keil einer Silikonschaumplombe, will man nicht sofort die nächstbreitere Plombe mit dem entsprechenden größeren Abstand der Nahtschenkel wählen (Abb. 120).

Die Vergrößerung der Distanz der Nahtschenkel reguliert die Wulsthöhe, die Breite der Plombe reguliert die Wulstbreite.

Wenn nur ein Rißhorn von der Plombe nicht ausreichend unterstützt wird, so reicht die Versetzung dieser einen Naht und die Hinzufügung eines Silikonschaumkeils aus. Wenn ein Abstand der Nahtschenkel von mehr als 2 mm auf jeder Seite des Defekts eingehalten wurde, genügt es meist, die nächstbreitere Plombe, also statt 4 mm Ø 5 mm Ø, unter Beibehaltung der bereits gelegten Naht zu verwenden. Muß nur ein Nahtschenkel versetzt werden, so kann grundsätzlich so vorgegangen werden: Der Faden und die am Fadenende eingeschweißte Spatelnadel können durch den intraskleralen Stichkanal zurückgezogen werden. Die Nadel des 4 × 0-Suturamidfadens wird mit dem Nadelhalter knapp unterhalb ihrer Spitze gefaßt und ihr hinteres Ende unter leichtem Zug des Fadens in die Ausstichöffnung des Stichkanals eingeführt. Anschließend wird die Nadel unter dosiertem Zug am Faden gänzlich herausgezogen. Die Gefahr einer Perforation der Sklera ist unbegründet. Man sollte grundsätzlich doppelarmierte Fäden verwenden, das erleichtert das Versetzen der einzelnen Nahtschenkel zur Seite ganz entscheidend. Ob eine neue, nächstgrößere Plombe verwendet werden soll oder ob das Einschieben eines Silikonschaumkeils ausreicht, richtet sich nach der Relation des nicht unterstützten Rißteiles zum Gesamtriß.

b) *Fehlerhafte Kontur des Plombenwulstes:* In diesem Zusammenhang ist nochmals auf die Grundregel hinzuweisen, daß eine Vergrößerung der Distanz der Nahtschenkel der Matratzennaht die Wulsthöhe vergrößert, nicht aber die Wulstbreite. *Gratartig steil aufragende Buckel* erhält man, wenn die Distanz der Nahtschenkel im Verhältnis zur Rißbreite bzw. Plombenbreite zu groß ist und die Matratzennähte extrem zugezogen werden. Die Rißhörner geraten dann sehr leicht an die beiden steil abfallenden Wulstabhänge, der gratartige hintere Wulstabhang unterstützt einen breiten, U-förmigen hinteren Rißrand unter Umständen nur unzureichend. Leckstellen bilden sich nur allzu leicht, wenn radiäre Netzhautfältchen vorliegen. In dieser Situation genügt es meist, die provisorisch geknoteten Matratzennähte zu lockern, die Plombe herauszuziehen und die nächstgrößere (etwa statt 4 mm Ø 5 mm Ø) Silikonschaumplombe unter den Schlingenpaaren der Matratzennähte durchzuziehen (Abb. 134). *Flache Wülste* sind das Resultat eines zu geringen Abstandes der Matratzennähte vom Plombenrand (Abb. 120). Eine zu flache Eindellung bietet oft ein zu geringes Gegengewicht zur Traktionskraft eines großen Lappenrisses. Festeres Zuziehen der Nähte vergrößert bei zu knappem Abstand der Nahtschenkel nur unzureichend die Wulsthöhe. Die Abschätzung der aktuellen Situation zeigt, ob die nächstkleinere Plombengröße (etwa eine 5-mm- statt einer 7,5-mm-Silikonschaumplombe) noch den Riß ausreichend unterstützt und höher eindellt oder ob unter Beibehaltung der verwendeten Plombe die Nahtschenkel seitlich versetzt werden sollten. Bevor man sich dazu entschließt, sollte man bei im großen und ganzen guter Lokalisation der Plombe den Versuch unternehmen, durch einfaches

Übernähen der bestehenden fixierten Plombe mit weiter außen liegenden Nahtschenkeln die Eindellungshöhe zu vergrößern.

c) *Praktisches Vorgehen, wenn eine einfache Plombe zum Rißverschluß nicht ausreicht:* 1. Seitversetzen der beiden Nahtschenkel der Matratzennaht; reicht die damit gewonnene Zunahme der Wulsthöhe nicht aus, so ist der nächste Schritt 2. die zusätzliche Cerclage, die eine weitere Zunahme der Wulsthöhe um

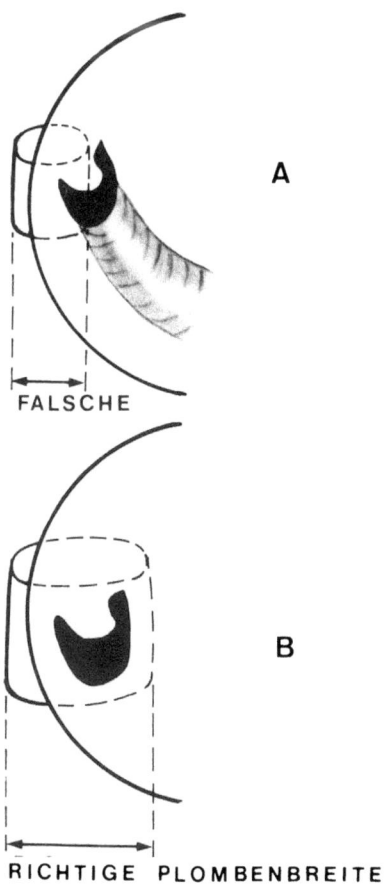

Abb. 134. **A** Zu schmale radiäre Plombe mit Eröffnung eines der peripheren Rißhörner. **B** Die breitere Plombe verschließt das offene Rißhorn

1,5–2 mm bewirken kann. Ist auch diese Maßnahme noch nicht ausreichend, so vermag 3. die subretinale Drainage in den meisten Fällen die Netzhaut auf das Niveau der Wulsthöhe abzusenken. Wirken die am Riß ansetzenden Kräfte der Traktion des Glaskörpers der Eindellung und dem Versuch der Absenkung der Netzhaut durch Evakuierung des unter ihr befindlichen Flüssigkeitsvolumens so stark entgegen, daß ein enger Kontakt des Rißbereichs mit dem Pigmentepithel der Wulstzone weiterhin unmöglich ist, so bleibt noch die Möglichkeit einer 4. inneren Tamponade mit einem SF_6-Gas-Luft-Gemisch (im Mischungsverhältnis 20:80 bis 40:60). Tension des Bulbus und Lokalisation bzw. Ausdehnung des Netzhautdefektes bestimmen, ob als Voraussetzung der inneren Tamponade eine Vitrektomie erforderlich ist.

d) *Oraparallele Falten am Rißrand* bilden sich bei radiären Plomben im Gegensatz zu radiären Falten bei oraparallelen Plomben wesentlich seltener (Abb. 135). Im weiteren Gegensatz zu radiären Falten sind oraparallele Falten

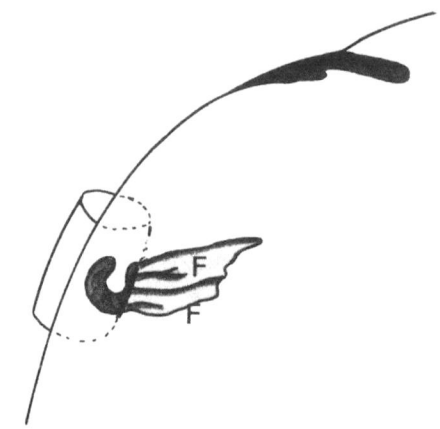

Abb. 135. Oraparallele Falten *(F)* bei radiärer Plombage

meist harmlos, sie verstreichen fast immer innerhalb der ersten 48 Stunden nach der Operation. Sind sie am dritten postoperativen Tag noch sichtbar, so kann durch gezielte Photokoagulation jeweils an beiden Seiten der Falte eine Verklebung der Falten herbeigeführt werden. Die mögliche Leckstelle ist damit verschlossen.

2. Bei oraparalleler Plombage

Die Komplikationsmöglichkeiten bei oraparalleler Plombage übertreffen die bei radiärer Plombage. Die oberste Maxime der episkleralen Plombenoperation lautet deshalb:

Wann immer es möglich ist, der radiären Plombage den Vorzug zu geben:

a) Als *Fischmaulbildung* (Pruett, 1977) wird die Öffnung des hinteren Rißrandes durch eine radiäre Falte bezeichnet (Abb. 100). *Verursacht* wird das Fischmaulphänomen durch: oraparallele Plombage von Lappenrissen, präexistente radiäre Falten am hinteren Rißrand und zu rasche Drainage der subretinalen Flüssigkeit. *Vermieden* werden kann die Fischmaulbildung primär durch die Wahl einer radiären Plombage und die Unterlassung der Drainage der subretinalen Flüssigkeit. Ist Fischmaulbildung einmal eingetreten, so gibt es folgende *Korrekturmöglichkeiten:*

intraoperativ
{
- Umorientierung oraparalleler Plomben in radiärer Richtung;
- wenn dies wegen der Multiplizität oder der engen Nachbarschaft von Defekten nicht möglich ist, ist die Kombination von radiären Plomben zu oraparallelen Plomben durch Unterschieben der radiären Plombe das Mittel der Wahl. Meist muß zu diesem Zweck eine oraparallele Matratzennaht entfernt werden (Abb. 136). Wichtig ist, den hinteren Teil der radiären Plombe durch eine radiäre Matratzennaht fest episkleral zu verankern und die oraparallele Plombe straff auszuspannen;
}

postoperativ
{
- wenn trotz dieser Maßnahmen die radiäre Falte postoperativ weiterbesteht, so kann sie ab dem dritten postoperativen Tag durch Photokoagulation entlang der beiden Seiten der Falten zum Verkleben gebracht werden. Eine bereits als Folge davon entstandene Reamotio flacht sich danach gewöhnlich sehr rasch ab (Abb. 147).
}

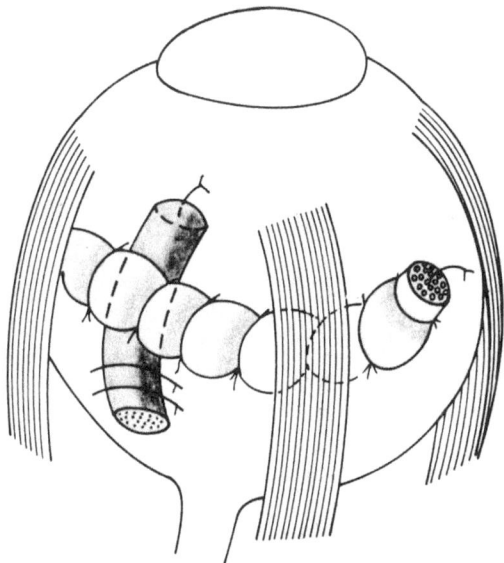

Abb. 136. Kombination einer oraparallelen mit einer radiären Plombe

b) *Abstehen der Rißhörner* ist die Folge einer oraparallelen Plombe mit unzureichender Breite. Die Rißhörner geraten in den vorderen Abhang des oraparallelen Wulstes und öffnen den Riß nach peripher zu (Abb. 114). Darüber hinaus kann die Glaskörpertraktion (Glaskörperbasis) den Rißlappen bis zur Ora hin wie den Deckel einer Konservenbüchse öffnen. Wenn nicht die gesamte Plombe entfernt werden soll, weil alle übrigen Netzhautdefekte gut unterstützt werden, so kann man die peripheren Schenkel der in dem Bereich der Rißbasis dieses Defektes gelegenen Matratzennähte weiter peripher versetzen und Silikonschaumkeile peripher einfügen. Wird diese Komplikation erst postoperativ offenkundig, so kann der Versuch eines koagulativen Photopexieriegels manchmal erfolgreich sein, sofern die Rißhörner nicht allzu weit von ihrer Unterlage abstehen (Abb. 148).

c) *Unregelmäßige Gestaltung der Oberfläche des oraparallelen Wulstes:* In den Senken der Wulstoberfläche bilden sich subretinale „Sümpfe", welche, wenn die diese Senken überziehende Netzhaut Defekte enthält, den Eindellungseffekt zunichte machen. Meist handelt es sich dabei um kleine Lappenrisse oder Rundlöcher. Ein stärkeres Strecken der Plombe und ein Nachlassen extrem festgezogener oraparalleler Matratzennähte beseitigen meist dieses Übel. Um dann zu vermeiden, daß die oraparallele Plombe aus ihren Fixationsnähten rutscht, müssen die Enden der Plombe mit einer Matratzennaht intraskleral verankert werden. Werden solche „Sümpfe" am Grat des oraparallelen Plombenwulstes erst postoperativ sichtbar, so reicht meist ihre Demarkation durch Photopexie zum dichten Defektverschluß aus. Die Photopexie sollte um den dritten Tag stattfinden, bereits eingetretene Reamotiones bilden sich danach so gut wie immer rasch zurück (Abb. 149).

d) *Spezielle Probleme treten bei oraparalleler Plombage von Oradesinsertionen auf:* Sowohl die beiden Rißenden als auch die meist weit nach hinten ausladende Rißmitte werden durch oraparallele Plomben häufig nicht ausreichend unterstützt. Bei Oradesinsertionen ist es notwendig, einen mehrere Millimeter breiten Streifen anliegender Netzhaut nach hinten zu am Plombenwulst zu erzeugen. Die breite chorioretinale Narbe ist bei dieser Rißform ebenso wichtig wie die hohe Eindellung, um dem massiven Zug der Glaskörperbasis entgegenwirken zu können.

e) Riesenrisse werden uns noch gesondert beschäftigen; hier kann bereits vorweggenommen werden, daß die oraparallele Eindellung nicht weit genug nach hinten reichen kann, um eine breite chorioretinale Adhäsionsfläche zu gewinnen. Vitrektomie und interne Tamponade müssen diese Maßnahme allerdings unterstützen (siehe S. 236).

3. Cerclage

a) *Zu weit vorne liegender Cerclagewulst:* Jede Cerclage muß auf alle Fälle mindestens 2 mm hinter der Glaskörperbasis die Netzhaut eindellen, um nicht einen Zug von seiten der Glaskörperbasis noch zu verstärken. Überragen einzelne Netzhautrisse den Cerclagewulst nach hinten, so ist die Korrektur durch Kombination mit radiären Plomben einfach.

b) *Zu weit hinten liegender Cerclagewulst:* Kommt die Glaskörperbasis auf die Basis des vorderen Cerclageabhanges zu liegen, so wird ihr Zug auf die intra- und juxtabasale Netzhaut wirksam; juxtabasale Netzhautdefekte geraten unter die Traktionskraft der Glaskörperbasis und widerstehen dem Verschluß, zu Rissen disponierende Degenerationszonen der Netzhaut können in Zonen vitreoretinaler Adhärenz aufreißen, große Lappenrisse entbehren der Eindellung ihrer peripheren Rißhörner. Abhilfe läßt sich auf dreierlei Art schaffen: 1. Verwendung eines breiten Cerclageelements: Silikonstab 3 mm ⌀ oder 3–4 mm breites Silikonband; 2. Kombination eines zweiten oraparallelen Silikonstabes über den erforderlichen Sektor hinweg – sei es über einen Bulbusquadranten oder gar über eine ganze Bulbushälfte –, der durch die Matratzennähte der Cerclage geführt wird (Abb. 137). Dazu kann auch eine nochmalige periphere Umgürtung um die erste hintere Umgürtung durch ein und dasselbe Cerclageband verwendet werden. Der Abstand der Schenkel der oraparallelen Matratzennaht muß dann entsprechend weit gehalten werden; 3. Kombination von radiären Plomben, die unter die Cerclage geschoben und an dieser mit Nähten befestigt werden.

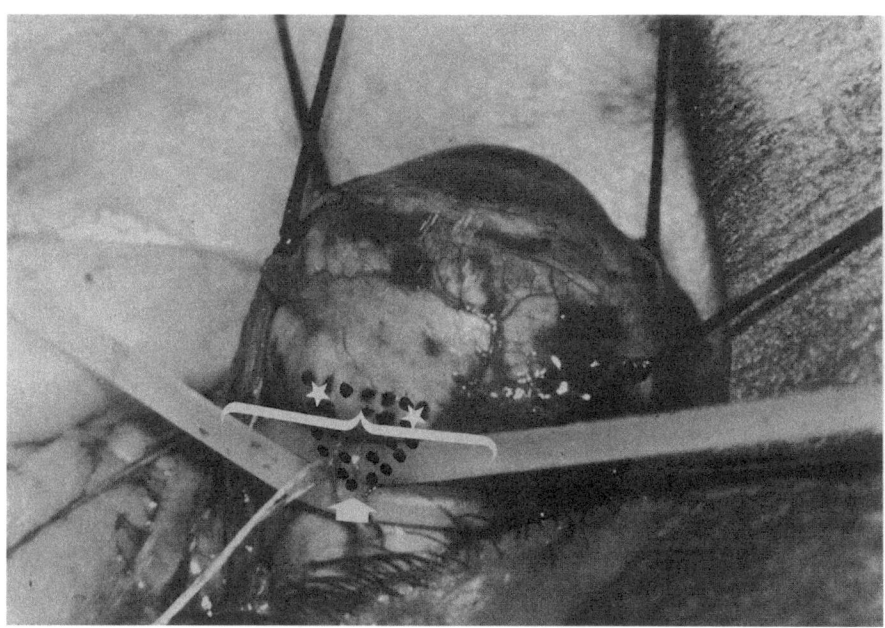

Abb. 137. „Doppelte Cerclage" bei weit nach hinten reichendem Lappenriß der Netzhaut (Rißhörner = Sternchen, Rißspitze = dicker Pfeil)

d) *Radiäre Falten* sind analog zum Fischmaulphänomen oraparalleler Plomben nicht selten Ursache eines subretinalen Drainagekanals von dem auf der Wulsthöhe liegenden Defekt hinter den Cerclagewulst. Verhindern läßt sich die radiäre Faltung einigermaßen durch langsames Ablassen der subretinalen Flüssigkeit oder den Verzicht auf diesen Operationsschritt. Abhilfe kann während der Operation durch Einsetzen schmaler Silikonschaumkeile im Verlauf der Falte geschaffen werden. Sind radiäre Falten erst postoperativ als Leckstelle von Defekten erkennbar, so vermag meist die Photopexie entlang der Falte diese zum Verkleben zu bringen und damit den Defekt abzudichten (Abb. 147).

4. Bei der Kombination von Plombage und Cerclage

Über die Liste der bisher angeführten Komplikationen hinaus zeitigt das kombinierte Eindellungsverfahren eine besondere Komplikation, die bereits intraoperativ sichtbar wird: Ein Nichtanlegen der Netzhaut im Bereich der Furche, die zwischen oraparallelem Cerclagewulst und dem diesen überkreuzenden

Radiärwulst entsteht (Abb. 138). War die radiäre Plombe sehr knapp bemessen, so kommen die seitlichen Defektränder in gefährliche Nähe dieses radiären subretinalen Kanals, der eine Verbindung des Defektes mit dem hinter dem Cerclagewulst befindlichen Subretinalraum herstellt. Verhindern kann diese Gefahr eine ausreichend breite radiäre Plombe oder das Einfügen von schmalen Silikonschaumkeilen auf jeder Seite der radiären Plombe. Reichen alle eindellenden Maßnahmen nicht aus, dieses Leck zu stopfen, so muß möglichst vollständig subretinal drainiert werden.

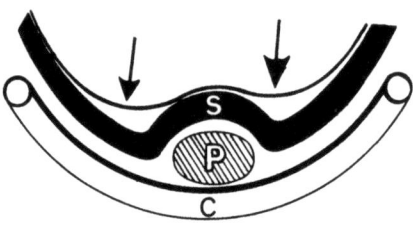

Abb. 138. Schematisiertes Schnittbild durch eine Zone mit radiärer Plombage *(P)* bei Bulbuscerclage *(C)*. *S* Sklera. Am Rand des Plombenwulstes besteht die Gefahr der Netzhautabhebung (Pfeile)

5. Bei der intraskleralen Taschenoperation

a) *Präparation eines zu dünnen Skerallappens:* Als Folge reißen die Verschlußnähte auf, und das Füllmaterial quillt hervor (Abb. 126). Wenn ein Lappen als zu dünn befunden wird, ist es am besten, ihn unverzüglich wieder zu verschließen und episklerale Eindellungsverfahren anzuwenden: Dacronnetz nach Lincoff und Kreissig (Abb. 127) oder Cerclage + U-förmige Plombe (= eigene Methode, Abb. 123).

b) *Perforation des Skleralbettes der Tasche:* Am günstigsten ist es, bei dieser Komplikation auf eine Fortführung der Taschenoperation zu verzichten. Man verschließt zunächst die Perforationsstelle mit einer fortlaufenden 5 × 0-Dacronnaht und dann den Lappen selbst und setzt die Operation mit episkleralen Eindellungsverfahren fort.

D. Komplikationen bei subretinaler Drainage

1. Die „trockene" Drainage

• Zunächst gilt es, sich zu versichern, daß die Sklera in voller Dicke inzidiert wurde. Kleine, zwischen den inneren Skerallamellen prolabierende Aderhautbuckel werden selten mit Erfolg perforiert. Meist erreicht man bei der Perforation nur die Suprachorioidea;

• äußeres Aderhautödem entsteht häufig sehr rasch, nachdem der Bulbus hypoton wurde, z. B. nach perforierenden Skleranähten oder nach exzessiver Kryopexie. Aderhautödem verhindert die transchorioidale Passage subretinaler Flüssigkeit nach außen. Liegt eine zirkumskripte Aderhautabhebung (= exzessives Aderhautödem) vor, so kann in Gebiete mit dünner Aderhaut ausgewichen werden. Dasselbe gilt für umschriebene Aderhautblutungen. Wenn aus unerfindlichen Gründen aus der Perforationsstelle keine subretinale Flüssigkeit abzufließen beginnt oder der initiale Abfluß stoppt, so hat sich meist akut die Aderhautöffnung durch Ödem und/oder Blut verschlossen. Folgende Stufenleiter von Maßnahmen empfiehlt sich, um den Abfluß der Subretinalflüssigkeit überhaupt in Gang zu setzen oder wieder in Schwung zu bringen: 1. Spreizung der skleralen Inzision mit zwei Kolibripinzetten, 2. 1. + Bulbuskompression mit dem Muskelhaken, 3. 1. + 2. + Spreizung der Aderhautperforation mit einer schmalen Lanzette.

Wichtig ist bei einmal auftretenden Schwierigkeiten des Abflusses der Subretinalflüssigkeit, den Flüssigkeitsstrom niemals zum Versiegen zu bringen. Je weicher der Bulbus wird, umso mehr nimmt das Aderhautödem zu, das die transchorioidale Flüssigkeitspassage verhindert.

Bleiben alle Maßnahmen erfolglos, so muß der Drainageversuch an anderer Stelle wiederholt werden. Sind auch diese Versuche erfolglos, so muß die Operation ohne Drainage beendet werden. Von hasardierenden Maßnahmen, wie einer breiten Eröffnung der Aderhaut und dem Durchstich der Aderhaut mit Injektionsnadeln, ist in jedem Fall Abstand zu nehmen. Die dadurch heraufbeschworenen Risiken stehen in keinem Verhältnis zu dem eventuell möglichen Erfolg.

2. Aderhautblutung

Zweierlei Arten von Aderhautblutungen sind möglich: 1. die Blutung aus dem Auge: durch Verletzung eines größeren Aderhautgefäßes (Unterlassung der Transillumination), bevor subretinale Flüssigkeit abfließen konnte, und 2. die Blutung in das Auge, entweder aus verletzten Aderhautgefäßen (Transillumination!) oder als reine Hypotonieblutung (Normotonisierung während des Drainagevorganges verabsäumt, Stieltupferdruck auf den Bulbus oder intravitreale Infusion mit Ringer-Lösung oder Insufflation von Luft). Beide Komplikationen sind iatrogenen Ursprungs und sicher vermeidbar (siehe Abschnitt „Subretinale Drainage"). Sind diese Komplikationen einmal eingetreten, so empfiehlt sich 1. bei Blutung aus dem Auge: die Skleralinzision durch Nähte zu verschließen und die subretinale Drainage an anderer Stelle zu wiederholen, und 2. bei Blutung in das Auge: hier wird der Bulbus rasch härter, die Haltefäden der Plomben sind rasch festzuziehen bzw. Cerclagen zu straffen. Handelt man hier nicht rasch genug, so kann die Steigerung des intraokularen Drucks das Zuziehen der Plombenfäden behindern. In diesem Fall muß die Inzisionsstelle in der Sklera erweitert werden, um das Blut aus dem Lamellensystem der Suprachorioidea bzw. dem Subretinalraum evakuieren zu können, und zwar mindestens so viel, daß die Plombenfäden festgezogen werden können. Glücklicherweise ist dieses Ereignis sehr selten.

3. Iatrogene Perforation der Netzhaut

Zeigt die abfließende Flüssigkeit erhöhte Viskosität und gelbe Farbe, so kann es sich wohl um eine ältere Netzhautabhebung handeln, der Verdacht, Glaskörper abfließen zu sehen, kann nur durch die ophthalmoskopische Kontrolle bestätigt oder entkräftet werden. Iatrogene Netzhautdefekte bei der Drainage der subretinalen Flüssigkeit zeigen in ihrer Umgebung meist Netzhautblutungen, d. h. wenn Netzhautblutungen nach Drainage sichtbar werden, besteht immer der Verdacht, die Netzhaut verletzt, d. h. so gut wie immer perforiert zu haben. Solche Defekte müssen wie präoperativ vorhandene Netzhautdefekte mittels Kryopexie und Plombage behandelt werden. Sind sie einmal entdeckt und adäquat behandelt, so beeinträchtigen sie nicht mehr den Operationserfolg.

4. Inkarzeration von Netzhaut in der Drainageöffnung

Häufig ist die Netzhauteinklemmung Folge

- einer Drainagestelle in einer Zone flacher Netzhautabhebung;
- eines explosionsartig raschen, zumindest ungebremsten Abflusses der Subretinalflüssigkeit;
- einer iatrogenen Perforation der Netzhaut im Rahmen der Eröffnung der Aderhaut zum Ablassen der Subretinalflüssigkeit;
- sehr selten einer Drucksteigerung, die dem Festziehen der Plombennähte folgt, wenn die Drainagesklerotomie ohne Nahtsicherung geöffnet bleibt.

Die Tatsache der Netzhautinkarzeration ist mit Hilfe des indirekten Ophthalmoskops leicht feststellbar: die Netzhaut ist im Bereich der Sklerotomie sternfaltenförmig drapiert und grau gefärbt, das Zentrum der Sternfalte ist die Sklerotomie selbst, meist ist der Glaskörper strangförmig mit in diese Öffnung hineingezogen. Die Behandlung einer Inkarzeration ist mit der Kryopexie und Plombage dieselbe wie die eines Netzhautdefektes mit Glaskörpertraktion. Versuche, die Netzhaut mit einem Spatel zu reponieren, sind wegen der Gefahr der Produktion weiterer iatrogener Netzhautdefekte zu unterlassen.

5. Abfluß von flüssigem Glaskörper durch die Drainageöffnung

Klinisch ist diese Situation an der raschen Hypotonisation des Bulbus bei völligem Gleichbleiben der Höhe der Netzhautabhebung zu erkennen. Ursächlich kommt eine zu enge Nachbarschaft der Drainageöffnung zu einem großen Netzhautdefekt in Frage, durch den der flüssige Glaskörper in den Subretinalraum gelangen kann, um dann durch die Sklerotomie abzufließen. Der flüssige Glaskörper durchströmt dabei die Subretinalflüssigkeit und hindert diese an dem Abfluß nach außen. Kompliziert wird dieses Bild schließlich noch durch den Vorfall von solidem Glaskörper mit Ausbildung von transvitrealen Glaskörpersträngen.

Die Behandlung dieser Komplikation besteht in der intravitrealen Infusion von Ringer-Lösung mit dem Infusionsansatz der O'Malley-Vitrektomieeinheit unter hohem Druck und/oder der inneren Tamponade mit SF_6-Gas-Luft-Gemisch (20:80 oder 40:60), bis eine leichte Hypertonie des Bulbus erreicht ist. Hypertonisierung zeigt an, daß die gesamte subretinale Flüssigkeit ausgepreßt worden ist. Die Drainagestelle wird sodann mit einer episkleralen Plombe hoch eingedellt, um dem Glaskörperzug entgegenzuwirken.

Literatur

Aaberg, T. M., Pawlowski, G. J.: Exsudative retinal detachments following scleral buckling with cryotherapy. Amer. J. Ophthalmol. *74*, 245 (1972).

Ashrafzadeh, M. T., Schepens, C. L., Elzeneiny, I. T., Moura, R., Morse, P., Kraushar, M. F.: Aphakic and phakic retinal detachment. Arch. Ophthalmol. *89*, 476 (1973).

Benson, W. E.: Retinal detachment. Diagnosis and management. New York: Harper & Row. 1980.

Böck, J., Bornschein, H., Hommer, K.: Elektroretinographische Untersuchungen der Überlebens- und Wiederbelebungszeit der menschlichen Netzhaut. 5. Jahreshauptvers. Österr. Ophthalmol. Ges., 1960, S. 104.

Böke, W., Custodis, E.: Technik in der Netzhautchirurgie. Klin. Mbl. Augenheilk. *162*, 147 (1973).

Chignell, A. H., Revie, I. H. S., Clemett, R. S.: Complications of retinal cryotherapy. Trans. Ophthalmol. Soc. U.K. *91*, 635 (1971).

Chignell, A. H., Fison, L. G., Davies, E. W. G., Hartley, R. E., Gundry, M. F.: Failure in retinal detachment surgery. Brit. J. Ophthalmol. *57*, 525 (1973).

Chignell, A. H.: Retinal detachment surgery without drainage of subretinal fluid. Amer. J. Ophthalmol. *77*, 1 (1974).

Chignell, A. H., Markham, R. H. C.: Retinal detachment surgery. Buckling procedures and drainage of subretinal fluid. Trans. Ophthalmol. Soc. U.K. *97*, 474 (1977).

Chignell, A. H., Markham, R. H. C.: Retinal detachment surgery without cryotherapy. Brit. J. Ophthalmol. *65*, 371 (1981).

Cibis, P. A.: Vitreoretinal pathology and surgery in retinal detachment. St. Louis: Mosby. 1965.

Custodis, E.: Bedeutet die Plombenaufnähung auf die Sklera einen Fortschritt in der operativen Behandlung der Netzhautablösung? Ber. Dtsch. Ophthalmol. Ges. *58*, 102 (1953).

Diddie, K. R., Cleary, P. E., Ober, R. R., Ryan, S. J.: Pars plana vitrectomy infusion line in retinal detachment surgery. Amer. J. Ophthalmol. *90*, 226 (1980).

Feman, S. S., Hepler, R. S., Straatsma, B. R.: Rhegmatogenous retinal detachment due to macular hole. Arch. Ophthalmol. *91*, 371 (1974).

Fetkenhour, C. L., Hauch, T. L.: Scleral buckling without thermal adhesion. Amer. J. Ophthalmol. *89*, 662 (1980).

Flindall, R. J., Norton, E. W. D., Curtin, V. T., Gass, J. D. M.: Reduction of extrusion and infection following episcleral silicone implants and cryopexy in retinal detachment surgery. Amer. J. Ophthalmol. *71*, 835 (1971).

Foos, R. Y.: Vitreoretinal juncture; epiretinal membranes and vitreous. Invest. Ophthalmol. *16*, 416 (1977).

Foulds, W. S.: The vitreous in retinal detachment. Trans. Ophthalmol. Soc. U.K. *95*, 412 (1975).

Freyler, H., Binder, S.: Echookulometrie des Plombenwulstes nach Amotiooperationen mit und ohne subretinale Drainage. A. v. Graefes Arch. klin. exp. Ophthalmol. *212*, 93 (1979).

Funder, W.: Die Vortexvenen in der Ablatiochirurgie. A. v. Graefes Arch. klin. exp. Ophthalmol. *160*, 345 (1958).

Gonin, J.: Le traitement du décollement rétinien. Bull. Soc. Franç. Ophthal. *33*, 1 (1920).

Gottlieb, F.: Combined choroidal and retinal detachment. Arch. Ophthalmol. *88*, 481 (1972).

Griffith, R. D., Ryan, E. A., Hilton, G. F.: Primary retinal detachments without apparent breaks. Amer. J. Ophthalmol. *81*, 420 (1976).

Hagler, W. S., Woldorff, H. S.: Retinal detachment in relation to senile retinoschisis. Trans. Amer. Acad. Ophthal. Otolaryngol. *77*, 99 (1973).

Hofmann, H., Hanslmayer, H.: Ablatio retinae: Ausmaß und Häufigkeit der Wiederanlegung durch präoperative Ruhigstellung. Klin. Mbl. Augenheilk. *162*, 178 (1973).

Holekamp, T. L. R., Arribas, N. P., Boniuk, I.: Bupivacaine anesthesia in retinal detachment surgery. Arch. Ophthalmol. *97*, 109 (1979).

Howard, G. M., Campbell, C. J.: Surgical repair of retinal detachments caused by macular holes. Arch. Ophthalmol. *81*, 317 (1969).

Johnston, P. B., Maguire, C. J. F., Logan, W. C.: Management of superior-half bullous retinal detachment. Brit. J. Ophthalmol. *65*, 618 (1981).

Klöti, R.: Eine Operationsmethode für makulalochbedingte Netzhautablösungen. Ophthalmologica *148*, 42 (1964).

Klöti, R.: Management of retinal detachments after vitrectomy. Internal drainage–air tamponade. Mod. Probl. Ophthalmol. *20*, 188 (1979).

Kraushar, M. F., Seelenfreund, M. H., Freilich, D. B.: Central retinal artery closure during orbital hemorrhage from retrobulbar injection. Trans. Amer. Acad. Ophthal. Otolaryngol. 78, 65 (1974).

Laqua, H., Machemer, R.: Repair and adhesive mechanisms of the cryotherapy lesion in experimental retinal detachment. Amer. J. Ophthalmol. 81, 833 (1976).

Leaver, P. K., Chignell, A. H., Fison, L. G., Payne, J. R., Saunders, S. H.: Role of non-drainage of subretinal fluid in reoperation for retinal detachment. Brit. J. Ophthalmol. 59, 252 (1975).

Leaver, P. K., Chignell, A. H., Fison, L. G., Pyne, J. R., Saunders, S. H.: Role of non-drainage of subretinal fluid in reoperation for retinal detachment. Brit. J. Ophthalmol. 82, 358 (1976).

Liesenhoff, H.: Die vertikale Halbcerclage, eine neue Methode zur Operation desperater Netzhautablösungen mit Makulaforamen. In: Amotio retinae, S. 70. Stuttgart: Enke. 1970.

Lincoff, H., McLean, I., Nano, H.: Cryosurgical treatment of retinal detachment. Trans. Amer. Acad. Ophthal. Otolaryngol. 68, 412 (1964).

Lincoff, H. A., Baras, I., McLean, J.: Modifications to the Custodis procedure for retinal detachment. Arch. Ophthalmol. 73, 160 (1965).

Lincoff, H., Gieser, R.: Finding the retinal hole. Arch. Ophthalmol. 85, 565 (1971).

Lincoff, H., Kreissig, I.: The treatment of retinal detachment without drainage of subretinal fluid. Trans. Amer. Ophthal. Otolaryngol. 76, 1221 (1972).

Lincoff, H., Ramirez, V., Kreissig, I., Baronberg, N., Kaufman, D. H.: Encircling operations without drainage of subretinal fluid. Mod. Probl. Ophthalmol. 15, 188 (1975).

Lincoff, H., Kreissig, I., LaFranco, F.: Mechanisms of failure in the repair of large retinal tears. Amer. J. Ophthalmol. 4, 501 (1977).

Lincoff, H., Kreissig, I.: Neue elastische Materialien für eine episklerale Taschenoperation ohne Punktion. Klin. Mbl. Augenheilk. 172, 25 (1978).

Margherio, R. R., Schepens, C. L.: Macular breaks. 1. Diagnosis, etiology, and observations. Amer. J. Ophthalmol. 74, 219 (1972).

O'Connor, P. R.: External buckling without drainage for selected detachment in aphakic eyes. Amer. J. Ophthalmol. 82, 358 (1976).

Paufique, L.: Address to the Jules Gonin Club. Lausanne: 1961.

Pruett, R. G.: The fishmouth phenomenon. II. Wedge scleral buckling. Arch. Ophthalmol. 95, 1782 (1977).

Ramsey, R. C., Knobloch, W. H.: Ocular perforation following retrobulbar anesthesia for retinal detachment surgery. Amer. J. Ophthalmol. 86, 61 (1978).

Robertson, D. M.: Delayed absorption of subretinal fluid after retinal detachment surgery. Mod. Probl. Ophthalmol. 18, 357 (1977).

Rosenthal, M. L., Fradin, S.: The technique of binocular indirect ophthalmoscopy. Highlights of Ophthalmology 9, 179 (1967).

Scott, J. D.: Retinal detachment surgery without drainage. Trans. Ophthalmol. Soc. U.K. 90, 57 (1970).

Scott, J. D.: Macular holes and retinal detachment. Trans. Ophthalmol. Soc. U.K. 94, 319 (1974).

Seelenfreund, M. H., Kraushar, M. F., Schepens, C. L., Freilich, D. B.: Choroidal detachment associated with primary retinal detachment. Arch. Ophthalmol. 91, 254 (1974).

Zauberman, H., Rosell, F. G.: Treatment of retinal detachment without inducing chorioretinal lesions. Trans. Amer. Acad. Ophthal. Otolaryngol. 79, 835 (1975).

Besondere Situationen bei rhegmatogenen Netzhautabhebungen

Mit den im 2. Hauptabschnitt des Buches beschriebenen Standardmethoden der Amotiochirurgie lassen sich etwa 95% aller rhegmatogenen Netzhautabhebungen mit großer Aussicht auf Erfolg behandeln. Unter diese 95% fällt auch eine Gruppe von Netzhautabhebungen, für welche die Anwendung der angegebenen Standardmethoden zwar ebenfalls zutrifft, bei denen aber besondere Begleitumstände die Art des Vorgehens modifiziert. Rund 5% der rhegmatogenen Netzhautabhebungen ist über die Anwendung der Standardmethoden hinaus nur durch den zusätzlichen Einsatz der Vitrektomie bzw. der Membranektomie und der inneren Tamponadeverfahren beizukommen. Beide Gruppen außerordentlicher Manifestationen der rhegmatogenen Netzhautabhebungen wurden unter dem Sammelbegriff „Besondere Situationen bei rhegmatogenen Netzhautabhebungen" subsumiert. Die erste Gruppe möchte ich

1. Netzhautabhebungen unter besonderen Begleitumständen,
die zweite Gruppe

2. Durch massive vitreoretinale Retraktion komplizierte Netzhautabhebungen
bezeichnen.

3. Zwischen den beiden Gruppen liegt das Krankheitsbild der *Netzhautabhebung mit Makuloch,* das wohl meist ohne massive vitreoretinale Retraktion einhergeht, aber doch häufig der Vitrektomie und Glaskörpertamponade zur Heilung bedarf.

Diese *Klassifikation* der verschiedenen Manifestationsformen der rhegmatogenen Netzhautabhebung *in insgesamt vier Gruppen* ist schon deshalb berechtigt, weil sich diese Gruppen auch hinsichtlich ihrer *Prognose* wesentlich unterscheiden (siehe letztes Kapitel „Prognose der Netzhautabhebung"). Netzhautabhebungen, die mit den Standardverfahren allein behandelt werden können, besitzen die beste Prognose (etwa 90–98%). Netzhautabhebungen mit besonderen Begleitumständen und Netzhautabhebungen mit Makulalöchern weisen eine um etwa 15–20% schlechtere Prognose auf. Netzhautabhebungen, die durch massive vitreoretinale Retraktion kompliziert sind, haben mit 30–50% Heilungschancen die schlechteste Prognose.

Klassifikation

A. Netzhautabhebungen unter besonderen Begleitumständen

1. Netzhautabhebungen ohne sichtbaren Netzhautdefekt,
2. Netzhautabhebungen bei erschwertem Funduseinblick,
3. Rezidivablösungen der Netzhaut,
4. Aphakieamotio und Pseudophakieamotio,
5. Netzhautabhebungen mit Retinoschisis und Netzhautzysten.

B. Netzhautabhebungen mit Makulaloch

C. Netzhautabhebungen, die durch massive vitreoretinale Retraktion kompliziert sind

1. Netzhautabhebungen mit Riesenrissen,
2. Netzhautabhebungen mit immobiler Netzhaut;
   a) Aphakieamotio nach Glaskörperverlust,
   b) Netzhautabhebungen nach perforierenden Bulbusverletzungen,
   c) Netzhautabhebungen bei proliferativer (diabetischer) Retinopathie;
3. massive periretinale Proliferation (MPP).

A. Netzhautabhebungen unter besonderen Begleitumständen
1. Netzhautabhebungen ohne sichtbaren Netzhautdefekt

Trotz unserer scheinbar optimalen Fundusdiagnostik mit dem Goldmannschen Dreispiegelkontaktglas und dem indirekten Binokularophthalmoskop mit Eindellung entgehen 3–10% aller rhegmatogenen Netzhautabhebungen der Entdeckung der verursachenden Netzhautdefekte (Griffith und Mitarbeiter, 1976). Für die Zürcher Augenklinik gab Klöti 1965 noch einen Prozentsatz von 14,5% an, Witmer 1972 nur mehr von 5%. Vermutlich nimmt die Zahl der Netzhautabhebungen mit unentdeckten Defekten ständig ab.

Ursache der Unsichtbarkeit von Netzhautdefekten bei rhegmatogener Netzhautabhebung sind:

• Medientrübungen (Hornhauttrübungen, verschiedene Kataraktformen, Luxation der Linse, Einblutungen des Glaskörperraums),

• enge Pupille (Synechien, Glaukom, Diabetes mellitus, Ektopien der Pupille),

• Defektlokalisation in Netzhautfalten bei massiver periretinaler Proliferation, aber auch bei Netzhautfalten in bullöser Netzhautabhebung ohne Traktionsphänomene. Als wichtigster *pathogenetischer Faktor der Netzhautabhebung* bei unentdeckten Netzhautdefekten führt die Aphakie vor der Myopie und der Retinoschisis (Witmer, 1972).

Für das weitere *Vorgehen* bei Netzhautabhebungen ohne sichtbaren Netzhautdefekt sind folgende Gesichtspunkte zu berücksichtigen:

a) wenn die *Medientrübungen* so sehr im Vordergrund der Ursachen der Unsichtbarkeit von Netzhautdefekten stehen, daß große Teile des Fundus optisch nicht beurteilbar sind, ist eine Operation „im Blinden" nicht zu verantworten, kommen doch dabei große Defekte und weit hinten liegende Defekte ebenso in

Frage wie kleinste periphere Netzhautdefekte. Der Amotiooperation hat in diesen Fällen die Wiederherstellung des Funduseinblicks vorauszugehen: Keratoplastik, Iridektomie, Lensektomie, Vitrektomie. Nach Möglichkeit sind der „optische Teil" der Operation und die Amotiooperation in einer Sitzung auszuführen. Bis auf die Keratoplastik läßt sich diese Forderung bei allen anderen Eingriffen realisieren. Die *Keratoplastik* als erster Eingriff, also als Voraussetzung für den Funduseinblick, der eine erfolgreiche Amotiooperation erst möglich macht, ist nach unserer Ansicht nur am letzten Auge gerechtfertigt. Nach Maßgabe des Grades der Hornhauttrübung (totales Leukom, Maculae corneae, Keratopathia bullosa, vorgeschrittener Keratokonus) und des Grades der Netzhautabhebung (der mit Hilfe der Ultraschallechographie ermittelt wird, nämlich: totale Netzhautabhebung, Quadrantenabhebung, bullöse Netzhautabhebung, flache Netzhautabhebung, MPP) empfiehlt es sich, die Amotiooperation der Keratoplastik voranzustellen: zirkuläre äquatoriale Kryopexie, äquatoriale Cerclage und totale Drainage unter Kontrolle des Ultraschallechogramms. Bei bullöser Netzhautabhebung sollte in dem betroffenen Quadranten radiäres Plombenmaterial hinter die Cerclage eingeschoben werden. Signalisiert die Ultraschallechographie den Operationserfolg, so kann die Keratoplastik etwa einen Monat nach der Amotiooperation nachgeschickt werden.

b) Sind Defekte in *exzessiven Netzhautfalten* die vermeintliche Ursache der Netzhautabhebung, ist es ratsam, so vorzugehen: zirkuläre äquatoriale Kryopexie, äquatoriale Cerclage, totale subretinale Drainage. Jetzt sichtbar werdende Defekte, die in Netzhautfalten zwischen zwei Blasen auftauchen, können, wenn sie nicht bereits durch den Cerclagewulst unterstützt werden, durch Zusatzplomben auf einen radiären Buckel gebracht werden.

c) Wenn keine Netzhautfalten vorhanden sind, so kann es sich nur um *extrem kleine periphere Netzhautdefekte* handeln, wie sie für die Aphakieamotio typisch sind. Als operatives Vorgehen empfiehlt sich die zirkuläre Kryopexie knapp prääquatorial, die äquatoriale Cerclage und die totale subretinale Drainage. Diese Amotiones besitzen eine nahezu gleich gute Prognose wie Netzhautabhebungen mit entdecktem Defekt (Crick und Chignell, 1977; Griffith und Mitarbeiter, 1976).

d) Wurden präoperativ wohl *defektverdächtige Stellen* ausgemacht, der Defektbeweis jedoch nicht sicher erbracht, so kann bei der Kryopexie dieser Areale entschieden werden, ob sie tatsächlich Defekte enthalten oder nicht: Wenn kleine Defekte vorliegen, so zeichnen sich in dem weißen Eisball dunkle, streifenförmige oder punktförmige Zonen ab, durch welche die darunterliegende Aderhaut gesehen werden kann (siehe S. 148). In diesem Fall kann, wenn Defektlokalisation und Konfiguration der Amotio korrespondieren, der Eingriff auf eine lokalisierte Plombage beschränkt werden.

2. Netzhautabhebungen bei erschwertem Funduseinblick

Schon im vorangegangenen Kapitel besonders gelagerter Netzhautabhebungen, nämlich der Netzhautabhebung ohne sichtbaren Netzhautdefekt, wurde der erschwerte Funduseinblick als eine der Ursachen für die Unauffindbarkeit von Netzhautdefekten gestreift. Praktische Hinweise auf das Vorgehen bei

Netzhautabhebungen mit erschwertem Funduseinblick ergeben sich aus der Klassifikation der Trübungen nach graduellen, anatomischen und zeitlichen Aspekten.

a) Grad der Behinderung des Funduseinblicks

1. fehlender Funduseinblick,
2. partieller Funduseinblick;
- Netzhautabhebung und Netzhautdefekte wohl sichtbar, fraglich bleibt aber, ob tatsächlich auch alle Risse sichtbar sind;
- Netzhautabhebung, aber keine Netzhautdefekte sichtbar.

b) Anatomisches Substrat der Behinderung des Funduseinblicks

Hornhauttrübung, Keratokonus, Miosis, Ektopie der Pupille, hintere Synechien, Katarakt, Sekundärkatarakt;
intra- oder subvitreale Blutung.

c) Zeitpunkt des Auftretens der Behinderung des Funduseinblicks

präoperativ,
während der Operation,
postoperativ.

ad a) Grad der Behinderung des Funduseinblicks

Im Hinblick auf die Wahl der anwendbaren diagnostischen Möglichkeiten bei erschwertem Funduseinblick ist die Entscheidung bedeutend:

- ob die Ophthalmoskopie zur Aufklärung der Fundusverhältnisse ausreicht,
- ob das Ultraschallechogramm den ophthalmoskopischen Befund ergänzen muß oder
- ob ausschließlich die Ultraschallechographie in der Lage ist, über die Fundusverhältnisse zu informieren.

1. Bei *fehlendem Funduseinblick* (Abb. 139) entscheidet das Echogramm neben der Funktionsprüfung über das weitere Vorgehen.

a) Ist die Funktion erloschen, so wird von operativen Maßnahmen Abstand genommen;

b) verfügt das Auge wohl über ein quantitatives Sehen, besteht aber im Echogramm das Endstadium der massiven periretinalen Proliferation (totale Netzhautabhebung mit schmalem trichterförmigem axialem Glaskörperraum und dichter transvitrealer äquatorialer Membranbildung des massiv retrahierten Glaskörpers) (Abb. 140), so wird ebenfalls von operativen Maßnahmen Abstand genommen;

c) verfügt das Auge zumindest über quantitatives Sehen und liegt eine Netzhautabhebung ohne die echographische Symptomatik einer massiven periretinalen Proliferation (mobile Netzhaut, keine exzessive Faltenbildung) vor, so können Trübungen durch Katarakt, Cataracta secundaria oder Blutungen im Glas-

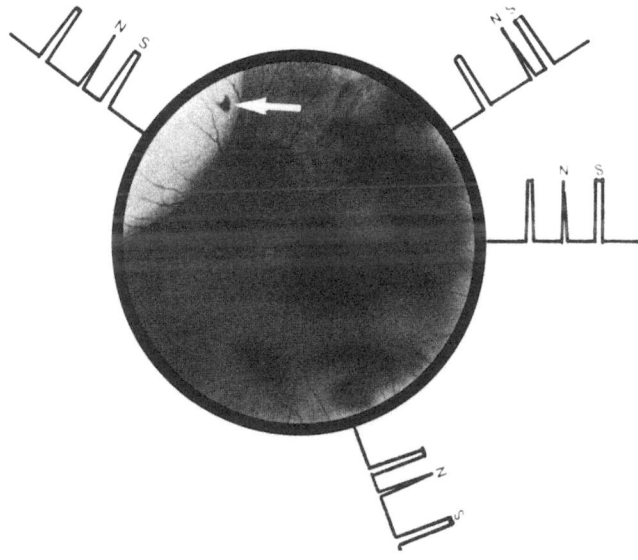

Abb. 139. Echogramm bei fehlendem Einblick: *SCH* Schallstrahl, *N* Netzhautecho, *S* Skleraecho

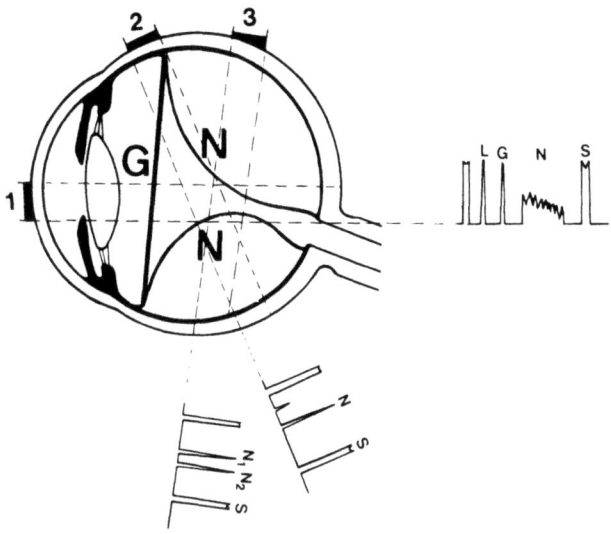

Abb. 140. Echogramme bei massiver periretinaler Proliferation. *N* Netzhaut, *G* Glaskörper, *S* Sklera, Linse

körperraum in einer Sitzung mit der Amotiooperation mittels einer vorangehenden Lensektomie bzw. Vitrektomie beseitigt werden. Auch die Pupillenbildung läßt sich meist unschwer in einer Sitzung mit der Amotiooperation durchführen (Abb. 145).

Bei Vorliegen von Hornhauttrübungen ist die Amotiooperation der Keratoplastik voranzustellen (siehe vorhergehendes Kapitel, S. 207).

2. Bei *partiellem Funduseinblick* (Abb. 141) gibt es die Möglichkeit,

a) daß eine Netzhautabhebung mit zugehörigem Netzhautdefekt ophthalmoskopisch sichtbar ist (Abb. 141). Die Echographie entscheidet dann, ob in dem optisch nicht darstellbaren Fundusbereich die Netzhaut anliegt oder nicht. Liegt die Netzhaut an, so beschränkt sich die Operation auf den ophthalmoskopisch sichtbaren Bereich. Ist die Netzhaut auch im optisch nicht darstellbaren Fundusbezirk abgehoben, so wird die Operation des optisch sichtbaren Fundusabschnitts, etwa gezielte Kryopexie mit radiärer Plombage, mit einer äquatorialen Kryopexie des optisch nicht darstellbaren Fundusgebiets und einer äquatorialen Cerclage kombiniert. Die Drainage der subretinalen Flüssigkeit ist obligatorisch.

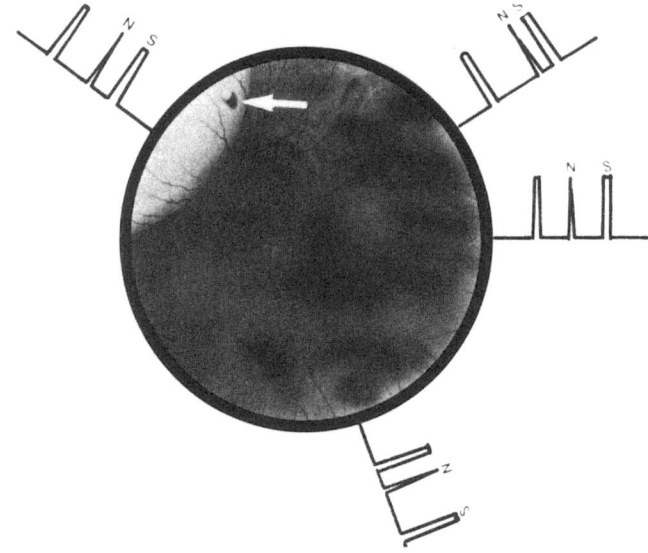

Abb. 141. Echogramme bei teilweisem Einblick: der Pfeil weist auf einen Lappenriß in abgehobener Netzhaut. *N* Echo der Netzhaut, *S* Echo der Sklera

b) Die zweite Möglichkeit bei partiellem Funduseinblick besteht in dem ophthalmoskopischen Befund einer Netzhautabhebung ohne sichtbaren Netzhautdefekt in dem optisch darstellbaren Fundusteil.

Aus der echographisch ermittelten Konfiguration der Netzhautabhebung (Höhe und Ausdehnung) kann wohl in Anlehnung an die von uns aufgestellten Grundregeln der Defektlokalisation (S. 131) das wahrscheinliche Defektareal eingeengt werden. Dennoch sollte die Kryopexie bis auf das optisch darstellbare defektfreie Gebiet über die gesamte optisch nicht sichtbare Funduszone ausgedehnt und mit der äquatorialen Cerclage kombiniert werden. Die totale subretinale Drainage unter echographischer Kontrolle ist jedoch unerläßlich.

Subretinale Drainage unter echographischer Kontrolle

Die bis auf 0,1 mm genauen Höhenangaben von 8 MHz Ultraschall (5 mm ⌀ des schwingenden piezoelektrischen Elements) ermöglichen die Aus-

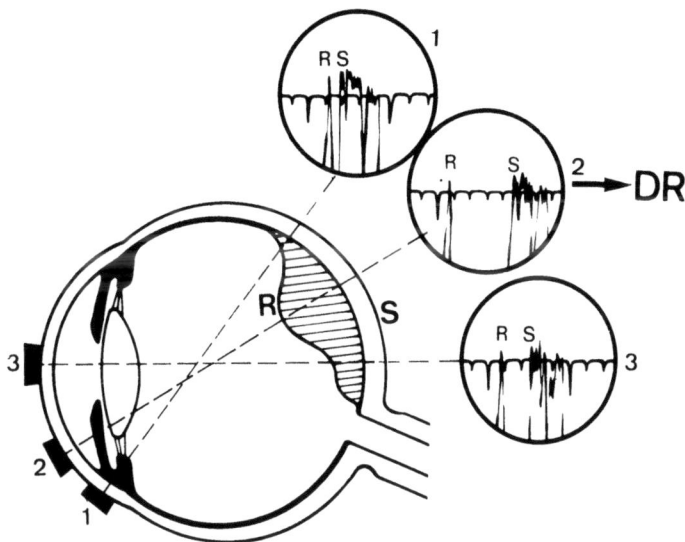

Abb. 142. Echookulometrische Ermittlung der maximalen Höhe der Abhebung für die Wahl des Drainageortes (→ *DR*). *R* Retina, *S* Sklera

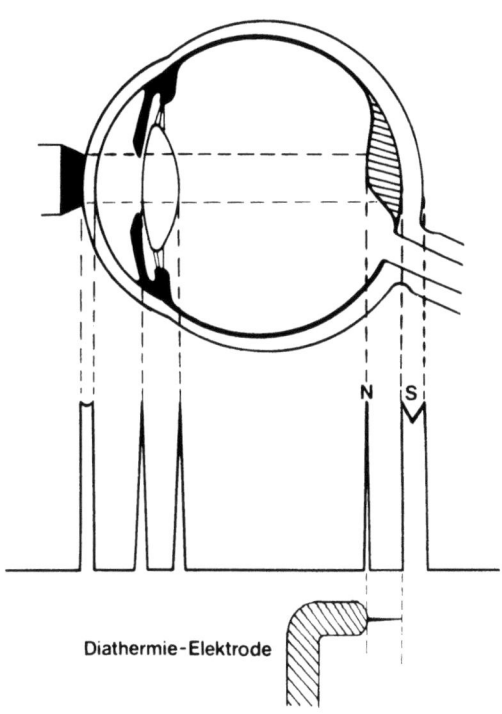

Abb. 143. Echographisch ermittelte Relation zwischen Höhe der Netzhautabhebung und Dimension des zur subretinalen Drainage verwendeten Instruments. *N* Netzhaut, *S* Sklera

wahl des geeigneten Drainagegebiets. Da der Schallkopf immer auf der dem untersuchten Gebiet gegenüberliegenden Sklera aufgesetzt werden muß, bedarf es eines episkleralen Ultraschallreflektors zur genauen Lokalisation der Zone der höchsten Abhebung. Bei uns hat sich für diese Aufgabe ein episkleral aufgelegter Muskelhaken bewährt. Die Position der Krümmung des Muskelhakens auf der Sklera wird mit Gentianaviolett markiert. Als Drainagegebiet wird tunlichst die Stelle der höchsten Abhebung gewählt (Abb. 142). Bei flachen Netzhautabhe-

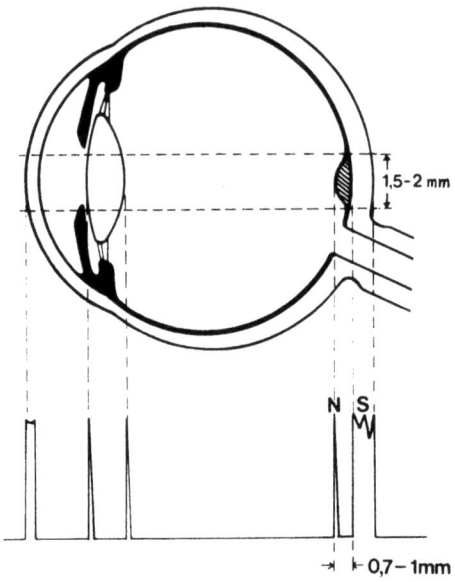

Abb. 144. Echographisch erfaßbare Mindesthöhe und Mindestausdehnung einer Netzhautabhebung. *N* Netzhaut, *S* Sklera

bungen kann die Länge des perforierenden Teils der Elektrolysenadel oder der Spitze einer Lanzette in Korrelation zur Höhe der Netzhautabhebung in dem zur Drainage ausersehenen Fundusgebiet gebracht werden (Abb. 143). Ist die Netzhautabhebung flacher als die Spitzen des angewandten Instruments, so muß auf die subretinale Drainage verzichtet werden (Abb. 144). Bei fehlendem oder teilweisem Funduseinblick muß die gesamte subretinale Flüssigkeit abgelassen werden. Nur so kann eine postoperative Netzhautabhebung, auch wenn sie sehr flach ist, echographisch einwandfrei als Operationsmißerfolg interpretiert werden. Überdies ist bei der Operation „im Blinden" nur durch die Entfernung der gesamten subretinalen Flüssigkeit eine sichere Grundlage für die chorioretinale Adhäsion gegeben, auch wenn ein Netzhautdefekt von der Kryopexie nicht vollständig erfaßt worden ist.

ad b) Anatomisches Substrat der Behinderung des Funduseinblicks

Das Vorgehen bei den verschiedenen Arten der Medientrübungen wurde im Kapitel Netzhautabhebungen ohne sichtbaren Netzhautdefekt (S. 206) behandelt.

ad c) Zieht man den *Zeitpunkt des Auftretens der Behinderung des Fundus-einblicks* mit ins Kalkül, so ergibt sich die Möglichkeit eines
präoperativen,
intraoperativen und
postoperativen Auftretens der Sichtbehinderung.
Bei präoperativ vorliegender Behinderung des Funduseinblicks orientiert sich die Planung des Eingriffs an den Punkten 1 und 2a). Die postoperativ auftretende Behinderung des Funduseinblicks wird im Kapitel „Postoperative Nachsorge" besprochen. Wenn *intraoperativ* der Funduseinblick verlorengeht oder sich zumindest verschlechtert, so gibt es die Möglichkeiten
a) der Epitheltrübung der Hornhaut,
b) des Stromaödems der Hornhaut,
c) des Engwerdens der Pupille und
d) der Einblutung in den Glaskörperraum.

ad a) Trübes oder umschrieben erodiertes Epithel läßt sich mit einem Wattetupfer gut von der Bowman-Membran abschaben. Sofern die vom Epithel entblößte Hornhaut feuchtgehalten wird, ist der Einblick ebenso gut wie der durch eine epithelisierte Hornhaut.

ad b) Bei ödematöser Trübung des Hornhautstromas empfiehlt sich die lokale Osmotherapie durch Auftropfen einer 3%igen Glyzerinlösung. Allerdings

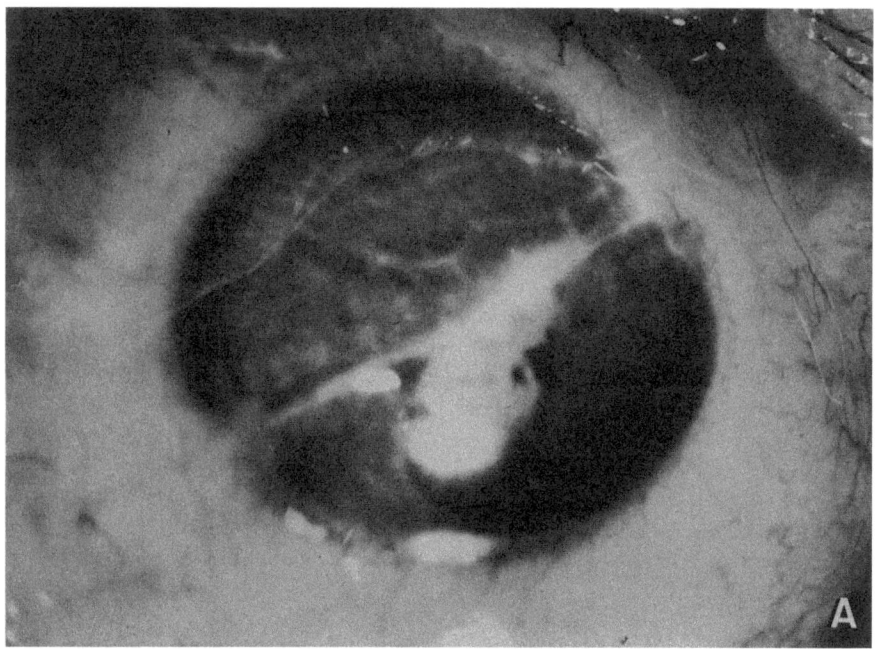

Abb. 145 A

Abb. 145. Pupillenbildung bei völligem Verschluß der Pupille durch ein Leucoma adhaerens nach perforierender Hornhautverletzung (**A**) mit Hilfe der O'Malley-Vitrektomieeinrichtung (*I* Infusion, *V* Vitreophage) (**B**). Die erzielte Pupillenweite ermöglicht die Amotiooperation unter Sicht (**C**)

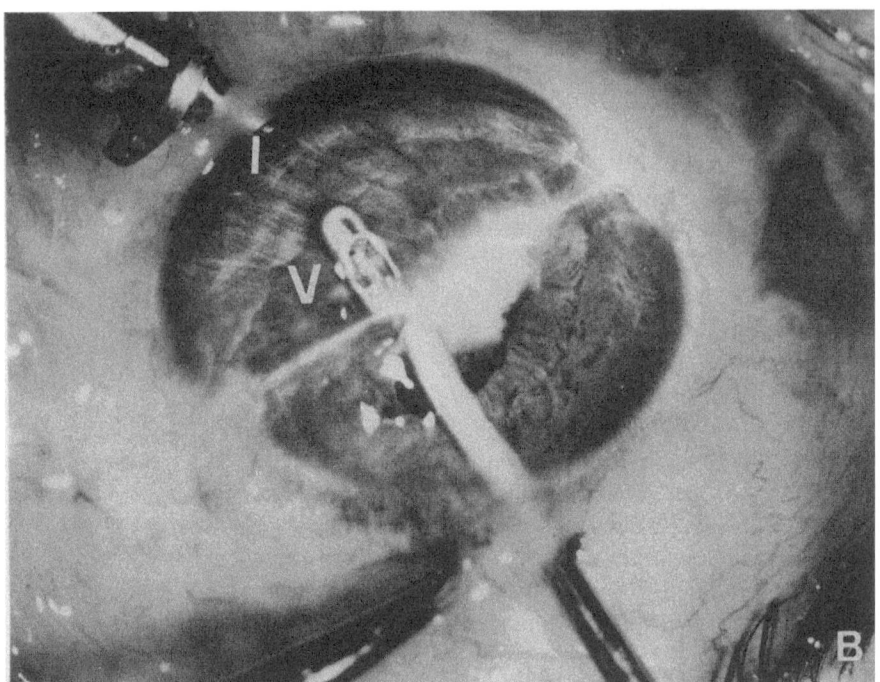

Abb. 145 B

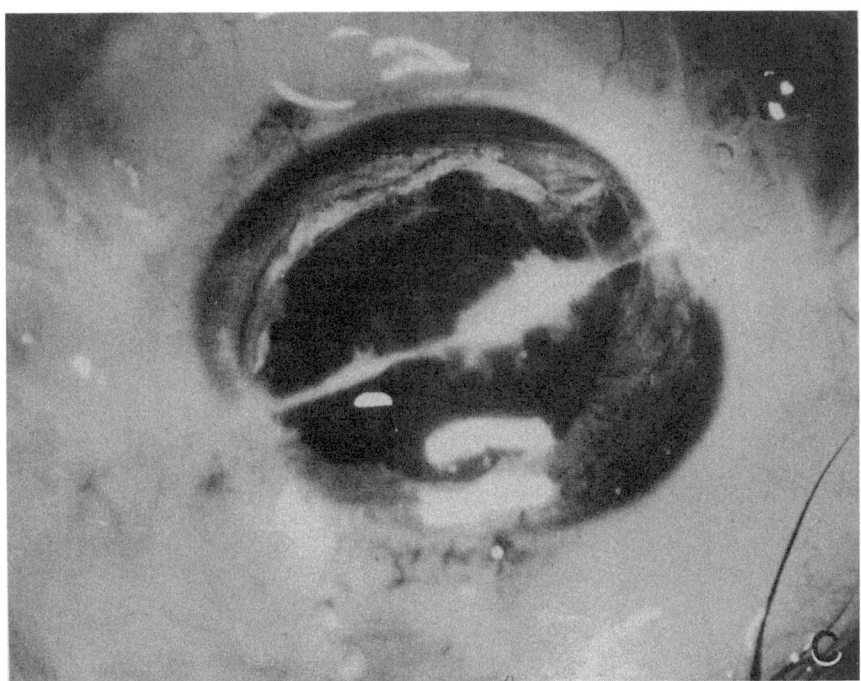

Abb. 145 C

bleibt die Hornhaut nur kurze Zeit (bis zu 20 s) klar, sodaß sehr rasch gehandelt werden muß. Bei häufiger Anwendung von Glyzerin trübt sich die Hornhaut immer mehr und immer rascher ein. Man sollte mit der Glyzerinanwendung sparsam umgehen, eben nur dann, wenn gerade ein guter Funduseinblick Voraussetzung für den Operationserfolg ist: also bei der Kryopexie der Defekte, bei der Kontrolle der Lage der Plombe oder bei der Wahl des Drainageorts.

ad c) Ein Engwerden der Pupille kann durch Instillation von 10%iger Phenylephrinlösung oder der parabulbären Injektion der Lindnerschen Lösung (einer Mischung aus Atropin, Adrenalin und Kokain) behoben werden.

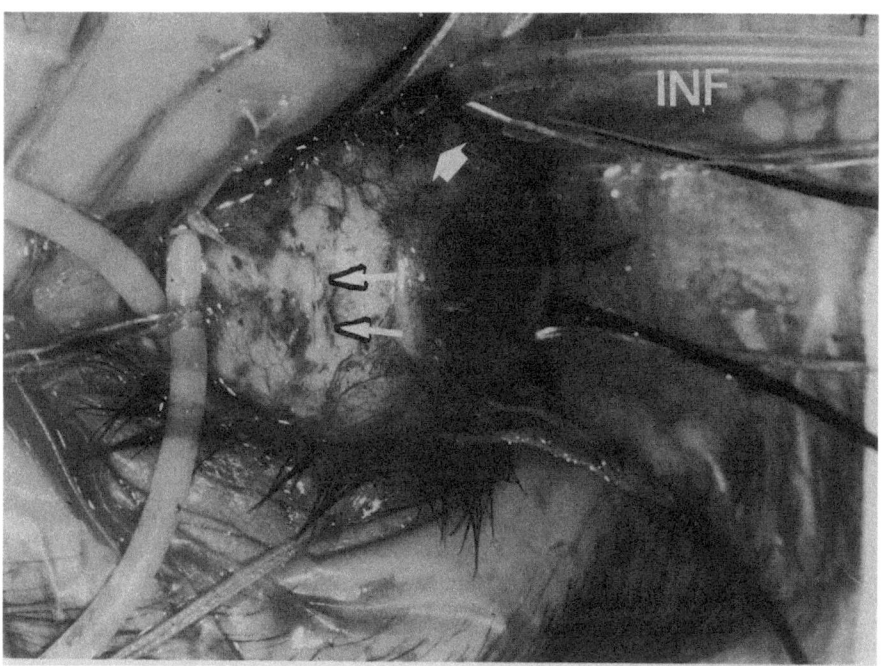

Abb. 146. Subretinale Drainage bei Anschluß der Infusionseinrichtung *(INF)* nach O'Malley via Pars plana im Rahmen einer Bulbuscerclage. Die Pfeile weisen auf die durch eine Naht verschlossene Vitrektomieöffnung

ad d) Einblutungen in den Glaskörperraum während der Amotiooperation sind selten so dicht, daß der Funduseinblick völlig verlorengeht. Die meisten dichten Blutungen in den Glaskörperraum ereignen sich am ersten bis zweiten postoperativen Tag, wenn subretinale Blutungen chorioidalen Ursprungs (etwa durch Kompression von Vortexvenen) durch die Netzhaut durchbrechen. Gelegentlich kann nach plötzlicher Hypotonie durch zu rasches Ablassen der subretinalen Flüssigkeit eine Blutung e vacuo in den Glaskörperraum eintreten. Da die Drainage meist der letzte Operationsschritt ist, kann man sich mit der echographischen Feststellung anliegender Netzhaut begnügen und die Operation beenden. Stehen noch operationsentscheidende Schritte, wie Kryopexie und Plombage, bevor, so kommt man um die Entfernung des Blutes aus dem Glaskörperraum mittels Vitrektomie nicht herum. Die Infusionslösung des O'Malley-Vitrektomiegeräts wird dann bis nach Abschluß der subretinalen Drainage belassen, um unter konstanten Druckverhältnissen operieren zu können (Abb. 146). Eine so dichte Blutung zu Beginn der Operation sah ich ein einziges Mal nach der Kryopexie eines Brückengefäßes bei einem großen Lappenriß.

3. Rezidivablösung der Netzhaut

Wenn die Netzhaut ein bis zwei Wochen nach der Amotiooperation noch nicht anliegt, muß die Operation als erfolglos betrachtet und eine Reoperation geplant werden. Dem Plan der neuerlichen Operation liegt die *Analyse des Mißerfolgs* der ersten Operation zugrunde. Die dafür verantwortlichen Faktoren lassen sich zwei großen Gruppen von Ursachen zuordnen:
a) rhegmatogene Ursachen und
b) nichtrhegmatogene Ursachen.

ad a) Rhegmatogene Ursachen

aa) Schlechte Position des Skleralbuckels im Verhältnis zum Netzhautdefekt. Bei *radiären Plomben* können oraparallele Falten entstehen, die den Defekt zur Seite hin offenhalten. Wenn die Plombe nicht weit genug nach hinten reicht, wird der hintere Defektrand nicht ausreichend unterstützt. Zu schmale, hohe, gratartige Wülste laden die Rißhörner auf die beiden Abhänge des Buckels. Eine optimale Unterstützung der seitlichen Rißränder bleibt dann aus. Bei *oraparallelen Plomben* und Cerclagen sind radiäre Falten, die den hinteren Rißrand aufklappen, als „Fischmaulphänomen" Ursache des ausbleibenden Rißverschlusses. Unterstützt die oraparallele Plombe nach vorne zu nicht weit genug den Riß, so bleiben die Rißhörner geöffnet. Defekte in subretinalen „Sümpfen" auf der Buckeloberfläche können durch radiäre Falten zu Leckstellen werden (siehe Kapitel „Komplikationen der Plombenoperation", S. 193).

Maßnahmen bei unzureichendem Defektverschluß: Als erste Maßnahme sollte immer die *Laserkoagulation* versucht werden (Abb. 147–150). Prinzipiell kann die Laserkoagulation nur in Zonen anliegender Netzhaut mit Erfolg angewendet werden. Als Leckstelle fungiert allerdings fast immer ein wenn auch noch so kleiner Tunnel in Form einer Falte, in deren Bereich die Netzhaut nicht anliegt. Es reicht dann meist die Koagulation entlang der Ränder der Falte – dort können auch im Gegensatz zum Kamm der Falte gute Effekte erzielt werden – aus, um die Falte zum Verstreichen bzw. zum Verkleben zu bringen. Ist die Ursache des Lecks größer als eine schmale Falte, also etwa ein halber Netzhautriß, ein oder beide Rißhörner usw., und ist die Netzhaut in diesem Bereich nur sehr flach eleviert, so kann die Laserkoagulation um den Riß vorgenommen werden. Anscheinend fördert die Koagulation die Resorption der subretinalen Flüssigkeit, sodaß bei den meisten dieser Fälle der Rißverschluß innerhalb von ein bis zwei Tagen komplettiert ist. Vermutlich vermag die subretinale Flüssigkeit leichter durch das koagulierte, also durch das intakte, Pigmentepithel abzudiffundieren.

Subretinale „Sümpfe" auf der Buckeloberfläche oraparalleler Plomben können durch Laserkoagulate demarkiert werden. Eventuell davon ausgehende Fal-

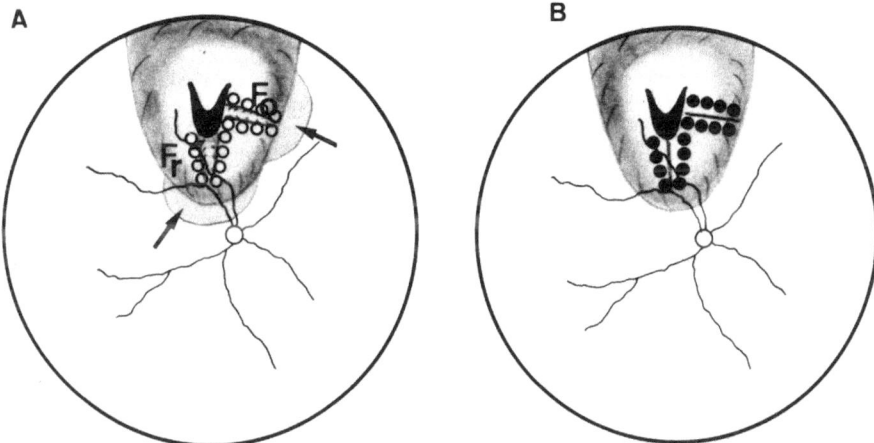

Abb. 147. **A** Inkompletter Rißverschluß durch eine radiäre (F_r) und eine oraparallele (F_o) Falte. Laserkoagulation am Rande der Falten (O). **B** Einige Stunden nach Koagulation verstreichen die Falten

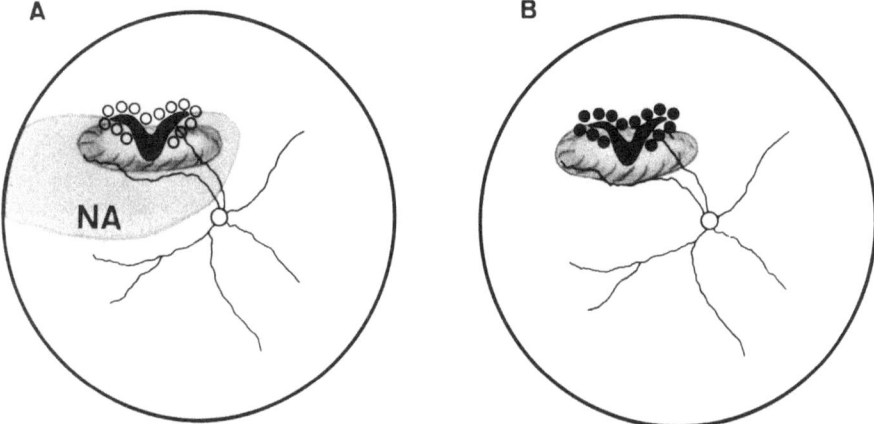

Abb. 148. **A** Geöffnete periphere Rißhörner bei oraparalleler Plombage eines Lappenrisses. Laserkoagulation entlang der Rißhörner (O). **B** 1 bis 2 Tage nach Koagulation kommt es zum Verschluß der Rißhörner und zur Resorption der subretinalen Flüssigkeit (NA)

ten werden in mehreren Reihen koaguliert. Ist die gesamte hintere Rißhälfte abgehoben, so kann Schritt für Schritt durch etappenweise Koagulation jeweils der geringer elevierten Netzhautareale eine langsame, Tag für Tag zunehmende Abflachung der Rißränder bis zum kompletten Anliegen erzielt werden. Es kann also auch in Zonen flach abgehobener Netzhaut koaguliert werden. Die ödematöse Schwellung der Netzhaut bzw. des Pigmentepithels und der Aderhaut führen einen Kontakt dieser beiden Häute: Netzhaut und Pigmentepithel und damit den Verschluß im Sinne eines „Verschweißens" der Leckstelle herbei (Abb. 150).

Grundsätzlich müssen die Leckstellen von anliegender zu anliegender Netzhaut mit einem breiten Riegel von Koagulation versehen werden bzw. koagulative

Barrieren am Buckelrand gebildet werden, die das Durchsickern von subretinaler Flüssigkeit über den hinteren Buckelabhang nach hinten und die Akkumulation der subretinalen Flüssigkeit hinter dem Wulst verhindern. Auf keinen Fall darf so lange zugewartet werden, bis die hinter dem Buckel liegende Netzhautabhebung den Buckel an Höhe übertrifft und den Defekt weit vom Buckel abhebt. In diesem Fall ist die Reoperation mit Drainage der subretinalen Flüssig-

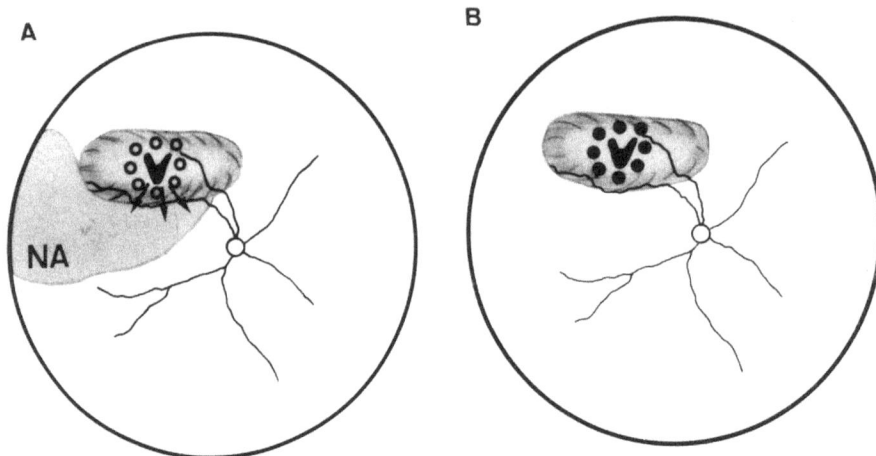

Abb. 149. **A** Unregelmäßig konfigurierte Oberfläche des oraparallelen Plombenwulstes bei Lappenriß mit Diffusion (Pfeile) der subretinalen Flüssigkeit unterhalb der Plombe *(NA)*. Laserkoagulation um den Netzhautsumpf (O). **B** 1 bis 2 Tage nach Koagulation tritt eine Abdichtung des Netzhautsumpfes und eine Resorption der subretinalen Flüssigkeit auf

keit unumgänglich. *Ob ein Netzhautdefekt postoperativ leck ist,* läßt sich daran erkennen, daß nach Drainageoperation wieder abgehobene Netzhaut sichtbar wird bzw. daß nach Nichtdrainageoperation die Höhe und Ausdehnung der Netzhautabhebung zunimmt. Diese Akkumulation neuer subretinaler Flüssigkeit wird innerhalb der ersten drei postoperativen Tage ophthalmoskopisch, und wenn nicht ophthalmoskopisch, dann ultrasonometrisch sichtbar (Abb. 151). Die Laserkoagulation sollte nicht länger als bis zum vierten postoperativen Tag aufgeschoben werden.

Ob die Laserkoagulation erfolgreich war, also den unvollständigen Defektverschluß komplettierte, ist aus der rasch, d. h. innerhalb von Minuten bis wenigen Stunden, einsetzenden Resorption der subretinalen Flüssigkeit abzuleiten. Selbst blasenförmige Netzhautabhebungen hinter dem Operationswulst, die sich über einen oder mehrere Quadranten erstrecken, resorbieren sich spätestens innerhalb von ein bis drei Tagen.

Erst wenn die Laserkoagulation versagt, ist die *Reoperation* gerechtfertigt. Grundsätzlich wird nach den Richtlinien vorgegangen, die im Kapitel über die Komplikationen der Plombenoperation ausgeführt wurden. *Oberster Grundsatz* ist das Primat der radiären Plombage gegenüber den oraparallelen eindellenden Verfahren, um die Fischmaulbildung zu vermeiden oder zu beseitigen.

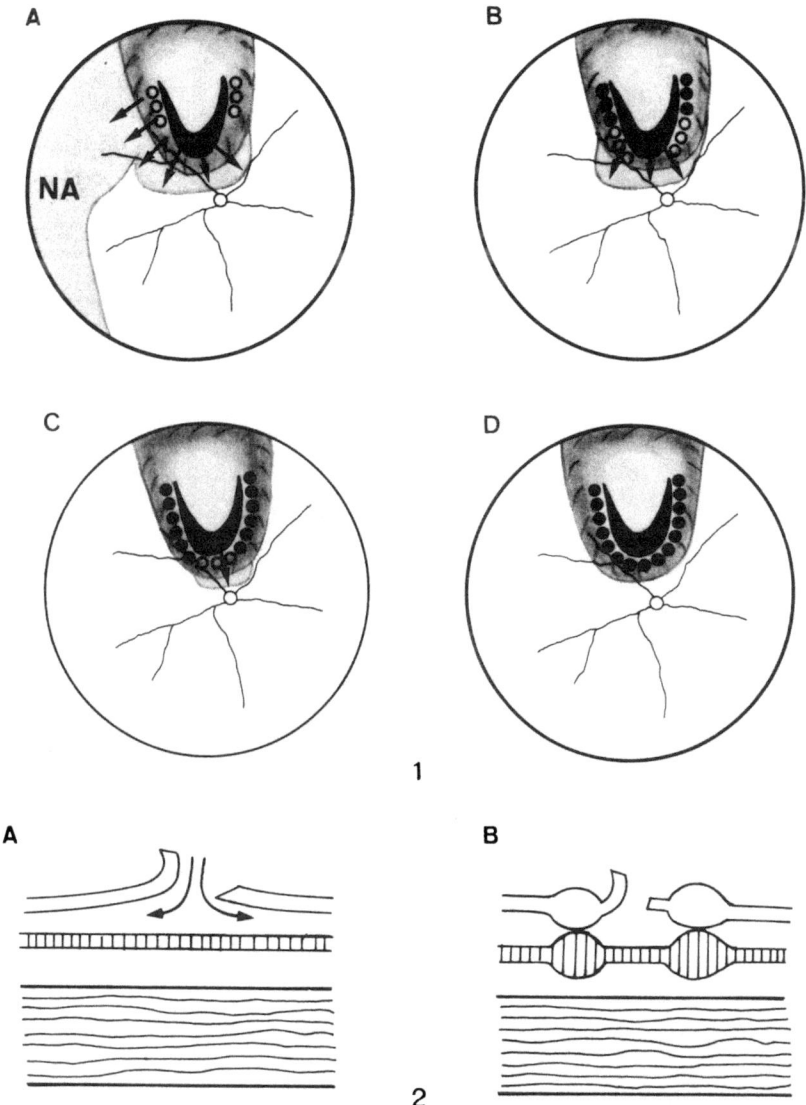

Abb. 150. 1 Zunehmende Austrocknung eines inkomplett verschlossenen Lappenrisses auf einem zu wenig hoch eindellenden radiären Plombenwulst durch etappenweise Laserkoagulation. *NA* Netzhautablösung. 2 Erklärung des Effekts des Rißverschlusses durch Photopexie in flach abgehobener Netzhaut durch Quellung von Netzhaut und Pigmentepithel

Daneben ist ein zweiter, ebenso **wichtiger Grundsatz** zu beachten, nämlich der, daß die Breite des Wulstes von der Breite der Plombe und die Höhe des Wulstes vom Abstand der Nähte abhängen (Abb. 120). Kommt nicht der gesamte Defekt auf den Wulst zu liegen, so muß eine breitere Plombe verwendet werden. Das Einschieben von keilförmigen Silikonschaumstückchen genügt nur dann, wenn die Abstände der Schenkel der Matratzennaht weit genug sind, d. h.

wenn sie die Plombenränder auf jeder Seite mehr als 2 mm überragen. Eine breitere Plombe verlangt naturgemäß nach einem größeren Abstand der Schenkel der Matratzennaht. Ist der Buckel zu niedrig, öffnet z. B. der Glaskörperzug weiterhin den Rißdeckel, so kann bei Beibehaltung der Plombe durch Vergrößerung der Distanz der Nahtschenkel eine Erhöhung des Buckels und damit eine Entspannung der Glaskörpertraktion erzielt werden.

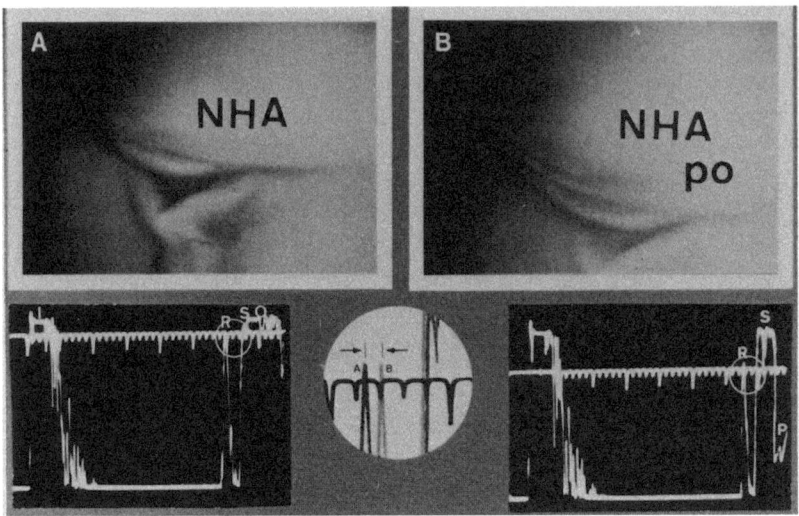

Abb. 151. Prä- (**A**) und postoperative (**B**) Echookulometrie der maximalen Höhe der Netzhautabhebung zur Feststellung der in Gang kommenden Resorption der subretinalen Flüssigkeit bei ophthalmoskopisch identischem Befund in A und B. *NHA* Netzhautablösung, *po* postoperative Netzhautabhebung, *R* Retinaecho, *S* Sklerecho, *O* Orbitaecho, *P* Plombenecho, *A* präoperative, *B* postoperative Höhe der Netzhautablösung

ab) Defekte wurden übersehen oder traten neu hinzu. In diesem Fall gleicht die Reoperation einer Erstoperation: Kryopexie und Plombage. Für die subretinale Drainage gelten dieselben Indikationen wie für die erste Operation. 95% von zusätzlich nachfolgenden Defekten nach erfolgreicher Erstoperation einer rhegmatogenen Netzhautabhebung treten innerhalb der ersten drei postoperativen Monate auf (Goldberg und Boyer, 1981). Nachfolgende Defekte sind meist multipel und in der Nachbarschaft des initialen Defektes, häufig nicht weiter als 2 Uhrzeigerstellungen entfernt, gelegen.

ac) Fehlende Entspannung des Glaskörperzuges. In diesem Fall genügt meist nicht die Erhöhung des Wulstes durch bloßes Auseinandersetzen der beiden Schenkel der Matratzennaht. Vielmehr muß die zusätzliche Cerclage mit einer Verkürzung des Cerclageelements um 15–20% angewendet werden. Der bereits eingedellte Defektbereich wird dadurch noch einmal um etwa 2 mm mehr in den Glaskörperraum gehoben. Zusätzlich wird damit einer transvitrealen Traktion entgegengewirkt.

ad) Massive periretinale Proliferation. Vitreoretinale Traktion ist häufig ein kontinuierlich progressiver Prozeß (Goldberg und Boyer, 1981). Zunächst entstehen fixierte Netzhautfalten und ein Auswärtsrollen des hinteren Rißrandes, später eine mehr und mehr sich abhebende rigide immobile Netzhaut, schließlich das Bild einer windenblütenförmigen Amotio mit massiver Glaskörpertraktion. Die Netzhautdefekte, die zuvor dicht verschlossen gewesen sein mögen, werden von ihren Buckeln gezogen und sind nun innerhalb der straff abgehobenen Netzhaut wiederum weit geöffnet. Die operativen Maßnahmen bei massiver periretinaler Proliferation werden später behandelt (S. 247).

b) Nichtrhegmatogene Ursachen

ba) Fehlende Resorption der subretinalen Flüssigkeit bei der Nichtdrainagemethode. Voraussetzungen einer guten Resorption der subretinalen Flüssigkeit sind eine niedrige Osmolarität der subretinalen Flüssigkeit und ein intaktes Pigmentepithel. Der wichtigste für eine schlechte Resorption der subretinalen Flüssigkeit ausschlaggebende pathogenetische Faktor ist die Dauer der Netzhautabhebung (Chester und Mitarbeiter, 1977). Der Grad der Anreicherung der subretinalen Flüssigkeit mit Proteinen und die darauf folgende Erhöhung der Osmolarität der subretinalen Flüssigkeit verhalten sich direkt proportional zur Dauer der Netzhautabhebung. Eine schlechte Resorption der subretinalen Flüssigkeit ist eher bei Patienten über dem 45. Lebensjahr zu erwarten, die eine fleckige Depigmentation des Pigmentepithels zeigen (Goldbaum und Mitarbeiter, 1980). Entschließt man sich, bei diesen Patienten zuzuwarten, bis sich die subretinale Flüssigkeit langsam resorbiert, so beobachtet man einen über Monate bestehenden „Sumpf" subretinaler Flüssigkeit in der unteren Fundusperipherie. Solche Patienten sollten in hoher Kopflage schlafen, um nachts eine Akkumulation der subretinalen Flüssigkeit unter der Makula zu verhindern. Finden sich subretinale Präzipitate, das sind Aggregate von Makrophagen, so ist mit dem völligen Ausbleiben einer spontanen Resorption der Subretinalflüssigkeit zu rechnen (Robertson, 1977). Die subretinale Drainage ist in diesen Fällen nicht zu umgehen. Um eine Hypotonisierung während der Drainage zu vermeiden, sind die unter dem Kapitel „Subretinale Drainage" aufgeführten Kompensationsmaßnahmen zu treffen.

bb) Exsudative Netzhautabhebung nach Überkryokoagulation (S. 190). Wenn die Netzhautdefekte durch Eindellung ausreichend verschlossen sind, ist die exsudative Netzhautabhebung für den Operationserfolg belanglos. Liegen Defekte nicht ideal auf dem Eindellungswulst, sind also Teile der Defekte nicht vom Buckel unterstützt, so vermag eine sehr hohe exsudative Netzhautabhebung einen solchen Netzhautdefekt wieder weiter zu öffnen. In diesem Fall ist mindestens eine Woche zuzuwarten – das ist meist die Maximaldauer einer exsudativen Netzhautabhebung –, ehe man sich zu einer Umlagerung der Plombe entschließt. Die Korrektur eines unzureichenden Defektverschlusses bei gleichzeitig bestehender exsudativer Netzhautabhebung mittels Laserkoagulation ist kontraindiziert. Allgemein verabreichte Kortikosteroide oder Prostaglandinhemmer mildern die exsudative Reaktion (Dosierungsvorschlag: etwa zweimal täglich 50 mg Prednisolon intramuskulär oder als intravenöse Infusion bzw. zweimal täglich 25–50 mg Indomethazin peroral).

bc) Restierende Traktionsamotio. Wenn die rhegmatogene Netzhautabhebung durch den Verschluß der Defekte geheilt ist, bleibt gelegentlich noch eine Traktionsamotio in Form von fixierten Falten, eines Grates, einer Sternfalte oder einer umschriebenen zeltförmigen Netzhautabhebung mit konkaver Oberflächenkonfiguration zurück. Die epiretinale Traktion mag während der postoperativen Periode bestehenbleiben oder sogar verschwinden. Mindestens ebenso häufig verstärkt sich aber die epiretinale Traktion. Dann zieht die sich verkürzende Netzhaut gelegentlich den ursprünglich gut verschlossenen Defekt vom Buckel und öffnet ihn dadurch wieder, oder sie erleidet durch Überdehnung einen neuen Einriß. Als Reoperation kommt in solchen Fällen nur die Cerclage in Kombination mit einer zusätzlichen radiären Plombage über dem Defektgebiet bzw. über der Zone des stärksten Zuges in Frage. Die totale Drainage der subretinalen Flüssigkeit ist obligatorisch, die intravitreale Tamponade fakultativ.

4. Aphakieamotio – Pseudophakieamotio

Die Sonderstellung der Aphakieamotio geht zunächst einmal schon aus der folgenden *Statistik* hervor: Aphakie erhöht das Risiko der Amotio von 0,05% unter der phaken Bevölkerung (Böhringer, 1956; Haut und Massin, 1975; Stein und Mitarbeiter, 1972) auf 2–5% (Scheie und Mitarbeiter, 1973). Intra- und extrakapsuläre Extraktionen besitzen annähernd dieselbe Amotiofrequenz (Hughes und Owens, 1947). Tritt während der Kataraktoperation Glaskörperverlust auf, so erhöht sich die Amotiofrequenz auf 7% (Hughes und Owens, 1947; Vail, 1965). Aphake Myope weisen gar ein Amotiorisiko bis zu 8% auf (Barraquer, 1964; Stein und Mitarbeiter, 1972). Bei hoher Myopie nimmt das Amotiorisiko bis auf 40% zu (Ruben und Rajpurohit, 1976). 50% aller aphaken Amotiones ereignen sich innerhalb des ersten postoperativen Jahres (Ashrafzadeh und Mitarbeiter, 1973). Die Häufigkeit der beidseitigen Amotio ist unter den aphaken Augen mit etwa 35% weit höher als unter den phaken mit 20%. Benson und Mitarbeiter (1975) fanden in 7% der Partneraugen von Augen mit Aphakieamotio auch dann eine Amotio, wenn diese Augen nicht kataraktoperiert worden sind, und in 26% später kataraktoperierter Partneraugen.

Weitere Charakteristika der Aphakieamotio sind: eine sehr hohe Frequenz der Makulaabhebung (83%) und das frühe Auftreten fixierter Falten (55%) (Ashrafzadeh und Mitarbeiter, 1973). Die typische Aphakieamotio wird durch Lappenrisse entlang der hinteren Glaskörperbasis oder durch sehr kleine Defekte am Ende meridionaler Falten hervorgerufen. Die temporale obere Lokalisation überwiegt noch mehr gegenüber anderen Defektlokalisationen, als dies bei der phaken Amotio der Fall ist (Everett und Katzin, 1968; Norton, 1963; Phillips, 1963). Das Fehlen von Netzhautdefekten begleitet die Aphakieamotio wesentlich häufiger (7–16%) als die phake Amotio (2–4%) (Ashrafzadeh und Mitarbeiter, 1973; Griffith und Mitarbeiter, 1976). Die Phakoemulsifikation senkt die Amotiorate nicht (Troutman und Mitarbeiter, 1975; Watzke, 1978; Wilkinson und Mitarbeiter, 1978). Die Pseudophakie besitzt nahezu dieselbe Amotiofrequenz wie die Aphakie nach konventioneller Kataraktoperation (Jaffe und Mitarbeiter, 1978; Worst und Mitarbeiter, 1977). Da die hochmyopen Augen aus der Indikation zur Pseudophakie ausscheiden, ist das Amotiorisiko nach dieser Operation sogar noch kleiner als das nach konventioneller Kataraktoperation. Während Witmer (1969) ein variables Bild der Aphakieamotio beschreibt, das das Herausstellen einer „typischen Aphakieamotio" nicht gerechtfertigt erscheinen läßt, entwerfen Edmund und Seedorf (1978) ein auf klinischen und prognostischen Kriterien aufbauendes *Klassifikationsschema* der Amotio im aphaken Auge. Die beiden Autoren unterscheiden je nach dem Zeitintervall des Auftretens der Amotio nach der Kataraktoperation zwei klinische Formen der Amotio im aphaken Auge:

1. die *non-aphake Amotio,* die innerhalb des ersten postoperativen Jahres auftritt, ist durch folgende Charakteristika ausgezeichnet: durch hohen Anteil myoper Augen (50%), hohen Anteil von Hufeisenrissen (43%), fehlenden Defekt bei 11% und Operationserfolg in 70% der Fälle. Es handelt sich dabei um zur rhegmatogenen Netzhautabhebung prädisponierte Augen, bei denen das Operationstrauma die Rißbildung begünstigt, welche die Amotio auslöst; und

2. die *Aphakieamotio,* die frühestens erst zwölf Monate nach der Kataraktoperation auftritt. Die Myopen sind in dieser Gruppe unterrepräsentiert (27%), Lappenrisse kommen nur in 20% der Fälle vor, bei 22% fehlen Netzhautdefekte, und die Erfolgsquote der Operation erreicht 78%. Die Aphakieamotio besitzt damit eine bessere Prognose als die non-aphake Amotio im aphaken Auge. Der hohe Prozentsatz der Fälle, bei denen *Netzhautdefekte nicht auffindbar* sind, empfiehlt ein operatives Vorgehen, wie es im Kapitel „Netzhautabhebung bei erschwertem Funduseinblick" entworfen worden ist.

Wenn Netzhautdefekte gefunden werden, stellt sich bei der Aphakieamotio wegen der besonderen Glaskörpersituation (Zug an der Glaskörperbasis durch transpupillären Glaskörperprolaps) stets die Frage, ob lokale eindellende Verfahren ausreichen oder ob einer zirkulären Eindellung im Sinne einer Bulbusumschnürung der Vorzug zu geben ist. Die Antwort geben die Anwesenheit oder Abwesenheit zweier wichtiger Symptome: das Vorliegen einer immobilen Netzhaut und einer transvitrealen Glaskörpertraktion. Bestehen diese beiden oder eines der beiden Symptome, so ist die Cerclage unumgänglich. Bei Vorhandensein von Lappenrissen ist die Kombination der Cerclage mit radiären Plomben zu empfehlen. Gegenüber den beiden Amotioformen im aphaken Auge muß die *Amotio nach Glaskörperverlust* während der Kataraktoperation abgegrenzt werden. Wenn nicht primär nach dem Ereignis des Glaskörpervorfalls vitrektomiert wird, kommt es zur Einklemmung von Glaskörper in der limbalen oder kornealen Starschnittwunde. Die sich verkürzenden transpupillären Glaskörperstränge erzeugen den Typ der primären Traktionsamotio, in der sekundär Netzhautdefekte auftreten können. Die Vitrektomie und Membranektomie sind bei dieser Form der Netzhautabhebung im aphaken Auge die unabdingbare Voraussetzung für die in gleicher Sitzung nachfolgende Amotiooperation durch Kryopexie, Plombage und Cerclage, meist in Kombination mit einer intravitrealen Tamponade. Dieses Operationsverfahren wird in einem eigenen Kapitel behandelt (S. 238).

Bei der Netzhautabhebung bei *Pseudophakie* ist die Defektsuche durch schlechte optische Darstellung der Fundusperipherie erschwert: bei extrakapsulärer Extraktion sind Rinden- und Kapseltrübungen die Hauptursache dafür, bei irisunterstützten Linsen ist es die Erschwernis oder Kontraindikation zur Pupillenerweiterung. Bei beiden Varianten der Pseudophakie behindern die Reflexe der Linse und der Haptik sowie pigmentierte Beschläge auf der Oberfläche der Implantatlinse den Funduseinblick. Zusätzlich findet sich bei Pseudophakie immer ein höherer Grad von Glaskörpertrübungen als in Augen nach konventioneller Kataraktoperation. Die Frage nach einem spezifischen Erscheinungsbild der Pseudophakieamotio kann damit beantwortet werden, daß das Klassifikationsschema der Netzhautabhebung im aphaken Auge von Edmund und Seedorf (1978) mit der Einschränkung auf die Pseudophakieamotio übertragen werden kann, daß hohe Myopie als prädisponierender Faktor der non-aphaken Gruppe ausscheidet. Augen mit einer Achsenlänge von mehr als 25 mm weisen eine signifikant höhere Inzidenz von Netzhautabhebungen bei Pseudophakie auf als Augen mit einer kürzeren Achsenlänge als 25 mm (Clayman und Mitarbeiter, 1981). Diese Autoren fanden sogar ein geringeres Amotiorisiko bei pseudophaken als bei aphaken Augen und erklärten diesen Umstand mit der Tatsache, daß im pseudophaken Auge der Glaskörper durch die Implantatlinse an einer Vorwärtsbewegung oder gar einem transpupillären Prolaps gehindert wird. Damit fällt der verstärkte Zug an der Glaskörperbasis konventionell operierter aphaker Augen weg.

Das *operative Vorgehen* unterscheidet sich nur wenig von der Operation der Netzhautabhebung in Augen nach konventioneller Kataraktoperation. Die Anzahl der Fälle, die *„im Blinden"* operiert werden müssen, ist allerdings bei Pseudophakie höher als bei Aphakie: die Operation „im Blinden" umfaßt die äquatoriale Cerclage und totale subretinale Drainage. Wenn Netzhautdefekte gefunden werden, so kann bei mobiler Netzhaut und Fehlen einer transvitrealen Glaskörpertraktion durch eine *lokale Plombe* das Operationstrauma kleingehalten werden. Ist die äußerste Peripherie überhaupt nicht sichtbar, so kann durch die Cerclage eine *„künstliche Ora serrata"* erzeugt werden (Wilkinson, 1981); alles, was hinter dem Cerclagewulst liegt, also auch Netzhautdefekte, fällt dann in den optisch darstellbaren Bereich. Die Lokalisation der Cerclage orientiert sich demnach an den Grenzen des sichtbaren Fundusbereichs. Dahinterliegende Defekte können durch radiäre Plomben eingedellt werden.

5. Netzhautabhebung mit Retinoschisis und Netzhautzysten

Grundsätzlich ist zwischen zwei Situationen zu unterscheiden:

a) rhegmatogene Netzhautabhebung und Retinoschisis als separate Krankheitsbilder: In diesem Fall wird die Netzhautabhebung nach den im Kapitel „Standardoperation bei Netzhautabhebung" festgelegten Richtlinien durchgeführt und die Retinoschisis unbehandelt gelassen;

b) rhegmatogene Netzhautabhebung auf der Basis einer Retinoschisis: Das Risiko einer Netzhautabhebung durch Retinoschisis ist mit 0,07% zu veranschlagen (Byer, 1977). Voraussetzung der Entstehung einer Netzhautabhebung aus einer Retinoschisis sind gleichzeitig vorhandene Defekte im inneren und im äußeren Blatt der Netzhaut. Dem *Operationsplan* liegt der Verschluß der Defekte im äußeren Netzhautblatt zugrunde. Diese Defekte sind meist groß, weit nach hinten reichend, unregelmäßig geformt und zeigen weißliche verdickte und nach innen umgeschlagene Ränder, das äußere Netzhautblatt ist selten sehr hoch vom Pigmentepithel abgehoben. Diese Löcher finden sich meist nur in einem

Quadranten. Die Operation beginnt mit der Kryopexie der Lochränder. In den meisten Fällen kommt man mit einer Plombage durch oraparallele Silikonschaumplomben mit 5 oder 7,5 mm ⌀ aus. Die subretinale Drainage ist obligatorisch. Sobald die Löcher des äußeren Blattes auf dem Plombenwulst liegen, kann die Operation beendet werden, es sei denn, die Netzhautspaltung reicht bis knapp an den hinteren Augenpol heran. In diesem Fall muß der Schisisflüssigkeitsraum eigens drainiert werden. Da diese Drainage eine Perforation des äußeren Netzhautblattes voraussetzt, ist die Kryopexie der Perforationsstelle nicht zu vergessen. Reicht die Netzhautspaltung nicht bis in die Region des hinteren Augenpols, so kann der Schisisraum uneröffnet belassen werden. Meist resorbiert sich die Flüssigkeit zwischen den Netzhautblättern innerhalb der auf die Operation folgenden Tage.

Befindet sich im Bereich der Ränder der Löcher im äußeren Netzhautblatt nur ein kapillärer Spaltraum zwischen äußerem Netzhautblatt und Pigmentepithel und überschreitet die Abhebung des äußeren Netzhautblattes kaum das Areal der Schisis, so genügt die Kryopexie oder Photokoagulation der Lochränder. Meist resorbiert sich die subretinale Flüssigkeit innerhalb der ersten postoperativen Tage (Cox und Guttow, 1972). Finden sich *Netzhautzysten* in der unmittelbaren Nachbarschaft von Netzhautdefekten bei rhegmatogener Netzhautabhebung, so behindern solche Zysten gelegentlich das Anlegen der Defektränder auf den Plombenwulst. Die gezielte Perforation der äußeren Zystenwand läßt sich gefahrlos durchführen, wenn mit Hilfe der Echographie die Dicke der Zyste und die Distanz zwischen äußerer Zystenwand und Pigmentepithel gemessen wurden. Die direkte ophthalmoskopische Kontrolle dieser Manipulation ist wegen der dazu erforderlichen Rotation des Bulbus unmöglich. Die Lokalisation der Zystenzone auf der Bulbusoberfläche läßt sich durch ein Zielkoagulat, das unter ophthalmoskopischer Kontrolle ausgeführt wird, mit der Kryode leicht bewerkstelligen.

B. Netzhautabhebungen mit Makulaloch

Im Kapitel über die Prophylaxe der Netzhautabhebung wurde festgehalten, daß Makulalöcher nur in sehr seltenen Fällen und praktisch nur in myopen Augen zu einer Netzhautabhebung führen. Global gesehen, ist ein Makulaloch nur für 0,5–0,7% aller rhegmatogenen Netzhautabhebungen verantwortlich (Howard und Campbell, 1969; Margherio und Schepens, 1972). Gelegentlich kommen *Makulalöcher gemeinsam mit peripheren Netzhautdefekten* vor. In diesen Fällen reicht die adäquate Behandlung der peripheren Defekte zur Heilung der Netzhautabhebung aus. Die zusätzliche Behandlung des Makulaloches ist überflüssig und gefährlich (Margherio und Schepens, 1972). Allerdings ist die Drainage der subretinalen Flüssigkeit, zumindest bis zum Anliegen der Netzhaut im Makulabereich, Voraussetzung des Operationserfolgs. Sollte nach sicherem Verschluß der peripheren Netzhautdefekte und einer ausgiebigen Drainage der subretinalen Flüssigkeit die Höhe und Ausdehnung der Netzhautabhebung wieder zunehmen, so gilt dasselbe Vorgehen wie für *Netzhautabhebungen mit ausschließlichem Makulaloch:* Es handelt sich dabei fast durchwegs um myope Augen nach schwerem Kontusionstrauma, so gut wie nie um Augen mit Makulalöchern auf der Basis degenerativer seniler Makulopathien (Aaberg und Mitarbeiter, 1970). Die Makulalöcher sind meist rund, seltener oval, Glaskörpertraktion ist extrem selten Ursache ihrer Entstehung, obgleich gelegentlich sogar Lappenrißkonfiguration vorkommt (Jungschaffer, 1971).

Folgende klinische Erscheinungsbilder können bei Netzhautabhebungen mit Makulaloch beobachtet werden:

1. umschriebene Netzhautabhebungen im Bereich des hinteren Augenpols;
2. Netzhautabhebungen, die peripher bis zum Bulbusäquator reichen, die sich so gut wie immer nur in der unteren Fundushälfte ausdehnen und bei denen keine zusätzlichen peripheren Netzhautdefekte sichtbar sind;
3. Netzhautabhebungen, die den hinteren Augenpol und die Peripherie bis zur Ora serrata einschließen, dann auch häufig die obere Fundushälfte einnehmen und bei denen außer dem Makulaloch zusätzlich noch periphere Netzhautdefekte sichtbar sind (siehe oben);
4. Netzhautabhebungen von subtotaler oder totaler Ausdehnung, die bis zur Ora serrata reichen und bei denen keine peripheren Netzhautdefekte sichtbar sind.

Operationsvorgehen bei Netzhautabhebungen mit Makulaloch

1. Bei Typ 1 (umschriebene Netzhautabhebung um ein Makulaloch) sollte nur im myopen Auge operativ vorgegangen werden. Im emmetropen Auge bringt jede Behandlung eine Verschlechterung des zentralen und parazentralen Sehvermögens, und die Gefahr einer weiteren Ausdehnung der Netzhautabhebung ist nicht zu befürchten. Beschränkt sich die Netzhautabhebung auf die unmittelbarste Umgebung des Makulalochs, so genügt meist ein einfacher Riegel von *Argonlaserkoagulaten*. Erstreckt sich die Netzhautabhebung über den gesamten hinteren Augenpol, so empfiehlt sich dieselbe Art des Vorgehens wie

2. bei Typ 2 (Makulaloch mit Netzhautabhebung im temporalen unteren Quadranten, bis zum Bulbusäquator reichend):

a) *Kryopexie des Defektes und Drainage der subretinalen Flüssigkeit:* Um sich einen Zugang zum hinteren Augenpol zu verschaffen, ist meist eine äußere Kanthotomie und immer die temporäre Abtragung des Musculus rectus externus, seltener die des Musculus obliquus inferior erforderlich. Wenn die *Netzhautabhebung zu flach* zur Drainage ist, sodaß man Gefahr läuft, mit dem die Aderhaut perforierenden Instrument einen iatrogenen Netzhautdefekt zu erzeugen, so sollte man entweder *innere Tamponadeverfahren* oder *skleraeindellende Methoden* anschließen. In beiden Fällen wird die subretinale Flüssigkeit aus dem Bereich des Makulalochs weggedrückt, sodaß eine feste chorioretinale Vernarbung einsetzen kann.

Wenn die Netzhautabhebung für die Drainage nicht zu flach ist, aber *Immobilität* oder *Glaskörpertraktion* vorliegt, so führt der Weg zum Operationserfolg ebenfalls nur über die *innere oder äußere Lochtamponade* (Abb. 152).

Zur *Drainage der subretinalen Flüssigkeit* eignet sich bei Makulalöchern die Bildung einer skleralen Inzision nur, wenn die subretinale Flüssigkeit mindestens bis zum Bulbusäquator reicht. Bei umschriebenen flachen Netzhautabhebungen hinter dem Äquator kann die Drainage mit der Spatalnadel des 4×0-Suturamidfadens, die in einen Nadelhalter mit Schloß geführt wird, sehr gut vorgenommen werden (Abb. 130). Die Perforation wird am sichersten direkt über dem Makulaloch unter der optischen Kontrolle des indirekten Ophthalmoskops ausgeführt. Die subretinale Flüssigkeit ist meist sehr viskös. Der Fluß stoppt dann sehr rasch, sodaß mehrere Drainagestellen erforderlich sind. Die schlechte Resorptionstendenz der subretinalen Flüssigkeit bei Makulalöchern macht die Drainage unentbehrlich.

b) *Innere Tamponadeverfahren:* Zur inneren Tamponade bewährt sich die Mischung von SF_6-Gas mit Luft in einem Verhältnis von 40 : 60 oder 20 : 80 am besten. Wenn keine oder zu wenig subretinale Flüssigkeit abgelassen werden kann, muß mit Hilfe der Vitrektomie einer ausreichenden Gasblase Platz geschaffen werden. Der vitrektomierte Glaskörper wird dabei durch Ringer-Lösung und die Ringer-Lösung durch SF_6-Gas-Luft-Gemisch ersetzt. Praktisch geht man dabei so vor, daß zunächst die *Kryopexie des Makulalochs* den Eingriff einleitet. Mit Hilfe der *Pars-plana-Vitrektomie* mit Trennung des Saug-Schneide- vom Infusionsteil, wie dies das O'Malley-Gerät bietet, wird der Glaskörper

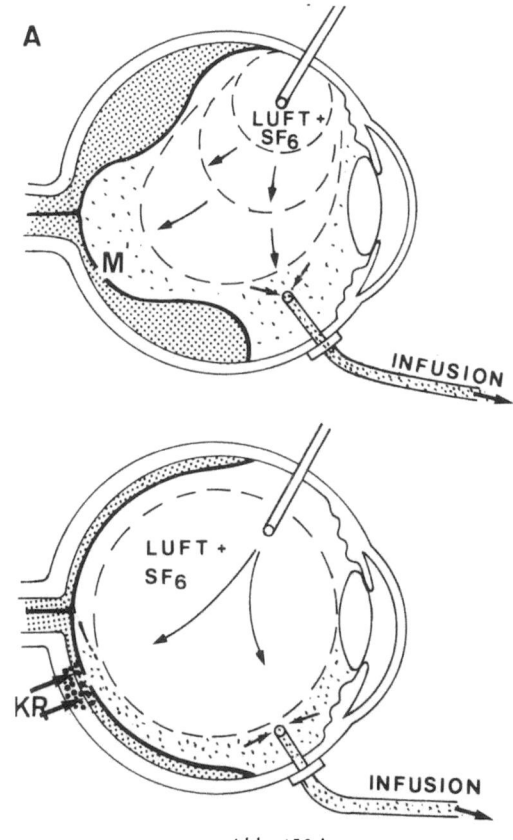

Abb. 152 A

Abb. 152. **A** Glaskörpertamponade mittels SF_6-Gas-Luft-Gemischs bei Makulaloch *(M)*. *KR* Kryopexie des Makulalochs. **B₁** Klinischer Aspekt des makulanahen Defektes *(D)* durch Glaskörpertraktion *(GK)*. **B₂** Postoperatives Bild des mit Kryopexie und Vitrektomie + Endotamponade behandelten Defektbezirks *(D)*

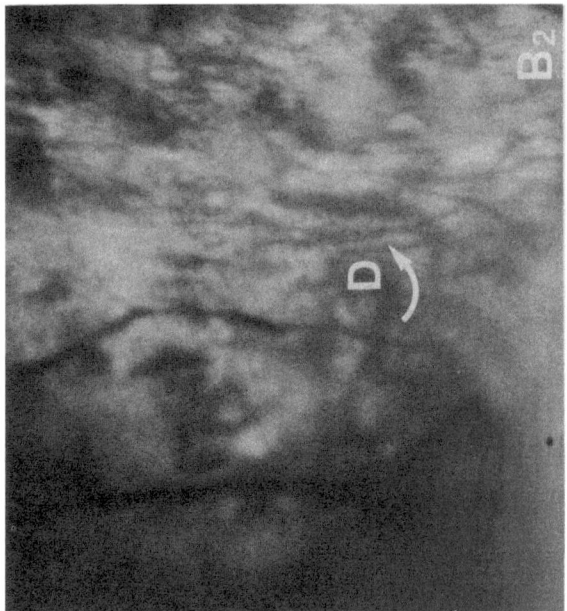
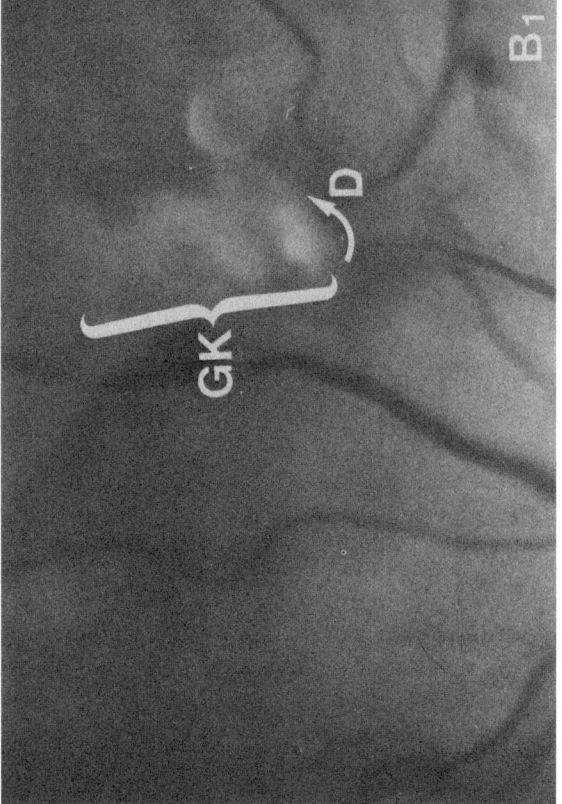

Abb. 152 B₁ und B₂

bis auf einen schmalen Streifen hinter der Linse entfernt. Der schmale retrolentale Glaskörperrest verhindert, daß die Linse nach Insufflation der Gasblase mit dieser in direkten Kontakt kommt. Der direkte Kontakt von SF_6-Gas mit der Linse erzeugt unweigerlich eine hintere subkapsuläre Katarakt, die sogenannte Gaskatarakt. Sobald die subtotale Vitrektomie beendet ist, wird das SF_6-Gas-Luft-Gemisch mit einer 10-ccm-Injektionsspritze durch Einstechen einer Nadel Nr. 20 im Bereich der Pars plana an der der Insertionsstelle der Infusion gegenüberliegenden Seite mit dem Glaskörperraum in Verbindung gebracht. Nunmehr wird der Kopf des Patienten gegen die Seite der Insertionsstelle der Infusion gedreht, sodaß diese an die tiefste und die Injektionsstelle des Gases an die höchste Bulbusstelle zu liegen kommt. Danach wird die Infusionsflasche unter das Niveau des Operationstisches gesenkt. Die im Glaskörperraum befindliche Ringer-Lösung strömt nun durch den Infusionsschlauch ab und wird durch das laufend injizierte Gasgemisch ersetzt (Abb. 152). Die Infusion wird nun abgehängt und die vorgelegte sklerale Matratzennaht fest zugezogen. Sollte dabei Gas entweichen, kann es nachinjiziert werden. Nach Beendigung der Operation ist die Bauchlage des Patienten sehr wichtig. Nur in Bauchlage preßt die Gasblase die zentrale Netzhaut gegen das Pigmentepithel. Die für den Patienten belästigende Bauchlage kann nur durch die Anwendung von Silikonöl als Tamponadematerial (Scott, 1974) vermieden werden. Die intravitreale SF_6-Gasblase erfährt durch zuströmenden Stickstoff aus den Geweben des Auges während der ersten postoperativen Tage eine Volumsexpansion auf das Eineinhalbfache. Bei Operationen unter Generalanästhesie muß die Zufuhr von N_2O zehn Minuten vor der Gasinjektion unterbrochen werden, um massive Steigerungen des intraokularen Druckes durch intravitreale Ansammlung des Narkosegases zu vermeiden.

c) *Zentrale skleraeindellende Verfahren:* Wenn die zentrale Netzhaut infolge epiretinaler Membranbildung geschrumpft ist, so wird sie sich nach Resorption der Gasblase wieder abheben. In diesen Fällen ist die Eindellung der zentralen Sklera das Mittel der Wahl. Der Schwierigkeit des operativen Zugangs am hinteren Augenpol kann auf mannigfaltige Weise begegnet werden. Da über dem Makulagebiet selbst keine Nähte in der Sklera verankert werden können, muß das eindellende Element auf der Sklera knapp hinter oder sogar noch vor der Äquatorgegend fixiert werden.

c 1. Bei dem *Schlingenverfahren nach Feman* und Mitarbeitern (1974) wird eine 5 mm dicke Silikonschaumplombe zwischen nasal oberem und temporal unterem Quadranten über der Makulagegend ausgespannt (Abb. 153). Die Plombe wird unter dem Musculus obliquus inferior durchgeführt und nach der Querung des hinteren Augenpols gespalten, ein Teil wird zum temporal oberen Quadranten, der andere zum nasal oberen Quadranten über dem Ansatzgebiet des Musculus obliquus superior geleitet. Fixiert werden die drei Enden der Y-förmigen Plombe jeweils äquatorial durch eine 4×0-Mersilenenaht. Die subretinale Drainage ist obligatorisch.

c 2. Diesem Verfahren sehr ähnlich ist die *vertikale Halbcerclage nach Liesenhoff* (1970). Als eindellendes Element fungiert ein 2 mm breites Silikongummiband, das zwischen temporalem Rand des Musculus rectus superior unter dem unteren schrägen Augenmuskel und nasalen Rand des Musculus rectus infe-

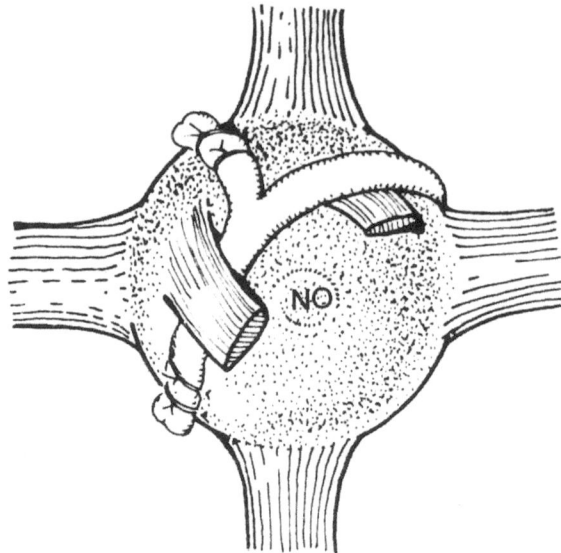

Abb. 153. Schlingenverfahren nach Feman bei Makulaloch. *NO* Nervus opticus

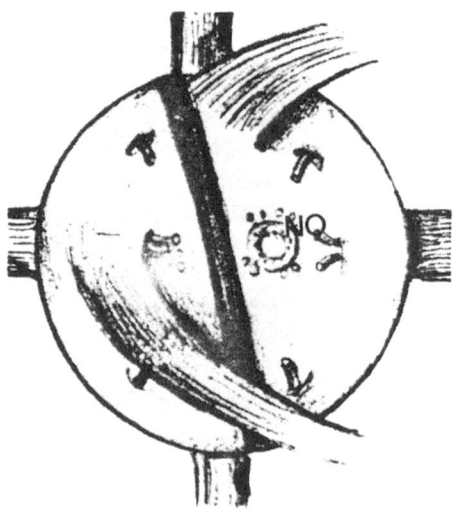

Abb. 154. Halbcerclage nach Liesenhoff bei Makulaloch

rior ausgespannt wird (Abb. 154). Um ein seitliches Abgleiten des Bandes zu verhindern, wird jeweils hinter dem Bulbusäquator eine leitende Matratzennaht angelegt. Ein Herausgleiten des Bandes nach hinten zu aus den muskelnahen Fixationsnähten wird durch ein Umschlagen der freien Enden des Bandes vermieden.

c 3. Bei der *Schlingentechnik nach Margherio und Schepens* (1972) wird das Silikonband im Makulabereich durch ein 8 mm langes, solides Silikonstück so unterfüttert, daß das Band in dem Falz der Silikonplombe gleitet (Abb. 155).

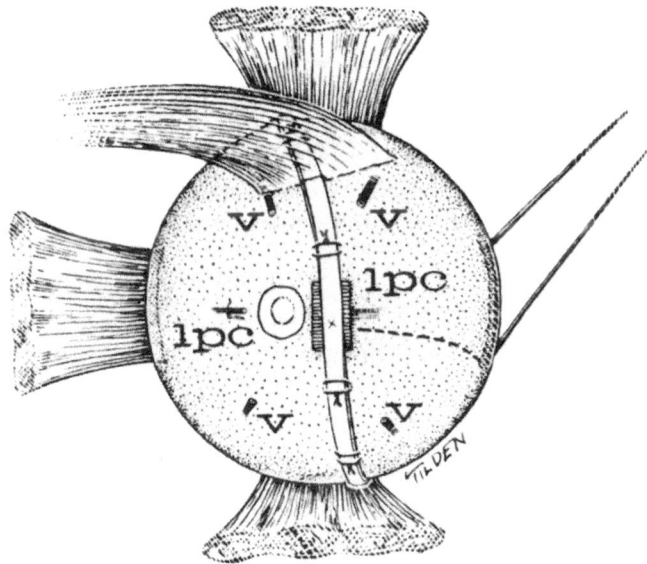

Abb. 155. Schlingentechnik nach Margherio und Schepens bei Makulaloch. *lpc* lange hintere Ciliararterie, *v* Vortexvene

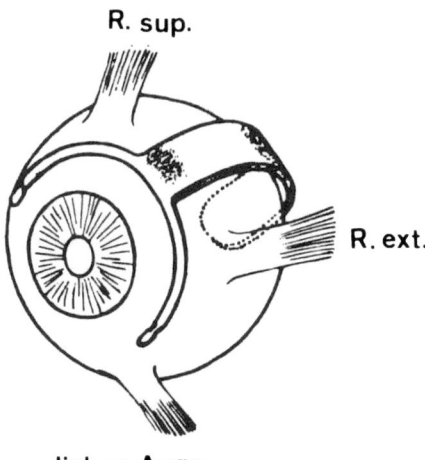

Abb. 156. Silberklemme nach Klöti bei Makulaloch. *R. sup.* musculus rectus superior, *R. ext.* musculus rectus externus

Nach oben läuft das Silikonband durch einen Tunnel im Ansatzbereich des Musculus obliquus superior. Damit wird eine Kompression der Vortexvene im nasalen oberen Quadranten vermieden. Retroäquatoriale Matratzennähte fixieren das Silikonband in der richtigen Position.

c 4. Das eleganteste und komplikationsärmste Verfahren zur Eindellung des hinteren Augenpols bedient sich der *Silberklemme nach Klöti* (1964). Die Silberklemme besteht aus einem Halbring, der mit sechs Suturamidnähten (4×0) vor den Muskelansätzen skleral verankert wird. Von dem Halbring geht im rechten

Winkel ein Bügel aus, der über dem temporal oberen Quadranten den hinteren Augenpol eindellt. Mit sterilen Zangen wird die jeweils erforderliche Krümmung des Bügels erzielt, die zur Eindellung des hinteren Augenpols führt (Abb. 156). Die optische Kontrolle mit dem indirekten Ophthalmoskop zeigt an, ob im Makulabereich tatsächlich ein enger Kontakt zwischen Netzhaut und Pigmentepithel gewonnen werden konnte. Ist dies der Fall, werden die Skleranähte definitiv verknotet, und das Makulaloch wird mittels Xenonlichts photokoaguliert. Bei massiver Atrophie des Pigmentepithels ist die Kryopexie vor Anlegen der Klemme vorzuziehen. Sobald sich das Koagulationsareal pigmentiert, das ist zwischen dem siebenten und dem zehnten postoperativen Tag, kann die Klemme durch Eröffnung der Bindehaut und Durchtrennung der skleralen Verankerungsnähte in einem kurzen Eingriff in Lokalanästhesie entfernt werden.

Eigene Erfahrungen bei Netzhautabhebungen mit Makulaloch ergeben ausgezeichnete Resultate mit der Klötischen Silberklemme. Bei der Halbcerclage beobachteten wir in zwei Fällen (von insgesamt sechs) Blutungen aus kurzen hinteren Ziliararterien, die aus dem subretinalen Raum innerhalb von Stunden in den Glaskörperraum eingebrochen sind. Außerdem führt die vertikale Eindellung der Sklera zu einem massiven Abfall der Sehschärfe gegenüber dem präoperativen Ausgangsvisus. Eine Kompression des Sehnervs wurde von uns hingegen niemals beobachtet. Bei der Klöti-Klemme ist es in zwei von zehn Fällen zum Verrutschen der Klemme und damit zum Amotiorezidiv gekommen. Deshalb scheint uns beim heutigen Stand der vitreoretinalen Chirurgie die innere Tamponade mit SF_6-Gas-Luft-Gemisch mit oder ohne Vitrektomie das Mittel der Wahl zu sein. Bisher konnten wir in sechs Fällen keine Komplikationen feststellen. Makulalöcher als Ursache einer Netzhautabhebung sind nun einmal selten, und ein großes Zahlenmaterial häuft sich nur in zehn oder zwanzig Jahren an einer Klinik an. Deshalb bin ich in diesem Spezialgebiet der Netzhautabhebung von meiner in diesem Buch sonst geübten Abstandnahme der Nennung des eigenen Zahlenmaterials abgewichen, um zu demonstrieren, auf welch kleinem Krankengut sich die persönlichen Erfahrungen bei Netzhautabhebungen mit Makulalöchern aufbauen.

3. Zum Management des Typs 3 der Netzhautabhebung mit Makulaloch, bei dem sich die Netzhautabhebung bis zur Ora serrata erstreckt und zusätzliche periphere Netzhautdefekte vorhanden sind, findet sich in der Literatur die einhellige Meinung, nur die peripheren Netzhautdefekte durch Kryopexie und Plombage zu behandeln (Klöti, 1964; Chignell, 1980; Benson, 1980; Margherio und Schepens, 1972). Allerdings ist die Drainage der subretinalen Flüssigkeit so total wie nur möglich vorzunehmen. Erst bei Auftreten einer Reamotio, die vom unbehandelten Makulaloch ihren Ausgang nimmt, sind die obenerwähnten Operationsverfahren zum Verschluß des Makulalochs anzuwenden. In unserem Krankengut der letzten 15 Jahre von 1742 Amotiooperationen trat diese Situation lediglich zweimal auf.

4. Beim Typ 4 der Netzhautabhebung mit Makulaloch, bei dem sich die Netzhautabhebung bis zur Ora serrata erstreckt und über den gesamten oder fast den gesamten Fundus ausdehnt, ohne daß zusätzliche periphere Netzhautdefekte sichtbar sind, bleibt das Makulaloch ebenfalls unbehandelt. Diese Konstellation suggeriert die Anwesenheit nicht entdeckbarer peripherer Netzhautde-

fekte, da Makulalöcher allein so gut wie niemals Netzhautabhebungen erzeugen, die bis zur Ora serrata reichen. In diesem Fall gehen wir wie bei fehlendem Rißbefund vor: 360-Grad-Kryopexie, äquatoriale Cerclage und totale subretinale Drainage.

C. Netzhautabhebungen, die durch massive vitreoretinale Retraktion kompliziert sind

Bei lange bestehenden Netzhautabhebungen, bei Netzhautabhebungen, die erfolglos operiert wurden, bei Kataraktoperationen mit Glaskörperverlust und bei Netzhautabhebungen, die auf perforierende Bulbusverletzungen bzw. ischämisierende Gefäßerkrankungen der Netzhaut, wie die diabetische Retinopathie, zurückgehen, setzt ein starker *Umbau des Glaskörpers* ein. Die Traktus des Glaskörpers aus kollagenen Fasersystemen werden verkürzt und aus ihrer ursprünglichen, nach vorne sich trichterförmig öffnenden Richtung abgelenkt, die hintere Glaskörpergrenzschicht ist kondensiert und geschrumpft. Experimentelle Untersuchungen erbrachten den Nachweis von intrazellulären Aktinfilamenten, also den sich verkürzenden Elementen der Myofibrillen, in den intravitrealen Fibroblasten als Substrat der Kontraktion des Glaskörperkollagens (Ussmann und Mitarbeiter, 1981). Im Bereich vitreoretinaler Adhärenzen wird die Netzhaut durch kontrahierte Membranen unweigerlich von ihrer Unterlage zentripetal abgezogen. Besonders im Bereich der Glaskörperbasis resultiert daraus eine zirkuläre Traktionsfalte. Das Maximum der vitrealen Retraktion ist durch eine „straffe hintere Glaskörperabhebung" gekennzeichnet, bei der der Glaskörper straff zwischen der vorderen Insertionslinie, d. h. an der Grenzzone der hinteren Glaskörperbasis, transvitreal ausgespannt ist, wobei alle Adhärenzen im Bereich des hinteren Augenpols verlorengehen (Abb. 157).

Gleichzeitig mit der Formation transvitrealer und vitreoretinaler Traktionsmembranen entwickeln sich *epiretinale Membranen,* die sich zunehmend verdicken und retrahieren. Diese Membranen leiten sich von emigrierten und proliferierten metaplastischen Pigmentepithelzellen ab (Machemer und Laqua, 1975) (Abb. 82). Ihr Ursprung aus Müllerschen Stützzellen und hämatogenen Makrophagen (Gloor und Daicker, 1975) bzw. aus Astrozyten (Foos und Gloor, 1975) wird ebenfalls diskutiert.

Massive *vitreoretinale Retraktion,* neuerdings auch proliferative Vitreo-Retinopathie genannt, ist also durch das Vorhandensein transvitrealer, vitreoretinaler, subretinaler und epiretinaler kontraktiver Membranen charakterisiert. Daraus resultieren transvitreale, oblique vitreoretinale und epiretinale Vektoren der Traktion im Rahmen einer rhegmatogenen Netzhautabhebung. Der einfache Defektverschluß durch Thermoadhäsion und Eindellung beseitigt diese Faktoren nicht. *Vitrektomie* und *Membranektomie,* in den meisten Fällen auch intravitreale *Tamponadeverfahren,* sind neben dem Defektverschluß die Voraussetzung für den Operationserfolg.

1. Netzhautabhebungen mit Riesenrissen

Riesenrisse wurden in der einschlägigen Literatur als oraparallele Einrisse mit peripherem Netzhautsaum definiert, die sich über mindestens ein Viertel der

Zirkumferenz erstrecken (Witmer, 1969). Verursacht wird dieser Rißtyp durch eine prääquatoriale transvitreale Traktion (Freeman, 1979). Dieser transvitrealen Traktion geht eine Verflüssigung des Glaskörpergels hinter dem Bulbusäquator voraus. Zunächst entstehen große Flüssigkeitslakunen im hinteren Glaskörper und eine Kondensation des vorderen Glaskörperabschnitts. Die vordere Wand der Lakune wird durch eine transvitreale Kondensationsmembran gebildet, die in der Äquatorregion oder knapp davor den Glaskörperraum kreuzt. Die vor

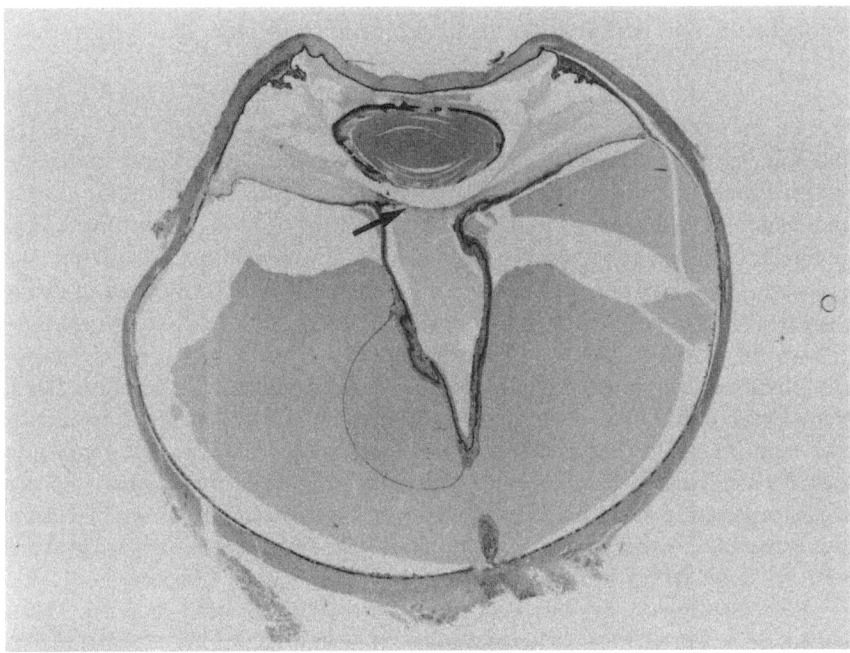

Abb. 157. Histologischer Schnitt durch ein Auge mit massiver periretinaler Proliferation. Der Pfeil zeigt auf die transvitreale Membran im Bereich der Glaskörperbasis

dieser Membran gelegenen Glaskörpertraktus sind ebenfalls in eine transvitreale Richtung umgelenkt. Die Membran ist rigid und oszilliert nicht nach Bulbusbewegungen. Die Insertionslinie der ,,intra"vitrealen Membran, die eine straffe hintere Glaskörperabhebung vortäuscht, fällt mit der hinteren Grenzzone der Glaskörperbasis zusammen. Tatsächlich scheidet diese ,,intra"vitreale Membran den kondensierten vorderen Glaskörper lediglich vom verflüssigten hinteren Glaskörperabschnitt, bei dem im Rindenbereich gelartiger Glaskörper vorhanden ist. Die massive Kontraktion dieser Membran bewirkt den oraparallelen Netzhauteinriß (Abb. 20).

Die straffe intravitreale Membran ist am vorderen Rißrand adhärent, der hintere Rißrand flottiert frei. Der verflüssigte Glaskörper benützt den breiten Zugang zum Subretinalraum und löst die Netzhaut hochblasig ab. Der frei flottierende hintere Rißrand kontrahiert sich häufig und rollt sich ein, wodurch die Außenfläche der Netzhaut dem Glaskörperraum zugewendet wird (Abb. 158).

Das Verständnis des Pathomechanismus der Riesenrißamotio zeigt, daß eine Definition des Riesenrisses durch die Angabe der Ausdehnung des Defektes nicht nur irreführend ist (auch Lappenrisse erreichen mitunter Dimensionen von 90 Grad und mehr), sondern auch ein inadäquates operatives Vorgehen sugge-

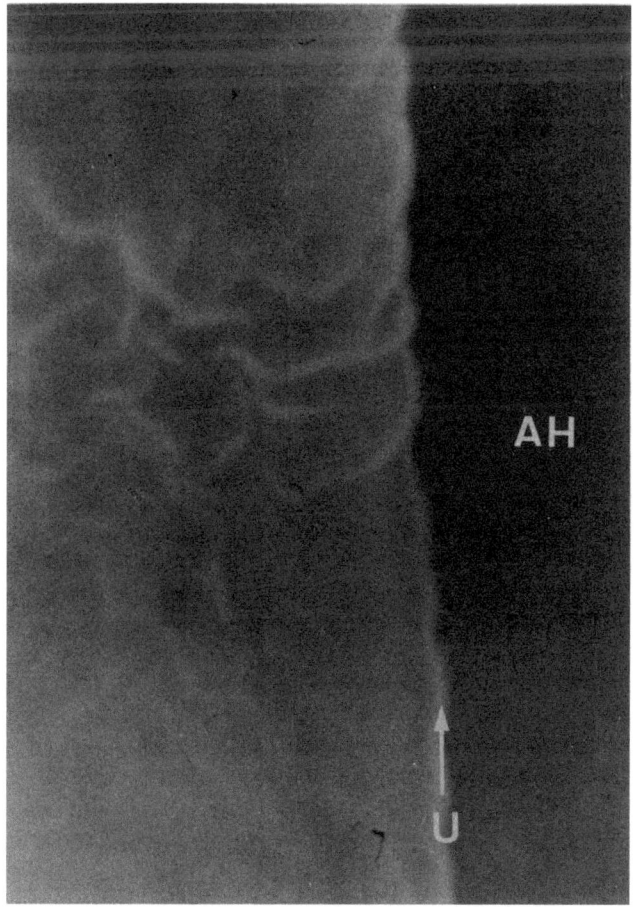

Abb. 158. Klinischer Aspekt eines Riesenrisses mit umgeschlagenem Rißrand. *AH* Aderhaut + Pigmentepithel, *U* Umschlagfalte des Riesenrisses

riert. Scott (1979) schlug deshalb die **Definition des Riesenrisses** als eines Defektes vor, bei dem eine abnorme Mobilität des hinteren Rißrandes vorliegt, die vom vorderen Rißrand völlig unabhängig ist. Das gilt für Riesenrisse von weniger als 90 Grad Ausdehnung ebenso wie für Risse über 180 bis 360 Grad. Die Tatsache, daß die Netzhaut mehr durch verflüssigten Glaskörper als durch subretinale Flüssigkeit vom Pigmentepithel abgedrängt wird, und der im Glaskörperraum frei flottierende hintere Rißsaum sind die wichtigsten Gründe für den Ausschluß der Standardverfahren der Amotiochirurgie bei der Heilung der Riesenrißamotio. Ein weiterer Grund ist die Neigung der Riesenrißamotio, sehr rasch massive periretinale Proliferation zu provozieren. Die Ursache dafür ist sicherlich im extrem breiten Zugang des Pigmentepithels zum Glaskörperraum zu sehen. Die Pigmentepithelzellen aggregieren an der Netzhautaußen- und -innenfläche. Der metaplastische Prozeß der retro- und epiretinalen Fibroplasie führt zur Immobilisation und Schrumpfung der Netzhaut mit starrer Einrollung des Rißrandes. Eine einfache Entfaltung des eingerollten Rißrandes ist unmöglich. Ohne Entlastungsschnitte (Retinotomie) legt sich die Netzhaut der Unterlage nicht an.

Chirurgisches Vorgehen bei der Riesenrißamotio

Der Eingriff beginnt nach Exposition des gesamten Bulbus mit der äquatorialen oder etwas postäquatorialen Cerclage mittels eines 2-mm-Silikongummis. Je mobiler der hintere Rißrand ist, umso weiter vorne kann die Cerclage angelegt werden. Immobile, geschrumpfte Netzhaut und starrer, umgeschlagener und eingerollter hinterer Rißrand erfordern weit hinten liegende Umschnürungen des Bulbus. Das Cerclageelement bleibt zunächst lose, um eine Drucksteigerung zu vermeiden. Unmittelbar im Bereich der Cerclage wird eine 360-Grad-Kryopexie mit der großen Kryode nach Machemer angeschlossen (Abb. 159). Der zweite Operationsschritt ist die totale Vitrektomie über den Zugang der Pars plana. Der Glaskörper wird sowohl aus dem Glaskörperraum als auch hinter der Netzhaut entfernt. Da eine totale Tamponade des Glaskörperraums erforderlich ist, um die Netzhaut im Rißbereich ihrer Unterlage anzupressen, ist die Lensektomie wegen der unvermeidbaren Gefahr der Entstehung einer Gaskatarakt zu empfehlen. Die Rißränder werden nun durch Ansaugen mittels des Vitreophagen – die eigenen Erfahrungen erstrecken sich ausschließlich auf das O'Malley-Gerät – im Bereich der Ora serrata oder knapp dahinter intraskleral inkarzeriert (Abb. 159). Bei Riesenrissen mit einer Ausdehnung von 180 Grad sind zwei, bei Riesenrissen, die sich über 270 Grad und mehr erstrecken, drei Inkarzerationsstellen erforderlich. Damit wird die Netzhaut zunächst einmal entfaltet und ausgespannt. Das später intravitreal injizierte Gas-Luft-Gemisch kann nicht mehr hinter die abgehobene Netzhaut geraten. Dieses Vorgehen erübrigt einen rotierenden Operationstisch (Machemer, 1979). Das SF_6-Gas-Luft-Gemisch im Verhältnis 40 : 60 bzw. 20 : 80 wird mit einer Nadel Nr. 20 (= 27 gauge) via Pars plana unter Mikroskopkontrolle injiziert. Die Injektionsstelle für das Gas-Luft-Gemisch sollte stets am höchsten Punkt des Bulbus liegen. Sobald die abgehobene Netzhaut gegen die innere Bulbuswand gepreßt wird, schlüpft sie aus den Inkarzerationsstellen heraus. Die Gasblase preßt die intraokulare Flüssigkeit über eine in die Vorderkammer eingestochene Nadel Nr. 20 aus. Die Drainagestelle sollte immer am tiefsten Punkt des Bulbus gelegen sein. Sollte die Linse nicht entfernt worden sein, so wird diese Nadel im Bereich der Pars plana eingestochen (Abb. 160). Die zweite Möglichkeit des Gas-Flüssigkeits-Austausches besteht – wie bereits erwähnt – in einer Senkung der Infusionsflasche unter das Tischniveau (Abb. 152). Allerdings entweicht meist beim Zuziehen der vorgelegten Haltenaht des Infusionsansatzes der O'Malley-Apparatur relativ viel Gas. Nach dem Nahtverschluß muß bei diesem Vorgehen das Gasvolumen wieder aufgefüllt werden, sobald die Haltenaht des Infusionsansatzes fest geknüpft worden ist. Verwendet man zum Ablassen der intraokularen Flüssigkeit eine dünne Nadel, so wird die intravitreale Infusion schon vor der Insertion der Injektionsnadel abgehängt und der Haltefaden des Infusionsansatzes definitiv geknüpft. Gelangt doch eine kleine Gasblase hinter die Netzhaut, so kann sie

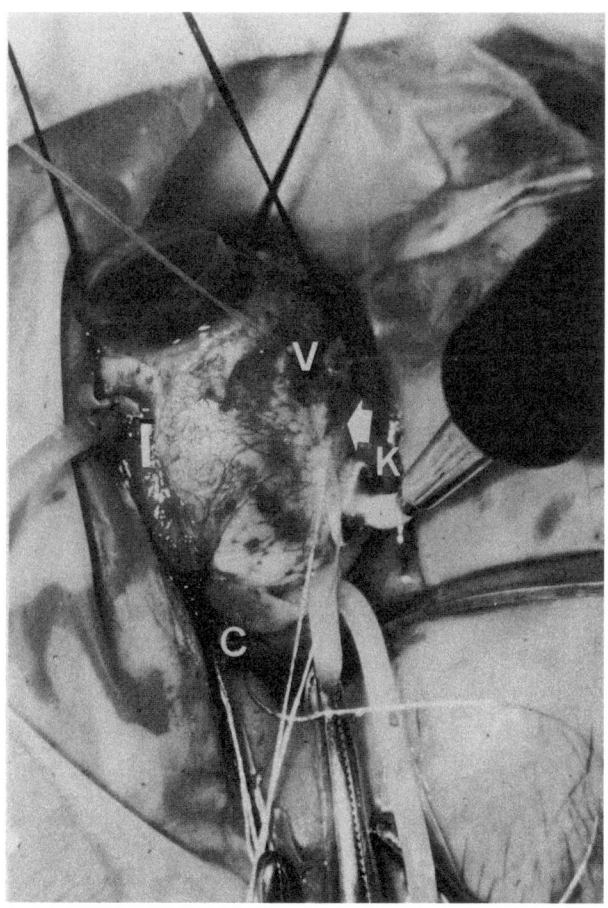

Abb. 159. Amotiooperation bei Riesenriß. Infusion über die Pars plana *(I)*, Cerclage *(C)*, Kryopexie mit der Machemer-Kryode *(K)*, Pars-plana-Vitrektomieöffnung der Sklera *(V)*; der Pfeil zeigt auf die Skleraöffnung zur Netzhautinkarzeration

durch Druck auf die Sklera von außen und durch Massage der Sklera nach vorne ausgepreßt werden. Nunmehr wird die Cerclage festgezogen und die Lage des Rißrandes am Cerclagewulst ophthalmoskopisch kontrolliert. Der letzte Schritt ist eine 360-Grad-Kryopexie knapp vor dem einschnürenden Silikongummi. Die postoperative Bauchlage ist für den Tramponadeeffekt unerläßlich.

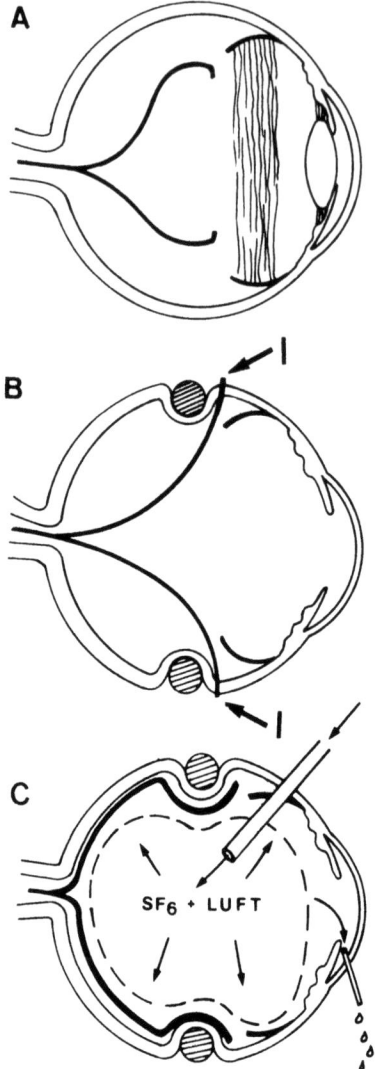

Abb. 160. Schematisierte Darstellung der Amotiooperation bei Riesenriß der Netzhaut. **A** Ausgangssituation. **B** Sklerale Inkarzeration der hinteren Netzhautrißränder *(I)* Lensektomie + Cerclage. **C** Totale innere Tamponade

2. Netzhautabhebungen mit immobiler Netzhaut

a) Aphakieamotio nach Glaskörperverlust

Sobald bei der intrakapsulären Extraktion einer Kataraktlinse Vitreusverlust eintritt, sollte mit dem Saugtupfer soviel Glaskörper wie möglich angehoben und mit einer Weckerschere abgeschnitten werden. Diese Prozedur wird so lange fortgesetzt, bis die Irisoberfläche frei von Glaskörper ist und der Glaskörper im Pupillarbereich einen konkaven Aspekt bietet. Danach wird die Pupille mittels intrakameral applizierten Acetylcholins maximal verengt und nach Anlegen der Korneoskleralnähte die Vorderkammer mit Luft aufgefüllt. Wenn diese Maßnahmen nicht ausreichen, den Glaskörper am Eindringen in der Vorderkammer zu hindern, bilden sich durch Kondensation schon ein bis zwei Wochen nach der Kataraktoperation schräge transpupilläre Stränge aus, die durch Traktion zur Abhebung der Netzhaut mit oder ohne Lappenriß führen können (Abb. 161). Bereits nach einer weiteren Woche kann das Vollbild der massiven periretinalen Proliferation mit windenblütenförmiger Netzhautabhebung vorlie-

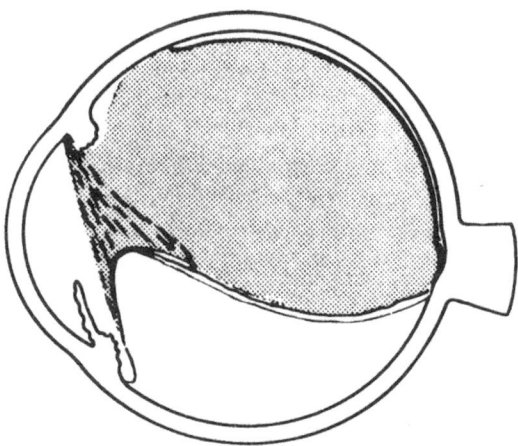

Abb. 161. Einklemmung eines transpupillären Glaskörperstranges nach Kataraktoperation mit Glaskörperverlust in der Operationswunde (aus: Norton und Machemer, 1971)

gen. Um diese deletären Folgen einer Kataraktoperation mit Vitreusverlust zu vermeiden, sollte der Patient spätestens am *fünften postoperativen Tag* an der Spaltlampe untersucht werden. Finden sich an der Irisoberfläche Glaskörperstränge oder auch nur eine Umlenkung der Glaskörpertraktus in eine schräg das Auge durchsetzende Richtung mit massiver Kondensation des Glaskörpers, so sollte der Patient einer *Vitrektomie* via Pars plana unterzogen werden. Erst die vollständige Entfernung des soliden Glaskörpers garantiert das Ausbleiben der vitreoretinalen Retraktion. Zeigt die Spaltlampenuntersuchung ein unauffälliges Glaskörpergerüst, so sollte die *minutiöse Untersuchung der Netzhautperipherie* mittels des Goldmannschen Dreispiegelkontaktglases und des indirekten Ophthalmoskops angeschlossen werden. Eventueller Glaskörperzug mit Traktionsfalten muß mittels Vitrektomie behandelt werden. Lappenrisse werden einer Kryopexie bzw. radiären Plombage, kombiniert mit einer Bulbuscerclage, zugeführt. Wenn der eben skizzierte Untersuchungsgang und die daran geknüpften Konsequenzen unterbleiben, entsteht in Augen mit Vitreusverlust nach Kataraktoperation nicht selten eine *Traktionsamotio in der unteren Fundushälfte*. Die Netzhaut wird häufig bis in den Pupillarbereich gezogen, sodaß die Pars plana des Ziliarkörpers in der Pupille sichtbar wird. Nicht selten finden sich in der abgehobenen Netzhaut große Lappenrisse. In solchen Fällen empfiehlt sich ein ähnliches *operatives Vorgehen* wie beim Riesenriß: äquatoriale Cerclage, Membranektomie und totale Vitrektomie, Kryopexie und radiäre Plombage der

Lappenrisse und zuletzt Drainage der subretinalen Flüssigkeit und intravitreale Gas-Luft-Tamponade.

Sobald sich das Vollbild einer massiven periretinalen Proliferation entwickelt hat, muß das in diesem Abschnitt ausgeführte Operationsverfahren angewendet werden.

b) Netzhautabhebungen nach perforierenden Bulbusverletzungen

Netzhautdefekte im Rahmen perforierender Augenverletzungen können entweder unmittelbar während des Traumas durch scharfkantige Fremdkörper beim Eintritt in den hinteren Augenabschnitt bzw. beim Austritt durch die hintere Augenwand oder als Spätfolge ohne direkte unmittelbare Traumatisierung der Netzhaut durch Traktion entstehen. Erst die Kondensation und Kontraktion des Glaskörpergerüsts ermöglichen die Netzhautabhebung. Von der Eintrittsstelle des Fremdkörpers ausgehend, durchsetzt innerhalb weniger Wochen fibröses bzw. fibrovaskuläres Gewebe den Glaskörperraum unter Benützung des transvitrealen Weges des Fremdkörpers. Die Kontraktion dieser transvitrealen Stränge erzeugt je nach ihrer Ausrichtung im Glaskörperraum eine anterioposteriore, eine oblique oder eine zirkumferenzielle Traktion an der Netzhaut im Bereich der Insertionsstelle solcher Membranen. Als Folge entstehen entweder eine umschriebene Traktionsamotio ohne Defekt oder Netzhautrisse variabler Ausdehnung, gefolgt von einer entsprechenden rhegmatogenen Netzhautabhebung. Netzhautabhebungen nach perforierenden Bulbusverletzungen sind also entweder reine Traktionsamotiones oder eine Kombination aus Traktions- und rhegmatogener Netzhautabhebung, niemals aber reine rhegmatogene Netzhautabhebungen. In zunächst reinen Traktionsamotiones entstehen meist sekundär Netzhautdefekte, entweder durch Einriß an der Insertionsstelle der Traktionsmembran oder durch Dehnungsatrophie bzw. im Sinne von degenerativen Rundlöchern. Es erweist sich deshalb als unerläßlich, selbst bei scheinbar reinen Traktionsamotiones gewissenhaft nach Netzhautdefekten zu fahnden. Die Entwicklung einer rasch, d. h. innerhalb weniger Wochen, einsetzenden massiven periretinalen Proliferation ist ein charakteristisches Begleitsymptom der Netzhautabhebung nach Bulbusperforation.

Operatives Vorgehen bei Netzhautabhebungen nach perforierender Bulbusverletzung

Die Operation beginnt mit der Kryopexie und Plombage der Netzhautrisse. Nach der Drainage der subretinalen Flüssigkeit zeigt es sich, ob die Traktion die Netzhaut an dem Anlegen auf dem Sklerabuckel hindert. Selbst wenn sich die Netzhaut der Buckelkontur anschmiegt, aber die Traktionsmembran noch straff gespannt erscheint, darf man sich nicht mit dem einfachen Eingriff zufriedengeben, d. h. wenn die Netzhaut nach maximaler Eindellung der Bulbuswand (Plombage + Cerclage) und nach folgendem Ablassen der Subretinalflüssigkeit entweder noch abgehoben bleibt oder zwar anliegt, aber unter Zug eines straffen Stranges steht, ist die darauffolgende Membranektomie + Vitrektomie unerläßlich. Um die subretinale Drainage möglichst komplikationsfrei zu gestalten, wird schon von Beginn der Operation an der Infusionsteil des O'Malley-Vitrek-

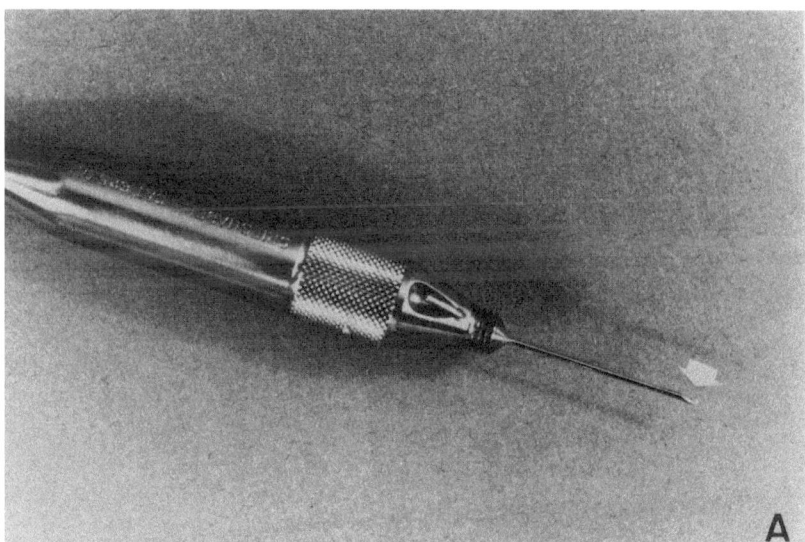

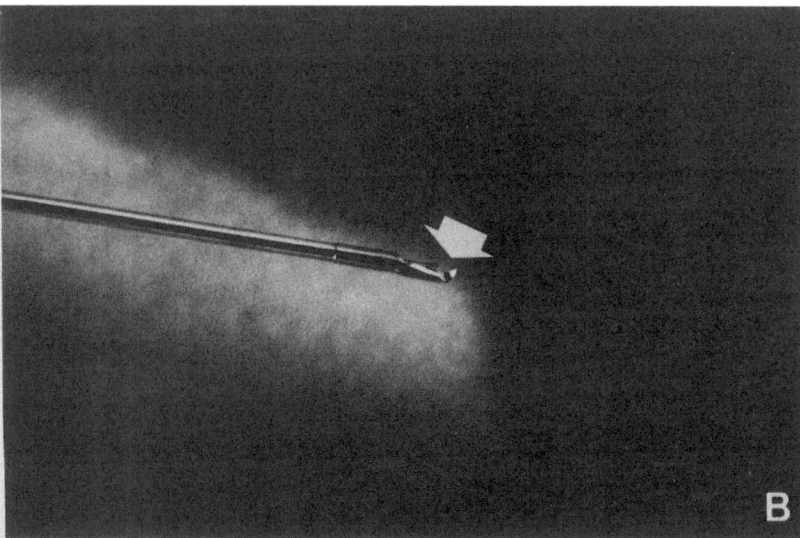

Abb. 162. MPC-Schere nach Machemer. **A** Übersicht. **B** Vergrößerte Spitze der Schere (Pfeil)

tomiegeräts über die Pars plana an das Auge angeschlossen. Eine Hypotonisierung des Bulbus oder ein Sistieren des Ausfließens der Subretinalflüssigkeit läßt sich damit sicher verhindern. Nach dem definitiven Knoten der Matratzennähte der Plombe wird die Öffnung der Sklera über der Pars plana an der für die Durchschneidung der Glaskörpermembran günstigsten Stelle vorgenommen. Ein Zug sollte an den Membranen nicht mehr ausgeübt werden, um nicht die Netzhaut womöglich über den Plombenbuckel hinaus weiter aufzureißen. Der Infu-

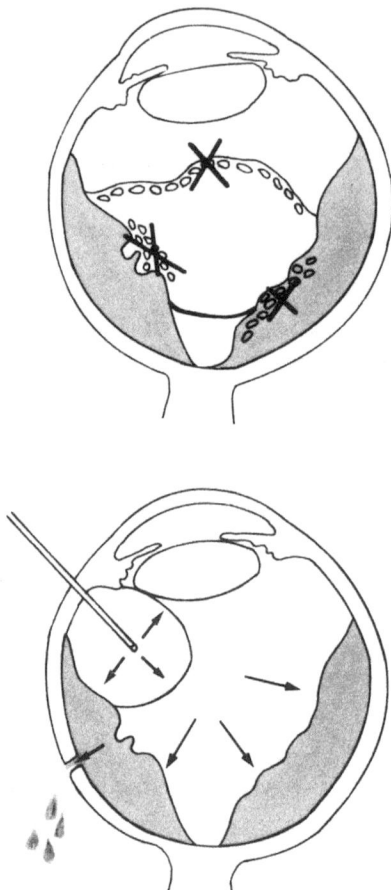

Abb. 163. Amotiooperation bei transvitrealen, subretinalen und epiretinalen Membranen. X Vitrektomie + Membranektomie; → Endotamponade

sionsdruck wird maximal erhöht, indem die Infusionsflasche an die Decke des Operationsraumes angehoben wird. Selbst dünne Membranen sollten nicht in den Vitrektomieansatz hineingesaugt werden. Erst wenn die Membran nahe an der Netzhaut mit Hilfe der MPC-Schere (= Membrane-peeler-cutter nach Machemer, 1981) durchschnitten ist, wird ihr netzhautferner Teil mit dem Vitreophagen durch Schneiden und Saugen entfernt (Abb. 162). Hebt sich die Netzhaut während der Membranektomie ab, so ist die totale intravitreale Tamponade mit SF_6-Gas-Luft-Gemisch unerläßlich (Abb. 163). Ist dies nicht der Fall und liegt die Netzhaut am Ende der Vitrektomie komplett an, so kann auf die intravitreale Tamponade verzichtet werden.

c) Netzhautabhebungen bei proliferativer (diabetischer) Retinopathie

Ähnlich wie nach perforierenden Bulbusverletzungen vermag die diabetische Retinopathie in ihren Endstadien Netzhautabhebungen zu erzeugen, die entweder ausschließlich auf Traktion zurückgehen, oder Traktionsamotiones, die durch sekundäre degenerative Netzhautdefekte kompliziert sind, bzw. Traktionsamotiones, bei denen die Traktionsmembranen rißerzeugend wirken. Alles in allem handelt es sich bei der terminalen diabetischen Retinopathie um Netzhautabhebungen, bei denen epiretinale Traktionsphänomene im Vordergrund stehen und Netzhautdefekte, sei es degenerativer Natur oder vom Typ des Trak-

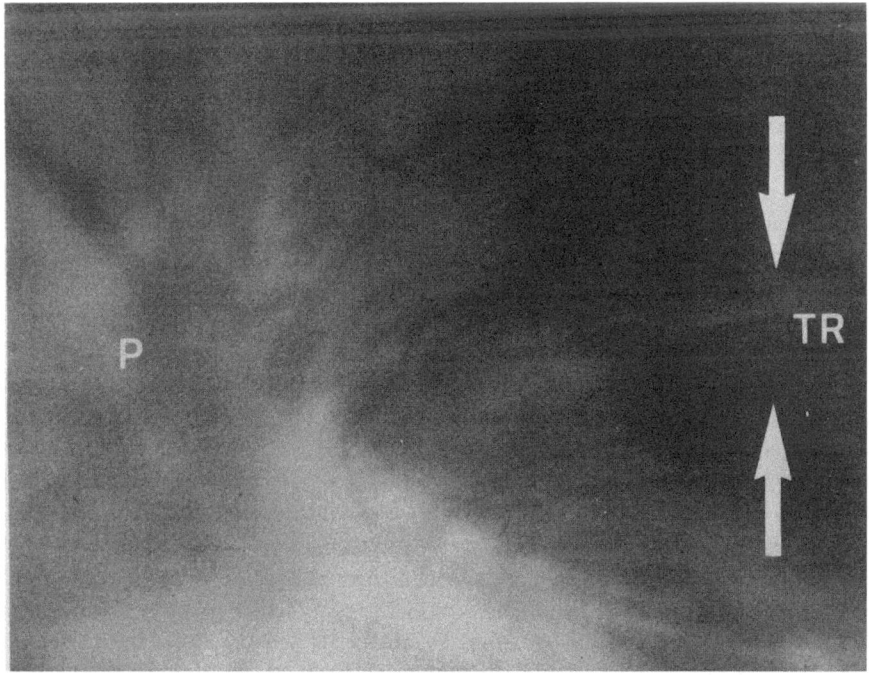

Abb. 164. Fundusaspekt einer Trampolinmembran *(TR)* bei diabetischer Retinopathie. *P* durch fibrovaskuläres Gewebe verdeckte Papille des Sehnervs

tionsrisses, akzidentelle Begleiterscheinungen darstellen. Die Traktion ist meist im Bereich der temporalen Gefäßarkade bzw. knapp nasal der Papille des Sehnervs wirksam. Häufig tritt in diesem Bereich auch eine Netzhautspaltung mit Rupturen der inneren, äußeren oder beider Netzhautblätter auf. „Trampolin"-Membranen, das ist die kondensierte verdichtete hintere Glaskörpergrenzschicht mit breiter Anheftung im Bereich der temporalen Gefäßarkade oberhalb und unterhalb des hinteren Augenpols, überqueren das Makulaareal, das zwischen den Traktionsfalten im Bereich der Gefäßarkade häufig anliegt (Abb. 164). Gelegentlich finden sich auch nur umschriebene Traktionsamotiones in einem vasoproliferativen Areal außerhalb der erwähnten Lokalisationen. Die Traktionsamotio bei diabetischer Retinopathie ist ebenso wie die Netzhautabhebung nach Bulbusperforation häufig sehr rasch nach ihrem Auftreten von Symptomen der massiven periretinalen Proliferation begleitet, gleichgültig ob Netzhautdefekte vorhanden sind oder nicht. In der Fundusperipherie liegt die

Netzhaut so gut wie immer an. Lediglich bei Wirksamwerden zusätzlicher Netzhautdefekte ist die straffe konkave retroäquatoriale Traktionsamotio von einer blasigen konvexen prääquatorialen Netzhautabhebung begleitet. Diese Symptomatik suggeriert das Vorhandensein zusätzlicher Netzhautdefekte neben den Folgen der massiven vitreoretinalen bzw. periretinalen Retraktion. Die Defektsuche ist für den Operateur deshalb bei diabetischer Retinopathie ebenso unerläßlich wie bei der Netzhautabhebung nach perforierender Bulbusverletzung.

Operatives Vorgehen bei Netzhautabhebungen im Rahmen der proliferativen (diabetischen) Retinopathie

Die weit hinten liegenden Netzhautdefekte, meist knapp peripher der temporalen Gefäßarkade oder knapp (d. h. 2–3 PD) von der Papille des Sehnervs entfernt, sind mit einer einfachen Plombage schwer zu erreichen. Am einfachsten gestaltet sich die Plombage, wenn möglichst weit retroäquatorial eine Cerclage vorgenommen wird (allerdings möglichst unter Schonung der Vortexvenen!) und wenn durch Befestigung von radiären Plomben unter dem Cerclagegummi (2 mm ⌀) der Netzhautdefekt auf einen Plombenwulst gelagert wird. Der nächste Schritt, nämlich die möglichst totale Drainage der subretinalen Flüssigkeit, zeigt, ob diese eindellenden Verfahren zur Heilung der Netzhautabhebung ausreichen. Liegt die Netzhaut nach der Drainage nicht an oder besteht ein straffer Traktionszug im Rißbereich, so ist die zusätzliche Membranektomie bzw. Vitrektomie nicht zu umgehen. Ähnlich wie bei der Netzhautabhebung nach Bulbusperforation wurde schon am Operationsbeginn der Infusionsteil der Vitrektomieeinheit nach O'Malley an den Bulbus angeschlossen. Es gilt somit nunmehr, die prä- oder epiretinalen Traktionsmembranen möglichst unter Vermeidung eines Zuges mit der Glaskörperschere zu durchschneiden oder zumindest einzuschneiden (Abb. 165). Ein Abziehen der epiretinalen Membranen, im anglo-amerikanischen Schrifttum „Peeling" genannt, ist bei der diabetischen Retinopathie unmöglich. Die kollagenen Membranen sind tief in die inneren Netzhautschichten hinein verankert. Das Peeling reißt dann unweigerlich die Netzhaut auf. Der Rest des Glaskörpers wird sodann mittels des Saug-Schneide-Mechanismus des Vitreophagen entfernt. Liegt die Netzhaut nach Durchtrennen oder Einschneiden der Traktionsmembranen im Defektgebiet noch nicht an, so folgt die totale intravitreale Tamponade. Liegt die Netzhaut wohl im Defektbereich an, ist aber in einem anderen Gebiet eben deshalb noch immer abgehoben, weil sie gewissermaßen zu „kurz" ist, um sich der Bulbusinnenfläche anzuschmiegen, so ist die intravitreale Tamponade naturgemäß sinnlos. Nach Resorption des SF_6-Gas-Luft-Gemischs würde sich die Netzhaut wieder abheben. In diesen Fällen bewährt sich die im einleitenden historischen Kapitel dieses Buches beschriebene Methode der *perforierenden Skleralresektion nach Lindner*, die zu einer echten Verkleinerung des Bulbus führt (Abb. 9). Die Cerclage ist wohl ein gutes eindellendes Verfahren, ruft aber meist eine Verlängerung der Bulbusachse, jedenfalls keine Verkleinerung der Innenfläche des Bulbus, hervor. Die Skleralresektion wird tunlichst in denjenigen Sektoren des Bulbus vorgenommen, wo die verkürzte geschrumpfte, verdickte Netzhaut straff abgehoben ist. Ihr Ausmaß richtet sich nach dem Grad der Schrumpfung.

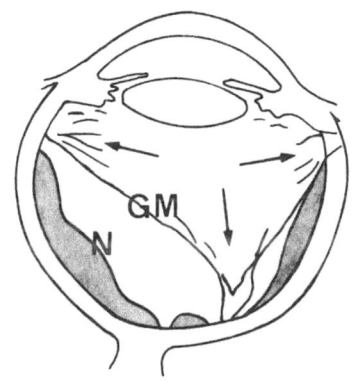

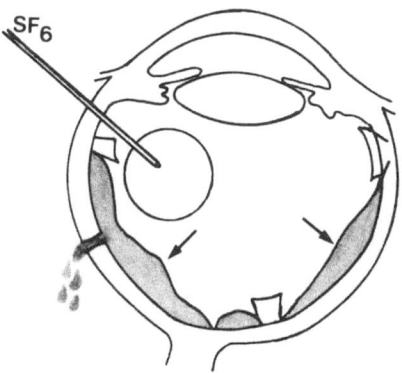

Abb. 165. Amotiooperation bei Traktionsabhebung im Rahmen proliferativer Retinopathien. *GM* Glaskörpermembran, *N* Netzhaut

3. Massive periretinale Proliferation (MPP)

Massive periretinale Proliferation (MPP), neuerdings proliferative Vitreo-Retinopathie genannt, ist ein Begleitphänomen verschiedener Typen der Netzhautabhebung, bei der die Netzhaut durch Kontraktion eines sub- und epiretinalen bzw. transvitrealen proliferierenden fibroplastischen membranbildenden Gewebes in einer starren Form abgehoben ist. Glaskörper und Netzhaut werden schließlich gewissermaßen zu klein und zu kurz, um den hinteren Teil der Hohlkugel des Auges auszufüllen bzw. auszukleiden. Die massiv proliferierenden Zellen entstammen dem Pigmentepithel, sehr viel seltener der retinalen Glia, und nehmen durch Metaplasie die Eigenschaften von Fibroblasten an. Neben der raschen Vermehrung besitzen sie die Fähigkeit, Kollagenfasern zu produzieren (Clarkson und Mitarbeiter, 1977; Constable und Mitarbeiter, 1974; Machemer und Laqua, 1975; Machemer und Mitarbeiter, 1978; Müller-Jensen und Mitarbeiter, 1975). Wenn sich die Netzhaut abhebt, werden Pigmentepithelzellen aus dem dichten Mosaik dieser Zellage freigesetzt und als pigmentierte

Makrophagen an der Außenfläche der Netzhaut angesiedelt (Abb. 166). Diese Zellen phagozytieren die Außensegmente der Sinnesepithelien. Sie vermehren sich sowohl im Subretinalraum als auch nach Emigration an die Netzhautinnenfläche im Glaskörperraum. Als Durchtrittspforte vom Subretinalraum zum Subvitrealraum dienen vermutlich die Netzhautdefekte, da man niemals die Netzhaut durchwandernde Zellen antreffen konnte (Machemer und Laqua, 1975). Im

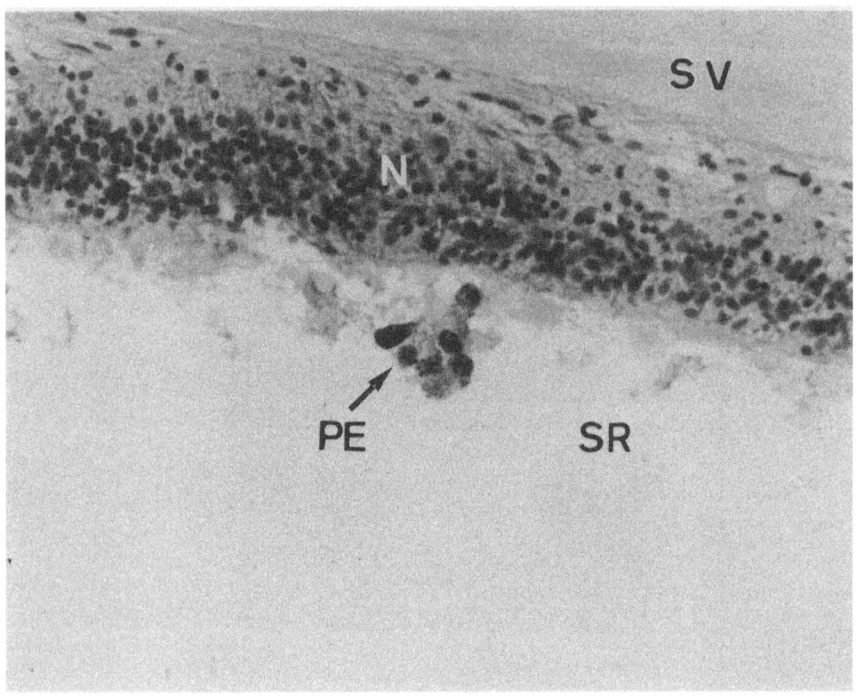

Abb. 166. Retroretinale Anlagerung von Pigmentepithelzellen *(PE)* als Ausgangspunkt einer MPP. *N* Netzhaut, *SR* Subretinalraum, *SV* Subvitrealraum

Glaskörper ruft ihre Akkumulation das klinische Bild des „Tabakrauchs" hervor. Die hervorstechendste Eigenschaft, nämlich die der schrankenlosen Vermehrung im Sinne einer Membranbildung, entfalten diese Zellen nur an der Oberfläche bestimmter Strukturen des Auges: an der Innenfläche der Netzhaut, an der hinteren Glaskörpergrenzschicht, an der Hinterfläche der Linse und schließlich – hier aber mehr umschrieben als Stränge – auch entlang der Außenfläche der Netzhaut im Subretinalraum. Während des metaplastischen Prozesses verlieren die Zellen immer mehr die Eigenschaft, Pigment zu bilden, und gleichen immer mehr Fibroblasten bzw. Fibrozyten. Die Gliazellen der Netzhaut nehmen ebenfalls an diesem massiven Proliferationsprozeß teil: sie durchwachsen die Membrana limitans interna und breiten sich ebenfalls an den Grenzschichten von Netzhaut und Glaskörper aus. Jede dieser Zellen besitzt kontraktile Elemente (Crawford und Mitarbeiter, 1972; Spoones und Mitarbeiter, 1971).

Die Zellen hängen sowohl untereinander als auch mit der ihnen unterlagerten Oberfläche fest zusammen. Durch Kontraktion der zellulären Membran wird eine Verkürzung der von der Membran überwucherten Oberfläche ausgelöst. Die Netzhautoberfläche legt sich in starre Falten. Sobald die Zellen Kollagen bilden, wird die Membran ophthalmoskopisch und biomikroskopisch sichtbar. Das Kollagen selbst besitzt keine kontraktilen Eigenschaften, die Kontraktion der Membran geht ausschließlich von den kontraktilen Elementen der metaplastischen Netzhaut- und Gliazellen aus. Allerdings stabilisiert das Kollagen die Kontraktur dieser Membranen. Die kontraktilen Eigenschaften sind groß genug, die gesamte Netzhaut tunnelförmig abzuheben. Die klinisch erfaßbaren Stadien des progredienten Kontraktionsprozesses sind: 1. zunehmende Immobilisation der Netzhaut und disseminierte Pigmentklumpen im Glaskörper; 2. fixierte Netzhautfalten-Schrumpfungsherde; 3. windenblütenförmige Netzhautabhebung mit massiver Kontraktion des Glaskörpers in Form einer transvitrealen Platte im Bereich des Bulbusäquators; 4. Verwachsung des axialen Netzhauttrichters.

Operatives Vorgehen bei MPP (Stadium 2 und 3)

Die Operation beginnt mit der etwas postäquatorialen Cerclage. Die transvitreale Membran wird mit der MPC-Schere durchtrennt und mit dem Vitreophagen so weit wie möglich entfernt. Der intravitreale Infusionsdruck muß sehr hoch gehalten werden, um die Netzhaut so weit wie möglich gegen die Bulbuswand zu pressen. Ein niedriger Saugdruck und eine sehr hohe Schneidefrequenz des Vitritomes wirkt ebenfalls gegen ein Ansaugen von Netzhaut. Präretinale Membranen werden durch eine an der Spitze abgewinkelte Nadel oder durch einen ähnlich geformten Haken von hinten nach vorne zwischen zwei fixierten Netzhautfalten abgezogen. Widerstehen solche Membranen dem Abziehen, so ist es günstig, sie bloß mit der Schere einzuschneiden, ohne sie abzuziehen, und zu entfernen. Teilweise abgezogene Membranen lassen sich manchmal mit dem minimalsten Saugdruck unter Ausschaltung des Schneidemechanismus des O'Malley-Vitritoms weiter abziehen. Die Fragmente werden mit dem Saugschneider entfernt. Immer wenn sich die Netzhaut infolge des Soges oder Zuges weiter von der Unterlage abhebt, wird mit dem Abziehen der Membranen stillgestanden, bis der Infusionsdruck die Netzhaut wieder zurückpreßt. Wenn nicht eine diabetische Retinopathie Ursache der MPP ist, so sind epiretinale Membranen durch Peeling zu entfernen, sobald sie zwischen zwei Netzhautfalten angehoben und eingeschnitten worden sind. Je dicker und je mehr weißlich gefärbt eine solche Membran ist – man bezeichnet sie dann im Fachjargon als „reif" –, umso leichter läßt sie sich von der Netzhautinnenfläche abziehen, ohne die Netzhaut dabei einzureißen. Sobald die Membranen so vollständig wie möglich entfernt sind, werden die Netzhautdefekte mittels Kryopexie behandelt. Radiäre Plomben werden im Defektbereich unter die Cerclage geschoben. Die subretinale Flüssigkeit wird drainiert, und via Pars plana wird das schon oft zitierte SF_6-Gas-Luft-Gemisch intravitreal injiziert. Der Gas-Flüssigkeits-Austausch geschieht auf die bereits angeführten Arten. Die Bauchlage nach Beendigung der Operation ist obligatorisch.

Literatur

Aaberg, T. M., Blair, C. J., Gass, J. D. M.: Macular holes. Amer. J. Ophthalmol. *69*, 555 (1970).

Ashrafzadeh, M. T., Schepens, C. L., Elzeneiny, I. T., Moura, R., Morse, P., Kraushar, M. F.: Aphakic and phakic retinal detachment. Arch. Ophthalmol. *89*, 476 (1973).

Barraquer, J.: Surgery of the anterior segment of the eye, Vol. 1, S. 289. New York: McGraw-Hill. 1964.

Benson, W. E., Grand, M. G., Okun, E.: Aphakic retinal detachment. Arch. Ophthalmol. *93*, 245 (1975).

Benson, W. E.: Retinal detachment. New York: Harper & Row. 1980.

Böhringer, H. R.: Statistisches zu Häufigkeit und Risiko der Netzhautablösung. Ophthalmologica *131*, 331 (1956).

Byer, N. E.: The natural history of senile retinoschisis. Mod. Probl. Ophthalmol. *18*, 304 (1977).

Chester, G. H., Leaver, P. K., Saunders, S. H.: Factors influencing absorption of subretinal fluid. Mod. Probl. Ophthalmol. *18*, 348 (1977).

Chignell, A. H.: Retinal detachment surgery. Berlin-Heidelberg-New York: Springer. 1980.

Clarkson, J. G., Green, W. R., Massof, D.: A histopathologic review of 168 cases of preretinal membrane. Amer. J. Ophthalmol. *84*, 1 (1977).

Clayman, H. M., Jaffe, N. S., Light, D. S., Jaffe, M. S., Cassady, J. C.: Intraocular lenses, axial length, and retinal detachment. Amer. J. Ophthalmol. *92*, 778 (1981).

Constable, I. J., Tolentino, F. I., Donovan, R. H., Schepens, C. L.: Clinico-pathologic correlation of vitreous membranes. In: Retina congress (Pruett, R. C., Regan, C. D. J., Hrsg.), S. 245. New York: Appleton-Century-Crofts. 1974.

Cox, M. S., Gottow, R. F.: The treatment of breaks and detachment of the outer layer in degenerative retinoschisis. In: Retina congress (Pruett, R. C., Regan, C. J., Hrsg.), S. 505. New York: Appleton-Century-Crofts. 1972.

Crick, M. D. P., Chignell, A. H.: Treatment of rhegmatogenous retinal detachment without apparent holes. Trans. Ophthalmol. Soc. U.K. *97*, 272 (1977).

Crawford, B., Cloney, R. A., Cahn, R. D.: Cloned pigmented retinal cells. The effects of cytochalasin on ultrastructure and behaviour. Ztschr. Zellforschg. *130*, 135 (1972).

Edmund, J., Seedorf, H. H.: Die Netzhautablösung im aphaken Auge. Klin. Mbl. Augenheilk. *173*, 229 (1978).

Everett, W. G., Katzen, D.: Meridional distribution of retinal breaks in aphakic retinal detachment. Amer. J. Ophthalmol. *61*, 770 (1963).

Feman, S. S., Hepler, R. S., Straatsma, B. R.: Rhegmatogenous retinal detachment due to macular hole. Arch. Ophthalmol. *91*, 371 (1974).

Foos, R. Y., Gloor, B. P.: Vitreoretinal juncture: healing of experimental wounds. A. v. Graefes Arch. klin. exp. Ophthalmol. *196*, 213 (1975).

Freeman, H. M.: Fellow eyes of giant retinal breaks. Mod. Probl. Ophthalmol. *20*, 267 (1979).

Gloor, B. P., Daicker, B. C.: Pathology of the vitreo-retinal border structures. Trans. Ophthalmol. Soc. U.K. *95*, 387 (1975).

Goldbaum, M. H., Joondeph, H., Huamonte, F. U., Peyman, G. A.: Retinal examination and surgery. In: Principles and practice of ophthalmology (Peyman, G. A., Goldberg, M. F., Hrsg.), Vol. II, S. 988. Philadelphia: Saunders. 1980.

Goldberg, R. E., Boyer, D. S.: Sequential retinal breaks following a spontaneous initial retinal break. Amer. Acad. Ophthalmol. *88*, 10 (1981).

Griffith, R. D., Ryan, E. A., Hilton, G. F.: Primary retinal detachments without apparent breaks. Amer. J. Ophthalmol. *81*, 420 (1976).

Haut, J., Massin, M.: Fréquence des décollements de retine dans la population française. Pourcentage des décollements bilateraux. Arch. Ophthalmol. *35*, 533 (1975).

Howard, G. M., Campbell, C. J.: Surgical repair of retinal detachments caused by macular holes. Arch. Ophthalmol. *81*, 317 (1969).

Hughes jr., W. F., Avens, W.: Post-operative complications of cataract extraction. Arch. Ophthalmol. *38*, 577 (1947).

Jaffe, N. S., Eichenbaum, D. M., Clayman, H. M., Light, D. S.: A comparison of 500 Binkhorst implants with 500 routine intracapsular cataract extractions. Amer. J. Ophthalmol. *85*, 24 (1978).

Jungschaffer, O. H.: Arrow head tear in the macula. Arch. Ophthalmol. *86*, 19 (1971).
Klöti, R.: Eine Operationsmethode für makulalochbedingte Netzhautablösungen. Ophthalmologica *148*, 42 (1964).
Klöti, R. (1965): zit. bei Witmer (1972).
Liesenhoff, H.: Die vertikale Halbcerclage zur Operation desperater Netzhautablösungen mit Makulaforamen. In: Amotio retinae (Doden, W., Hrsg.). Bücherei des Augenarztes *53*, 70 (1970).
Machemer, R., Laqua, H.: Pigmentepithelial proliferation in retinal detachment (massive periretinale proliferation). Amer. J. Ophthalmol. *80*, 1 (1975).
Machemer, R., van Horn, D., Aaberg, T. M.: Pigment epithelial proliferation in human retinal detachment with massive preretinal proliferation. Amer. J. Ophthalmol. *85*, 181 (1978).
Machemer, R.: Vitrectomy, 2. Aufl. New York: Grune and Stratton. 1979.
Machemer, R., Parel, J. M., Hickingbotham, D., und Mitarbeiter: Membrane peeler cutter: Automated vitreous scissors and hooked needle. Arch. Ophthalmol. *99*, 152 (1981).
Margherio, R. R., Schepens, C. L.: Macular breaks. 1. Diagnosis, etiology, and observations. Amer. J. Ophthalmol. *74*, 219 (1972).
Margherio, R. R., Schepens, C. L.: Macular breaks. 2. Management. Amer. J. Ophthalmol. *74*, 233 (1972).
Müller-Jensen, K., Machemer, R., Azarnia, R.: Autotransplantation of retinal pigment epithelium in intravitreal diffusion chambers. Amer. J. Ophthalmol. *80*, 530 (1975).
Norton, E. W. D.: Retinal detachment in aphakia. Trans. Amer. Ophthalmol. Soc. *61*, 770 (1963).
Phillips, C. I.: Distribution of breaks in aphakic and "senile" eyes with retinal aphakic detachment. Brit. J. Ophthalmol. *47*, 744 (1963).
Robertson, D. M.: Delayed absorption of subretinal fluid after retinal detachment surgery. Mod. Probl. Ophthalmol. *18*, 357 (1977).
Ruben, M., Rajpurohit, P.: Distribution on myopia in aphakic retinal detachments. Brit. J. Ophthalmol. *60*, 517 (1976).
Scheie, H. G., Morse, P. H., Aninlari, A.: Incidence of retinal detachment following cataract extraction. Arch. Ophthalmol. *89*, 293 (1973).
Scott, J. D.: Giant retinal tears. Mod. Probl. Ophthalmol. *20*, 275 (1979).
Spoones, B. S., Yamada, K. M., Wessels, N. K.: Microfilaments and cell locomotion. J. Cell. Biol. *49*, 595 (1971).
Stein, R., Feller-Ofry, V., Romano, A.: The effect of treatment in the prevention of retinal detachment. In: Causes and prevention of blindness (Michaelson, I. C., Berman, E. R., Hrsg.), S. 409. New York: Academic Press. 1972.
Troutman, R. C., Clahane, A. C., Emery, J. M., Fink, A. I., Kelman, C. D., Ryan, S. J., Welsh, R.: Cataract surgery of the cataract-phacoemulsification committee. Trans. Amer. Acad. Ophthal. Otolaryngol. *79*, 178 (1975).
Ussmann, J. H., Lazarides, E., Ryan, St.: Traction retinal detachment. A cell-mediated event. Arch. Ophthalmol. *99*, 869 (1981).
Vail, D.: After-results of vitreous loss. Amer. J. Ophthalmol. *59*, 573 (1965).
Watzke, R. C.: Retinal detachment following phacoemulsification. Ophthalmology *85*, 546 (1978).
Wilkinson, C. P.: Anderson, L. S., Little, J. H.: Retinal detachment following phacoemulsification. Ophtalmology *85*, 151 (1978).
Wilkinson, C. P.: What are the highlights about retinal detachments following intraocular lens implantation? Highlights of Ophthalmology *9*, 1 (1981).
Witmer, R.: Die maligne Amotio. Mod. Probl. Ophthalmol. *8*, 518 (1969).
Witmer, R.: Aphakie-Amotio. Klin. Mbl. Augenheilk. *155*, 667 (1969).
Witmer, R.: Zur Therapie und Prognose der idiopathischen Amotio ohne sichtbares Netzhautloch. Mod. Probl. Ophthalmol. *10*, 66 (1972).
Worst, J. G. F., Mosselman, C. D., Ludwig, H. H. H.: The artificial lens: experience with 2000 lens implantations. Amer. Intraocular Implant. Soc. J. *3*, 14 (1977).

Postoperative Nachsorge
A. Allgemeine Grundlagen der postoperativen Nachbehandlung

Nach Beendigung der Operation wird lokal Atropin in Salben- oder Tropfenform angewendet und ein Antibiotikum (Gentamycin, 40 mg) parabulbär appliziert. Grundsätzlich ist ein Binoculus während der ersten 24 Stunden erstrebenswert. Bei Kindern und bei älteren Patienten muß in Anbetracht der Möglichkeit von Verwirrtheitszuständen vom Verband des nichtoperierten Auges Abstand genommen werden. Als Analgetikum bevorzuge ich 10 mg Heptadon subkutan. Neben der Schmerzfreiheit wird damit eine intensive Sedierung erzielt. Meist schlafen die Patienten bis zum nächsten Morgen durch. Allerdings sollte zugleich auch ein Antiemetikum verabreicht werden.

Die *Kopflagerung* richtet sich nach der Rißposition und der Operationsmethode. Bei einfachen eindellenden Verfahren sollte der Defekt an der tiefsten Stelle des Bulbus liegen. Bei Anwendung von Gastamponadeverfahren muß darauf geachtet werden, daß die Gasblase stets auf den Defekt drückt. Dabei ist ins Kalkül zu ziehen, daß sich die Gasblase aus physikalischen Gründen immer an der höchsten Stelle des Bulbus befindet. Bei Defekten in der unteren Bulbushälfte oder in der Gegend des hinteren Augenpols, bei denen eine totale Glaskörpertamponade erforderlich ist, wird daher die Bauchlage des Patienten notwendig. Diese Position sollte nur jeweils wenige Minuten unterbrochen werden (Essen, Toilette, Waschen usw.). *Bettruhe* wird dem Patienten bei eindellenden Operationsverfahren für 24–36 Stunden auferlegt. Bei Operationen mit intravitrealer Gastamponade verlängert sich die Bettruhe in Bauchlage auf vier bis fünf Tage. Sobald der Patient mobilisiert wird, sollte er in sitzender Position den Kopf nach unten geneigt halten. Das läßt sich durch die Lagerung des Gesichts auf einem auf dem Tisch liegenden Polster am leichtesten verwirklichen. Die *Entlassung* aus dem Krankenhaus wird dem Patienten grundsätzlich erst dann gestattet, sobald die Netzhaut vollständig anliegt. Wenn einfache eindellende Verfahren angewendet worden sind, so erfolgt die Entlassung in häusliche Pflege meist am achten postoperativen Tag. Bei intravitrealer Gastamponade wird die vollständige Resorption der intravitrealen Gasblase abgewartet. Daraus ergibt sich je nach Volumen der Gasblase ein stationärer Krankenhausaufenthalt von zehn bis zwanzig Tagen.

Das Verhalten der Netzhaut während der postoperativen Phase

Um schon während der ersten postoperativen Tage sichere Hinweise für den Erfolg oder das Mißlingen der Operation gewinnen zu können, ist es wichtig, den Zustand der Netzhautabhebung am Ende der Operation im Auge zu behalten:

1. komplett anliegende Netzhaut nach totaler Drainage der subretinalen Flüssigkeit;

2. partiell anliegende Netzhaut nach teilweiser Drainage der subretinalen Flüssigkeit. In den meisten Fällen bedeutet das ein Anliegen der Netzhaut am Sklerawulst im Defektbezirk und eine flache Abhebung in einem nicht defektführenden Teil der Netzhaut;

3. ausschließlich im Defektbereich am Sklerabuckel anliegende, sonst größtenteils abgehobene Netzhaut, wenn die subretinale Drainage unterlassen wurde;

4. total abgehobene Netzhaut nach Nichtdrainageoperation, wobei aber der Defektbezirk über dem Sklerabuckel liegt.

Ausgehend von diesen vier Grundsituationen der Netzhautabhebung am Ende der Amotiooperation, läßt sich an Hand der Änderungen des Zustandes der Netzhautabhebung während der ersten postoperativen Tage das Operationsresultat ableiten. Die sich aufdrängenden Schlußfolgerungen sind:

1. Lag die Netzhaut am Ende der Operation an und *hebt sich die Netzhaut während der ersten postoperativen Tage ab,* so sind entweder nicht alle Defekte verschlossen worden oder neue Defekte hinzugekommen. Ausnahme von dieser Regel ist die *postoperative exsudative Netzhautabhebung:* Voraussetzung zur Diagnose dieses Zustandsbildes ist der feste Verschluß aller Netzhautdefekte. Biomikroskopie mit dem Goldmannschen Dreispiegelkontaktglas und indirekte Ophthalmoskopie zeigen dann, daß alle Defekträder fest auf den Eindellungswülsten liegen. Hinter diesen Sklerabuckeln beginnt sich ab dem zweiten bzw. dritten postoperativen Tag subretinale Flüssigkeit anzusammeln. Häufig ist diese neu entstehende arrhegmatische Netzhautabhebung mit einer exsudativen Aderhautabhebung verbunden. Die spontane Resorption der subchorioidalen und subretinalen Flüssigkeit kann sich über viele Tage bis zu zwölf Wochen erstrecken. Eine Beschleunigung der Resorption läßt sich durch die systemische Gabe von Kortikosteroiden erzielen (Aaberg und Pawlowski, 1972). Am geeignetsten erweist sich eine Serie von täglichen Infusionen mit 50–100 mg Prednisolon intravenös. Ein wichtiges differentialdiagnostisches Kriterium der exsudativen postoperativen Netzhautabhebung gegenüber der Reakkumulation subretinaler Flüssigkeit bei einem offenen Netzhautdefekt ist das Schiften der Abhebung in Abhängigkeit von der Position des Auges. Bei einem offenen Netzhautdefekt bleibt dieses Schiften nach Änderung der Position des Auges aus. Die sorgfältige Fahndung nach dem offenen Defekt ist dann Voraussetzung einer erfolgversprechenden Reoperation.

2. Bleibt nach partieller Drainage der subretinalen Flüssigkeit oder nach Nichtdrainageoperation die am Operationsende *verbleibende Restabhebung* bestehen, so ergeben sich folgende Schlüsse auf den Operationserfolg:

a) offengebliebener Netzhautdefekt in lokalem Zusammenhang mit dem abgehobenen Fundussektor sowie

b) verzögerte Resorption der subretinalen Flüssigkeit.

Wenn der Operateur nach gründlicher Nachuntersuchung mittels des Goldmannschen Dreispiegelkontaktglases oder der Ophthalmoskopie darauf vertraut, daß alle Defekte verschlossen sind, so kann er mit Recht annehmen, daß eine verzögerte Resorption der subretinalen Flüssigkeit oder eine exsudative postoperative Netzhautabhebung vorliegen. Bei verzögerter Resorption der Subretinalflüssigkeit sollte man sich eine Frist für ein abwartendes Verhalten von drei bis vier Wochen setzen. Längerdauernde Restabhebungen bergen die Gefahr der Entstehung einer MPP in sich, selbst wenn die Netzhautdefekte verschlossen sind.

3. *Nimmt die Höhe der Netzhautabhebung* während der ersten beiden postoperativen Wochen laufend zu, so ist nach Ausschluß der exsudativen postoperativen Netzhautabhebung ein bisher unentdeckter, neuer oder nicht adäquat verschlossener Defekt die Ursache des Mißerfolgs. Biomikroskopie und indirekte Ophthalmoskopie lassen in den meisten Fällen keinen Zweifel an der Ursache der Exazerbation der Netzhautabhebung:

a) *Bisher unentdeckte oder neu aufgetretene Netzhautdefekte* werden mit Kryopexie und Plombage behandelt. Mit der Reoperation sollte nicht zu lange zugewartet werden. Bereits nach einer Woche beginnt sich um Plomben und Cerclagen ein Granulationsgewebe zu bilden, das die anatomische Darstellung der eindellenden episkleralen Elemente erschwert und zu sichtbehindernden Sikkerblutungen während der Operation führt. Besondere Schwierigkeiten ergeben sich bei *offenen Netzhautdefekten in der Nachbarschaft gut plombierter Defekte* [neu hinzugetretene Netzhautdefekte entstehen häufig in der unmittelbaren Nachbarschaft operativ verschlossener Netzhautdefekte (Goldberg und Boyer, 1981)]: ist der ursprüngliche Defekt gut verschlossen und der neue offene Defekt am Wulstrand oder knapp daneben lokalisiert, so richtet sich das Vorgehen nach dem *Typ des offenen Defektes* (Abb. 167): 1. Bei Rundlöchern können oraparallele Plomben unter die radiäre Plombe geschoben und mit einer Matratzennaht in dieser Position fixiert werden; 2. bei Lappenrissen müssen radiäre Plomben neben der schon bestehenden defektverschließenden radiären Plombe angewendet werden. Es ist dabei *nicht* zulässig, den plombenseitigen Schenkel der Matratzennaht in der Plombe zu verankern. Der Silikonschaum ermöglicht keine feste Nahtverankerung. Vielmehr sollte der radiäre Einstich der Matratzennaht in der Sklera auf der der neuen Plombe gegenüberliegenden Seite der ersten Plombe gelegt werden.

b) *Unzureichend verschlossene Netzhautdefekte:* Unzureichender Verschluß von Netzhautdefekten mit Leckstellen zwischen Subvitreal- und Subretinalraum kann folgende prinzipielle Ursachen besitzen:

    1. inadäquate Plombage;

    2. Traktionskräfte, deren Kraftvektor den eindellenden Effekt übertreffen;

    3. Unterlassung der subretinalen Drainage (Nichtdrainageoperation).

ad b) 1. Inadäquate Plombage

(a) Oraparallele Eindellung bei Lappenrissen: Fischmaulphänomen und radiäre Falten fungieren als Leckstellen. Operative Gegenmaßnahmen: Umlagerung der Plomben oder neue Plombage in radiärer Richtung. Sind radiäre Falten sehr schmal und flach, so empfiehlt sich die Laserkoagulation entlang der Falte mit halbkreisförmiger, flügelförmiger Koagulation entlang des hinteren Plombenabhangs, peripher umbiegend zum seitlichen Rand des Plombenwulstes (S. 217).

(b) Der Größe des Risses nicht entsprechende Plombe: In diesem Zusammenhang sollten wir uns nochmals die zwei wichtigsten *Grundregeln der Relation von Defektgröße und Plombengröße* ins Gedächtnis rufen: Die erste Regel lautet: Die Breite des resultierenden Sklerabuckels ist ausschließlich von der Breite der verwendeten Plombe abhängig – die Höhe des resultierenden Sklera-

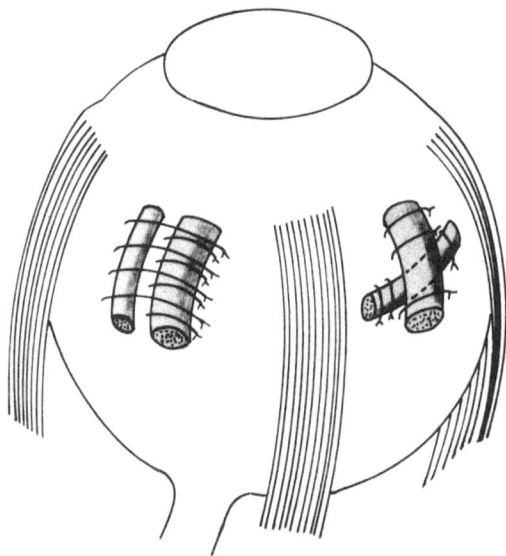

Abb. 167. Verschluß eines neuen – dem durch eine radiäre Plombe bereits behandelten Defekt –, unmittelbar benachbarten Lappenrisses durch eine weitere radiäre Plombe, deren Fixationsnaht über die ursprüngliche Plombe gelegt wird (links) bzw. eines unmittelbar benachbarten Rundloches durch eine unter die radiäre Plombe geschobene oraparallele Plombe (rechts)

buckels ist ausschließlich von der Distanz der beiden radiären Nahtschenkel der intraskleralen Matratzennaht abhängig (Abb. 120). Liegen die beiden Rißhörner oder eines der beiden Rißhörner so am Abhang des Plombenwulstes, daß es nicht von dem resultierenden Sklerabuckel erfaßt wird, so reicht eine Versetzung des oder der entsprechenden Nahtschenkel zum adäquaten Rißverschluß nicht aus. Es bedarf vielmehr entweder einer neuen, breiteren Plombe oder eines zusätzlichen Plombenkeils, der neben die Plombe in den nun erweiterten Abstand der Nahtschenkel geschoben wird (Abb. 114). Der Nahtschenkel sollte in mindestens 1 mm Distanz vom Plombenrand intraskleral verankert werden. Zusätzlich zu radiären Plomben vorgenommene Cerclagen vergrößern ausschließlich die Wulsthöhe, sichern den Riß in der Breite jedoch keineswegs ab.

Die zweite Regel: stellt zwischen Ausdehnung des Defektes und Typ der Eindellung eine feste Korrelation her: Radiäre Plomben eignen sich optimal für Netzhautrisse bis zu einer Ausdehnung von 45 Grad. Bei einer *Ausdehnung bis zu 70 Grad* gelangen die Rißhörner auch bei Anwendung des breitesten Plombentyps von 7,5 mm ⌀ an den Abhang des Plombenwulstes (Abb. 106). Episklerale Taschenoperationen sind deshalb die Methode der Wahl bei einer Ausdehnung des Risses zwischen 45 und 70 Grad: Operateure, die episklerale Taschenoperationen ablehnen, behelfen sich bei Rissen dieser Ausdehnung mit der Kombination zweier radiärer Plomben, die seitlich überlagert radiär episkleral fixiert werden. Aus dieser Anordnung der Plombe ergibt sich die Gefahr einer spaltförmigen Leckstelle an der Kontaktzone der beiden Plomben. Sollte eine solche Leckstelle Ursache eines unvollständigen Rißverschlusses sein, so genügt meist das Einschieben eines eigens zugeschnittenen Plombenkeils zum Verschluß dieser Lücke. Eine zweite Möglichkeit zur Umgehung der episkleralen Taschenoperation ist die den Rißrand nachzeichnende Anordnung einer episkleralen Plombe. Dazu eignet sich solider Silikongummi von 2 bis 3 mm ⌀ besser als Silikonschaummaterial (Abb. 123). Bei *Defekten über 70 Grad Ausdehnung* lassen sich radiäre Plomben überhaupt nicht mehr zum Verschluß anwenden. Die Rißhörner gelangen bei dieser Rißdimension mit Sicherheit nicht mehr auf den eindellenden Wulst. Unter einer Voraussetzung können aber auch in diesen Fällen noch radiäre Plomben aussichtsreich angewendet werden. Wenn die Rißränder ausreichend kryokoaguliert wurden und mit intravitrealer Gastamponade für die Dauer des Vernarbungsprozesses, also maximal zwei Wochen, dem Pigmentepithel angepreßt werden konnten. In so gut wie allen Fällen (Ausnahme sind Defekte in der oberen Hälfte zwischen 10 und 2 Uhr) wird erst durch die Vitrektomie ausreichend Platz für das benötigte Gasvolumen geschaffen. Verzichtet man auf die Glaskörperchirurgie, so bleibt die Möglichkeit der die Rißränder nachzeichnenden episkleralen Plombage oder der oraparallelen Plombe bzw. Cerclage offen, sofern die Rißspitze nicht zu weit hinten liegt. Die möglichst totale Drainage der subretinalen Flüssigkeit ist dabei unerläßlich. Radiäre Falten werden mit individuell dimensionierten Silikonschaumplomben von außen her tamponiert (Abb. 116).

Unter Beobachtung dieser beiden Grundregeln der episkleralen Plombenoperation läßt sich ein unzureichender Defektverschluß durch inadäquate Plombage korrigieren.

Im Zusammenhang mit dem unzureichenden Defektverschluß taucht immer wieder die in diesem Buch schon mehrfach behandelte Frage auf, wann die *Laserkoagulation postoperativ* gewinnbringend eingesetzt werden kann.

Die zwei grundsätzlichen Indikationen sind (a) unvollständig verschlossene Netzhautdefekte und (b) bei der Operation unbehandelte Netzhautdefekte. ad (a): Unvollständiger Defektverschluß ergibt sich entweder aus einer falschen Orientierung oder aus einer falschen Dimensionierung bzw. aus einer Inkongruenz von Plombenwulst und Defekt.

Bei oraparalleler Eindellung öffnen nicht selten radiäre *Netzhautfalten* einen Lappenriß fischmaulartig nach hinten, bei radiären Eindellungen oraparallele Falten zur Seite hin. Die Laserkoagulation entlang dieser Falten mit 200–500 μ großen Koagulaten in ein bis zwei Reihen bringt diese Falten meist zum Verkleben (Abb. 147).

Bei oraparallel orientierten, viel seltener bei radiären Wülsten, kann eine *unregelmäßige, unebene Oberflächengestaltung* der Eindellung zur Ausbildung von „Sümpfen" subretinaler Flüssigkeit führen. Wenn solche Sümpfe bis zum

Wulstrand reichen, kann die subretinale Flüssigkeit nach hinten diffundieren und eine Reamotio erzeugen. Die Einkreisung oder zumindest Abriegelung solcher Sümpfe nach hinten verhindert diese unheilvolle Entwicklung (Abb. 149).

Radiäre Wülste reichen manchmal nicht weit genug nach hinten, um den Rißapex zu unterstützen. Ist der hintere Rißrand nur in Form eines kapillären Spaltraums abgehoben, so vermag die Laserkoagulation eine innige Verklebung der Rißränder herzustellen. Steht der hintere Rand weiter vom Pigmentepithel ab als der seitliche, sollte schrittweise die Koagulation von peripheren zu zentraler gelegenen Zonen der Rißhörner vorgenommen werden. Sobald das koagulierte Gebiet anliegt, meist geschieht das innerhalb von zwei bis drei Tagen, kann der anschließende zentrale Rißteil, der nunmehr flacher abgehoben ist, einer Koagulation unterzogen werden, bis man schließlich zum Rißapex vorgestoßen ist und diesen koagulativ verschließt (Abb. 150). Wenn dieses Vorgehen erfolglos bleibt, muß durch eine neuerliche Plombenoperation ein höherer Wulst erzielt werden. Als Erklärung des die Netzhautabhebung abflachenden Effekts der Laserkoagulation wird eine Schwellung von Pigmentepithel + Aderhaut, die damit leichter den Kontakt mit der Netzhaut gewinnen, und eine Erleichterung der Permeation subretinaler Flüssigkeit durch die Aderhaut diskutiert (Curtin und Mitarbeiter, 1967) (Abb. 150). Absolute Kontraindikation der korrigierenden postoperativen Photopexie ist eine im Rißbereich wirksame Glaskörpertraktion. Seltene Nebenwirkung (im eigenen Krankengut 2 von 31 einschlägigen Fällen) ist die Provokation einer MPP.

ad b) 2. Traktionskräfte, deren Kraftvektor den eindellenden Effekt übertreffen

Glaskörpertraktion als Ursache eines unzureichenden Rißverschlusses ist mit Hilfe der indirekten Ophthalmoskopie, noch besser aber mit dem Dreispiegelkontaktglas nach Goldmann an der Spaltlampe, bei der Untersuchung im schmalen Lichtspalt feststellbar. Bei teilweisem Rißverschluß sind durch Traktion des Lappens die peripheren Anteile des Risses, die Rißbasis und der periphere Teil der Rißhörner abgehoben. Gelegentlich stehen bei Rundlöchern auch die Lochränder unter Glaskörperzug (Abb. 69 und 70). Grundsätzlich gibt es zwei Verfahren, dem Glaskörperzug entgegenzuwirken:
    (a) die Erhöhung des Eindellungsbuckels und
    (b) die Entfernung der Glaskörpermembranen mittels Vitrektomie.

(a) Eine *Erhöhung des eindellenden Effektes* läßt sich durch drei Maßnahmen erzielen: durch Erhöhung des Plombenwulstes, durch eine zusätzliche Bulbuscerclage und durch die Kombination der beiden Verfahren.

Am besten geht man so vor, daß *zunächst die Höhe des Plombenwulstes durch Verbreitung des Abstandes der Schenkel der Matratzennaht vergrößert* wird. Das Maximum der Eindellung einer Silikonschaumplombe von 5 mm ⌀ liegt bei 2,5–3 mm. Je höher der Wulst wird, umso steiler fallen seine Abhänge ab, und so resultiert zuletzt bei sehr hohen Wülsten ein schmaler, hoher Grat. Die Rißhörner verfügen dann unter Umständen über keine ideale Unterstützung mehr.

Reicht die damit gewonnene Höhe des Wulstes noch nicht aus, den Glaskörperzug zu kompensieren, so bleibt noch die Möglichkeit der *zusätzlichen Bul-*

buscerclage. Das umschnürende Element sollte die radiäre Plombe genau im Rißbereich kreuzen. Günstig sind zwei oraparallele Matratzennähte peripher und zentral von der Umgürtung (Abb. 105). Je nach Ausmaß der Reduktion des Bulbusumfangs um 10–20% wird eine zusätzliche zirkuläre Eindellung von 1,4–2,2 mm erzielt. Reicht diese Plombenhöhe immer noch nicht aus, die Traktionskräfte des adhärierenden Glaskörpers aufzuheben, so ist die

(b) *Vitrektomie* via Pars plana unumgänglich. Der Glaskörperstrang wird mit der MPC-Schere nach Machemer durchtrennt (Abb. 162), ehe der gesamte feste Glaskörper über den Saugschneider der Vitrektomieeinheit entfernt wird. Liegt im Rißbereich völlige Immobilität der Netzhaut vor, so legt sich diese auch nach Durchtrennung der Glaskörpermembran nicht an. In diesem Fall sollten Plomben und Cerclagen über der Rißzone temporär entfernt werden. Durch eine nachfolgende perforierende Skleralresektion nach Lindner (Abb. 9) wird der Bulbus so verkleinert, daß die nunmehr wieder in situ gebrachten Eindellungselemente den Defekt fest verschließen können. Die intravitreale Tamponade mittels eines SF_6-Gas-Luft-Gemischs nach vorangegangenem Gas-Flüssigkeits-Austausch beendet die Operation (Abb. 152).

ad b) 3. Unterlassung der subretinalen Drainage als Ursache eines unzureichenden Defektverschlusses (Nichtdrainageoperation)

Wenn ausgeschlossen werden kann, daß 1. neben dem mittels Kryopexie und Plombe behandelten Defekt kein weiterer unbehandelter Netzhautdefekt vorhanden ist (indirekte Ophthalmoskopie und Dreispiegelkontaktglas nach Goldmann), 2. eine dem Defekt adäquate, lokalisatorisch korrekte Plombe besteht und 3. kein Glaskörperzug vorliegt, so kommt als Ursache der fehlenden Abflachung der Netzhautabhebung (zunächst im Defektbereich) nur eine verzögerte oder fehlende Resorptionstendenz der Subretinalflüssigkeit in Betracht. Die Ursachen verzögerter oder ausbleibender Resorption der Subretinalflüssigkeit wurden im Kapitel „Drainageoperation" abgehandelt. Schon nach dem dritten postoperativen Tag kann bei flacher Abhebung der Defektränder eine *Laserkoagulation* in der Zone flacher Netzhautabhebung am Eindellungswulst versucht werden. Bleibt diese Behandlung erfolglos, so muß die subretinale Flüssigkeit so vollständig wie möglich drainiert werden. Ein längeres Warten auf das Einsetzen der Resorption als bis zu drei Tagen nach der Laserkoagulation ist sinnlos. Bei der *Drainage der subretinalen Flüssigkeit* bedient man sich der Technik der intravitrealen Infusion mittels Ringer-Lösung via Pars plana oder der Endodrainagetechnik nach Klöti. Hypotonisierung des Bulbus und Ausbleiben oder rasches Sistieren des Abflusses der Subretinalflüssigkeit lassen sich damit verhindern (siehe Kapitel „Drainageoperation", S. 181 und 187). Die Defektränder sollten vor der Drainage nochmals einer Kryopexie unterzogen werden.

B. Postoperative Komplikationen

Die Unterscheidung von Komplikationen während der unmittelbaren postoperativen Phase, d. h. während des Krankenhausaufenthalts, und der Spätkomplikationen Wochen und Monate nach erfolgreicher Amotiooperation ist aus klinischen, prognostischen und therapeutischen Gründen unerläßlich.

1. Frühkomplikationen

a) Verschluß der Arteria centralis retinae

Wenn der intraokulare Druck über ein bis eineinhalb Stunden den systolischen Druck der Zentralarterie der Netzhaut überschreitet, entsteht das klinische Bild des Zentralarterienverschlusses. Wie schon im Kapitel über die Operationstechnik ausgeführt wurde, ist die ophthalmoskopische Kontrolle der Papillargefäße am Ende der Plombage zur Feststellung dieses Sachverhalts nicht zu unterlassen: die Papillararterien sind dann nicht perfundiert, und die Papille ist blaß. Wenn die Arterienäste Pulsationen zeigen, überschreitet der intraokulare Druck den diastolischen und unterschreitet den systolischen Druck. Die Durchblutung der Netzhaut ist auch dann gefährdet. In den meisten Fällen reicht eine Parazentese zur Senkung des intraokularen Drucks und Gewährleistung der Netzhautdurchblutung aus. Bleibt dieser Effekt aus, so müssen die Fixationsnähte der Plombe gelockert werden, ehe sie definitiv verknotet werden. Bei Cerclagen muß die Umschnürung gelockert werden. Geht am Ende der Operation der Funduseinblick durch Trübung der Hornhaut oder Einblutung des Glaskörperraums verloren, so sollte man den intraokularen Druck mit Hilfe des Impressionstonometers messen. Bei Druckwerten über 40 mm Hg ist die Parazentese angebracht. Wenn diese Maßnahmen verabsäumt worden sind und sich beim ersten Verbandwechsel das klinische Bild des Zentralarterienverschlusses bietet, kommt jede Hilfe zu spät. Die Bestürzung ist groß, wenn der Patient dann angibt, blind zu sein, obgleich die Netzhautabhebung anatomisch geheilt ist.

b) Ischämie oder Nekrose des vorderen Bulbussegments

Die Ischämie des vorderen Bulbussegments wird durch unzureichende arterielle Perfusion durch die vorderen oder die langen hinteren Ziliararterien oder durch eine ungenügende venöse Drainage durch die Vortexvenen bzw. durch beide Faktoren hervorgerufen. Cerclagen verursachen diese ernste Komplikation weit häufiger als lokale Plomben. Ihre Frequenz liegt bei 1,6% (Lincoff und Mitarbeiter, 1975). Wenn mehr als zwei gerade Augenmuskeln durchtrennt werden, muß ebenfalls mit dieser Komplikation gerechnet werden.

Das früheste Symptom einer Verdickung und streifenförmigen Trübung der tiefen Hornhautschichten bei nahezu aufgehobener Vorderkammer ist bereits am ersten postoperativen Tag unübersehbar (Abb. 168). Danach treten große Präzipitate an der Hornhautrückfläche auf. Die Iris verfärbt sich grünlich, häufig entsteht ein Hyphäma. Ab dem vierten, fünften Tag trübt sich der hintere zentrale subkapsuläre Anteil der Linse ein. Diese klinischen Symptome sind subjektiv mit heftigen Schmerzen verbunden. Der intraokulare Druck ist während dieser Phase immer erniedrigt. Spätestens am fünften Tag sollte bei Cerclagen eine Lockerung der Umschnürung vorgenommen werden. Manchmal bleibt sie wirkungslos. Es entwickelt sich dann innerhalb weniger Tage eine Atrophie der Iris, die Vorderkammer wird nun tief, die Linse trübt sich rasch ein, und die streifenförmige Keratopathie verstärkt sich. In einigen Fällen wirkt sich die systemische Gabe von Kortikosteroiden (etwa tägliche intravenöse Infusion von 50–100 mg Prednisolon) günstig aus.

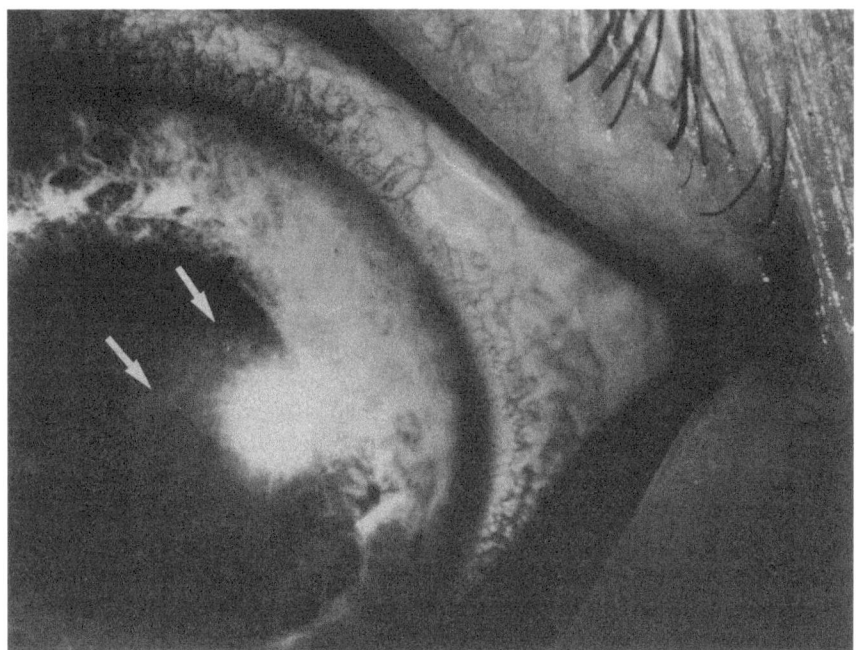

Abb. 168. Streifenförmige Trübungen des tiefen Hornhautstromas bei vorderer Segmentischämie (Pfeile)

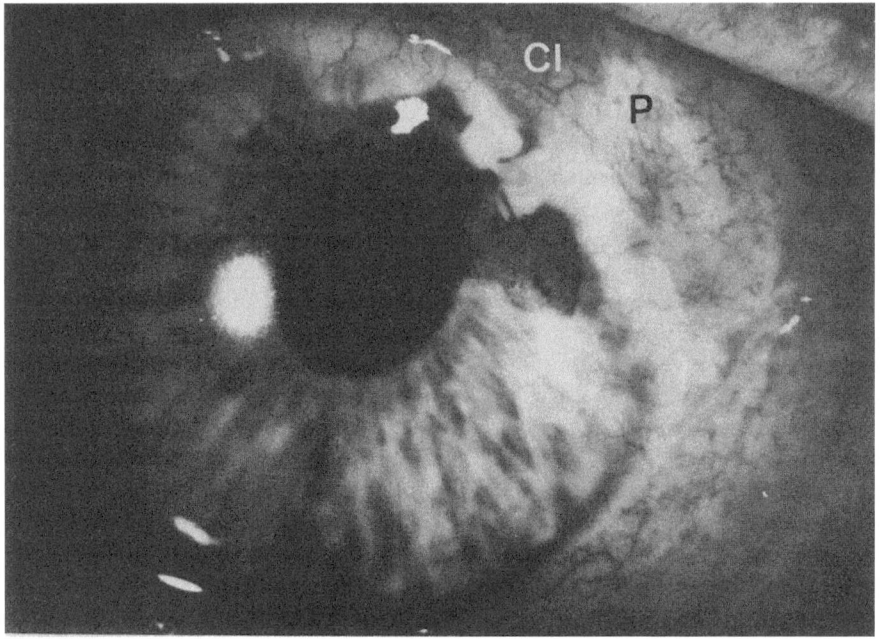

Abb. 169. Infektion des Explantats: *P* sukkulente Bindehaut über der Plombe, *CI* ziliare Injektion des Bulbus

c) Infektion

Die Gefahr der postoperativen Infektion ist seit der Einführung der Kryopexie zum koagulativen Defektverschluß auf ein Minimum reduziert worden. Die veraltete Technik der ausgiebigen Diathermiekoagulation war mit ausgedehnten Skleranekrosen verbunden und erlaubte so die Etablierung und Vermehrung pathogener Keime im Sinne eines Skleralabszesses (Lincoff und Mitarbeiter, 1965). Die Infektionsrate erreicht immerhin auch mit den heutigen Standardmethoden der Amotiochirurgie noch bis zu 2,4% in einem Krankengut von 416 konsekutiven Amotiooperationen (Hitchings und Mitarbeiter, 1974). Der Beginn setzt zwischen dem ersten und fünften postoperativen Tag ein. Schleimig-eitriges Sekret bzw. Rötung, Schwellung und Schmerzhaftigkeit über dem Operationsgebiet zeigen die *Infektion des Explantats* an (Abb. 169). Die antibiotische Prophylaxe mit einer parabulbären Injektion von 40 mg Gentamycin in die Umgebung der Plombe am Operationsende trägt dazu bei, diese Komplikation weitgehend auszuschalten (Lean und Chignell, 1977). Ein *Skleraabszeß* wird durch heftige Schmerzen im Auge, eine chemotische Bindehautschwellung, einen positiven Tyndalleffekt im Kammerwasser und im Glaskörper, ein Hyopyon und eventuell sogar durch einen Glaskörperabszeß offenkundig. Die Behandlung besteht in lokalen, d. h. subkonjunktivalen und parabulbären, bzw. systemischen Gaben hochdosierter Antibiotika: Gentamycin zweimal 40 mg parabulbär, zwei- bis dreimal 80 mg intramuskulär und dreimal täglich eine intravenöse Infusion mit Ticarcillin (= Ticarpen®, 15 g/Fl.).

d) Uveitis

Eine sterile Uveitis als Komplikation der Amotiooperation ist gar nicht so selten. Sie beschränkt sich meist auf die ersten fünf postoperativen Tage und bessert sich oder verschwindet bis zum Beginn der zweiten postoperativen Woche. Die klinische Symptomatik zeichnet sich durch ein mehr oder weniger ausgeprägtes Tyndallphänomen des Kammerwassers und korpuskuläre Glaskörpertrübungen aus. Als Hauptursache der postoperativen Uveitis gilt die Kryopexie, vornehmlich dann, wenn sie in excessivem Ausmaß ausgeführt wurde (Chignell und Mitarbeiter, 1973). Das trifft vor allem für ballonförmige Netzhautabhebungen mit multiplen Netzhautdefekten zu. In diesen Fällen ist oft eine sehr lange, d. h. über 20 s und mehr dauernde, Kälteapplikation erforderlich. Wegen der schlechten Sichtbarkeit der Kryoeffekte ist darüber hinaus ein wiederholtes Gefrieren häufig unumgänglich. Die korpuskulären Glaskörpertrübungen sammeln sich zunächst über der Sklerakindellung an und breiten sich, davon ausgehend, innerhalb der nächsten Tage allmählich im gesamten Glaskörperraum aus. Schon die ersten postoperativen Fundusinspektionen zeigen ein massives trübes Ödem im Defektbezirk. Die Behandlungsmethode der Wahl besteht in einer parabulbären Applikation von 50 mg Prednisolon in der Nähe der epibulbären Plombe und der systemischen Anwendung von Kortikosteroiden: etwa in Form von täglichen intravenösen Infusionen mit 50–75 mg Prednisolon über eine Woche. Die Aufhellung des Glaskörpers kann als Indikator für die Reduktion bzw. das Absetzen dieser Therapie herangezogen werden. Die sterile Uveitis begleitet auch die Symptomatik der Ischämie des vorderen Bulbussegments, nämlich:

Verdickung und Stromatrübung der zentralen Hornhaut, Kongestion der Iris, Trübung der vorderen und noch mehr der hinteren Anteile der Subkapsularzone der Linse.

Eine zunächst scheinbar sterile Uveitis mag aber auch als Vorbote einer veritablen intraokularen Infektion auftreten. Ein Wechsel des Farbtons der Trübungen von diffusem Grau nach Gelb und die Formation eines Hypopyons während der nächsten postoperativen Tage sind für die Entwicklung einer Endophthalmitis beweisend.

e) Postoperatives Sekundärglaukom

Die Frequenz dieser Komplikation wird in der einschlägigen Literatur mit 1% (Chignell und Mitarbeiter, 1973) bis 4% (Kreiger und Mitarbeiter, 1971) beziffert. Beide Pathomechanismen des Glaukoms durch Abflußbehinderung, nämlich das Winkelblockglaukom und das Offenwinkelglaukom, sind gleichermaßen vertreten.

e 1. Postoperatives Winkelblockglaukom

Die klinische Symptomatik ist durch eine Trübung der Hornhaut infolge eines Epithelödems (das zentrale Stroma der Hornhaut ist beim reinen Winkelblock selten exzessiv getrübt und verdickt, die tiefen Hornhautschichten, wie Deszemetmembran und Endothel, sind frei von pathologischen Veränderungen) und durch eine peripher aufgehobene, zentral extrem seichte Vorderkammer gekennzeichnet. Die Linse ist klar, und der Patient klagt über Schmerzen in der Umgebung des operierten Auges, vor allem in der Gegend des temporalen Brauenbogens. Diese subjektiven Beschwerden setzen schon am ersten postoperativen Tag ein. Die Schiötz-Tonometrie zeigt Werte um 40–70 mm Hg an. Die systemische Gabe von Acetazolamid (Diamox®) führt zum Abklingen der Schmerzen und zur Aufklarung der Hornhaut. Diese Therapie kann als Diagnose ex juvantibus bei der Differentialdiagnose zur Ischämie des vorderen Bulbussegments verwendet werden. Die Ischämie des vorderen Bulbussegments ist extrem selten mit einem Winkelblockglaukom vergesellschaftet (Chignell, 1980). Der Aspekt des scheinbaren Winkelblocks in der Kombination mit einer Hypotonie des Bulbus ist geradezu pathognomonisch für das Vorliegen einer Ischämie des vorderen Bulbussegments. Verursacht wird das sekundäre postoperative Winkelblockglaukom durch eine Verlagerung des Irislinsendiaphragmas nach vorne, hervorgerufen durch eine tiefe Eindellung der Sklera. Cerclagen verursachen demgemäß diese Komplikation häufiger als episklerale Plomben. In den meisten Fällen genügt es, während der ersten postoperativen Tage die Kammerwasserproduktion durch Diamox® zu blockieren, um diese kurzdauernde Phase der Hypertension zu überbrücken. Reicht Diamox® zur Normalisierung des intraokularen Drucks nicht aus oder hält der Winkelblock über mehr als eine Woche an, so muß die Cerclage gelockert oder das Ausmaß der eindellenden Wirkung einer Plombe durch eine Verlagerung der fixierenden Matratzennähte vermindert werden, das bedeutet einen zweiten operativen Eingriff.

e 2. Postoperatives Offenwinkelglaukom

Diese Komplikation ist so gut wie immer Folge einer Dekompensation eines lokal medikamentös oder operativ behandelten primären Offenwinkelglaukoms. Auslösende Faktoren sind eine postoperative Uveitis, ein postoperatives Hyphäma, seltener ausgedehnte Blutungen in den Glaskörperraum. In den meisten Fällen kann diese kurzdauernde Phase der Drucksteigerung durch tägliche Gaben von 500 mg Diamox® peroral beherrscht werden. Gelingt dies nicht oder dauert die Glaukomphase länger als eine Woche an, so muß eine lokale antiglaukomatöse Therapie mit Pilocarpin-Augentropfen einsetzen, sobald man sich vom Erfolg der Amotiooperation ophthalmoskopisch überzeugen konnte. Bedient man sich günstigerweise eines Betablockers, etwa des Timolols, so bleibt die Pupillenweite unbeeinflußt.

f) Postoperative Aderhautabhebung

Aderhautabhebungen nach Amotiooperation können serösen oder hämorrhagischen Ursprungs sein. Die seröse Aderhautabhebung kommt dabei wesentlich häufiger vor als die hämorrhagische Form.

f 1. Postoperative seröse Aderhautabhebung

Seröse Aderhautabhebungen stellen sich während der ersten 24–48 Stunden nach der Amotiooperation ein. Klinisch imponieren sie als glatte, hohe, halbkugelige Elevationen von bräunlichem Kolorit und solidem nichttransparentem Aspekt. Ihre Frequenz wird in einem großen Krankengut mit 23% angegeben (Hawkins und Schepens, 1966). Prädisponierende Faktoren zum Entstehen dieser Komplikation der Amotiooperation sind: 1. iatrogenen Ursprungs: Traumatisierung von Vortexvenen oder extensive Drainage von subretinaler Flüssigkeit mit vorübergehender Hypotonisierung des Bulbus; 2. von seiten des Patienten: Myopie und hohes Alter (Hilton und Norton, 1969). Unterläßt man die Drainage der subretinalen Flüssigkeit, so wird diese Komplikation zu einer echten Rarität (Chignell, 1972). Meist resorbiert sich die Flüssigkeit innerhalb der ersten postoperativen Woche aus der Aderhaut spontan. Eine Beschleunigung der Resorption kann durch lokale Gaben von 2- bis 3%igem Atropin zwei- bis dreimal täglich und durch systemische Gaben von Prostaglandinhemmern, z. B. Indomethazin in der Dosierung von zweimal 50 mg Indocid® peroral täglich, erzielt werden.

Im Zusammenhang mit der postoperativen serösen Aderhautabhebung erhebt sich stets die Frage nach *prognostischen Implikationen* dieser Komplikation. Mein Lehrer K. Hruby tradierte in dieser Situation stets die Ansicht Lindners, daß der postoperativen Aderhautabhebung eine gute Prognose zukomme. Kritisch betrachtet, gilt das nur für die Fälle, bei denen der Netzhautdefekt durch die Plombeneindellung vollständig verschlossen ist. Ist das nicht der Fall, so muß mit einem Mißerfolg der Amotiooperation gerechnet werden, da die seröse Aderhautabhebung die Aderhaut an ihrer resorptiven Aktivität der Subretinalflüssigkeit hindert. In solchen Fällen muß die subchorioidale Flüssigkeit abgelassen und der Glaskörperraum durch ein SF_6-Gas-Luft-Gemisch tamponiert werden. Der Gasüberdruck im Glaskörperraum ermöglicht ein komplettes Auspressen der subretinalen Flüssigkeit.

f 2. Postoperative hämorrhagische Aderhautabhebung

Dieser Typ der Aderhautabhebung tritt immer schon während der Operation auf. Der hämorrhagische Typ der Aderhautabhebung ist bei weitem gefährlicher für das Schicksal des operierten Auges als die seröse Form dieser Komplikation. Zwischenstufen jeden Schweregrades sind möglich. Hauptursache der Aderhautblutung sind Traumatisierungen von Vortexvenen, meist durch Kompression, Überkryotherapie von Netzhautdefekten, Eröffnung größerer Aderhautgefäße bei der Drainage der subretinalen Flüssigkeit und massive Hypotonie nach ausgiebiger subretinaler Drainage ohne intravitrealen Ersatz des resultierenden Volumsdefizits (siehe Kapitel „Subretinale Drainage"). Diese Ursachen sind also durchwegs iatrogen und fast immer vermeidbar. Klinisch imponiert die hämorrhagische Aderhautabhebung zunächst als solide dunkle Vorwölbung mit der Tendenz einer raschen Ausbreitung, leider sehr häufig in die Makularegion.

Kleinere umschriebene Aderhautblutungen resorbieren sich meist innerhalb von einigen Wochen unter Hinterlassung ausgedehnter depigmentierter Areale. Quadrantenförmige kugelige blutige Aderhautabhebungen zeigen so gut wie immer innerhalb von zwei bis drei Tagen nach der Operation einen Einbruch der Blutung in den Glaskörperraum. Der Glaskörperraum ist dann stets über Monate hinweg vollgeblutet und intransparent. Das Schicksal der Netzhaut läßt sich in dieser Phase nur mit Hilfe der Echographie verfolgen. Läßt die Blutung innerhalb von drei Monaten Tendenzen einer Resorption vermissen – und das ist meist der Fall –, so muß die Transparenz des Glaskörperraums mit Hilfe der Vitrektomie über den Zugang der Pars plana des Ziliarkörpers wiederhergestellt werden. Bei dichten Einblutungen des Glaskörperraums und der Neigung zum Offenwinkelglaukom ist diese Phase meist durch ein hämolytisches Glaukom zusätzlich kompliziert.

g) Postoperative exsudative Netzhautabhebungen

Diese wohl seltene Komplikation der Amotiooperation ist fast ausschließlich auf die exzessive Anwendung der Kryotherapie zurückzuführen (Aaberg und Pawlowski, 1972) (S. 221 und 251). Innerhalb der ersten 24 Stunden nach der Operation sammelt sich die subretinale Flüssigkeit meist in der Umgebung des Netzhautdefektes an. Die Höhe der Netzhautabhebung nimmt so gut wie immer innerhalb der ersten drei postoperativen Tage zu. Symptome einer vorderen und hinteren Uveitis gesellen sich nun hinzu und erschweren durch korpuskuläre Trübungen den Funduseinblick. Vom vierten, fünften postoperativen Tag an beginnt sich die subretinale Flüssigkeit zu reabsorbieren. Ein bis zwei Wochen nach der Operation liegt die Netzhaut – unter Voraussetzung eines wirksamen Defektverschlusses – wieder an. Dieses Symptom kann als differentialdiagnostisches Kriterium zum Ausschluß eines unvollständigen Defektverschlusses mit Reamotio der Netzhaut herangezogen werden. Ex juvantibus kann die Beschleunigung der Abflachung einer exsudativen Netzhautabhebung durch Kortikosteroide ein taugliches diagnostisches Hilfsmittel sein. 50–100 mg Prednisolon in intravenöser Infusionsform sind in diesem Zusammenhang als wirksame Behandlung anzusehen.

2. Spätkomplikationen

a) Abstoßung und Infektion von Plomben

Bereits drei bis vier Wochen nach der Amotiooperation beginnt sich das Silikonschaummaterial der Plomben aus seiner skleralen Verankerung zu lockern. Echookulometrische Untersuchungen ergeben korrespondierend zu diesem bei Reoperationen im angegebenen postoperativen Zeitintervall durch Inspektion des Operationsgebietes gewonnenen Befund eine Abnahme der Höhe der Skleraeindellung (Freyler und Binder, 1979). Von außen her ist die Lockerung der Plombe an einer massiven Vorwölbung der Bindehaut über dem Plombenbezirk zu erkennen. Entzündungszeichen, wie Rötung und Sekretion, fehlen häufig. Dieser Zustand bedarf keiner Behandlung. Bereits in der zweiten postoperativen Woche wird die Plombe mit einer Hülle von Granulationsgewebe umgeben, die sie von der Bindehaut abschirmt. Dennoch kommt es in 1,3–24% (Hilton und Wallyn, 1978) der Plombenoperationen zu Abstoßungsreaktionen. Voraussetzung für diese Komplikation sind eine unzureichende Nahtfixierung und Infektion der Plombe. Unter Verwendung von 4×0-Suturamid-Nahtmaterial und unter Beachtung einer tief in der Sklera verlaufenden Nahtführung mit einer Mindestentfernung des Ein- und Ausstichs von 4–5 mm ist ein völliges Loskommen der Plombe aus ihrer skleralen Verankerung extrem selten, eine leichte Lockerung allerdings meist unvermeidlich. Das Zuschneiden der Plombe nach beendeter Skleraverankerung hilft scharfe, schneidende Kanten der Plombe zu glätten und vermeidet eine Eröffnung der Bindehaut durch die Plombe. Die Injektion antibiotischer Lösungen in den Tenonschen Raum am Operationsende bewirkt schließlich in den meisten Fällen einen sicheren Schutz gegen die Plombeninfektion (Lean und Chignell, 1977). 40 mg Gentamycin reichen dazu so gut wie immer aus. Dennoch ist die Spätinfektion der Plombe ein, wenn auch nur in einigen Prozenten der Fälle vorkommendes, aber doch immer wieder einmal zu beobachtendes Ereignis. Die klinische Symptomatik ist eindeutig: schleimig-eitriges Sekret, Ptose des Oberlides, glasige Chemose mit diffuser Rötung der Bindehaut, subkonjunktivale Blutungen, Granulationsbildung über dem Plombenbezirk (Abb. 170), schließlich Ausbildung einer Bindehautfistel, aus der ein Teil der Plombe hervorragt (Abb. 171). Eine antibiotische oder Kortikosteroidtherapie ist unwirksam. In dieser Situation hilft nur die Entfernung der Plombe. Meist genügt es, die Fistel auszuschneiden und die Plombe herauszuziehen. Die Bindehautöffnung wird mit zwei bis drei Catgutnähten verschlossen und 40 mg Refobacin werden subkonjunktival deponiert. Wenn nicht Schwammaterial, sondern solides Plombenmaterial aus Silikon verwendet wird, gibt es diese Komplikation praktisch niemals (Ulrich und Burton, 1974). Bei Reoperationen fällt die Abstoßungsrate höher aus als bei Erstoperationen. Die bange Frage nach Entfernung der Plombe gilt dem Standhalten des Defektverschlusses, wenn die Skleraeindellung als Verschlußmechanismus wegfällt. Diese Frage wird in der Literatur sehr unterschiedlich beantwortet. Chignell (1980) bezeichnet die Reamotio nach Plombenentfernung als außergewöhnlich. Ulrich und Burton (1974) geben einen Prozentsatz von 33%, Schwartz und Pruett (1977) einen solchen von 28% an. In einem eigenen Krankengut von 493 konsekutiven Plombenoperationen ergaben sich in 2,4% der Fälle Plombenabstoßungen, nur bei ei-

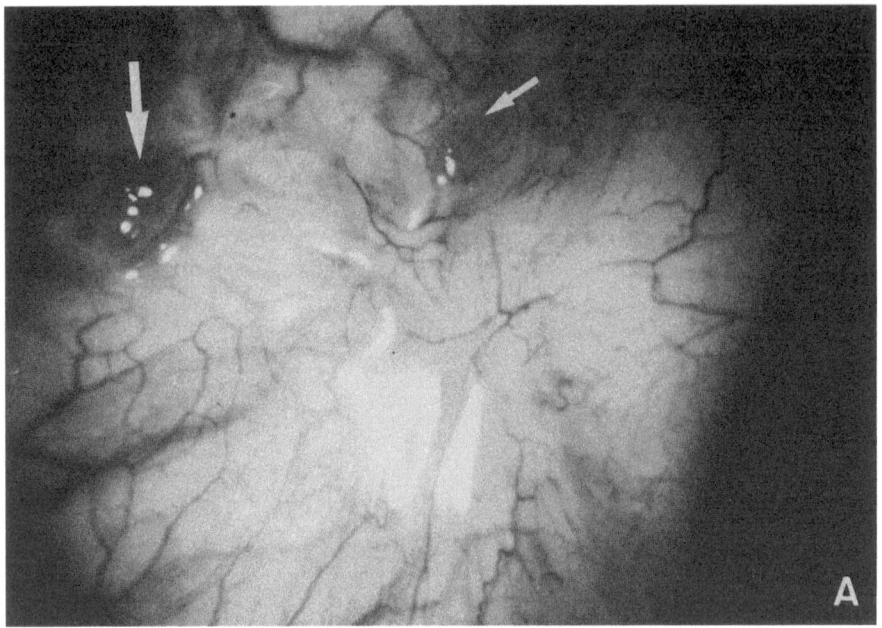

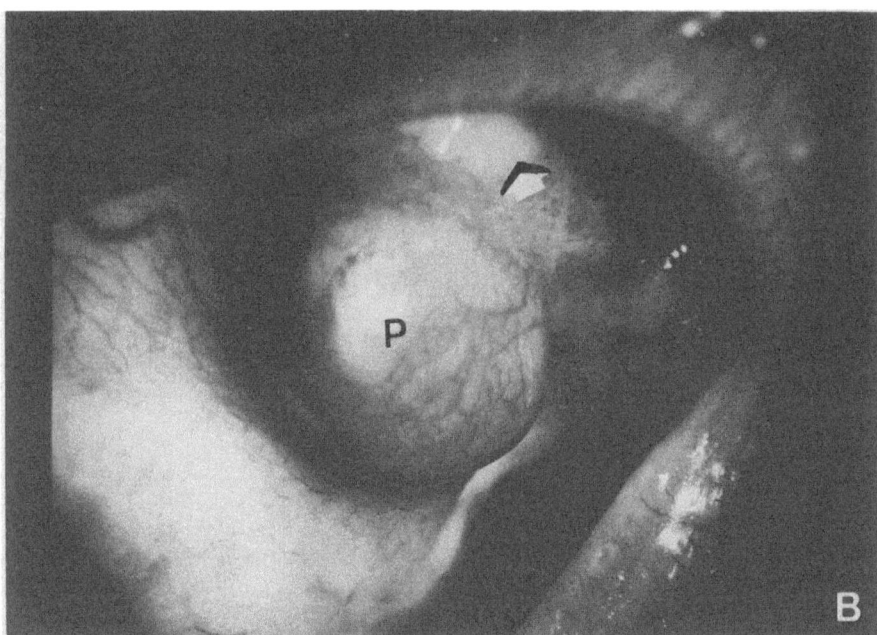

Abb. 170. **A** Zwei kleine Granulome (Pfeile) über der Plombe. **B** Exorbitant großes Granulom *(P)* über der Plombe, die an der Pfeilspitze die Bindehaut bereits perforiert hat

nem der zwölf Fälle, bei denen die Plombe entfernt werden mußte, rezidivierte allerdings die Netzhautabhebung (Freyler und Scheimbauer, 1980). Bevor die Plombe entfernt wird, sollte der chorioretinale Narbenverschluß des Netzhautdefektes auf seine Vollständigkeit, Breite und Dichte hin genauestens ophthalmoskopisch geprüft werden. Im Zweifelsfall muß der Plombenentfernung ein sicherer Photopexieriegel um den Defekt vorangehen. Die Frage, ab welchem Zeitpunkt die Plombe mit einem möglichst geringen Risiko der Reamotio entfernt werden kann, wird von Lincoff und Mitarbeitern (1970) mit zwei Wochen und von Norton (1969) mit drei Wochen nach der Operation beantwortet.

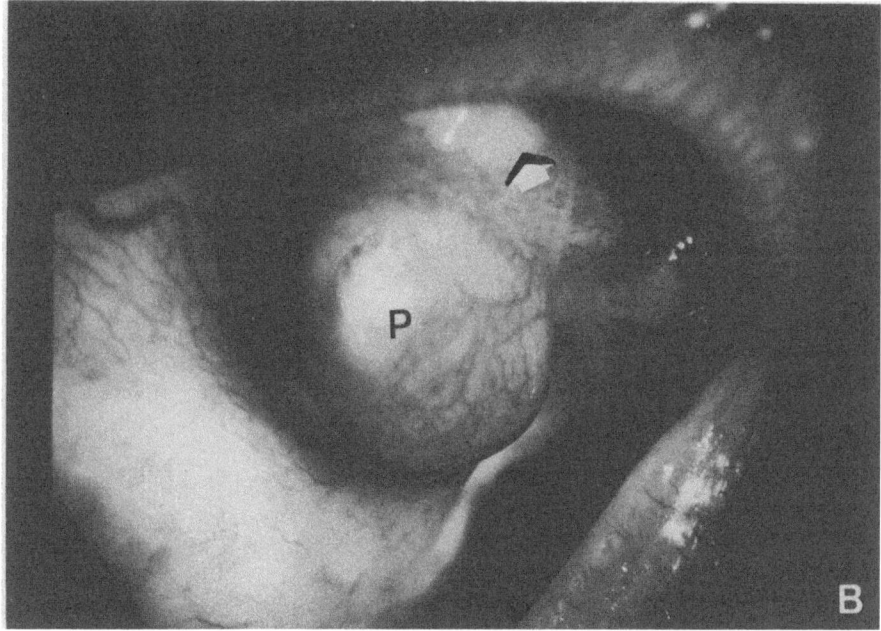

Abb. 171. Bindehautfistel mit durchschneidender Plombe *(P)*

Temporäre Eindellung des Defektgebietes durch einen Silikonballon durch Lincoff und Kreissig (1979).

Ein Indiz für die Richtigkeit dieser Annahme ist die Wirksamkeit einer *temporären Eindellung des Defektgebietes durch einen Silikonballon* durch Lincoff und Kreissig (1979).

Voraussetzung für die wirksame Anwendbarkeit dieser Operationsmethode sind singuläre Netzhautdefekte oder sehr knapp, d. h. innerhalb einer Uhrzeigerstellung, benachbarte Netzhautdefekte. Als Hauptindikationen zu diesem Minimaleingriff – der Ballon wird lediglich fünf bis sieben Tage unter der Bindehaut belassen – gelten: Reamotio und Defekte unter den geraden Augenmuskeln. Vorteile dieser Operationsmethode gegenüber der Plombenoperation sind: das Ausbleiben von Plombeninfektionen (durch das Fehlen einer permanenten episkleralen Plombe) und der in vielen Fällen von Plombenoperationen störenden Diplopie sowie das Fehlen kosmetischer Defekte, wie entstellender Binde-

1

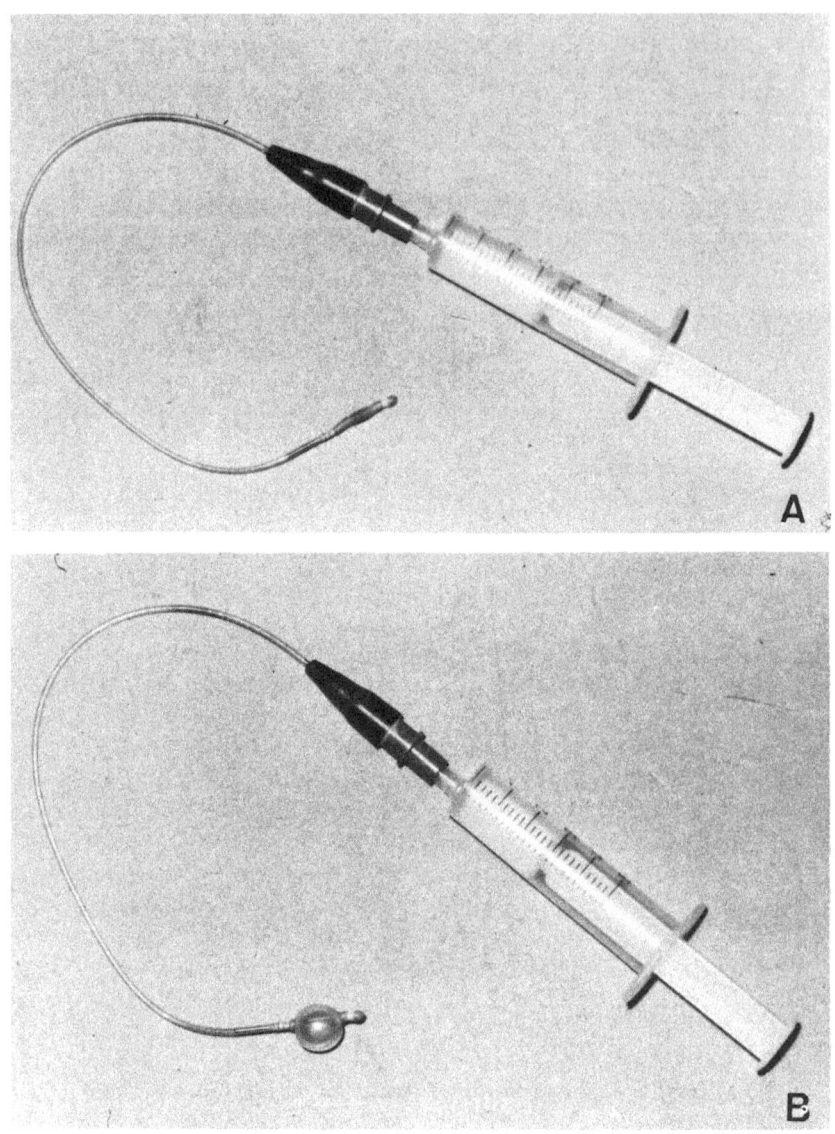

Abb. 172/1 A und B

Abb. 172. 1 Silikonballon nach Lincoff–Kreissig. **A** In nichtaufgeblasenem Zustand. **B** Nach Inflation. 2 Skizze des Operationsganges. **A** Beginnende Inflation. **B** Vollendete Inflation des Silikonballons über dem Netzhautriß

hautnarben. Darüber hinaus fallen auch sämtliche Komplikationen der subretinalen Drainage weg.

Im einzelnen setzt sich der Eingriff aus der transkonjunktivalen Kryopexie der Defekte, einer 1,5 mm breiten limbalen Inzision der Bindehaut, der Einführung der Ballonsonde unter den Netzhautdefekt und der Inflation von

0,75–2,0 ml physiologischer NaCl-Lösung in den Ballon zusammen (Abb. 172). Sobald der Skleralbuckel den Defekt verschlossen hat und die Netzhaut in der unmittelbaren Umgebung des Defektes anliegt, können eventuell erforderliche zusätzliche Laserkoagulationen den adhäsiven Defektverschluß komplettieren.

b) Intraokulare Erosion von Explantaten

Steht bei segmentalen Plomben die Abstoßungsreaktion im Vordergrund der Komplikationsskala, so droht bei zirkulären Explantaten, wie der Bulbuscercla-

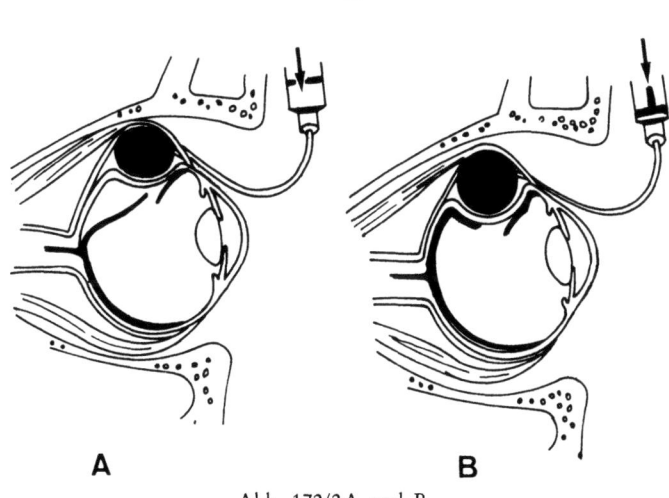

Abb. 172/2 A und B

ge, neben der Frühkomplikation der Ischämie des vorderen Bulbussegments noch immer die seltene Spätkomplikation einer Perforation der Sklera durch Erodierung der Bulbushülle. Infektion und Abstoßung werden bei Cerclagen hingegen so gut wie niemals beobachtet. Wollensak und Mitarbeiter (1978) sind die einzigen Autoren, die auf die Komplikation der Skleranekrosen im „Zeitalter" des Silikongummis als Cerclageelement hinweisen. Gelegentlich findet sich die Invasion eines tiefliegenden intraskleralen Fadens unter die Aderhaut + Netzhaut, überhaupt dann, wenn er unter einer Plombe oder unter der Cerclage liegt. Umschriebene Skleranekrosen mit intraokular sichtbaren Ausschnitten von Explantaten oder Fäden bedürfen keiner Behandlung. Die Entfernung invadierender Kunststoffelemente birgt das Risiko einer Schädigung der Netzhaut oder einer intraokularen Blutung in sich (Chignell, 1980).

c) Postoperativer Strabismus

Nicht selten wird ein gutes anatomisches und funktionelles Operationsergebnis durch eine störende Diplopie beeinträchtigt. Die Frequenz dieser Komplikation wird von Kanski und Mitarbeitern (1973) mit 3,3% beziffert. Diplopie tritt vorwiegend nach temporärer Desinsertion der äußeren Augenmuskeln und mehr bei der von vertikalen als der von horizontalen auf (Kanski, 1975). Am häufigsten ereilt den Musculus obliquus superior das Schicksal der Abtragung, da sein Ansatzgebiet die häufigste Lokalisation von Lappenrissen der Netzhaut darstellt. Die nächsthäufigste Ursache der Diplopie sind voluminöse Plomben unmittelbar unter der Ansatzzone der äußeren Augenmuskeln. Solche Plomben können nach einigen Wochen gefahrlos (siehe Kapitel über die Plombenabstoßung, S. 265) entfernt werden, sofern ein fester adhäsiver Defektverschluß garantiert ist. Es vergehen allerdings auch dann noch meist einige Wochen, ehe das Augenmuskelgleichgewicht wiederhergestellt ist. Orthoptische Übungen unterstützen diesen Vorgang. Die temporäre Ballonplombe scheint für Defekte, die unmittelbar unter Muskelansätzen liegen, zur Methode der Wahl zu werden (Kreissig und Lincoff, 1981). In vielen Fällen lassen sich die durch die Operation hervorgerufenen Augenmuskelstörungen durch Prismen (am besten durch Adhäsivprismen, deren Stärke laufend abgeändert werden kann) kompensieren. Nur in wenigen Fällen sind Operationen an den Augenmuskeln zur Wiederherstellung eines der Orthophorie nahekommenden Zustandes erforderlich. Wichtige Voraussetzung zur Vermeidung postoperativer Augenmuskelstörungen ist es, bei der Präparation der Muskeln während der Amotiooperation sorgfältig und atraumatisch vorzugehen, möglichst die Muskeleinscheidungen und Ligamente zu erhalten, um breitflächige Anwachsungen des Muskels am Bulbus zu verhindern. Kryopexie durch den Muskel hindurch und straff einschneidende Halte- bzw. Zugfäden des Muskels sind zu vermeiden. Präoperativ sollte man als Operateur den Patienten schon auf die Möglichkeit einer postoperativen Augenmuskelstörung und deren Behebung innerhalb der ersten sechs Wochen nach der Operation aufmerksam machen.

d) Postoperative Refraktionsänderungen

In der überwiegenden Mehrzahl der Fälle bleibt zumindest das sphärische Äquivalent der Refraktion unverändert, weil die Bulbuslänge unverändert bleibt (Weidenthal, 1971). Cerclagen können die Achsenlänge vergrößern und eine Myopisierung hervorrufen (Grupposo, 1965; Rubin, 1975). Sehr tief eindellende Cerclagen mit ,,sanduhrartiger" Verformung des Bulbus erzeugen allerdings eine Verkürzung der Achsenlänge. Segmentale Plomben haben nicht selten eine Änderung des Gesamtastigmatismus zur Folge (Burton, 1973). Der Astigmatismus fällt wiederum bei radiären Plomben höher aus als bei oraparallelen. Wird die subretinale Flüssigkeit drainiert und werden zur Kompensation der konsekutiven Hypotonie die Plombenfäden fester gezogen, so erzeugt die extrem tiefe, weit nach hinten reichende Eindellung der Sklera manchmal einen sehr hohen und irregulären Astigmatismus, der die Entfernung der Plombe erzwingt.

e) Postoperativer Dauerschmerz

Seltener nach Plombenoperationen, viel häufiger nach Cerclagen, tritt ein einige Tage, Wochen, ja Monate währender Schmerz in der Umgebung des operierten Auges, vor allem in der Gegend des temporalen Brauenbogens, auf. Nach Ausschluß eines Sekundärglaukoms, einer Uveitis und einer Ischämie des vorderen Bulbussegments kann dieser Schmerz auf ein zu festes Zuziehen des Cerclageelements zurückgeführt werden. Wenn dieser bohrende Schmerz über drei Wochen nach einer Cerclage unvermindert anhält, ist es notwendig, die Umschnürung zu lockern. Aus eigener Erfahrung an über 400 Cerclagen war dies zweimal der Fall, was einem Prozentsatz von 0,5 entspricht.

f) Postoperative Makulaveränderungen

Pathologische Veränderungen am hinteren Augenpol nach erfolgreicher Amotiooperation sind keine Seltenheit (Sarin und McDonald, 1970). Das zentrale Sehvermögen ist dabei stets mehr oder weniger gestört. Folgende Makulaveränderungen sind dafür verantwortlich:

f 1. ophthalmoskopisch und fluoreszenzangiographisch normale Makularegion mit gestörter zentraler Funktion der Netzhaut. Ursache ist meist eine fehlende Regeneration der Photorezeptoren;

f 2. Pigmentepitheldefekte: meist als Folge lang bestehender zentraler Netzhautabhebungen mit Beeinträchtigung der zentralen Sehschärfe (Cleary und Leaver, 1977);

f 3. subretinale fibröse Narben als Ausheilungsprodukt einer subretinalen und/oder chorioidalen Blutung im Makulabereich mit Verlust des zentralen Sehens;

f 4. zystoides Ödem der Makula mit oder ohne Schichtlöcher der Makula, eine sehr seltene Komplikation, meist nach exzessiver peripherer Kryo- oder Photopexie, die stets zum Verlust des zentralen Sehens führt;

f 5. ,,Macular pucker" (siehe auch S. 116), im Deutschen am besten als ,,Zellophanmakulopathie" wiedergegeben, ist die Folge transparenter, schrumpfender epiretinaler Membranen, die eine Fältelung, Verziehung und Ektopie (meist nach temporal oben) der Netzhaut in der Makularegion herbeiführt. Diese Veränderungen setzen meist erst sechs Wochen nach erfolgreicher Amotiooperation mit den subjektiven Symptomen der Metamorphopsie und Mikropsie ein. Die zunächst durchsichtigen epiretinalen Membranen, die von einem extramakulären Herd auszugehen scheinen, werden zunehmend weißlich trübe und verdicken sich zu weißen Strängen (Wise, 1972) (Abb. 81). Die Kontraktion der Stränge bedingt eine Distorsion der Gefäße der temporalen Gefäßarkade. Der Glaskörper ist an dieser Veränderung unbeteiligt, wenngleich gelegentlich auch Bänder gefunden werden, die die epiretinalen Membranen mit der hinteren Glaskörpergrenzschicht verbinden (Tannenbaum und Mitarbeiter, 1970). Das Fluoreszenzangiogramm bleibt zunächst stumm, sieht man von der Distorsion und Tortuosität der in den Prozeß involvierten Netzhautgefäße ab. In späteren Stadien ist aber so gut wie immer eine massive Leckage mit Ausbreitung des Farbstroms in den Subretinalraum innerhalb der Zone des ,,Macular pucker" sichtbar (Chignell, 1980). Die epiretinalen Membranen formieren sich aus Zellen, die der retinalen Glia entstammen, wie aus Post-mortem-Untersuchungen von Roth und Foos (1971) hervorgeht. In milder Ausprägung veranlaßt ,,Macular pucker" dauernde Metamorphopsien, das Vollbild des ,,Macular pucker" ist stets mit dem Verlust des zentralen Sehens, also des Lesevermögens, verbunden.

Prädisponierende Faktoren sind präoperative Abhebung der Netzhaut im Makulabereich und das Vorliegen eines ,,Sumpfes" subretinaler Flüssigkeit, d. h. einer umschriebenen Akkumulation subretinaler Flüssigkeit in der Nähe der Makularegion. Das Abziehen (= Peeling) der epiretinalen Membranen, die sich meist bis in die mittlere Peripherie verfolgen lassen, und die nachfolgende Vitrektomie (Machemer, 1978) beseitigen wohl meist die Traktionsphänomene der Membranen, stellen aber fast nie mehr das zentrale Sehen wieder her. Eine Alternative zur chirurgischen Therapie des „Makular pucker" wie eine wirksame medikamentöse Beeinflussung dieser ernsten Komplikationen, deren Frequenz immerhin mit 9–15% angegeben wird, existiert nicht (Hagler und Aturaliya, 1971; Lobes und Burton, 1978; Tannenbaum und Mitarbeiter, 1970).

g) Massive periretinale fibröse Proliferation

Massive periretinale Proliferation bleibt das größte Problem der Amotiochirurgie. Sie kann schon präoperativ vorhanden sein oder zu den verschiedensten Zeitpunkten postoperativ entstehen. Ein spontanes Verschwinden periretinaler Proliferationen ist extrem selten (Byer, 1973). In den meisten Fällen ist damit das deletäre Schicksal der Augen besiegelt. Praktisch gibt es folgende Möglichkeiten der Manifestation der MPP:

a) präoperatives Vorkommen: die konventionelle Amotiochirurgie beschleunigt die Entwicklung zur massiven vitreoretinalen Schrumpfung hin (Stadium 2 und 3 der MPP),

b) der präoperative fibroplastische Prozeß kann durch eine erfolgreiche Amotiooperation zum Stillstand gebracht werden (Stadium 1 der MPP),

c) bei einer unkomplizierten präoperativen Ausgangssituation tritt postoperativ eine MPP auf, da die Netzhaut während der postoperativen Phase nie vollständig angelegt war.

Über das operative Vorgehen bei MPP siehe das einschlägige Kapitel, S. 247. Ohne intravitreale Tamponade sind alle Maßnahmen der Vitrektomie und Membranektomie wirkungslos. Die *temporäre Silikonöltamponade* (über zwei bis drei Monate) kristallisiert sich in letzter Zeit zur Methode der Wahl heraus (Laqua, 1981; Zivojnović und Mitarbeiter, 1981). Die Beschreibung dieser Operationstechnik würde den Rahmen dieses Buches sprengen.

C. Prognostische Hinweise für die anatomische und funktionelle Heilung der Netzhautabhebung

Voraussetzung einer Wiederherstellung der Sehschärfe und des Gesichtsfeldes, also einer funktionellen Heilung, ist die anatomische Heilung. Anders ausgedrückt: nicht alle anatomisch geheilten Netzhautabhebungen haben eine funktionelle Heilung zur Folge, aber alle funktionell geheilten Netzhautabhebungen sind anatomisch geheilt. Sobald sich die Außenglieder der Zellen der äußeren Körnerschicht regenerieren und ihre normale Relation zum Pigmentepithel wiedergewinnen, kann die Konsolidierung der Netzhautfunktion beginnen. Voraussetzung dieses Regenerationsprozesses der Außenglieder ist die Intaktheit der Zellkörper, insbesondere der Kerne der Sinnesrezeptoren. Daraus ergeben sich die weiter unten stehenden prognostischen Grundregeln für die Wiedergewinnung der Netzhautfunktion.

1. Anatomische Heilung der Netzhautabhebung

Mit den in diesem Buch angegebenen operativen Verfahren lassen sich 83–95% aller Netzhautabhebungen anatomisch heilen (Custodis, 1965; Lincoff und Kreissig, 1973; Burton, 1977). Hinsichtlich der Erfolgsrate lassen sich folgende drei (vier) Gruppen mit unterschiedlicher Ausgangssituation unterscheiden (Benson, 1980):

(1) sehr gute Prognose (nahezu 100% Erfolgsrate):

a) Netzhautabhebungen mit Oradesinsertion oder kleinen singulären Rissen bzw. Rundlöchern,

b) Netzhautabhebungen mit Demarkationslinien,

c) Netzhautabhebungen mit minimaler Ansammlung subretinaler Flüssigkeit (in weniger als einem Quadranten);

(2) gute Prognose (85–95% Heilungsrate):

a) Netzhautabhebungen mit Lappenrissen,

b) aphake Netzhautabhebungen,

c) totale Netzhautabhebungen mit Abhebung des nichtpigmentierten Epithels der Pars plana des Ziliarkörpers;

(3) schlechte Prognose (30–50% Heilungsrate):

a) Netzhautabhebungen mit gleichzeitiger Aderhautabhebung,

b) Netzhautabhebungen mit Riesenrissen über mehr als 180 Grad Ausdehnung,

c) Netzhautabhebungen mit massiver periretinaler Proliferation (Grad 2 und 3).

(4) infauste Prognose: MPP des 4. Schweregrades.

2. Funktionelle Heilung der Netzhautabhebung

Norton (1963) zeigte in einer großen Studie, daß, generell betrachtet, 50% aller Augen mit anatomisch geheilten Netzhautabhebungen eine Sehschärfe von 6/15 und besser erzielen, 25% eine Sehschärfe von 6/30–6/18 und 25% 6/60 oder eine schlechtere Funktion. Die *Qualität der postoperativen Sehschärfe* hängt von verschiedenen Faktoren entscheidend ab:

a) ob die Macula lutea präoperativ angelegt oder abgehoben war. In allen Fällen mit angelegter Netzhaut im Makulabereich kann eine gegenüber der präoperativen zentralen Netzhautfunktion abweichende Sehschärfe ausgeschlossen werden. Ist die Makula präoperativ abgehoben, so wird die Dauer, die Höhe und die Ausdehnung der Netzhautabhebung in der Makulazone für den postoperativen Visus entscheidend (Kreissig, 1977);

b) von der Dauer der Netzhautabhebung im Makulabereich: Eine Makulaabhebung von weniger als einer Woche Dauer ist mit einer signifikant besseren zentralen Netzhautfunktion verbunden als eine solche Abhebung von ein bis zwei Wochen Dauer. Allerdings ist eine Makulaabhebung von ein bis zwei Wochen Dauer mit keiner signifikant besseren postoperativen Makulafunktion verknüpft als eine Makulaabhebung von zwei Wochen bis zu einem Jahr (Kreissig, 1977). Eine Abhebung der Netzhaut im Makulabereich von über einem Jahr schließt nicht die Wiedererlangung einer nahezu vollständigen zentralen Funktion aus;

c) vom Alter des Patienten: Dieser Faktor beeinflußt vor allem die Erholung der zentralen Netzhautfunktion bei länger bestehenden Netzhautabhebungen. So fand Kreissig (1977), daß sich das makulare Sehen bei Patienten diesseits des 55. Lebensjahres bei eineinhalbjähriger Makulaabhebung signifikant besser erholte als bei Patienten jenseits des 55. Lebensjahres. Kein Unterschied ergab sich zwischen den beiden Altersgruppen, wenn die Dauer der Makulaabhebung unter zwei Monaten lag;

d) von der Höhe der Myopie: Höher myope Augen als −5 Dptr. zeigen bei Vorhandensein einer präoperativen Makulaabhebung eine schlechtere postoperative makulare Funktion als wenig myope, emmetrope und hyperope Augen (Kreissig, 1977).

e) Die zentrale Sehschärfe erholt sich nach anatomischer Heilung innerhalb der ersten zwei postoperativen Monate eher rasch und von da an immer langsamer werdend bis zu einem Jahr nach der Amotiooperation. Jenseits des ersten postoperativen Jahres ist kaum noch mit einem weiteren Anstieg der zentralen Sehschärfe zu rechnen.

f) Untersucht man das Gesichtsfeld von Patienten mit Netzhautabhebungen unter Einschluß der Makula, so kommt man zu dem erstaunlichen Ergebnis, daß das Stäbchensystem der Netzhaut zur Wiedergewinnung seiner Funktion nach Amotiooperation länger braucht als das Zapfensystem (Alexandridis, 1979). Dementsprechend bleibt die Dunkeladaptation viele Wochen verzögert.

g) In Fällen von makularer Netzhautabhebung, bei denen die subretinale Flüssigkeit punktiert wurde, erreicht die postoperative Sehschärfe meist weniger gute Werte als in Augen, bei denen die Nichtdrainagemethode der Amotiooperation angewendet worden ist (François und Verbraeken, 1979). Ursache dafür dürfte das langsame Kontaktaufnehmen der Außenglieder der Sinnesrezeptoren mit ihren pigmentepithelialen Scheiden bei der Nichtdrainagemethode sein.

h) Alle bisherigen Regeln bezogen sich auf Augen mit ophthalmoskopisch und fluoreszenzangiographisch unauffälligen Maculae luteae. Sobald pathologische Veränderungen im morphologischen Bild des Makulagebiets vorliegen, sind diese prognostischen Grundregeln nicht mehr anwendbar. Das zentrale Sehen ist dann meist empfindlich gestört, im schlimmsten Fall ist die zentrale Netzhautfunktion erloschen. Übergangsformen makulärer Funktionsstörungen sind durch Metamorphopsie und Mikropsie gekennzeichnet.

Solche Makulaveränderungen sind: Macular pucker, Pigmentepitheldefekte im Makulabereich, Pigmentausfälle, Makulaödeme (in erster Linie das mikrozystische Ödem der Makula) und schließlich Makulalöcher, meist in Form von Schichtlöchern als Produkt einer zystoiden Makulopathie. Bis auf das Macular pucker sind alle diese Makulaveränderungen keiner wirksamen medikamentösen oder operativen Therapie zugänglich.

Literatur

Aaberg, T. M., Pawlowski, G. J.: Exsudative retinal detachments following scleral buckling with cryotherapy. Amer. J. Ophthalmol. *74*, 245 (1972).

Alexandridis, E.: Restitution des Stäbchen- und Zapfenapparates nach operativer Behandlung der Netzhautablösung. Mod. Probl. Ophthalmol. *20*, 314 (1979).

Benson, W. E.: Retinal detachment. Diagnosis and management. New York: Harper & Row. 1980.

Burton, T. C.: Irregular astigmatism following episcleral buckling procedures. Arch. Ophthalmol. 90, 447 (1973).

Burton, T. C.: Preoperative factors influencing anatomic success rates following retinal detachment surgery. Trans. Amer. Acad. Opthal. Otolaryngol. 83, 499 (1977).

Byer, N. E.: Spontaneous disappearance of early postoperative preretinal retraction. Arch. Ophthalmol. 90, 133 (1973).

Chignell, A. H.: Choroidal detachment following retinal detachment without drainage of subretinal fluid. Amer. J. Ophthalmol. 73, 860 (1972).

Chignell, A. H., Fison, L. G., Davies, E. W. G., Hartley, R. E., Gundry, M. F.: Failure in retinal detachment surgery. Brit. J. Ophthalmol. 57, 525 (1973).

Chignell, A. H.: Retinal detachment surgery. Berlin-Heidelberg-New York: Springer. 1980.

Cleary, P. E., Leaver, P. K.: Macular morphology in the reattached retina. Mod. Probl. Ophthalmol. 18, 400 (1977).

Curtin, V. T., Norton, E. W. D., Gass, J. D. M.: Photocoagulation, its use in prevention of reoperation after scleral buckling procedures. Trans. Amer. Acad. Ophthal. Otolaryngol. 71, 432 (1967).

Custodis, E.: Skleravorbuckelung mit Kunststoffplombe. Mod. Probl. Ophthalmol. 3, 140 (1965).

François, J., Verbraeken, H.: Functional results in 470 cases of retinal detachment. Mod. Probl. Ophthalmol. 20, 314 (1979).

Freyler, H., Binder, S.: Echookulometrie des Plombenwulstes nach Amotiooperationen mit und ohne subretinale Drainage. A. v. Graefes Arch. klin. exp. Ophthalmol. 212, 93 (1979).

Freyler, H., Scheimbauer, I.: Implantate in der Chirurgie der rhegmatogenen Netzhautabhebung. Klin. Mbl. Augenheilk. 177, 336 (1980).

Goldberg, R. E., Boyer, D. S.: Sequential retinal breaks following a spontaneous initial retinal break. Ophthalmology 88, 10 (1981).

Grupposo, S. S.: Visual results after scleral buckling with silicone implant. In: Controversial aspects of the management of retinal detachment (Schepens, C. L., Regan, C. D. J., Hrsg.), S. 354. Boston: Little, Brown & Co. 1965.

Hagler, W. S., Aturaliya, U.: Macular pucker after retinal detachment surgery. Brit. J. Ophthalmol. 55, 451 (1971).

Hawkins, W. R., Schepens, C. L.: Choroidal detachment and retinal surgery. Amer. J. Ophthalmol. 62, 813 (1966).

Hilton, G. G., Norton, E. W. D.: Juvenile retinal detachment. Mod. Probl. Ophthalmol. 8, 325 (1969).

Hilton, G. G., Wallyn, R. H.: The removal of scleral buckles. Arch. Ophthalmol. 96, 2061 (1978).

Hitchings, R. A., Levy, I. S., Chignell, A. H.: Acute infection after retinal detachment surgery. Brit. J. Ophthalmol. 58, 588 (1974).

Kanski, J. J., Elkington, A. R., Davis, M. S.: Diplopia after retinal detachment surgery. Amer. J. Ophthalmol. 76, 38 (1973).

Kanski, J. J.: Complications of acute posterior vitreous detachments. Amer. J. Ophthalmol. 80, 44 (1975).

Kreiger, A. E., Hodgkinson, B. J., Fredrick, A. R., Smith, T. R.: Results of retinal detachment surgery. Arch. Ophthalmol. 86, 385 (1971).

Kreissig, I.: Prognosis of return of macular function after retinal reattachment. Mod. Probl. Ophthalmol. 18, 415 (1977).

Kreissig, I., Lincoff, H. A.: Die Ballonoperation. Eine Verlaufskontrolle. Referat Nr. 149 auf der 79. Tagung der Dtsch. Ophthalmol. Ges., Heidelberg, 1981.

Laqua, H., Herwig, M., Wessing, A., Meyer-Schwickerath, G.: Silikon-Öl-Injektionen zur Behandlung komplizierter Netzhautablösungen. Referat Nr. 151 auf der 79. Tagung der Dtsch. Ophthalmol. Ges., Heidelberg, 1981.

Lean, J. S., Chignell, A. H.: Infection following retinal detachment surgery. Brit. J. Ophthalmol. 61, 593 (1977).

Lincoff, H. A., Baras, I., McLean, J.: Modifications to the Custodis procedure for retinal detachment. Arch. Ophthalmol. 73, 160 (1965).

Lincoff, H., Nadel, A., O'Connor, P.: The changing character of the infected scleral implant. Arch. Ophthalmol. 84, 421 (1970).

Lincoff, H., Kreissig, I.: Die Behandlung der Netzhautablösung ohne Drainage der subretinalen Flüssigkeit. Klin. Mbl. Augenheilk. *162*, 160 (1973).

Lincoff, H., Ramirez, V., Kreissig, I., Baronberg, N., Kaufmann, D. H.: Encircling operations without drainage of subretinal fluid. Mod. Probl. Ophthalmol. *15*, 188 (1975).

Lincoff, H. A., Kreissig, I., Hahn, Y. S.: A temporary balloon buckle for the treatment of small retinal detachments. Ophthalmology *86*, 586 (1979).

Lobes, L. A., Burton, T. C.: The incidence of macular pucker after retinal detachment surgery. Amer. J. Ophthalmol. *85*, 72 (1978).

Machemer, R.: Die chirurgische Entfernung von epiretinalen Makulamembranen (Macular puckers). Klin. Mbl. Augenheilk. *172*, 36 (1978).

Norton, E. W. D.: Retinal detachment in aphakia. Trans. Amer. Ophthalmol. Soc. U.K. *61*, 770 (1963).

Norton, E. W. D.: The present status of cryotherapy in retinal detachment surgery. Trans. Amer. Acad. Ophthal. Otolaryngol. *73*, 1029 (1969).

Roth, A. M., Foos, R. T.: Surface wrinkling retinopathy in eyes enucleated at autopsy. Trans. Amer. Acad. Ophthal. Otolaryngol. *75*, 1047 (1971).

Rubin, M. L.: The induction of retractive errors by retinal detachment surgery. Trans. Amer. Ophthalmol. Soc. U.K. *3*, 452 (1975).

Sarin, L. K., McDonald, P. R.: Changes in the posterior pole following successful reattachment of the retina. Trans. Amer. Acad. Ophthal. Otolaryngol. *74*, 75 (1970).

Schwartz, P. L., Pruett, R. C.: Factors influencing retinal detachment after removal of buckling elements. Arch. Ophthalmol. *95*, 804 (1977).

Tannenbaum, H. C., Schepens, C. L., Elzeneiny, I., Freeman, H. M.: Macular pucker following retinal detachment surgery. Arch. Ophthalmol. *83*, 286 (1970).

Ulrich, R. A., Burton, T. C.: Infections following scleral buckling procedures. Arch. Ophthalmol. *92*, 213 (1974).

Weidenthal, D.: Silicone sponges. Arch. Ophthalmol. *86*, 726 (1971).

Wise, G. N.: Preretinal macular fibrosis. Trans. Amer. Ophthalmol. Soc. U.K. *92*, 131 (1972).

Wollensack, J., Engels, T., Niederstadt, U.: Cerclage mit Silikongummi und Skleranekrosen. Ber. Dtsch. Ophthalmol. Ges. *75*, 263 (1978).

Zivojnović, R., Mertens, D. A., Baarsma, G. S.: Das flüssige Silikon in der Amotiochirurgie. Klin. Mbl. Augenheilk. *179*, 17 (1981).

Sachverzeichnis

Ablatio retinae, Amotio retinae, siehe Netzhautabhebung
Abstoßungsreaktion von Plomben, siehe Plombenunverträglichkeitsreaktion
Aderhautabhebung (= Aderhautödem), 13, 57, 118, 119, 128, 129, 146, 190, 200, 251, 261 f., 271
Aderhautatrophie, 39
Aderhautblutung (= blutige Aderhautabhebung, chorioidale Blutung), 14, 41, 118, 119, 128, 148, 179, 181, 184, 186, 187, 190, 192, 200, 201, 261 f., 269
Aderhauttumoren, 126–128
Anästhesie, Generalanästhesie (= Vollnarkose), 105, 138 f., 181
–, Lokalanästhesie, 17, 102, 103, 105, 138
Aphakie, 34, 43, 44, 56, 74, 82, 86–89, 94–99, 103, 134, 153, 164, 206
–, Aphakieamotio, 16, 21, 27, 75, 180, 206, 207, 222 ff., 271
–, Pseudophakieamotio, 206, 222 ff.
Argonlaserkoagulation siehe Lichtkoagulation
Azetylcholinesterase, 30

Binoculus, 136, 137, 164, 250
Biomikroskopie siehe Goldmannsches Dreispiegelkontaktglas; Hrubylinse
Blut-Retina-Schranke, 31, 126, 127, 180
Brückengefäße (über Lappenrisse), 88, 89, 96 f., 101, 104, 118, 191, 216
Butyrylcholinesterase, 30

Cerclage (= Bulbusumschnürung), 16, 18, 113, 119, 120, 142, 143, 152–155, 170 ff., 174, 183, 185, 191–195, 198 ff., 207, 210, 215, 216, 220–224, 236 ff., 255 ff., 257, 267
Cerclagewulst (= Cerclagebuckel, Cerclageeindellung), 172 ff., 174, 198

chemische Kauterisation siehe Defektverschluß, chemischer
Chorioidopathie (= idiopathische, zentrale, seröse Chorioidopathie), 127
chorioretinale Narben, 33, 35, 80, 99
Chorioretinitis, 12–14, 100
– als Defektverschluß, 100, 104, 226, 232 [siehe auch Defektverschluß, adhäsiver (koagulativer)]

Dacronnetz siehe episklerale Taschenoperation
Dauerschmerz (postoperativer), 268 f.
Defektlokalisation, 6, 7, 105, 106, 131 ff., 140, 144 ff., 177, 210, 222, 223
Defektverschluß (im allgemeinen), 5, 7, 12–14, 39, 87, 100, 125, 150, 164, 174, 233
–, adhäsiver (koagulativer), 19, 100–103, 128, 148, 168, 233, 255, 267
–, chemischer (= chemische Kauterisation), 5, 9, 12, 14
–, Galvanokauterisation, 4
–, mechanischer, siehe eindellende Operationsverfahren; episklerale Taschenoperation; Explantate; Implantate; Plombeneindellung; Tamponade, innere
–, thermischer (= Thermokauterisation), 4, 9, 14 (siehe auch Diathermiekoagulation; Kryopexie; Lichtkoagulation)
Demarkationslinien (= Hochwasserlinien), 35, 46, 48, 57, 130, 131, 134, 271
diabetische Retinopathie (proliferative), 125, 130, 206, 233, 242 ff., 247
Diathermiekoagulation, 6–9, 14–18, 87, 100 f., 143, 147, 259
Diplopie (postoperativer Strabismus), 265, 267 f.

Drainage der subretinalen Flüssigkeit siehe subretinale Drainage
Drainageoperation, 181 ff.
Dunkel ohne Druck, 87

Ehlers-Danlos-Syndrom, 34, 41
eindellende Operationsverfahren (im allgemeinen), 87, 104 ff., 119, 120, 126, 147, 148, 150, 156 ff., 181, 226, 233
Ektopie der Linse (Luxation), 41, 206
Endodrainage (nach Klöti), 188 f., 256
entoptische Trübungen, 54
episklerale Taschenoperation (Dacronnetz), 155 f., 177 f., 200, 254
Explantate (im allgemeinen), 14, 16, 150, 185 (siehe weiter: Cerclage; episklerale Taschenoperation; Plomben; Plombenmaterial)

Fascia lata, 18, 177
Fischmaulphänomen, 151, 168, 169, 174, 180, 184, 196, 199, 216, 218, 252, 254

Galvanokauterisation siehe Defektverschluß
Gas-Flüssigkeits-Austausch, 227, 236, 247, 256
Gas zur inneren Tamponade siehe Tamponade, innere
Gesichtsfeldausfälle, 55, 77, 272
Glaskörperabhebung, straffe, 38, 50, 233
–, trichterförmige, 38
Glaskörperadhärenz siehe Membranen, vitreoretinale; vitreoretinale Traktion
Glaskörperbasis, 13, 26–29, 33–35, 88, 93, 94, 104, 134, 153, 164, 170, 198, 222, 224, 233, 234
Glaskörperdestruktion (Glaskörperdegeneration), 3, 26, 33 ff., 42, 87, 88, 93
Glaskörpereinblutung, 38, 54, 55, 96, 118, 148, 206, 208, 213, 215, 232, 262
Glaskörperersatz, 19, 21
Glaskörpergrenzschicht (hintere), 27, 28, 34
Glaskörperkollaps, 27, 34 f., 50, 54, 55, 71, 77, 80, 94, 180
Glaskörperretraktion, 38, 50
Glaskörpertraktion siehe vitreoretinale Traktion; Membranen, vitreoretinale
Glaskörperveränderungen, posttraumatische, 34, 35 ff., 240 ff.
– bei proliferativen Retinopathien, 34, 38 f., 242 ff.

– bei vitreoretinalen Heredodegenerationen, 34, 39 ff.
Glaskörperverlust, 7, 9, 12, 41, 125, 179, 202, 222, 223, 233, 238
Glaukom (= Drucksteigerung im allgemeinen), 181, 206
–, Offenwinkelglaukom, 181, 261, 262
–, sekundäres Glaukom siehe Sekundärglaukom
–, Winkelblockglaukom, 181, 260
Glaukomoperation, 181
Glycerin als lokale Osmotherapie, 213 ff.
Goldmann-Favre-Syndrom, 41, 130
Goldmannsches Dreispiegelkontaktglas (= Biomikroskopie), 13, 56, 58 ff., 93, 137, 206, 239, 252, 256
– – mit Indentator (Depressor), 13, 60, 75, 77, 82, 84, 86
Goninsches Prinzip, 1, 2, 7, 12, 14, 17, 31, 56, 100, 179
Grubenpapille, 127
gruppierte Pigmentationen siehe kongenitale Hypertrophie des Pigmentepithels

Heilungsquote (Erfolgsrate Prognose), 7, 12, 14–17, 41, 135, 136, 179, 181, 205, 223, 270 ff.
Hochwasserlinien siehe Demarkationslinien
Homocystinurie, 41
Hornhautastigmatismus, 20, 39, 268
Hrubysche Vorsatzlinse, 13, 92
Hyaluronsäure, 19, 31, 81, 86
Hypotonie, 7, 9, 14, 46, 50, 128, 179, 184–189, 191, 200–202, 215, 221, 241, 257, 260–262

iatrogene Netzhautrisse (Perforation der Netzhaut), 4, 9, 184, 192, 201 f., 226
Ignipunktur (Gonin), 5–8
immobile Netzhaut, 50, 153 f., 183, 185, 187, 206, 221, 223, 236 ff., 247, 256
Implantate (im allgemeinen), 14, 16, 18, 150, 155, 177 f.
–, Fascia lata, 17, 177
–, lyophilisierte Sklera, 177
–, Polyäthylenröhrchen, 18 (siehe auch episklerale Taschenoperationen; Skleratasche)
Inkarzeration von Netzhaut (Netzhauteinklemmung), 7, 9, 179, 184–187, 202
– – – als Operationsschritt, 236, 238

innere Tamponade siehe Tamponade
intraokulare Blutungen, 7, 142
– Fremdkörper, 37, 38, 43, 125
– Infektion, 179, 259 f.
– Parasiten, 125
intrasklerale Infusion, 188, 192, 201, 202, 215 f., 229, 241, 244, 256
– Taschenoperation siehe Skleratschen
Intraskleralnaht (Skleralnaht, Matratzennaht), 18, 41, 110–190, 191 f., 194, 197, 220, 229, 230 f., 252, 254, 255 f.
Iritis, 116
Ischämie des hinteren Abschnittes (= hintere Segmentischämie), 173, 174, 181, 183, 189
– des vorderen Bulbussegments (= vordere Segmentischämie), 119, 173, 257 ff., 268

Katarakt, 20, 39, 116, 137, 206, 208
–, Gaskatarakt, 229, 236
Kataraktoperation, 20, 41, 75, 94, 98, 99, 103, 125, 181, 222 f., 233
Keratokonus, 207, 208
Keratopathie, 20, 206–208, 213, 257
Keratoplastik, 20, 181, 207, 209
Kondenslinsen, 63 f., 144, 145
kongenitale Hypertrophie des Pigmentepithels (gruppierte Pigmentation), 83
Kopflagerung, operative, 138, 183, 229
–, postoperative, 15, 19, 184, 221, 250
–, präoperative, 46, 134, 136, 183
Kopftrauma, 38
Kryopexie (Kryokoagulation), 8, 12, 17, 57, 87, 99, 100 f., 103–120, 126, 129, 140–164, 174–184, 192, 200–236, 252
–, Überkryopexie (Überkryokoagulation), 119, 146–148, 190, 221, 259, 262, 269
–, Untereffekt der Kryopexie, 191

Lappenrisse siehe Netzhautdefekte
Lensektomie, 20, 41, 137, 207, 209, 236
Leukom der Hornhaut, 206–208, 213
Lichtkoagulation (= Photokoagulation, Photopexie), 17, 80, 99, 100 ff., 114, 116, 118, 120, 148, 150, 156, 161, 168, 169, 225, 265
–, Argonlaserkoagulation, 17, 87, 191, 102, 191–199, 216 ff., 221, 226, 252, 254 f., 267, 269
–, Lichtkoagulation (= Photokoagulation) der Iris, 137

–, Photokoagulationsnarben, 80 [siehe auch Defektverschluß, adhäsiver (koagulativer)]
–, postkoagulative Netzhautabhebung, 118
–, Xenonlichtkoagulation, 18, 80, 87, 102, 232
Lochbrille, 137
Luxation der Linse siehe Ektopie der Linse

Macular pucker (= Zellophanmakulopathie, surface wrinkling maculopathy), 116, 118, 146, 150, 269, 272
Makula, zystoides Ödem, 41, 55, 130, 269, 272
Makulaloch, 18, 36, 55, 62, 92, 93, 96, 101, 152, 225 ff., 272
Makulalochamotio (makulalochbedingte Netzhautabhebung), 156, 179, 205, 206, 225 ff.
– (Silberklemme nach Klöti), 18, 156, 231 ff.
– (Umschlingungsverfahren), 156, 229, 230
– (vertikale Halbcerclage), 18, 156, 229 ff.
Makulaschichtloch, 92, 269, 272
Makulaveränderungen (postoperative), 269 f.
Makulazyste, 62, 92
Marfan-Syndrom, 34, 41
Martegianische Zone, 34
massive periretinale Proliferation (MPP), 3, 21, 46, 49, 50, 63, 117, 129, 146, 148, 150, 153 ff., 179–182, 206–209, 221, 233 ff., 245 ff., 252, 255, 270 f.
– vitreoretinale Retraktion, 205, 206, 233 ff., 244
Medientrübungen, Netzhautabhebung bei fehlendem oder erschwertem Fundus-einblick, 13, 182, 206, 207 ff., 223, 257, 262
Membran-„peeling", 244, 247, 270
Membranektomie, 20, 38, 40, 126, 205, 223, 233 ff., 270
–, (MPC-)Schere, 241, 242, 244, 247, 256
Membranen, epiretinale, 20, 40, 50, 117, 150, 155, 182, 229, 233, 243, 269 f.
–, Glaskörpermembranen (im allgemeinen), 50, 93, 125, 126
–, präretinale, 20, 63, 71, 87
–, Trampolinmembranen, 243

–, vitreoretinale Membranen (= vitreoretinale Adhärenzen), 20, 34, 36, 40, 56, 73, 74, 80, 94, 99, 104
meridionale Falten, 33, 57, 134, 180, 222
– Komplexe, 28, 33, 35, 76f., 84
Metamorphopsie, 56, 269, 272
Mikropsie, 56, 269, 272
Myopie, 34, 39, 41, 43, 56, 74, 77, 88–96, 101, 103, 134, 153, 156, 182, 206, 222–224, 225f., 261, 268, 272

Netzhautabhebung, asymptomatische rhegmatogene, 56
–, Ätiologie, 2, 25ff.
–, –, Distensionstheorie, 2, 4
–, –, Exsudationstheorie, 3
–, –, Hypotonietheorie, 3
–, –, Traktionstheorie, 3, 4
– bei fehlendem oder erschwertem Funduseinblick siehe Medientrübungen
–, bilaterale, 43, 94f. (siehe auch Partneraugen)
–, exsudative, 3, 30, 118, 126f., 190, 221, 251, 262
–, genetisch determinierte, 28
–, idiopathische, 5, 25, 42
– nach durchbohrendem Trauma, 37f., 43, 125, 179, 181, 206, 233, 240ff.
– nach stumpfem Trauma, 35ff., 43, 44, 225
–, posttraumatische (im allgemeinen), 16, 28, 35, 42, 44
–, primäre, 25
–, Reablatio (Rezidivablatio, Reamotio), 134, 150, 206, 216, 232, 265
–, rhegmatogene, 25–27, 30, 31, 38, 40, 44, 74–77, 87, 125–135, 222–224, 233
–, spontane, 25
–, symptomatische (= sekundäre, arrhegmatische), 125, 128
–, Traktionsamotio, 38, 125f., 127, 222, 223, 239ff.
Netzhautdefekte (im allgemeinen), 2, 5, 25, 26ff., 31, 33, 41–44, 56, 59, 62, 70, 74, 77, 84–98, 101–105, 116–130, 131ff., 136–147, 177, 183, 206, 210, 232
–, asymptomatische Netzhautrisse, 88f., 91, 92, 95
–, Beziehung zur Glaskörperbasis, 26, 27

–, fehlender Netzhautdefekt, 134, 152, 153, 206, 210, 222, 223, 232f.
–, Hufeisenrisse, 27, 28, 44, 223
–, lamelläre Netzhautrisse, 75, 77
–, Lappenrisse, 57, 61, 71–75, 80–87, 94–101, 102–105, 132, 134, 147–151, 168, 174, 178, 191, 198, 222–226, 235, 239, 255, 271
–, Makulaloch, siehe dort
–, operkulierte Netzhautrisse (= Ausrisse, Risse mit Deckel), 28, 44, 57, 75, 80, 84, 87, 90, 93–95, 101
–, Oradesinsertionen (Oradialysen), 26–29, 35, 36, 44, 57, 87, 89, 91, 94, 101, 105, 113, 115, 147, 149–152, 168, 191, 198, 271
–, primäre Netzhautrisse, 3–5, 13, 26, 27f., 31, 35, 38, 40–44, 54–56, 75–79, 84, 91–99
–, Riesenrisse, 21, 29, 30, 44, 87–89, 91, 95, 99, 103, 105, 113, 136, 148, 150–153, 179, 198, 206, 233ff., 271
–, Rißdeckel (Operculum), 63, 84, 92
–, rißverdächtige Stellen, 57, 59, 63, 148, 174, 207
–, Rundlöcher, 26–29, 35, 44, 57, 60–62, 71–77, 82, 88–91, 95–103, 132, 147, 152, 174, 198, 252, 255, 271
–, Rundlöcher ohne Deckel, aber mit Glaskörpertraktion, 87, 90, 92, 93, 95, 101
–, sekundäre Netzhautrisse, 126, 223, 240, 243
–, symptomatische Netzhautrisse, 44, 54f., 88f., 90, 91, 96, 98
Netzhautdegenerationen, gittrige, 28, 33, 35, 39–41, 57, 71ff., 74, 75, 83, 88, 91, 93, 95, 98, 101–103, 105, 147, 152
–, Glitzerherde, 33, 83, 130
–, mikrozystische Degeneration (typische periphere), 28, 33, 35, 40, 46, 57, 75–78, 83, 84, 87, 152
–, mikrozystische (typische periphere) Degenerationen mit äußerer Retinoschisis, 81f.
–, mikrozystische Degeneration (atypische retikuläre), 33
–, mikrozystische Degeneration (atypische retikuläre) mit innerer Retinoschisis, 82f.

–, periphere Netzhautdegenerationen (im allgemeinen), 16, 26, 31 ff., 34, 87, 102
–, periphere Pigmentaggregation (Pigmentklumpen), 33, 35, 75, 79 f., 95, 99, 132
–, periphere vitreoretinale Degenerationen, 43
–, Pflastersteindegeneration, 33, 57, 83 f.
–, Schneckenspurdegeneration, 28, 33, 35, 73, 74 f., 83, 88, 91, 92, 99, 101, 147, 152, 153
–, senile retikuläre Hyperpigmentation, 33, 83
Netzhauteinklemmung siehe Inkarzeration von Netzhaut
Netzhautfalten, fixierte, 50, 155, 174, 183, 221, 222, 247
–, nicht fixierte (mit Rißbeziehung), 7, 14, 148, 151, 166–168, 174, 194–199, 208, 216 ff., 243, 252, 254
–, Sternfalten, 49, 57, 174, 175, 222
Netzhautgruben (Verdünnungen), 33, 77
Netzhautnähte, 4
Netzhautnekrose, 36, 38, 50, 100
Nichtdrainageoperation, 136, 159, 179 ff., 191, 221, 251, 252, 256, 272

operkulierte Netzhautrisse siehe Netzhautdefekte
Ophthalmoskopie, direkte, 12, 57
–, indirekte (binokulare), 2, 12, 56, 57, 63 ff., 75, 103, 120, 137, 144, 162–179, 184–208, 225, 227, 232, 237, 239, 252, 255, 256
–, indirekte + Skleradepressor (Indentator), 70, 71, 75, 77, 84, 86, 87, 206
Optikusatrophie, 39
Ora serrata, 13, 31, 60, 70–75, 81–85, 102, 103, 144, 147, 164, 224, 226, 232 f.
Orabuchten (eingeschlossene), 28, 33, 84 f.
Oradesinsertion (-dialyse) siehe Netzhautdefekte
Oraperlen, 33, 76, 85

Pars plana des Ziliarkörpers, 13, 31, 60, 70, 84, 86, 90, 128, 188, 239, 271
– –, Ziliarepithelinseln, 76
– –, Ziliarepithelrisse, 93, 94
– –, Zysten und zystische Exkavationen, 33, 86
Parsplanitis, 125

Partneraugen von Augen mit Netzhautabhebung (= Bilateralität), 74, 88, 94 f., 96, 98, 99, 103, 121, 152, 222 (siehe auch Netzhautabhebung, bilaterale)
Perforation der Netzhaut siehe iatrogene Netzhautrisse
persistierender hyperplastischer primärer Glaskörper, 125
Photopexie siehe Lichtkoagulation
Photopsie, 54
Phthisis bulbi, 20
Pigmentausfall, 119, 146, 148, 191, 272
Plomben (episklerale Explantate) (im allgemeinen), 14, 16, 101, 104, 122, 142–147, 155–163, 170–185, 202, 215, 224, 232, 252
–, oraparallele, 113, 150–152, 164 ff., 168, 196, 197, 198, 216, 218, 225
–, Plombenbuckel (= Plombeneindellung, Sklerabuckel, Sklerawulst), 16, 57, 134, 135, 147, 150 ff., 159, 166–169, 174, 177, 180–187, 191–198, 216–225
–, radiäre, 105, 113, 150–161, 166–175, 192–199, 207, 210, 216–224, 252
–, temporäre Silikonballonpumpe, siehe Silikonballon
–, U-förmige, 156, 175 f., 178 f., 200, 254
Plombenmaterial, Fascia lata, siehe dort
–, lyophilisierte Dura mater, 110 ff., 121, 143
–, Polyäthylenröhrchen, 18
–, Polyviolplombe, 16, 17, 179
–, Silikonimplantate zur Cerclage, 176, 177
–, Silikonschaum-(Schwamm-)Plombe, 17, 106, 156, 157, 161, 162, 164, 168, 169, 175, 178, 179, 194, 199, 225, 229, 252, 263
–, solider Silikongummi (Silikonstab oder -band), 18, 113 ff., 156, 170 ff., 175–178, 198, 229, 230
Plombenunverträglichkeitsreaktion (Abstoßungsreaktion), 119, 181, 263 ff.
–, Infektion der Plombe, 119, 181, 259, 263 ff.
postthrombotische Retinopathie, 125, 130
präretinale Membranen siehe Membranen
Prognose der Netzhautabhebung siehe Heilungsquote
Prophylaxe der Netzhautabhebung, 71 ff., 100 ff., 120, 156, 225

Pseudodefekte, 63, 73
Pseudooperculum, 63

Reablatio siehe Netzhautabhebung
Refraktionsänderungen (postoperativ), 268
Reoperation, 180, 181, 216, 220, 251 ff., 263
Retinoblastom, 126
Retinoschisis, degenerative (senile), 33, 39–41, 46, 57, 77, 83, 87, 88, 96, 99, 128, 130, 152, 206, 224f.
–, intraretinale Zysten (Netzhautzysten), 46, 130, 148, 183, 206, 224f.
–, kongenitale (= juvenile geschlechtsgebundene Retinoschisis), 34, 41, 130
–, retikuläre, 77, 83
–, Schisisamotio, 77, 79, 96, 130, 206, 224f.
–, sekundäre (durch Traktion), 243
–, typische, 77, 81, 82
Retinotomie, 236
retrolentale Linien, 46, 48
Riesenrisse siehe Netzhautdefekte
Rißtamponade siehe Tamponade
Rundlöcher siehe Netzhautdefekte

Scleritis posterior, 127
Sekundärglaukom, 20, 50, 113, 116, 119, 143, 163, 181–185, 201, 229, 257, 260f., 268
Sichelzellretinopathie, 125, 130
Silikonballon, 265 ff., 268
Silikonöl zur intravitrealen Tamponade, 20, 156, 229, 270
Skleralabszeß, 259
Skleralnaht siehe Intraskleralnaht
Skleralresektion, lamelläre, 12, 14–16
–, perforierende, 4, 9, 12, 14, 244, 256
Skleralruptur, 119, 143, 147
Skleranekrose, 17, 18, 101, 143, 161, 259, 267
Skleratasche (intrasklerale Taschenoperation), 18, 155, 156, 177f., 200
Skleratrepanation, 5, 6, 9
Spontanheilung, 5, 44
Sternfaltenherd siehe Netzhautfalten
Strabismus, postoperativer, siehe Diplopie
subretinale Blutung, 119, 142, 146, 148, 232, 269
– Drainage, 3, 7, 9, 12, 14, 15, 17, 19, 41–46, 129, 134, 136, 146, 147, 156, 169–177, 179 ff., 191–202, 207, 215, 218, 220–232, 251–256, 261, 265, 272
– – unter echographischer Kontrolle, 210 ff.
– Flüssigkeit, 29 ff., 42, 44, 46, 55, 56, 97, 136, 146, 147, 216, 221
– –, Immunelektrophorese, 30
– –, verzögerte (fehlende) Resorption, 31, 146, 182, 190, 221, 227, 252, 256
sub(retro)retinale Präzipitate, 46, 182, 221
subvitreale Blutung, 38, 54, 55, 118, 119, 128, 130, 146, 190, 191, 215
Supramidfaden, 18
surface-wrinkling-maculopathy siehe Macular pucker

Tamponade (Rißtamponade), äußere, 14 (siehe weiter unter Plomben)
–, innere (im allgemeinen), 14, 153, 155, 183, 189, 205, 222–226, 233 ff., 270
–, –, mit Gas-Luft-Gemisch, 21, 139, 156, 189, 195, 202, 227f., 232, 236 ff., 250, 254, 256, 261
–, –, mit Luft, 14, 15, 19, 189, 192, 201
–, –, mit Silikonöl siehe Silikonöl
Thermokauterisation siehe Defektverschluß
Toxoplasmose, 125
Trampolinmembran siehe Membranen
Transillumination, 184–186, 201

Ulcus neuroparalyticum, 116
Ultraschallechographie, 13, 77, 103, 127–130, 185, 207, 208 ff., 218–225, 262, 263
Uveitis, 125, 259 ff., 268

vasoproliferative Retinopathien, 125, 130, 206 (siehe auch diabetische Retinopathie)
Verschluß der A. centralis retinae, 138, 163, 257
Vitrektomie, 20, 21, 38–41, 126, 139, 148, 153–156, 188, 196, 202–209, 215, 216, 223, 227f., 232, 233 ff., 254–262, 270
vitreoretinale Adhärenzen siehe Membranen
– Bündel, Ausziehungen, Tufts (= granuläres Gewebe), 27, 28, 33, 86, 95
– Membranen siehe Membranen

– Traktion (= Glaskörpertraktion), 14, 55, 70–73, 76, 77, 86, 88, 96, 101, 120, 147, 150, 161, 168, 170, 180, 191–198, 220, 226, 223
Vogt-Koyanagi-Harada-Syndrom, 127
vordere Segmentischämie siehe Ischämie des vorderen Segmentes
Vortexvenen, 57, 118, 119, 142, 143, 175, 215, 244, 257, 261, 262

Wagner-Syndrom, 34, 39f.

Weiß mit Druck, 33, 41, 86f., 95
– ohne Druck, 33, 86f., 95

Xenonlichtkoagulation siehe Lichtkoagulation

Zellophanmakulopathie siehe Macular pucker
Zonulafasern, 27, 75, 76, 104
zonuloretinale Traktionsfalten, 33, 75, 86, 94, 99

Chronische Conjunctivitis – Trockenes Auge

Ergebnisse des Workshops vom 2. und 3. Oktober 1981
im Internationalen Institut für wissenschaftliche Zusammenarbeit,
Schloß Reisensburg

Herausgegeben von **R. Marquardt**

1982. 137 zum Teil farbige Abbildungen. XII, 286 Seiten.
Gebunden DM 86,–, S 598,–
ISBN 3-211-81698-4

Preisänderungen vorbehalten

Das „trockene Auge" ist eine der ernstesten Komplikationen von Bindehauterkrankungen verschiedener Genese. Täglich wird der Augenarzt mit diesem Syndrom konfrontiert. In den Lehrbüchern findet er dazu wenig diagnostische und therapeutische Hinweise. Um dem Augenarzt ätiologische, diagnostische, differentialdiagnostische und therapeutische Hilfen zu geben, werden die Ergebnisse eines Workshops veröffentlicht, bei dem sich unter Leitung von Prof. Dr. R. Marquardt (ärztlicher Direktor der Augenklinik der Universität Ulm) Anatomen, Elektronenmikroskopiker, Biochemiker, Ophthalmologen und Allergologen zusammengefunden haben.

Neueste Forschungsergebnisse der funktionellen Morphologie der Bindehaut, über den Tränenfilm im Normalen und Pathologischen und über diejenigen chronischen Conjunctivitisformen, die letztlich ein „Dry-eye-Syndrom" zur Folge haben, werden ebenso erörtert wie therapeutische Maßnahmen gegen das „trockene Auge".

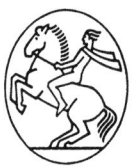

Springer-Verlag Wien New York

MIX
Papier aus verantwortungsvollen Quellen
Paper from responsible sources
FSC® C105338

If you have any concerns about our products,
you can contact us on
ProductSafety@springernature.com

In case Publisher is established outside the EU,
the EU authorized representative is:
**Springer Nature Customer Service Center GmbH
Europaplatz 3, 69115 Heidelberg, Germany**

Printed by Libri Plureos GmbH
in Hamburg, Germany